Soporte Vital y Reanimación Cardiopulmonar Básica y Avanzada en Adultos

Soporte Vital y Reanimación Cardiopulmonar Básica y Avanzada en Adultos

Manual de la Sociedad Argentina de Terapia Intensiva

Directoras

Judith Sagardia

Médica especialista en Medicina Crítica y Terapia Intensiva, Universidad de Buenos Aires (UBA) y Sociedad Argentina de Terapia Intensiva (SATI)
Médica especialista en Neumonología
Magíster en Administración de Sistemas y Servicios de Salud, UBA
Jefa de Sección de la Terapia Intensiva, Hospital Nacional Profesor Alejandro Posadas, El Palomar, Buenos Aires
Directora de la Carrera de Médicos especialistas en Medicina Crítica y Terapia Intensiva, UBA, Ciudad Autónoma de Buenos Aires, Argentina
Miembro del Comité de Reanimación y Recuperación Cardiocerebral
Miembro del Comité de Neumonología Crítica, SATI
Instructora de Soporte Vital Cardiovascular Avanzado (ACLS), *American Heart Association* (AHA)
Instructora de Reanimación Cardiopulmonar (RCP), SATI
Editora Asociada de la Revista Argentina de Terapia Intensiva, SATI
Docente adscripta, Cátedra de Fisiología, Universidad de Buenos Aires, Ciudad Autónoma de Buenos Aires
Jefa de Trabajos Prácticos de Farmacología y Terapéutica, Universidad Nacional de La Matanza, La Matanza, Buenos Aires, Argentina

María Cristina Orlandi

Médica especialista en Medicina Interna y Terapia Intensiva (SATI)
Especialista en Auditoría y Gestión de la Calidad en Salud, Universidad Nacional del Comahue, Argentina
Jefa de la Unidad de Terapia Intensiva, Hospital F. López Lima, General Roca, Río Negro, Argentina
Vicepresidenta de la Sociedad Argentina de Terapia Intensiva (SATI)
Directora del Comité de Reanimación y Recuperación Cardiocerebral (SATI)
Miembro del Comité de Fundamentos de Soporte en Cuidados Críticos (FCCS)
Miembro del Comité de Bioética, SATI
Miembro del Comité de Acción Comunitaria, SATI
Miembro del Comité de Asuntos Laborales, SATI
Instructora de Soporte Vital Cardiovascular Avanzado (ACLS), *American Heart Association* (AHA)
Instructora de Reanimación Cardiopulmonar (RCP), SATI
Instructora de FCCS y de Fundamentos del Manejo de Desastres (FDM), *Society of Critical Care Management* (SCCM)
Coordinadora del Curso Superior de SATI para Médicos en la sede General Roca, Río Negro
Coordinadora Hospitalaria del Programa Glasgow 7, Instituto Nacional Central Único
Coordinador de Ablación e Implante (INCUCAI)
Coordinadora de la Residencia de Terapia Intensiva del Ministerio de Salud de Río Negro y Ministerio de Salud de Nación, Argentina

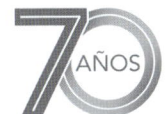 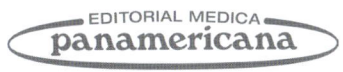

Desde 1953 formando Profesionales de la Salud

Buenos Aires - Bogotá - Madrid - México
www.medicapanamericana.com

ISBN: 978-950-06-9722-4: Libro + Versión electrónica
ISBN: 978-950-06-9721-7: Versión electrónica

Sociedad Argentina de Terapia Intensiva
Soporte vital y reanimación cardiopulmonar básica
y avanzada en adultos: manual de la Sociedad
Argentina de Terapia Intensiva / dirigido por Judith
Sagardia; María Cristina Orlandi. - 1.ª ed. - Ciudad
Autónoma de Buenos Aires: Médica Panamericana,
2023.
276 p. ; 25 x 17 cm.

ISBN 978-950-06-9722-4

1. Medicina de Emergencia. 2. Cardiología. I.
Sagardia, Judith, dir. II. Orlandi, María Cristina, dir. III.
Título.
CDD 616.12028

Los editores han hecho todos los esfuerzos para localizar a los poseedores del copyright del material fuente utilizado. Si inadvertidamente hubieran omitido alguno, con gusto harán los arreglos necesarios en la primera oportunidad que se les presente para tal fin.

Gracias por comprar el original.
Este libro es el fruto del esfuerzo de profesionales que, con su dedicación en el arte y la ciencia de curar o enseñar, han encontrado tiempo para escribir esta obra. Respetar la propiedad intelectual es evitar reproducir, descargar, distribuir o compartir estos contenidos a través de cualquier medio sin el permiso del autor y del editor.

Las ciencias de la salud están en permanente cambio. A medida que las nuevas investigaciones y la experiencia clínica amplían nuestro conocimiento, se requieren modificaciones en las modalidades terapéuticas y en los tratamientos farmacológicos. Los autores de esta obra han verificado toda la información con fuentes confiables para asegurarse de que ésta sea completa y acorde con los estándares aceptados en el momento de la publicación. Sin embargo, en vista de la posibilidad de un error humano o de cambios en las ciencias de la salud, ni los autores, ni la editorial o cualquier otra persona implicada en la preparación o la publicación de este trabajo, garantizan que la totalidad de la información aquí contenida sea exacta o completa y no se responsabilizan por errores u omisiones o por los resultados obtenidos del uso de esta información. Se aconseja a los lectores confirmarla con otras fuentes. Por ejemplo, y en particular, se recomienda a los lectores revisar el prospecto de cada fármaco que planean administrar para cerciorarse de que la información contenida en este libro sea correcta y que no se hayan producido cambios en las dosis sugeridas o en las contraindicaciones para su administración. Esta recomendación cobra especial importancia con relación a fármacos nuevos o de uso infrecuente.

Ilustración de tapa: combinación y adaptación de imágenes de Adobe Stock® y de Walter García que representa la reanimación cardiopulmonar y la cadena de supervivencia intrahospitalaria.

© 2024. EDITORIAL MÉDICA PANAMERICANA S.A.C.F.
    Marcelo T. de Alvear 2145 - Buenos Aires - Argentina

Esta edición se terminó de imprimir en los talleres
de Latingráfica S.R.L.
Rocamora 4161, Ciudad Autónoma de Buenos Aires,
Argentina

IMPRESO EN LA ARGENTINA

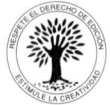

EDITORIAL MÉDICA
panamericana

Visite nuestra página web:
http://www.medicapanamericana.com

ARGENTINA
Marcelo T. de Alvear 2145
(C1122AAG) Buenos Aires, Argentina
Tel.: (54-11) 4821-5520 / 2066 /
Fax (54-11) 4821-1214
e-mail: info@medicapanamericana.com

COLOMBIA
Carrera 7a A Nº 69-19 - Bogotá D.C., Colombia
Tel.: (57-1) 345-4508 / 314-5014 /
Fax: (57-1) 314-5015 / 345-0019
e-mail: infomp@medicapanamericana.com.co

ESPAÑA
Calle Sauceda 10, 5a planta (28050) - Madrid, España
Tel.: (34-91) 1317800 / Fax: (34-91) 4570919
e-mail: info@medicapanamericana.es

MÉXICO
Av. Miguel de Cervantes Saavedra Nº 233 piso 8,
Oficina 801
Colonia Granada, Delegación Miguel Hidalgo -
C.P. 11520 - México, Distrito Federal
Tel.: (52-55) 5250-0664 / 5262-9470 /
Fax: (52-55) 2624-2827
e-mail: infomp@medicapanamericana.com.mx

Dedicatoria

Al personal de salud que demostró su profesionalismo y compromiso durante la pandemia de COVID-19, y en especial a los que perdieron su vida.

A todos los residentes, y en especial a los de Terapia Intensiva, el futuro de los cuidados intensivos.

Colaboradores

Gonzalo Álvarez Parma

Médico especialista en Terapia Intensiva
Jefe de la Unidad de Cuidados Especiales,
Fundación San Andrés, Mendoza, Argentina
Miembro del Comité de Reanimación
Cardiocerebral, SATI
Instructor de Soporte Vital Cardiovascular
Avanzado (ACLS), *American Heart Association* (AHA)
Instructor de Reanimación Cardiopulmonar (RCP),
Sociedad Argentina de Terapia Intensiva (SATI)

Carlos Javier Arce Paredes

Médico especialista en Terapia Intensiva
Coordinador Médico de Terapia Intensiva,
Sanatorio Altos de Salta y Hospital Oñativia
Miembro de Comité de Reanimación
Cardiocerebral, Sociedad Argentina de Terapia
Intensiva (SATI)
Miembro del Comité de Ecografía Crítica, SATI
Instructor de Reanimación Cardiopulmonar
(RCP), SATI
Instructor de Soporte Vital Cardiovascular
Avanzado (ACLS), (AHA)

Jorge Belloti

Médico especialista en Terapia Intensiva
Jefe de Terapia Intensiva, Sanatorio San Juan,
Ciudad de San Juan, San Juan, Argentina
Miembro del Comité de Reanimación
Cardiocerebral, SATI
Instructor de Soporte Vital Cardiovascular
Avanzado (ACLS), *American Heart Association* (AHA)
Instructor de Reanimación Cardiopulmonar (RCP),
Sociedad Argentina de Terapia Intensiva (SATI)

Huaira Bongioanni

Médica especialista en Medicina Crítica y Terapia
Intensiva, Universidad de Buenos Aires (UBA) y
Sociedad Argentina de Terapia Intensiva (SATI)
Neurointensivista
Médica del Hospital Nacional A. Posadas, FLENI y
Sanatorio Las Lomas, Buenos Aires, Argentina
Miembro Comité de Reanimación y Recuperación
Cardiocerebral, SATI
Instructor de Soporte Vital Cardiovascular
Avanzado (ACLS), *American Heart Association* (AHA)
Instructor de Reanimación Cardiopulmonar (RCP),
SATI

Cristian Cerezo

Médico de Guardia de Terapia Intensiva, Hospital
de Agudos Juan A. Fernández, Ciudad Autónoma
de Buenos Aires, Argentina

Secretario del Comité de Emergentología y
Respuesta Rápida Intrahospitalaria, SATI
Miembro del Comité de Reanimación y
Recuperación Cardiocerebral, SATI
Instructor de Soporte Vital Cardiovascular Avanzado
(ACLS), *American Heart Association* (AHA)
Médico especialista en Terapia Intensiva

Ricardo Dubois

Médico especialista en Terapia Intensiva
Jefe de Auditoría de Trasplante de Órganos y
Diálisis, Instituto Nacional de Servicios Sociales
para Jubilados y Pensionados (INSSJyP), Rosario,
Santa Fe
Médico de Planta y Referente del Centro de
Emergencia y Trauma, Sanatorio Parque, Rosario,
Santa Fe, Argentina
Miembro Comité de Reanimación y Recuperación
Cardiocerebral, SATI
Instructor de Soporte Vital Cardiovascular
Avanzado (ACLS), *American Heart Association* (AHA)
Instructor de Reanimación Cardiopulmonar
(RCP), Sociedad Argentina de Terapia Intensiva
(SATI)
Docente Curso Superior de Enfermería en
Cuidados Críticos, SATI

María Fernanda Farina

Médica especialista en Terapia Intensiva
Médica Coordinadora de Terapia Intensiva,
Hospital privado, Ciudad de Mendoza, Mendoza,
Argentina
Miembro Comité de Reanimación y Recuperación
Cardiocerebral, SATI
Instructora de Soporte Vital Cardiovascular
Avanzado (ACLS), *American Heart Association* (AHA)

Luis Freijo

Médico especialista en Cardiología
Jefe de Unidad Coronaria, Sanatorio Los
Lapachos
Coordinador de Unidad Coronaria, Hospital Pablo
Soria, San Salvador de Jujuy, Jujuy, Argentina
Miembro Comité de Reanimación y Recuperación
Cardiocerebral, SATI
Instructor de Soporte Vital Cardiovascular
Avanzado (ACLS), *American Heart Association* (AHA)
Instructor de Reanimación Cardiopulmonar
(RCP), Sociedad Argentina de Terapia Intensiva
(SATI)
Miembro del Comité de Cardiopatía isquémica de
la Federación Argentina de Cardiologia

Romina Ester Giachino

Médica especialista en Terapia Intensiva, Universidad de Buenos Aires (UBA) y Sociedad Argentina de Terapia Intensiva (SATI)
Médica de Planta de Terapia Intensiva, Hospital Zonal de Puerto Madryn Dr. Andrés Ísola, Puerto Madryn, Chubut
Cardióloga Universitaria, Universidad Favaloro, Ciudad Autónoma de Buenos Aires
Ecocardiografía y Doppler Cardíaco, Universidad de Buenos Aires y Sociedad Argentina de Cardiología (SAC), Ciudad Autónoma de Buenos Aires, Argentina
Miembro del Comité de Reanimación Cardiocerebral, SATI
Instructora de Soporte Vital Cardiovascular Avanzado (ACLS), *American Heart Association* (AHA)
Instructora de Reanimación Cardiopulmonar (RCP), SATI

Gabriel Guiñanez

Médico especialista en Cardiología y Terapia Intensiva
Médico de Planta del Servicio de Cardiología y Jefe de Servicio de la Unidad de Terapia Intensiva (UTI), Hospital Italiano de Monte Buey, Córdoba
Médico de la Agencia Córdoba Deporte, Evaluador EMMAC (Examen Médico para Mediana y Alta Competición), Ciudad de Córdoba, Córdoba
Médico de Planta, Servicio de Diagnóstico por Imágenes del Sudeste, Bell Ville, Córdoba, Argentina
Miembro del Comité de Reanimación y Recuperación Cardiocerebral, SATI
Instructor de Soporte Vital Cardiovascular Avanzado (ACLS), *American Heart Association* (AHA)

Germán Federico Gutiérrez Luna

Médico especialista en Medicina de Emergencias y Medicina General
Secretario del Comité de Reanimación Cardiocerebral, SATI
Instructor de Soporte Vital Cardiovascular Avanzado (ACLS), *American Heart Association* (AHA)
Instructor de Reanimación Cardiopulmonar (RCP), Sociedad Argentina de Terapia Intensiva (SATI)
Instructor ATLS (*Advanced Trauma Life Support*) *American College of Surgeons*, Instituto Universitario del Hospital Italiano de Buenos Aires.
Coordinador de la Residencia de Medicina de Emergencias, Hospital Dr. Lucio Molas, Ciudad de Santa Rosa, La Pampa, Argentina

Rosana Hernández

Médica especialista en Terapia Intensiva
Médica de Planta de la Unidad de Terapia Intensiva (UTI), Hospital Dr. Francisco Lopez Lima, General Roca, Río Negro, Argentina
Formación en Procuración de Órganos y Tejidos, Instituto Nacional Central Único Coordinador de Ablación e Implante (INCUCAI)
Miembro del Comité de Reanimación Cardiocerebral, SATI
Miembro del Comité de Fundamentos de Soporte en Cuidados Críticos (FCCS), SATI
Instructora de Soporte Vital Cardiovascular

Avanzado (ACLS), *American Heart Association* (AHA)
Instructora de FCCS, *Society of Critical Care Management* (SCCM)
Instructora de Reanimación Cardiopulmonar (RCP), Sociedad Argentina de Terapia Intensiva (SATI)

Hernán Lascano

Licenciado en Enfermería
Jefe de Enfermería de la Unidad coronaria y Terapia intensiva de la Corporación Médica San Martín, San Martín, Buenos Aires, Argentina
Miembro del Comité de Reanimación y Recuperación Cardiocerebral, SATI
Instructor de Soporte Vital Cardiovascular Avanzado (ACLS), *American Heart Association* (AHA)
Instructor de Reanimación Cardiopulmonar (RCP), Sociedad Argentina de Terapia Intensiva (SATI)
Miembro de la Confederación Argentina de Enfermería, 2° Vocal Suplente
Miembro de la Comisión de Enfermería, Asociación Interdisciplinaria Argentina de Cicatrización de Heridas
Miembro y Tesorero del Comité Expertos Enfermeros en Cuidados de Úlceras por Presión y Heridas, Federación Argentina de Enfermería
Miembro y Secretario Científico del Consejo de Enfermería, Sociedad Argentina de Cardiología

Gustavo Leguizamón

Licenciado en Enfermería, Universidad Nacional de Rosario, Rosario, Santa Fe, Argentina
Enfermero Militar, Fuerza Aérea Argentina
Miembro del Comité de Reanimación Cardiocerebral, SATI
Instructor de Soporte Vital Cardiovascular Avanzado (ACLS), *American Heart Association* (AHA)

José Lozano

Licenciado en Enfermería, especialista en Enfermería Crítica y Cuidados Intensivos
Enfermero Proveedor de Evacuación Aeromédica, Instituto Nacional de Medicina Aeronáutica y Espacial (INMAE), Comando de Personal, Fuerza Aérea Argentina
Director del Curso Superior de Enfermería en Cuidados Críticos Intensivos, Sociedad Argentina de Terapia Intensiva (SATI)
Director del Capítulo de Enfermería de la SATI
Ex Director del Programa de Actualización en Enfermería en Cuidados Críticos de la SATI, Editorial Médica Panamericana
Vocal Titular del Capítulo de Enfermería, SATI
Miembro del Comité de Docencia, SATI
Miembro del Comité De Gestión, SATI
Miembro Comité de Reanimación y Recuperación Cardiocerebral, SATI
Instructor de Soporte Vital Cardiovascular Avanzado (ACLS*), American Heart Association* (AHA)
Instructor de Reanimación Cardiopulmonar (RCP), SATI
Instructor de Vía Aérea e Interfaces, SATI
Instructor de Enfermeros de Cuidados Críticos, SATI
Instructor de Soporte Vital Avanzado Pediátrico (PALS), SATI
Instructor de RCP del Programa de Enseñanza de Resucitación, Buenos Aires, Argentina

Diego Martínez

Médico especialista en Clínica Médica, Terapia Intensiva y Emergentología
Docente de la Facultad de Ciencias Médicas, Universidad Nacional del Comahue, Argentina
Médico de Planta del Servicio de Emergencias, Hospital Castro Rendon, Neuquén, Argentina
Miembro Comité de Reanimación y Recuperación Cardio Cerebral SATI, Sociedad Argentina de Terapia Intensiva (SATi)
Instructor de Soporte Vital Cardiovascular Avanzado (ACLS), *American Heart Association* (AHA)

María Cristina Orlandi

Médica especialista en Medicina Interna y Terapia Intensiva
Especialista en Auditoría y Gestión de la Calidad en Salud, Universidad
Nacional del Comahue, Argentina
Jefa de la Unidad de Terapia Intensiva, Hospital F. López Lima, General Roca, Río Negro, Argentina
Vicepresidenta de la Sociedad Argentina de Terapia Intensiva (SATI)
Directora del Comité de Reanimación y Recuperación Cardiocerebral, SATI
Miembro del Comité de Fundamentos de Soporte en Cuidados Críticos (FCCS)
Miembro del Comité de Bioética, SATI
Miembro del Comité de Acción Comunitaria, SATI
Miembro del Comité de Asuntos Laborales, SATI
Instructora de Soporte Vital Cardiovascular Avanzado (ACLS), *American Heart Association* (AHA)
Instructora de Reanimación Cardiopulmonar (RCP), SATI
Instructora de FCCS y de Fundamentos del Manejo de Desastres (FDM), *Society of Critical Care Management* (SCCM)
Coordinadora del Curso Superior de SATI para Médicos en la sede General Roca, Río Negro
Coordinadora Hospitalaria del Programa Glasgow 7, Instituto Nacional Central Único Coordinador de Ablación e Implante (INCUCAI)
Coordinadora de la Residencia de Terapia Intensiva del Ministerio de Salud de Río Negro y Ministerio de Salud de Nación, Argentina

Karina Paola Rohr

Licenciada en Enfermería
Enfermera Asistencial de la Unidad de Terapia Intensiva (UTI), Sanatorio Fueguino, Río Grande, Tierra del Fuego, Argentina
Miembro del Capítulo de Enfermería
Miembro del Comité de Reanimación y Recuperación Cardiocerebral, SATI
Instructora de Soporte Vital Cardiovascular Avanzado (ACLS), *American Heart Association* (AHA)
Instructora de Reanimación Cardiopulmonar (RCP), SATI

Viviana Romero

Médica especialista en Clínica Médica y Terapia Intensiva
Médica de Planta, Hospital Zonal de Caleta Olivia, Santa Cruz, Argentina
Directora Médica, Clínica Del Valle
Miembro del Comité de Docencia, Clínica Del Valle
Instructora Residentes, Clínica del Valle,

Comodoro Rivadavia, Chubut
Integrante del cuerpo académico de la Diplomatura de Dirección de Instituciones de salud, ADECRA.
Miembro del Comité de Reanimación y Recuperación Cardiocerebral, SATI
Miembro del Comité del Comité Cardiología Crítica, SATI
Miembro del Comité de Obstetricia Crítica, SATI
Ex directora del Comité de Asuntos Laborales, SATI
Prosecretaria de la Comisión Directiva, Sociedad Argentina de Terapia Intensiva (SATI)
Instructora de Soporte Vital Cardiovascular Avanzado (ACLS), *American Heart Association* (AHA)
Instructora de Reanimación Cardiopulmonar (RCP), SATI
Docente, Universidad Nacional de la Patagonia San Juan Bosco, Chubut, Argentina

Judith Sagardia

Médica especialista en Medicina Crítica y Terapia Intensiva, Universidad de Buenos Aires (UBA) y Sociedad Argentina de Terapia Intensiva (SATI)
Médica especialista en Neumonología
Magíster en Administración de Sistemas y Servicios de Salud, UBA
Jefa de Sección de la Terapia Intensiva, Hospital Nacional Profesor Alejandro Posadas, El Palomar, Buenos Aires
Jefa de Programa de la Residencia de Terapia Intensiva de Adultos, Hospital Nacional Profesor Alejandro Posadas.
Directora de la Carrera de Médicos especialistas en Medicina Crítica y Terapia Intensiva, UBA, Ciudad Autónoma de Buenos Aires, Argentina
Miembro del Comité de Reanimación y Recuperación Cardiocerebral, SATI
Miembro del Comité de Neumonología Crítica, SATI
Instructora de Soporte Vital Cardiovascular Avanzado (ACLS), *American Heart Association* (AHA)
Instructora de Reanimación Cardiopulmonar (RCP), SATI
Editora Asociada de la Revista Argentina de Terapia Intensiva, SATI
Docente adscripta, Cátedra de Fisiología, Universidad de Buenos Aires, Ciudad Autónoma de Buenos Aires
Jefa de Trabajos Prácticos de Farmacología y Terapéutica, Universidad Nacional de La Matanza, La Matanza, Buenos Aires, Argentina

Juan José San Emeterio

Médico especialista en Medicina Interna y Terapia Intensiva, Universidad Nacional de Córdoba, Consejo Médico de Córdoba, Sociedad Argentina de Terapia Intensiva (SATI)
Posgrado en Diabetes y Metabolismo, Universidad Católica Argentina (UCA), Hospital Británico, Ciudad Autónoma de Buenos Aires (CABA)
Médico de *Staff*, Centro Médico Diagnosis, Santa Rosa, La Pampa
Director Médico de NEFES SRL, Santa Rosa, La Pampa, Argentina
Miembro del Comité de Reanimación y Recuperación Cardiocerebral, SATI
Instructor de Soporte Vital Cardiovascular Avanzado (ACLS), *American Heart Association* (AHA)

Instructor de Reanimación Cardiopulmonar (RCP), SATI
Miembro del Comité Editorial de la Revista Argentina de Terapia Intensiva

Guillermo José Saucedo

Técnico Superior en Emergencia Médica, Instituto Superior Particular N° 4078 de Capacitación y Entrenamiento en Rescate, Emergencia y Trauma, Rosario, Argentina
Licenciado en Seguridad y Salud Ocupacional, Universidad Nacional del Litoral, Rosario, Argentina
Paramédico de ECCO S.A.,
Integrante de unidades de alta complejidad y del área de capacitaciones, Rosario, Argentina
Docente de la Diplomatura universitaria en Prevención, Protección y Extinción de Incendios, Universidad Tecnológica Nacional, Rosario, Argentina
Miembro del Comité de Reanimación Cardiopulmonar, Sociedad Argentina de Terapia Intensiva (SATI)
Instructor de Soporte Vital Cardiovascular Avanzado (ACLS), *American Heart Association* (AHA)
Instructor de BLS (RCP básico) de la Fundación Cardiológica, acreditado por la *American Heart Association* (AHA)

Eduardo Alejandro Serra

Médico especialista en Medicina Familiar y Ambulatoria
Médico especialista en Clínica Médica
Médico especialista en Terapia Intensiva
Diplomado en Medicina de Montaña y Rescate
Magíster en Medicina del Desastre
Director Provincial del Centro Único Coordinador de Ablación e Implante de Tierra del Fuego AIAS, Tierra del Fuego, Argentina
Miembro del Comité de Trauma, SATI
Miembro del Comité de Infectología Crítica, SATI
Miembro del Comité de Emergencias y Respuesta Rápida Intrahospitalaria, SATI
Miembro del Comité de Procuración y Trasplante
Miembro Comité de Reanimación y Recuperación Cardiocerebral, SATI
Instructor de Soporte Vital Cardiovascular Avanzado (ACLS), *American Heart Association* (AHA)
Instructor de Reanimación Cardiopulmonar (RCP), Sociedad Argentina de Terapia Intensiva (SATI)

Roxana Solano

Médica especialista en Terapia Intensiva
Jefa de UTI, Hospital Señor del Milagro, Ciudad de Salta, Salta, Argentina
Jefa de Trabajos Prácticos, Cátedra de Emergentología, Universidad Nacional de Salta y Universidad Nacional de Tucumán
Miembro del Comité de Reanimación Cardiocerebral, SATI
Miembro del Comité de Fundamentos de Soporte en Cuidados Críticos (FCCS), SATI
Instructora de Soporte Vital Cardiovascular Avanzado (ACLS), *American Heart Association* (AHA)
Instructora de FCCS, *Society of Critical Care Management* (SCCM)
Instructora de Reanimación Cardiopulmonar (RCP), Sociedad Argentina de Terapia Intensiva (SATI)

Carlos Stöltzing

Médico especialista en Terapia Intensiva, Sociedad Argentina de Terapia Intensiva (SATI) y Neumonología
Jefe de Clínica del Servicio de Terapia Intensiva, Hospital Marcial Quiroga, Ciudad de San Juan, San Juan
Médico Neumonólogo, Centro de Estudios de Alta Complejidad (CEAC), Ciudad de San Juan, San Juan
Miembro del Comité de Reanimación y Recuperación Cardiocerebral, SATI
Instructor de Soporte Vital Cardiovascular Avanzado (ACLS), *American Heart Association* (AHA)
Instructor de Reanimación Cardiopulmonar (RCP), SATI
Profesor Titular de Terapia Intensiva, Carrera de Medicina, Universidad Católica de Cuyo, San Juan, Argentina

Maria Soledad Urbano

Médica especialista en Clínica Médica y Terapia Intensiva
Médica de Planta, Clínica Privada Pueyrredón
Médica de Planta, Hospital Privado de Comunidad, Mar del Plata, Buenos Aires, Argentina
Miembro del Comité de Reanimación y Recuperación Cardiocerebral, SATI
Instructora de Soporte Vital Cardiovascular Avanzado (ACLS), *American Heart Association* (AHA)
Instructora de Reanimación Cardiopulmonar (RCP), Sociedad Argentina de Terapia Intensiva (SATI)

Delicia L. Vidal Rioja

Médica especialista en Terapia Intensiva
Médica Titular de Guardia, Hospital General de Agudos P. Piñero, Ciudad Autónoma de Buenos Aires, Argentina
Miembro del Comité de Reanimación Cardiocerebral, SATI
Instructora de Soporte Vital Cardiovascular Avanzado (ACLS), *American Heart Association* (AHA)

Patricia Vogl

Médica especialista Medicina Interna y Terapia Intensiva, Universidad de Buenos Aires (UBA), Ciudad Autónoma de Buenos Aires
Médica de Planta, Servicio Clínica Médica, Hospital López Lima, General Roca, Río Negro
Miembro del Comité de Reanimación Cardiocerebral, SATI
Instructora de Soporte Vital Cardiovascular Avanzado (ACLS), *American Heart Association* (AHA)
Instructora de Reanimación Cardiopulmonar (RCP), Sociedad Argentina de Terapia Intensiva (SATI)
Profesora Cátedra Medicina Universidad Nacional del Comahue, Neuquén, Argentina
Instructora de Residencia Medicina Interna, Sanatorio Juan XXIII, General Roca, Río Negro, Argentina

Prólogo 1

Es para mí un gran honor haber sido convocado para presentar esta nueva propuesta editorial de la Sociedad Argentina de Terapia Intensiva.

El manual de Soporte Vital y Reanimación Cardiopulmonar Básica y Avanzada en Adultos se basa en una revisión actualizada, rigurosa y completa de la literatura publicada sobre la atención y cuidado de la emergencia cardiovascular.

Cuando ocurre un paro cardíaco o una emergencia que amenaza la vida, la implementación de una respuesta rápida y experta puede marcar la diferencia entre la vida y la muerte, y entre la supervivencia con indemnidad y la discapacidad.

Ningún libro de texto puede suplantar la necesidad de una amplia experiencia clínica; no obstante, los contenidos desarrollados en esta obra constituyen el sustento teórico para la adquisición de las distintas habilidades y destrezas requeridas para la tarea asistencial.

Esta obra consta de 16 capítulos y a través de sus páginas se describen los aspectos más relevantes de la anatomía y fisiología, se introducen las nociones fundamentales para comprender los trastornos clínicos relacionados con las arritmias. Asimismo, se revisa en profundidad el conocimiento actual relacionado con los síndromes coronarios agudos y el accidente cerebrovascular, y se analizan los procedimientos diagnósticos y los progresos realizados en el tratamiento.

A continuación, se discute, con un enfoque integral, el manejo de las situaciones de paro cardíaco con particular énfasis en sus diagnósticos diferenciales y el tratamiento farmacológico.

Finalmente, se enfatiza la importancia del diagnóstico temprano, el abordaje en equipo y de los aspectos éticos y legales.

Los diferentes capítulos fueron escritos por un grupo distinguido de autores, expertos en cada tema, quienes han puesto de manifiesto su capacidad para transmitir la información vigente de una manera sencilla y amena, complementadas con figuras, cuadros y esquemas.

Es admirable la amplia cobertura que sus directoras le han dado a la obra y la excelente coordinación que llevaron a cabo. Auguro que rápidamente se constituirá como él libro de referencia obligada no solo de los profesionales que se encuentran en formación, sino que, además, será útil para la consulta del especialista.

Dr. Guillermo R. Chiappero
Jefe de la Unidad de Terapia Intensiva "C", Hospital Juan A. Fernández, Ciudad Autónoma de Buenos Aires
Director de la Carrera de Médico Especialista en Medicina Crítica y Terapia Intensiva, Universidad de Buenos Aires (UBA), Ciudad Autónoma de Buenos Aires, Argentina
Presidente de la Sociedad Argentina de Terapia Intensiva (SATI)

Prólogo 2

En una nueva apuesta por la calidad asistencial, la formación y la seguridad del paciente, la Sociedad Argentina de Terapia Intensiva (SATI) ha realizado este manual de Soporte Vital y Reanimación Cardiopulmonar (RCP) Básica y Avanzada en Adultos. La obra recoge la evidencia actual en este campo y también las futuras líneas de investigación que se están desarrollando. En su desarrollo presenta dos grandes virtudes: en primer lugar, el estar realizado con una perspectiva multiprofesional y multidisciplinaria con participación de diferentes profesionales especialistas en su campo de actuación y que van a participar en los diferentes escalones de la cadena de la supervivencia; en segundo lugar, el estar dirigido también a diferentes profesiones y especialidades. Este planteamiento amplía el encuadre de la RCP a todos los clínicos implicados en la atención del paciente hospitalizado.

El manual abarca, en 16 capítulos, todo el contenido técnico y práctico de la RCP. Su contenido se orienta desde un punto de vista práctico, pero sin abandonar los preceptos de la medicina basada en la evidencia y siguiendo las principales recomendaciones internacionales. Esto lo convierte en una excelente herramienta de consulta, pero también de estudio y de guía en la práctica clínica del día a día. Además, está realizado con un gran cuidado y atención, y le da importancia a las diferentes imágenes, figuras y algoritmos que otorgan al libro una gran agilidad a la hora de guiar la actuación clínica.

Dentro del manual hay tres temas que llaman la atención y que creo tienen un gran valor para el lector:

1. Enfoque hacia la prevención del paro cardíaco en el hospital. Claramente la medicina actual tiene una proyección preventiva. Sabemos que de lo paros que se van a producir en el hospital hay un porcentaje importante que se pueden prevenir o en los que al menos podemos detectar datos clínicos que anticipan el deterioro clínico del paciente y aumentan su riesgo de tenerlo. En este sentido, en el manual se aborda el tema de los equipos de respuesta rápida o modelos de UCI sin paredes encaminados a la detección temprana del deterioro clínico y respuesta rápida para prevenirlo. Sabemos que la mejor forma de tener buenos resultados en la RCP es no tener que hacerla, evitando un porcentaje de paros "prevenibles".

2. Enfoque hacia la personalización del tratamiento y actuación clínica centrados en la persona. En este sentido, creo que es de gran importancia, y un acierto por parte de las directoras, el tratar el aspecto bioético y el marco legal de la RCP. Como bien comentan los autores en la cita del Dr. Gómez Rubí "tan importante como conocer las posibilidades de la medicina actual es ser consciente de sus limitaciones y tan primordial como el intento de curar es evitar el sufrimiento innecesario".

3. Importancia de los cuidados posreanimación, evaluación pronóstica posterior y cuidados orientados a la donación de órganos. Temas de gran transcendencia y que, a veces, son olvidados en este tipo de manuales que se centran en las habilidades técnicas de la realización de la RCP.

En definitiva, los autores ofrecen en este manual toda la información que los responsables del enfermo deben conocer para prevenir y atender las situaciones de PCR en el medio hospitalario. Para facilitar su lectura y comprensión, cada capítulo tiene un punto de vista que aúna una información sencilla de entender con unos fundamentos profundos. De gran importancia son también los claros esquemas y figuras que facilitan y refuerzan la comprensión de los conceptos principales.

Creo que el presente manual debe ser de consulta y estudio obligado para los diferentes grupos profesionales que atienden a pacientes en el medio hospitalario y ha de estar en la propia Unidad para la consulta rápida en los momentos trascendentales para el cuidado de los pacientes.

El poder brindar a nuestros pacientes las mejores oportunidades que el conocimiento actual ofrece es nuestra ineludible y mayor responsabilidad.

Dr. Federico Gordo Vidal
Jefe de Sección de Medicina Intensiva, Hospital Universitario del Henares, Coslada-Madrid.
Profesor Asociado del Grado de Medicina. Universidad Francisco de Vitoria, Madrid, España
Editor Jefe Adjunto de Medicina Intensiva

Prefacio

Este manual está dirigido a estudiantes de medicina, residentes, médicos, licenciados en enfermería y kinesiólogos.

Es un material de lectura y consulta diaria para los profesionales de la salud que se desempeñan en áreas críticas, como urgencias, unidades de vigilancia intermedia y de cuidados intensivos y salas de recuperación de anestesia. También es el manual del curso de Reanimación Cardiopulmonar (RCP) de la Sociedad Argentina de Terapia Intensiva.

Tiene un extenso desarrollo de contenidos teóricos, con las bases científicas que sustentan las maniobras de RCP básica y avanzada, la prevención del paro cardiorrespiratorio intrahospitalario, los cuidados posparo, el adecuado trabajo en equipo, la farmacología de las drogas utilizadas, así como también el desarrollo de otras emergencias, como las arritmias, el síndrome coronario agudo y el ataque cerebrovascular, y conocimientos sobre ética y el marco legal indispensable para los profesionales de salud que atienden a estos pacientes. Se desarrollan, además, las habilidades, algoritmos diagnósticos y terapéuticos.

Creemos que es una gran contribución a la atención con calidad y seguridad de los pacientes en situación de emergencia.

Las directoras

Índice

Arritmias y terapias eléctricas

I

Anatomía y fisiología de los sistemas respiratorio y circulatorio. Electrocardiograma normal

1

INTRODUCCIÓN

En este capítulo desarrollaremos los conocimientos básicos de anatomía y fisiología que creemos necesarios para comprender el desarrollo de este manual. Son las bases teóricas indispensables para conocer el funcionamiento normal de los sistemas respiratorio y circulatorio a partir de las cuales un profesional de salud puede detectar la patología y comprender el fundamento de las maniobras y tratamientos que decide realizar/administrar a los pacientes.

APARATO RESPIRATORIO

El aparato respiratorio es el conjunto de estructuras cuya función es abastecer de oxígeno al organismo, mediante la incorporación de aire rico en oxígeno, y expulsar el aire espirado con dióxido de carbono.

Consta de dos partes, el tracto respiratorio superior y el inferior (**fig. 1-1**).

Los pulmones son órganos pares y ocupan ambas mitades de la cavidad torácica; están separados por un espacio en el que se alojan el corazón y los grandes vasos sanguíneos (situados ligeramente en el lado izquierdo). El pulmón izquierdo tiene dos lóbulos y el derecho, tres.

La ventilación pulmonar, que consiste en la entrada de aire en los pulmones y su salida, se realiza a través de los movimientos respiratorios de inspiración y espiración, que suelen ser de 15 a 20 veces por minuto en una persona adulta en condiciones normales, y se inhala una cantidad aproximada de 500 mL en cada inspiración.

La respiración es un proceso involuntario y automático en el que se extrae el oxígeno del aire inspirado y se expulsan los gases de desecho del metabolismo con el aire espirado.

El aire se inhala por la nariz, donde se calienta y se humedece. Después pasa a la faringe, sigue por la laringe y penetra en la tráquea. Aproximadamente a la altura de la mitad del tórax, la tráquea se divide en dos bronquios que se dividen de nuevo, una y otra vez en bronquios secundarios, terciarios y, finalmente, en unos 250 000 bronquiolos.

Al final los bronquiolos se agrupan en racimos de alvéolos, pequeños sacos de aire

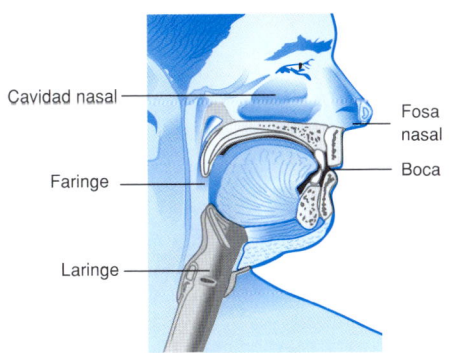

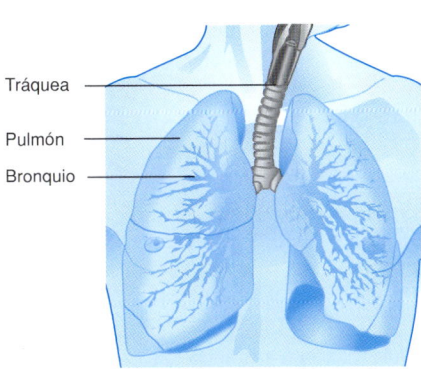

Cavidad nasal
Faringe
Laringe
Fosa nasal
Boca

Tráquea
Pulmón
Bronquio

Fig. 1-1. Tractos respiratorios superior e inferior.

donde se realiza el intercambio de gases con la sangre. Los pulmones contienen aproximadamente 300 millones de alvéolos que, desplegados, ocuparían una superficie de 70 m², unas 40 veces la extensión de la piel.

La respiración cumple con dos fases sucesivas, efectuadas gracias a la acción muscular del diafragma y los músculos intercostales, todos controlados por el centro respiratorio del bulbo raquídeo. En la inspiración, el diafragma se contrae, desciende, y los músculos intercostales se elevan y ensanchan las costillas. La caja torácica gana volumen y penetra aire del exterior. Durante la espiración, el diafragma se relaja, y las costillas descienden y se desplazan hacia el interior. La caja torácica disminuye su capacidad y el aire sale hacia el exterior.

La respiración consiste en tomar oxígeno del aire y eliminar el dióxido de carbono que se produce en las células producto del metabolismo. Tiene tres fases:

- Intercambio de gases en los pulmones.
- Transporte de los gases.
- Respiración en las células y los tejidos.

El aire ambiente (constituido por 21% de oxígeno, 78% de nitrógeno y 1% de otros gases) entra en los pulmones y sale de ellos mediante los movimientos respiratorios (**fig. 1-2**).

Cuando el aire llega a los alvéolos, parte del oxígeno que lleva atraviesa las finísimas paredes de éstos y pasa a los glóbulos rojos sanguíneos, y el dióxido de carbono que traía la sangre pasa al aire. Así, la sangre se enriquece en oxígeno y se empobrece en dióxido de carbono.

APARATO CIRCULATORIO

Podemos considerar el aparato circulatorio como un sistema de bombeo continuo, en circuito cerrado, formado por:

- Corazón
- Conductos o vasos sanguíneos:
  - arterias
  - venas
  - capilares
- Líquido: sangre

El corazón es un órgano hueco, del tamaño de un puño, situado en la cavidad torácica, en el centro del tórax, entre los pulmones y sobre el diafragma.

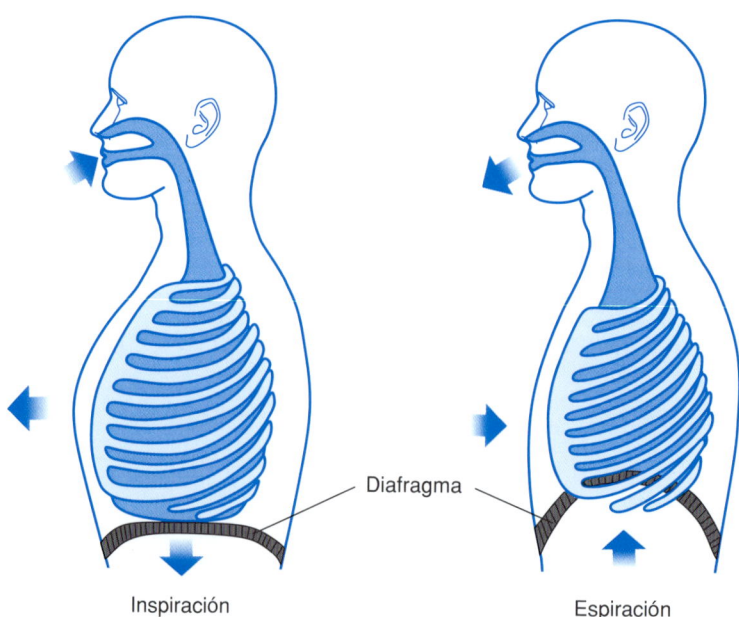

Diafragma

Inspiración

Espiración

Fig. 1-2. Movimientos respiratorios: inspiración y espiración.

Está dividido en dos mitades que no se comunican entre sí: una derecha y otra izquierda. La mitad derecha contiene sangre pobre en oxígeno, procedente de las venas cava superior e inferior, que traen la sangre venosa del cuerpo, mientras que la mitad izquierda posee sangre rica en oxígeno, procedente de los pulmones a través de las venas pulmonares y que será distribuida para oxigenar los tejidos del organismo a partir de las ramificaciones de la gran arteria aorta (**fig. 1-3**).

Cada mitad del corazón presenta una cavidad superior, la aurícula, y otra inferior, el ventrículo. Existen, pues, dos aurículas: derecha e izquierda, y dos ventrículos: derecho e izquierdo, estos últimos de paredes musculares muy desarrolladas. Entre la aurícula y el ventrículo existen válvulas llamadas válvulas auriculoventriculares (tricúspide y mitral, en la mitad derecha e izquierda respectivamente) que se abren y se cierran de manea continua, y esto permite o impide el flujo sanguíneo desde la aurícula hacia el ventrículo, y viceversa.

> **!** El corazón actúa como una bomba aspirante-impelente, con un número de latidos por minuto de 60-100 en el adulto y un poco más rápido en el niño (80-90) y más aún en los bebés (80-120).

Los latidos cardíacos se transmiten a las paredes de las arterias y, por la presión, se produce una distensión de su pared elástica; esta distensión se puede apreciar al palpar las arterias: es el pulso.

La circulación que parte del lado derecho asegura la oxigenación de la sangre; se denomina **circulación pulmonar** o **menor**.

La circulación que parte del lado izquierdo asegura la circulación hacia todos los órganos y tejidos del cuerpo humano; se llama **circulación mayor**.

Para movilizar la sangre y que realice estos recorridos, el corazón hace unos movimientos o latidos; ellos son:

- Contracción o sístole
- Dilatación o diástole

Como una bomba, el corazón impulsa la sangre por todo el organismo y realiza su trabajo en fases sucesivas. Primero, se llenan las cámaras superiores o aurículas; luego, se contraen, se abren las válvulas auriculoventriculares y la sangre entra en las cavidades inferiores o ventrículos. Cuando los ventrículos están llenos se contraen e impulsan la sangre hacia las arterias. El corazón, en un adulto, late 60-100 veces por minuto gracias a su marcapasos natural y bombea todos los días unos 10 000 litros de sangre.

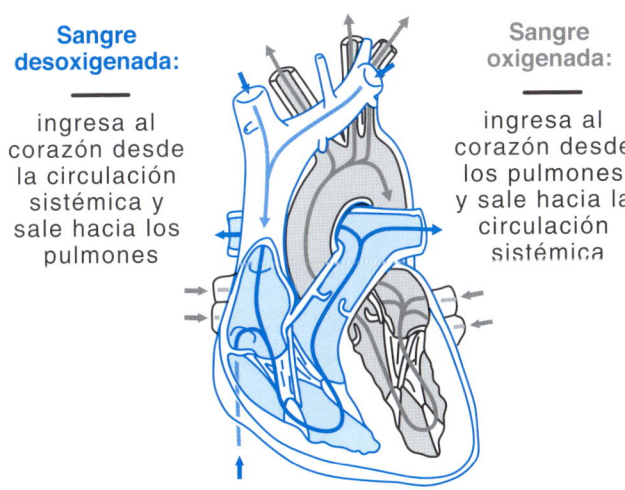

Sangre desoxigenada:

ingresa al corazón desde la circulación sistémica y sale hacia los pulmones

Sangre oxigenada:

ingresa al corazón desde los pulmones y sale hacia la circulación sistémica

Fig. 1-3. Circuito derecho con sangre venosa y circuito izquierdo con sangre arterial.

Circulación coronaria

El corazón tiene una vascularización propia a través de arterias, venas y capilares coronarios.

Arterias coronarias

Son las encargadas de transportar la sangre oxigenada al miocardio. Nacen en los senos de Valsalva, situados en las valvas derecha e izquierda de la válvula aórtica. Estas arterias se denominan coronarias derecha e izquierda, respectivamente.

Constan de tres partes:

- Epicárdica, que discurre por la superficie cardíaca.
- Intramural, que recorre el interior del miocardio y se ramifica en arterias de menor calibre, hasta alcanzar el subendocardio.
- Alta densidad de capilares (**fig. 1-4**).

Arteria coronaria izquierda o anterior

Nace a la altura del seno de Valsalva izquierdo y se divide en dos ramas: a) arteria descendente anterior y b) arteria auriculoventricular izquierda o circunfleja.

Arteria descendente anterior: desciende por el surco interventricular anterior, suele rodear la punta cardíaca y asciende por la cara posterior en un corto trayecto. Proporciona ramas ventriculares para las paredes y arterias anteriores del tabique destinadas a los dos tercios anteriores de éste.

Arteria interventricular izquierda o circunfleja: contornea el borde izquierdo del corazón, proporciona ramos auriculares y ventriculares.

Arteria coronaria derecha o posterior

Nace a la derecha de la aorta (seno de Valsalva derecho), recorre el surco auriculoventricular derecho, proporciona la arteria que irriga al nódulo sinusal (función de marcapasos cardíaco), rodea el borde derecho del corazón y recorre el surco interventricular posterior. Proporciona ramas auriculares y ventriculares, incluidas las arterias del tabique que irrigan el tercio posterior de este.

Los territorios de irrigación coronario se mencionan en el **cuadro 1-1** y se ilustran en la **figura 1-5**.

Sistema de conducción eléctrica

El sistema de conducción eléctrica del corazón (**fig. 1-6**) estimula al músculo cardíaco, el cual se contrae y da origen a los movimientos o latidos cardíacos.

El nódulo sinusal (NS) o nódulo sinoatrial (NSA) es distinto de cualquier célula: mientras que las demás necesitan un estímulo para activarse, este se considera autoactivado (repetidas veces se descarga o se despolariza y luego se repolariza o se activa nuevamente).

El NS se conecta con los otros elementos del sistema de conducción eléctrica: ramas internodales, nódulo auriculoventricular (NAV),

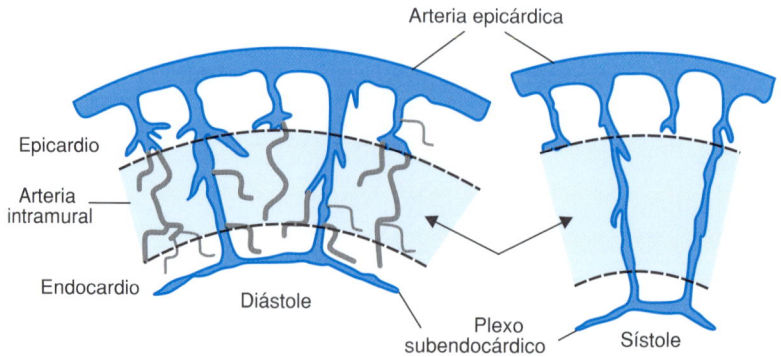

Fig. 1-4. Distribución de las arterias coronarias en la pared del corazón.

Cuadro 1-1. Distribución de la circulación coronaria	
Coronaria izquierda	**Territorios irrigados**
Descendente anterior	Porción anterior de tabique interventricular Partes colindantes de las paredes anteriores de ambos ventrículos Punta cardíaca
Circunfleja	Ventrículo izquierdo restante
Arteria del NS (rama de circunfleja)	45% de los casos al NS
Arteria del NAV (rama de circunfleja)	10% de los casos al NAV
Coronaria derecha	**Territorios irrigados**
	Mayor parte del ventrículo derecho Porción posterior del tabique interventricular Parte vecina de la pared posterior del ventrículo izquierdo
Arteria del NS (rama de la coronaria derecha)	55% de los casos al NS
Arteria del NAV (rama de la coronaria derecha)	90% de los casos al NAV

NS: nódulo sinusal; NAV: nódulo auriculoventricular.

haz de His, ramas derecha e izquierda con sus fascículos anterior, posterior y septal que, a su vez, dan una red: la red de Purkinje, que realiza la conducción hacia los ventrículos.
- Nódulo sinusal:
  - Es el marcapasos del corazón. Se ubica en la parte posterosuperior de la aurícula derecha, en la entrada de la vena cava superior.
  - Tiene forma ovalada y mide aproximadamente 3,5 mm de longitud.
  - Está irrigado por la arteria del mismo nombre, que es una rama de la arteria coronaria derecha (55%) o de la circunfleja (45%).

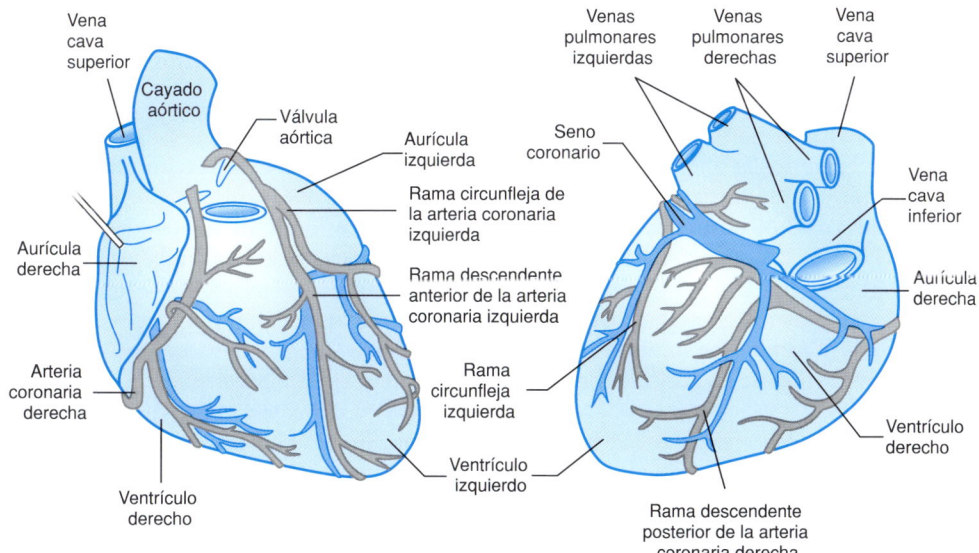

Fig. 1-5. Distribución de la circulación coronaria.

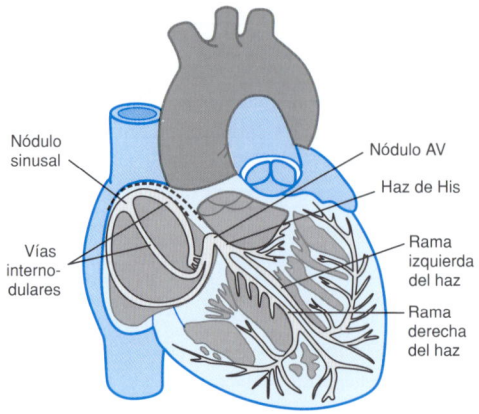

Fig. 1-6. Sistema de conducción eléctrica.

– Posee una rica inervación simpática y parasimpática.
– Desde el nódulo sinusal, el impulso eléctrico se desplaza y se disemina por las aurículas a través de las vías intermodales, con una frecuencia de 60 a 100 estímulos por minuto.
• Nódulo auriculoventricular:
  – Ubicado en el lado izquierdo de la aurícula derecha.
  – En el 90% de los casos, está irrigado por una rama de la arteria coronaria derecha y en el 10% por una rama de la circunfleja.
  – Inervado por vías simpática y parasimpática.
  – En este nódulo, la onda eléctrica sufre una pausa de aproximadamente 0,13 segundos, lo cual posibilita que la sangre pase de las aurículas a los ventrículos antes de que estos se contraigan, y se baja la frecuencia a 40-60 estímulos por minuto.
• Haz de His:
  – Se origina en el nódulo AV.
  – Es el componente del sistema de conducción que transmite los impulsos eléctricos provenientes de las aurículas hacia los ventrículos.
  – Posee células especializadas que generan impulsos eléctricos espontáneamente (automaticidad).
  – Al igual que el nódulo AV, genera impulsos con una frecuencia de 40-60 veces por minuto.

• Ramas derecha e izquierda del haz de His:
  – El impulso eléctrico debe dirigirse rápidamente a los ventrículos.
  – El estímulo eléctrico se divide en cuatro equipotentes ondas eléctricas y éstas, a su vez, están cubiertas por tejido fibroso aislante.
  – Se desplazan por los ventrículos con una velocidad de 1/100 de segundo.
  – Son consideradas los "superconductores" del corazón.
• Red de Purkinje:
  – Las ramas terminan en la red de Purkinje, la cual forma miles de conexiones con las células musculares cardíacas.
  – Se encuentran dispersas por los ventrículos y pueden generar una frecuencia de impulsos de 20-40 veces por minuto, cuando los nódulos SA y AV no los generan.
  – Cuando otros marcapasos fallan, el ventrículo tratará de funcionar como el marcapasos del corazón con una frecuencia de impulso de 20-40.
  – El marcapasos ventricular es la última opción del corazón.

Fisiología del sistema de excitación-conducción cardíaco

Para entender los mecanismos por los cuales se producen los trastornos en el ritmo cardíaco, es necesario conocer la anatomía y la fisiología del sistema de excitación-conducción.

Inervación del corazón

El corazón recibe inervación simpática y parasimpática. Las neuronas preganglionares simpáticas se localizan en los primeros segmentos torácicos de la médula espinal y hacen sinapsis con neuronas de segundo orden ubicadas en los ganglios simpáticos cervicales.

Las fibras preganglionares parasimpáticas se originan en el núcleo motor de la médula espinal y pasan como ramos del nervio vago hacia el corazón y los grandes vasos.

A este nivel, las fibras hacen sinapsis con neuronas de segundo orden localizadas en ganglios intratorácicos.

Fibras aferentes vagales ubicadas en las paredes inferior y posterior de los ventrículos dan origen a importantes reflejos cardíacos, mientras que eferencias vagales a nivel de los nódulos sinusal y auriculoventricular tienen un papel muy importante en la modulación de los impulsos eléctricos (**fig. 1-7**).

Electrofisiología

Potencial de reposo

Las fibras cardíacas en reposo se encuentran polarizadas, exhiben una diferencia de potencial entre el medio intracelular negativo y el extracelular positivo, lo que se denomina **potencial de reposo transmembrana (PRT)**.

Potencial de acción

Son las variaciones del potencial transmembrana en función del tiempo. Está compuesto por varias fases:

La fase ascendente del potencial de acción se denomina FASE 0 y corresponde a la despolarización de la célula.

> ! La repolarización inicial se denomina FASE 1, se continúa con un "plateau" o FASE 2. La FASE 3 (repolarización) lleva el potencial transmembrana a los niveles de reposo. La FASE 4 corresponde a la fase de reposo diastólico (**fig. 1-8**).

Flujo iónico durante el potencial de acción (**fig. 1-9**).

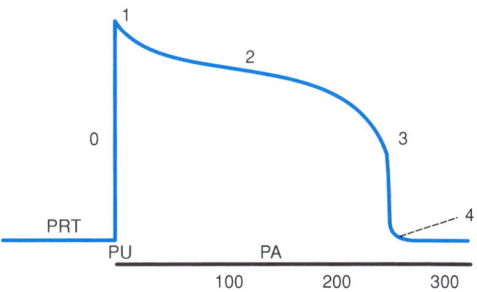

Fig. 1-8. Electrofisiología cardíaca. Fases del potencial de acción.

Fase 0: ocurre un aumento brusco y transitorio de la conductancia sódica, lo que determina una corriente de entrada de ion sodio. Esto ocurrirá cuando el PRT sea llevado al valor de potencial umbral.

Fase 1: esta fase, conocida también como repolarización inicial, está dada por una corriente de salida de potasio a través de la activación de un canal transitorio de dicho ion.

Fase 2 o meseta (*plateau*): interviene la entrada de sodio y calcio a través del canal lento y una disminución de la corriente de salida del ion potasio de base.

Fase 3 o repolarización terminal: sucede la inactivación del canal lento sódico-cálcico por una parte y la aparición de una corriente de salida del ion potasio por otra. Al final de la repolarización, se produce además un aumento de la corriente de salida de potasio de base.

Potencial umbral

Se traduce en el valor del potencial transmembrana a partir del cual se genera un potencial de acción. En las fibras no automáticas, es alcanzado por flujos electrotónicos que proceden de fibras vecinas despolarizadas. En las células automáticas, el potencial umbral puede alcanzarse por la despolarización diastólica espontánea de sus fibras.

Excitabilidad de la fibras cardíacas (batmotropismo)

El batmotropismo (**fig. 1-10**) es la capacidad de las fibras cardíacas generar un potencial de acción a través de la aplicación de un estímulo.

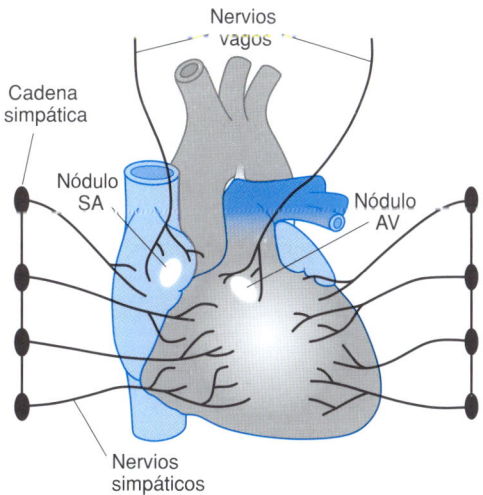

Fig. 1-7. Inervación cardíaca.

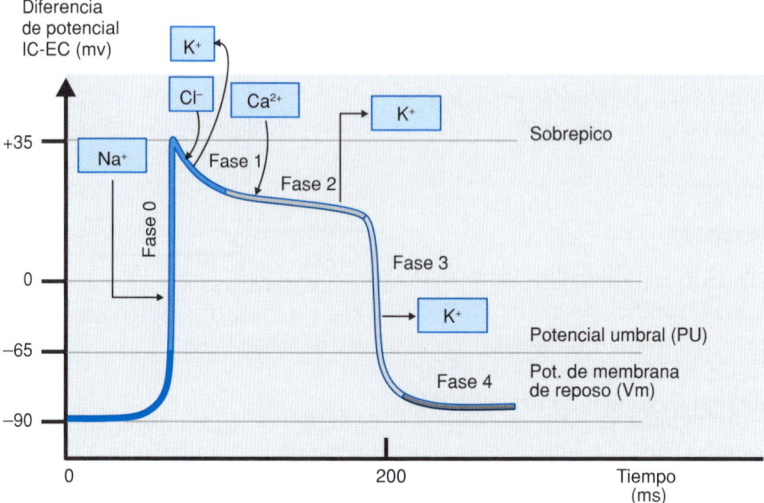

Fig. 1-9. Fases del potencial de acción y flujo iónico.

> ❗ En la mayor parte del potencial de acción, la fibra no es excitable cualquiera sea la intensidad de la estimulación recibida. Esto es llamado fase de refractariedad.

El período refractario absoluto (PRA) de la fibra corresponde a un estado de inexcitabilidad total. Este estado existe durante las fases 0, 1, 2 y en parte de la fase 3 en las fibras rápidas.

El período refractario efectivo (PRE) incluye el período refractario absoluto y aquel con respuestas generadas no propagadas. El PRE termina cuando aparecen las primeras respuestas propagadas.

El período refractario relativo (PRR) incluye el PRA, PRE y las fibras excitables con corrientes supraumbrales PSN.

Automatismo cardíaco (cronotropismo)

Propiedad que tienen algunas fibras cardíacas, debido a la presencia en ellas de una despolarización diastólica espontánea.

Esta despolarización espontánea durante la diástole se debe a un flujo de entrada de iones.

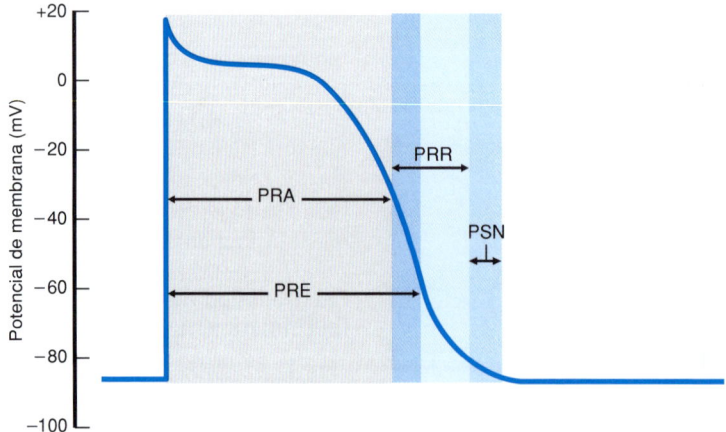

Fig. 1-10. Excitabilidad de las fibras cardíacas.

Conducción cardíaca (dromotropismo)

Se produce desde las fibras despolarizadas hacia las fibras vecinas polarizadas a través de conexiones de baja resistencia al paso de los impulsos.

Corresponde a un fenómeno eléctrico establecido por la diferencia de potencial que se produce entre las células activadas y las células en reposo, lo que condiciona un flujo de corriente.

Electrocardiograma normal

El electrocardiograma es un conjunto de ondas denominadas por Einthoven, de acuerdo con su aparición, en ondas P, Q, R, S, T, U.

La onda P es la manifestación de la despolarización de las aurículas, el complejo QRS se produce durante la despolarización de los ventrículos y la onda T es la expresión de la repolarización ventricular.

> ❗ El análisis del ECG debe realizarse con una metodología sistemática, con la finalidad de no omitir ningún punto de interés.

Los equipos con los que se efectúan los electrocardiogramas cuentan con un selector de derivaciones automatizado que imprime o grafica las derivaciones en el siguiente orden:

DI, DII, DII, aVR, aVL, aVF (derivaciones frontales o de los miembros o bipolares) y V1, V2, V3, V4, V5, V6 (derivaciones precordiales o unipolares).

El análisis e interpretación del electrocardiograma consiste en realizar una observación dinámica de las 12 derivaciones, con el objetivo de contar con una visión global y espacial de la actividad eléctrica cardíaca. Debe analizarse en conjunto y dentro de un contexto clínico.

Comenzaremos con el triángulo de Einthoven, que se muestra en la **figura 1-11**:

Determinar si se trata de un ritmo sinusal con la presencia de onda P (+) que precede al complejo QRS en todas las derivaciones excepto aVR (–) y V1(bifásica).

Reconocer los elementos componentes del ECG (**fig. 1-12**).

El análisis del electrocardiograma debe realizarse de modo secuencial y sistemático:

En condiciones normales:

- Los registros presentan morfología similar y regular en todas las derivaciones
- Cada complejo QRS se encuentra precedido por una onda P que es positiva en todas las derivaciones (excepto aVR [–] y V1 (bifásica).
- El complejo QRS es predominantemente positivo en las derivaciones DI, DII, DIII, aVL y aVF (**fig. 1-13**).

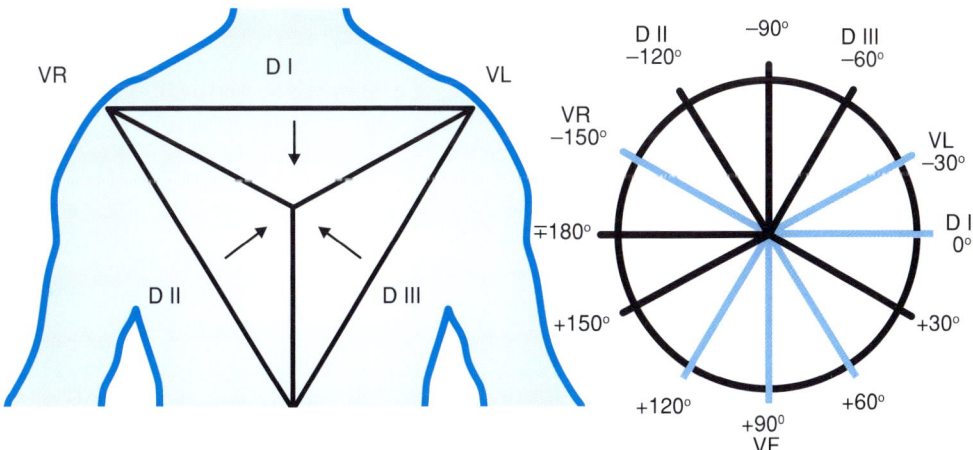

Fig. 1-11. Triángulo de Einthoven.

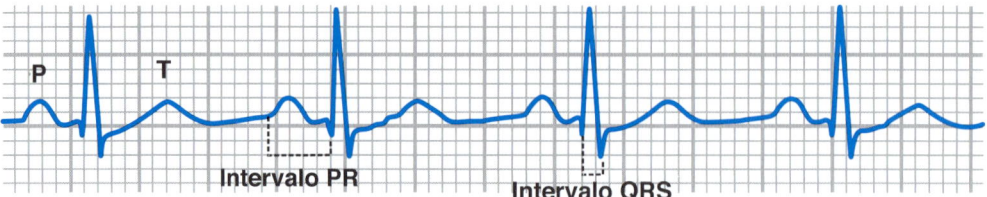

Fig. 1-12. Trazado de ECG con las diferentes ondas e intervalos.

- En V1, la morfología es rS en V1 (pequeña onda positiva seguida de una onda negativa mayor) (**fig. 1-14**).
- En V6, tiene morfología qR y, en ocasiones, s al final (pequeña deflexión negativa que sigue a una onda mayor positiva) (**fig. 1-15**).
- Las derivaciones desde V2 a V5 progresan paulatinamente.
- No debe existir una onda Q en ninguna desviación mayor de 1/3 del total del QRS.
- El ancho del QRS no debe ser mayor de 2 y 1/2 cuadraditos (0,10 s).
- La onda T es positiva en todas las derivaciones, excepto en aVR.
- El segmento ST debe estar alineado con el segmento PR y con la línea isoeléctrica que une la onda T con el siguiente complejo.

Lectura del electrocardiograma

El registro de la actividad eléctrica cardíaca se obtiene a través de electrodos colocados en la superficie corporal en lugares predeterminados. La correcta lectura del trazado permitirá llegar a un diagnóstico certero.

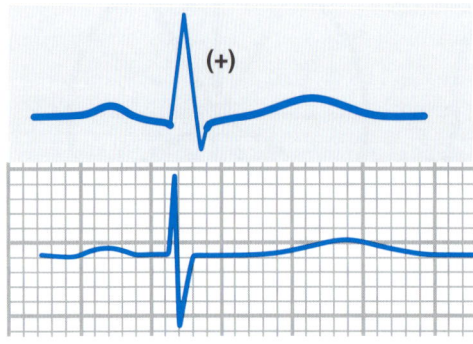

Fig. 1-13. Complejo QRS.

Para ello, se sugiere seguir un ordenamiento sistemático:

1. Determinar el ritmo:

- Ritmo sinusal: complejo QRS precedido de una onda P, positiva en DI, DII, DIII (**fig. 1-16**).

2. Calcular la frecuencia cardíaca:

- A 25 mm/s de velocidad del papel, 5 cuadrados grandes equivalen a 1 segundo, por lo que cada cuadrado grande equivale 0,20 segundos. Por lo tanto, 300 cuadrados grandes equivalen a un minuto.
- Para calcular la FC:
300 dividido el número de cuadrados grandes que separen 2 ondas R.

El papel del ECG es milimetrado y conformado por cuadrados grandes que contienen en el eje horizontal 5 cuadrados pequeños (de 1 mm) que equivalen a 0,04 s, por lo que 5 cuadrados pequeños equivalen a 0,20 segundos.
En el eje vertical, 5 cuadrados pequeños equivalen 0,5 mV.

3. Eje eléctrico:

- Es el eje promedio que sigue la actividad eléctrica ventricular.
- Medir QRS en DI y aVF (**fig. 1-17**).

Entonces:

– Eje normal DI (+) y aVF (+)
– Eje desviado a la derecha DI (+) y aVF (–)
– Eje desviado a la izquierda DI (–) y aVF (+)

4. Intervalo PR: 0,12 a 0,20 s; proporciona información para reconocer los bloqueos AV cuando el intervalo PR es mayor de 0,20 s.

5. Duración del QRS: 0,06 a 0,10 s; se encuentran alargados en los bloqueos de rama.

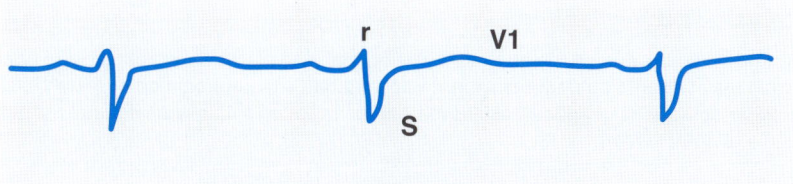

Fig. 1-14. QRS en V1 con morfología rS.

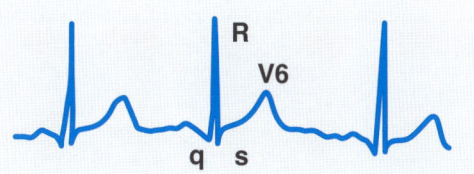

Fig. 1-15. QRS en V6 con morfología qR y s al final.

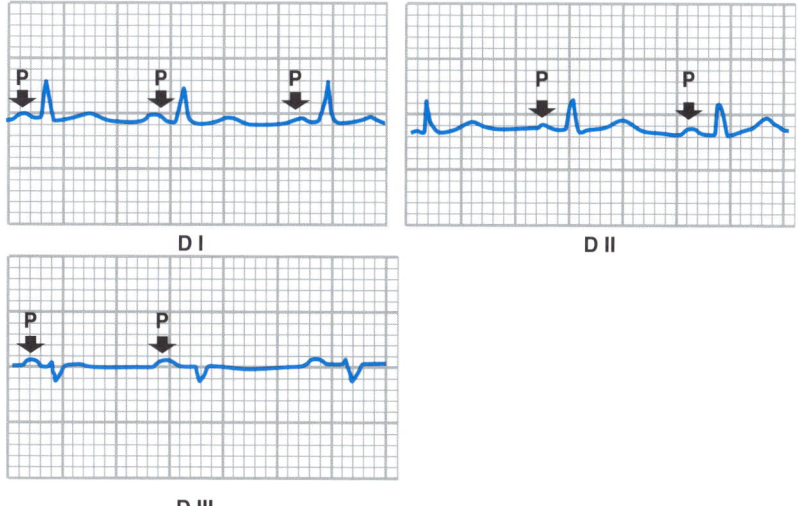

Fig. 1-16. ECG en derivaciones DI, DII y DIII.

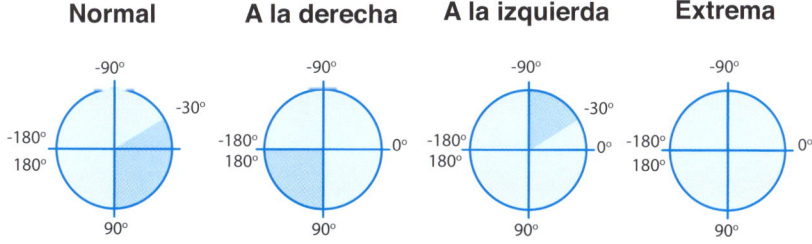

· Entre -30° y 90° el eje es normal
· Entre 90° y 180° el eje está desviado a la derecha
· Entre -30° y -90° el eje está desviado a la izquierda
· Entre -90° y -180° el eje tiene desviación extrema

Fig. 1-17. Determinación del eje eléctrico de acuerdo con DI y aVF.

CONCLUSIONES

Los conocimientos básicos de anatomía y fisiología de los sistemas respiratorio y circulatorio otorgan los elementos para interpretar la normalidad y la patología en nuestros pacientes y, así, poder seleccionar y aplicar, con fundamentos teóricos sólidos, los distintos tratamientos frente a la enfermedad.

BIBLIOGRAFÍA

Testut L, Latarjet A. Compendio de anatomía descriptiva. 22.ª ed. Barcelona: Salvat; 1985.

Tintinalli J. Medicina de urgencias. 7.ª ed. D. F México: Mc Graw Hill; 2013.

Taquiarritmias

2

 OBJETIVOS

- Reconocer los diferentes tipos de taquiarritmias.
- Reconocer una taquiarritmia con signos y síntomas de inestabilidad hemodinámica que requiere tratamiento inmediato.
- Entender el concepto de cardioversión eléctrica (CVE) y desfibrilación.
- Utilizar de manera correcta un desfibrilador manual.
- Realizar de manera correcta la CVE sincronizada.
- Instaurar de forma adecuada el tratamiento con fármacos.

INTRODUCCIÓN

Los trastornos del ritmo cardíaco son el resultado de alteraciones en la formación o la conducción del impulso, o ambos.

Las taquicardias son ritmos con frecuencia cardíaca mayor a 100 lpm generadas por una alteración en la formación del impulso eléctrico (automaticidad), o en su conducción.

La generación anormal del impulso puede ocurrir en el nódulo sinusal o en focos ectópicos. Las alteraciones de la automaticidad se refieren a la despolarización anormal de las aurículas o los ventrículos en los períodos en los que el potencial de acción normalmente se encuentra en la repolarización –fase 3– o en el reposo –fase 4–. Véase **capítulo 4, Anatomía y fisiología de los sistemas respiratorio y circulatorio. Electrocardiograma normal**.

Los factores que pueden aumentar la automaticidad incluyen alargamiento del intervalo QT, aumento de la actividad del sistema nervioso simpático, hipocalemia, hipomagnesemia, catecolaminas exógenas, digoxina, hipoxemia y dilatación de las cavidades cardíacas. Además de la generación anormal de los impulsos, también puede ocurrir una conducción anormal (mecanismo de reentrada).

La taquicardia con frecuencia cardíaca por debajo de 150 lpm, reconocida como taquicardia sinusal, habitualmente es consecuencia de una necesidad compensadora y fisiológica a un estímulo extrínseco. De este modo, el tratamiento requiere la identificación de la causa que desencadena la taquicardia (hipovolemia, fiebre, dolor) y su corrección.

Las frecuencias cardíacas superiores a 150 lpm muchas veces reducen el gasto cardíaco y provoca como consecuencia inestabilidad hemodinámica, reconocida por signos de bajo gasto cardíaco, edema pulmonar, isquemia coronaria, deterioro del sensorio e hipotensión arterial, entre otros.

Para establecer un tratamiento, es necesario determinar el estado clínico del paciente y reconocer el ritmo. En algunos casos, esto último puede no ser posible; no obstante, es importante diferenciar si se trata de una arritmia con complejos QRS anchos o estrechos, y si estos presentan un ritmo regular o irregular. Sin embargo, en taquiarritmias inestables, la identificación del ritmo no debe demorar el tratamiento. Las taquiarritmias con inestabilidad hemodinámica requieren una intervención terapéutica urgente, habitualmente no con terapia farmacológica, sino con cardioversión eléctrica (CVE) sincronizada.

Las taquiarritmias sin descompensación hemodinámica permiten un análisis del ritmo, la consulta con un experto, su identificación y un tratamiento farmacológico.

El objetivo de este capítulo es que el lector pueda diferenciar una taquiarritmia sintomática e inestable y pueda realizar un tratamiento correcto de los diferentes tipos de taquiarritmias. Se ofrecen algoritmos y se sugieren formas de administración de los fármacos para poder implementar protocolos locales en las diferentes unidades de cuidados intensivos y servicios de emergencias, teniendo en cuenta sus medios y sus características propias.

EVALUACIÓN GENERAL DE LAS ARRITMIAS

La interpretación del ritmo en un ECG debe realizarse teniendo en cuenta el estado del paciente. Suele ser útil disponer de una metodología de análisis que permita estudiar el trazado para su interpretación y tomar decisiones respecto de la conducta por seguir.

Esa metodología consiste en poder responder determinadas preguntas:

- ¿El ritmo es rápido o lento? Si la frecuencia es menor de 60 lpm, se trata de una bradicardia (véase **cap. 3**, **Bradicardias**) y, si es mayor de 100 lpm, es una taquicardia.
- ¿El ritmo es regular o irregular? Ritmo regular significa que entre QRS y QRS el intervalo de tiempo se mantiene constante. Si no cumple con esta premisa, el ritmo es irregular.
- ¿Se observa una onda P? Muchas arritmias se identifican por la ausencia de una onda P o por su aspecto anormal. La actividad eléctrica caótica auricular produce despolarización de solo una isleta de miocardio auricular; de este modo, no hay contracción auricular efectiva y, por lo tanto, no se identifica en el trazado una onda P. Esto se observa en la fibrilación auricular (FA). La presencia de ondas P rápidas y dispuestas con una apariencia característica, como en sierra dentada, define el aleteo auricular (AA). En la taquicardia paroxística supraventricular (TPSV) o en las taquicardias de la unión auriculoventricular (AV), no se observa una onda P o, en la última, puede haber una onda P retrógrada.
- ¿Cuál es la relación de las ondas P con los complejos QRS? En un ECG normal, denominado ritmo sinusal, cada complejo QRS es precedido por una onda P, la cual es positiva en DI, DII y aVF. El tiempo entre el inicio de la onda P y el del QRS tiene una duración de 0,12 a 0,20 segundos. (Véase **cap. 1**, **Anatomía y fisiología de los sistemas respiratorio y circulatorio. Electrocardiograma normal**). Conforme se enlentece la conducción en el nodo AV, el intervalo entre la onda P y el complejo QRS se amplía; esto se denomina bloqueo AV. Los diferentes tipos de bloqueo se describen en el capítulo **Bradicardias**.
- ¿Existe un complejo QRS de aspecto normal? La respuesta a esta pregunta puede identificar arritmias que pongan en riesgo la vida. La taquicardia ventricular (TV) monomorfa se manifiesta con complejos QRS anchos, iguales uno con el otro y de frecuencia regular. Por otro lado, la TV polimorfa presenta complejos QRS de morfología variable, incluso con cambios de la polaridad, y forman una hélice en la torsión de puntas. Además, no poder identificar complejos QRS podría corresponder a la presencia de fibrilación ventricular (FV).

CLASIFICACIÓN DE LAS TAQUIARRITMIAS

Teniendo en cuenta la duración del QRS, las taquicardias se dividen en 2 grandes grupos: taquiarritmias con QRS angosto o con QRS ancho.

Taquiarritmias con QRS angosto

Las taquiarritmias con complejos QRS angosto o estrecho son taquicardias supraventriculares (TSV).

Se trata de ritmos originados por encima de la bifurcación del haz de His, con una frecuencia cardíaca mayor de 100 lpm, con un QRS de duración igual a 120 milisegundos (0,12 segundos) o menor.

Incluye una serie de ritmos rápidos originados en el nodo sinusal, el tejido auricular, el tejido del nodo AV y las mediadas por vías accesorias. Son las arritmias más comunes en la práctica clínica.

Clasificación de las taquiarritmias de complejo QRS angosto

Las TSV se pueden clasificar en taquicardias auriculares y taquicardias de la unión AV (**cuadro 2-1**).

También se pueden clasificar, de acuerdo con la regularidad del ritmo, en regulares o irregulares (**cuadro 2-2**).

Fisiopatología

En general, las TSV tienen dos grandes mecanismos implicados en su producción: el aumento en la frecuencia de generación del impulso eléctrico y la presencia de un circuito de reentrada. La determinación del mecanismo particular puede ser difícil en el escenario clínico y requerir, además, un estudio electrofisiológico posterior; sin embargo, diferenciar el mecanismo subyacente es crucial para definir una adecuada estrategia diagnóstica y terapéutica.

Cuadro 2-1. Clasificación de las TSV

Taquicardias auriculares	Sinusales	Fisiológica
		Inapropiada
	Reentrada sinusal	Taquicardia auricular focal
		Taquicardia auricular multifocal
		Taquicardia por macroentrada
	Dependiente del itsmo cavotricuspídeo	Aleteo auricular típico
	Independientemente del itsmo cavotricuspídeo	Aleteo auricular atípico
	Fibrilación auricular	
Taquicardias de la unión AV	Por reentrada nodal	
	Otras variantes sin reentrada	
	Reentrada AV	Ortodrómica: síndrome de Wolf-Parkinson-White
		Antridrómica: conducción retrógrada a través del nodo AV o por otra vía

Cuadro 2-2. Clasificación de las TSV según la regularidad de los complejos QRS

Regulares	Taquicardia sinusal
	Reentrada sinusal
	Taquicardia auricular focal
	Aleteo auricular con conducción AV fija
	Taquicardia por reentrada intranodal
	Taquicardia de la unión
	Taquicardia por reentrada ortodrómica
Irregulares	Fibrilación auricular
	Taquicardia auricular multifocal
	Aleteo auricular con conducción AV variable

La reentrada es el mecanismo de varias arritmias supraventriculares y ventriculares e implica la existencia de un circuito patológico de los impulsos eléctricos en torno a un bucle o *loop* funcional, o anatómico que ocurre, por ejemplo, en las taquicardias nodales y en el síndrome de Wolff-Parkinson-White (WPW). La isquemia también predispone a la taquicardia por reentrada. En la **figura 2-1** se describe este mecanismo.

Deben cumplirse tres condiciones para que ocurra la reentrada: 1) existencia de dos vías de conducción; 2) bloqueo unidireccional de una de las vías de conducción que impide el progreso del impulso pero permite la conducción retrógrada; 3) reducción de la velocidad del impulso en una de las vías, para dar tiempo a que el tejido de una de las vías pueda despolarizarse.

El principal mecanismo de la TV monomorfa es la formación de la vía de reentrada alrededor del tejido miocárdico infartado.

A continuación, describiremos algunas de las TSV de presentación más frecuente.

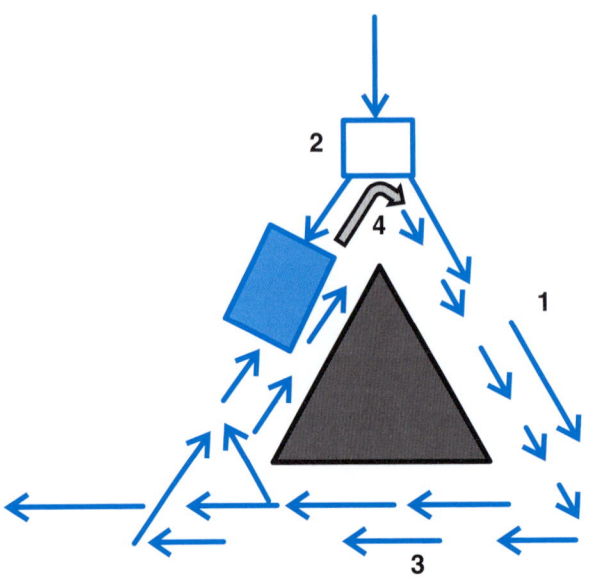

Fig. 2-1. Mecanismo de la taquicardia por reentrada. Un impulso normal desciende por las fibras de Purkinje para estimular las fibras musculares (**1**). Un impulso encuentra una zona de bloqueo de una vía unidireccional y se detiene (**2**). El impulso normalmente conducido (**1**) se desplaza a la fibra muscular y como impulso retrógrado (**3**) se desplaza por la zona de conducción lenta. El impulso retrógrado reingresa en las fibras de Purkinje y en las musculares y mantiene este ciclo de reentrada, que se repite muchas veces (**4**).

Taquicardias paroxísticas supraventriculares (TPSV)

Son un grupo de taquicardias mediadas por un mecanismo de reentrada en las que participa el nodo AV como una rama del circuito, por lo que responden a medicamentos que interfieren con la acción de esta estructura, como la adenosina.

Clínicamente, se caracterizan por paroxismos de palpitaciones y, dependiendo de la reserva cardiovascular individual o la gravedad del episodio, pueden ser sintomáticas. Su frecuencia es de 120-250 lpm, aunque la mediana suele ser 160-180 lpm.

La edad media de presentación se sitúa entre los 30 y los 50 años.

En este grupo, se distinguen dos tipos: la taquicardia nodal y la taquicardia mediada por una vía anómala o accesoria.

Taquicardia nodal

El mecanismo arritmogénico es una reentrada en el nodo AV. El sustrato estructural-funcional que permite su aparición es la presencia de una doble vía nodal. Implica la existencia de una vía rápida y una vía lenta dentro del nodo AV y, de forma menos frecuente, varias vías lentas. Configuran el 60% de todas las TPSV.

Taquicardias ortodrómicas mediadas por una vía accesoria

Son taquicardias por reentrada en las que participa una vía accesoria, oculta o no (síndrome de WPW), como rama retrógrada del circuito y el nodo AV en la rama anterógrada.

El WPW es una anormalidad cardíaca congénita donde un haz anómalo (haz de Kent) ofrece una vía alternativa al sistema normal de conducción uniendo directamente aurículas y ventrículos. Se trata de un síndrome de preexcitación en el que los ventrículos se activan, además de por el nodo AV, por la vía anómala que conduce con mayor rapidez que el sistema de conducción normal.

Cuando el haz anómalo conduce de forma anterógrada, el ventrículo se despolariza a través de la vía y el nodo AV, y esto produce las características alteraciones electrocardiográficas del WPW (**figs. 2-2** y **2-3**). Si no conduce en sentido anterógrado, se denomina vía oculta.

Ambos tipos de vías pueden ser causa de TPSV cuando se establece una reentrada utilizando en un sentido el nodo AV y en el contrario la vía anómala.

Entre el 0,1 y el 3% de la población general posee este haz, y es más frecuente en los varones. El 95% de los casos no presenta cardiopatías asociadas, aunque es común el síndrome WPW en algunas

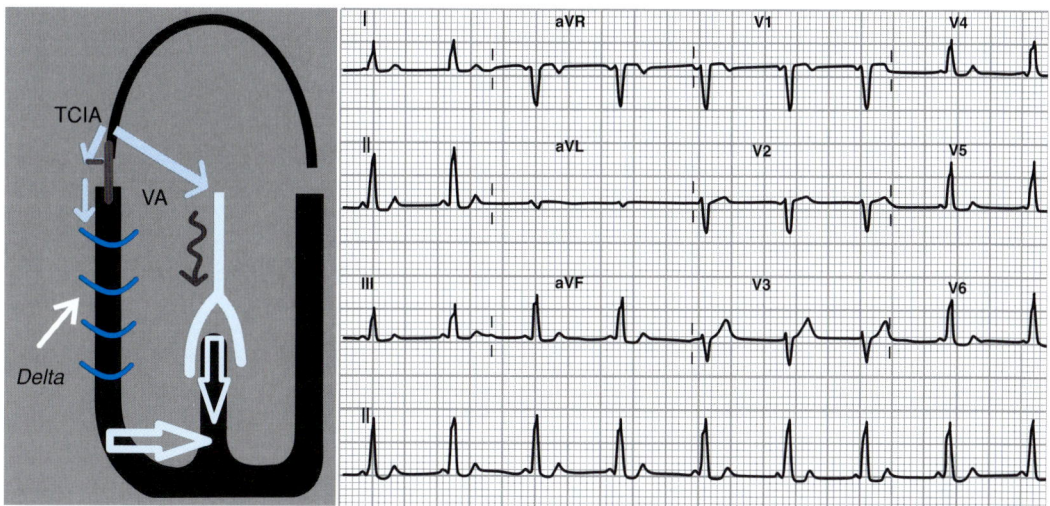

Fig. 2-2. Mecanismo del WPW y trazado ECG. TCIA: tiempo de conducción intraauricular. VA: vía accesoria. Delta: onda delta.

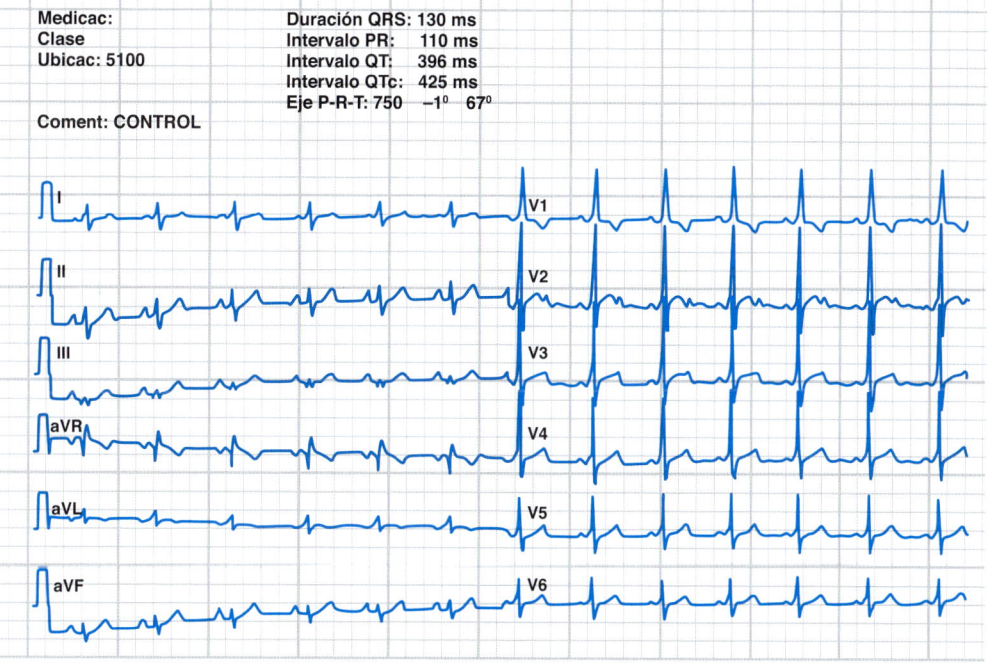

Fig. 2-3. ECG en síndrome de WPW.

enfermedades congénitas. Muchos de los pacientes portadores del haz permanecen asintomáticos toda su vida y el diagnóstico por ECG suele ser un hallazgo; en otros, la preexcitación en el ECG no es constante.

Se produce un circuito de reentrada en el que un impulso se conduce de las aurículas a los ventrículos exclusivamente por el nodo AV y sube de los ventrículos a las aurículas por la vía accesoria. Por este motivo, la taquicardia es de QRS estrecho y sin datos de preexcitación. Aproximadamente un 60% de las taquicardias en el síndrome de WPW tienen este mecanismo.

Mucho más infrecuente es la reentrada antidrómica, en la que el impulso baja por la vía accesoria en este caso y sube de los ventrículos a las aurículas por el nodo AV. Este electrocardiograma mostrará una taquicardia de QRS ancho con preexcitación.

Véase síndrome de WPW, FA y muerte súbita en el **recuadro 2-1**.

El diagnóstico de este síndrome es clínico y electrocardiográfico. Un paciente puede consultar por uno o varios episodios de palpitaciones o puede ser un hallazgo electrocardiográfico en aquellos en quienes se realiza un electrocardiograma por otro motivo.

Los datos clásicos que permiten el diagnóstico electrocardiográfico de WPW son:

- Intervalo PR menor de 120 ms.
- QRS ancho con onda delta (ascenso lento inicial).
- Cambios secundarios en la repolarización.

La aparición de datos de preexcitación puede ser variable en el tiempo, ya sea por conducción intermitente por la vía accesoria o debido a cambios en las propiedades de conducción del nodo AV.

Tratamientos para las TPSV (véase más adelante tratamiento de taquiarritmias):

- Paciente inestable: CVE sincronizada.
- Paciente estable: maniobras vagales. En el caso de no responder a este tratamiento, administrar fármacos (adenosina, verapamilo).

Los pacientes con episodios frecuentes de taquicardias o que desarrollan falla hemodinámica en presencia de la arritmia deben ser evaluados por especialistas para definir el manejo farmacológico o la indicación de ablación con radiofrecuencia (curativa en el 95% de los casos).

Fibrilación auricular

La fibrilación auricular (FA) es la arritmia sostenida más común y afecta a 1-2% de la población. Está asociada a un incremento de la mortalidad y de ataque cerebrovascular (ACV) isquémico, eventos tromboembólicos, insuficiencia cardíaca y hospitalizaciones.

Es una arritmia supraventricular en la que se reemplazan las ondas P por ondas fibrilatorias que pueden variar de amplitud y tiempo de duración, y que se asocia en general con intervalos RR irregulares (**fig. 2-4**).

Las formas de presentación clínica se clasifican en:

- Primer episodio: el primero registrado de FA. Independiente de la duración de la arritmia y la severidad de los síntomas.
- Paroxística: es la FA que aparece en más de un episodio y se autolimita dentro de los 7 días de su inicio. Incluye la FA con menos de 48 horas de evolución que se revierte eléctrica o farmacológicamente.
- Persistente: cuando la duración del episodio de FA es mayor de 7 días o igual, o requiere CVE o farmacológica pasadas las 48 horas iniciales.
- Permanente: cuando la arritmia existe pese al intento, no exitoso, de cardioversión.

En la etiopatogenia y la fisiopatología de la FA existen factores auriculares, mecánicos y predisposición genética.

Para su inicio y mantenimiento, se requiere un sustrato anatómico, un evento modulador y un disparador.

Muchas enfermedades desencadenan procesos de remodelación estructural en las cámaras cardíacas. Estos cambios preceden a la FA y provocan

---

Recuadro 2-1. Síndrome de WPW, FA y muerte súbita

Un 35% de los pacientes presentan FA, y es la segunda taquiarritmia en frecuencia de presentación en el WPW. Las vías accesorias, más si son múltiples, favorecen la aparición de FA. Esta puede ser de QRS estrecho o de QRS ancho, sea por preexcitación (conducción por la vía accesoria), por aberrancia o por bloqueo de rama en el haz de His. La FA conducida a los ventrículos a través de una vía accesoria puede desencadenar, si la respuesta ventricular es rápida, síncope e incluso FV y muerte súbita. Se considera que la mayor parte de los episodios de muerte súbita en pacientes con WPW está en relación con episodios de FA con conducción al ventrículo por la vía accesoria y posterior degeneración a FV. La presencia de intervalos RR menores de 250 ms durante la FA o taquicardias preexcitadas espontáneas es el más importante marcador de riesgo de muerte súbita por FV.

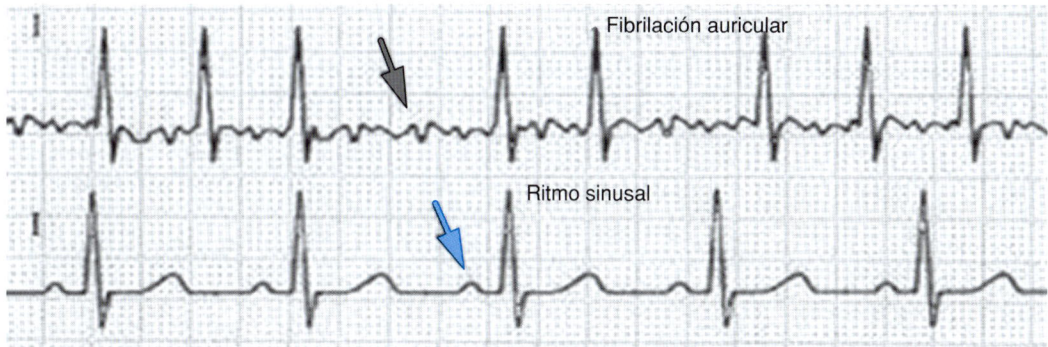

Fig. 2-4. Fibrilación auricular y ritmo sinusal.

heterogeneidad en la conducción local, con lo que se facilita y se perpetúa la arritmia. Con la FA iniciada, se producen modificaciones de las propiedades electrofisiológicas, la función mecánica y la ultraestructura, lo cual favorece también que se perpetúe la arritmia.

La fuente más frecuente de impulsos, que se asume como mecanismo focal de iniciación de FA, son las venas pulmonares, donde las fibras miocárdicas pueden penetrar en un 97% de los casos. La ablación de estos sitios puede resultar en la reversión y el mantenimiento del ritmo sinusal. La actividad gatillada, el automatismo anormal y la reentrada son mecanismos por los cuales las venas pulmonares pueden generar actividad ectópica rápida y FA.

Tratamientos de la FA (véase más adelante tratamiento de taquiarritmias):

- Paciente inestable: CVE sincronizada.
- Paciente estable con FA menos de 48 horas: cardioversión farmacológica.

Véase el tratamiento farmacológico de la FA en el **recuadro 2-2**.

En casos en los que no es posible determinar el tiempo de evolución de la arritmia, o se conoce que es mayor de 48 horas, ante el riesgo de trombos intracavitarios solo la cardioversión podría intentarse tras la realización de un ecocardiograma transesofágico que los descarte.

De considerarse una FA como permanente, debe realizarse el control de la frecuencia cardíaca y la terapia anticoagulante según la valoración del riesgo. Para el control de la frecuencia, pueden utilizarse betabloqueantes por vía oral.

En los pacientes con insuficiencia cardíaca, la digoxina es el fármaco de elección para el control de la frecuencia.

Véase FA y anticoagulación en el **recuadro 2-3**.

Aleteo auricular

Esta arritmia es el resultado de un circuito de reentrada dentro de la aurícula. La despolarización auricular se produce de manera caudocefálica, por lo que se observa mejor en derivaciones de cara inferior (DII, DIII y aVF).

Con apariencia en sierra dentada, la onda se denomina onda de aleteo (**fig. 2-5**).

La frecuencia auricular es habitualmente de 300 por minuto y suele existir un bloqueo 2:1 en el nodo AV, de manera que la frecuencia ventricular es de 150 lpm.

Si el bloqueo es fijo o variable, definirá la regularidad o la irregularidad del trazado.

Recuadro 2-2. Tratamiento farmacológico de la FA

Pacientes sin cardiopatía: flecainida 200-300 mg vía oral o propafenona 450-600 mg vía oral.
Pacientes con cardiopatía de base: amiodarona (5 mg/kg en 1 hora, seguidos por 1200-1800 mg para pasar en 24 horas en infusión continua).

Recuadro 2-3. FA y anticoagulación

La FA es el factor causal del 20% o más de los ACV isquémicos en la población. Por lo tanto, es importante definir el riesgo tromboembólico de los pacientes con FA para la adecuada indicación del tratamiento anticoagulante en cada caso.

FA de menos de 48 horas de evolución: podría realizarse una CVE sin ecocardiografía transesofágica (ETE), sin riesgo de ACV.

FA de más de 48 horas o dudas de su tiempo de evolución: se debe realizar un ETE para descartar la presencia de trombos. De existir estos en la aurícula izquierda, las placas aórticas complejas, el contraste espontáneo y las velocidades bajas en la orejuela izquierda son los predictores de embolia. Si el ETE descarta trombos, podría realizarse la CVE. De haber trombos en la aurícula, se debe proceder a la anticoagulación por 3 semanas y repetir el ETE.

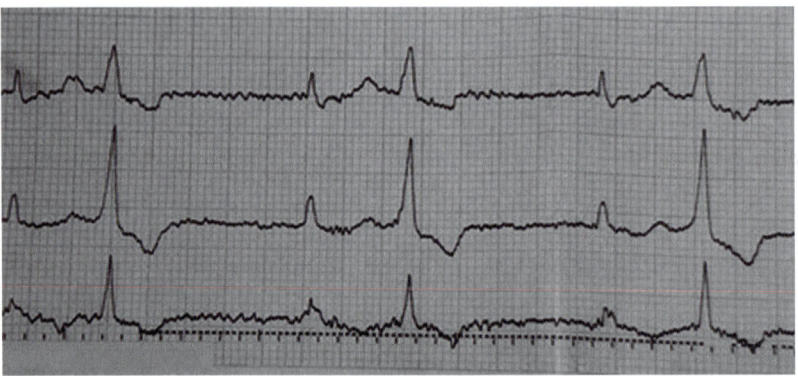

Fig. 2-5. Aleteo auricular con conducción 2:1.

Taquiarritmias con QRS ancho

Las arritmias con complejo QRS ancho representan la principal causa de muerte súbita en adultos jóvenes.

Se trata de ritmos originados por debajo de la bifurcación del haz de His, con una frecuencia cardíaca mayor de 100 lpm, con un QRS mayor de 120 milisegundos (0,12 segundos) o igual.

Deben ser rápidamente reconocidas, ya que requieren un tratamiento urgente por el compromiso hemodinámico y la posibilidad de provocar un paro cardíaco.

Por lo general, las arritmias de QRS ancho son secundarias a isquemia del miocardio, hipoxia, patología cardíaca estructural. Pueden aparecer como consecuencia de trastornos electrolíticos, o por efecto de medicamentos o tóxicos; también, presentarse luego de la reperfusión en el infarto agudo de miocardio, o en alteraciones del intervalo QT.

Tienen origen en los ventrículos, pero en algunos casos se debe plantear el diagnóstico diferencial con arritmias de origen supraventricular, que cursen con alguna causa que provoque ensanchamiento del QRS, fenómeno denominado "aberrancia".

Fisiopatología

Tanto la isquemia como la necrosis del miocardio pueden producir alteraciones en las propiedades cardíacas de excitabilidad, conducción y refractariedad, y favorecer así la aparición de focos ectópicos y arritmias graves. Estas arritmias se relacionan con automatismo anormal y focos de reentrada intramiocárdica.

También se describen alteraciones metabólicas y bioquímicas capaces de desencadenar arritmias, como disminución del ATP intracelular, acidosis láctica, catecolaminas, aumento de los niveles de potasio, sodio y calcio intracelular.

Además, existen factores genéticos que podrían favorecer la aparición de arritmias ventriculares.

Clasificación

Las taquiarritmias con QRS ancho pueden presentar pulso o no. Las que no tienen pulso son ritmos de paro cardíaco. Las que tienen pulso pueden estar estables o inestables.

Se clasifican de la siguiente manera:

- TV: puede tener o no pulso.
- FV: es un ritmo de paro cardíaco siempre.
- TSV con conducción aberrante.
- Taquicardias secundarias a preexcitación (síndrome de WPW, principalmente).
- Ritmos secundarios a marcapasos ventriculares.

Taquicardia ventricular

Se la define como la presencia de tres o más latidos de origen ventricular (QRS mayor de 0,12 s), con una frecuencia cardíaca superior a 100 lpm. Se puede tratar de una TV sostenida o no sostenida, monomorfa o polimorfa.

Las extrasístoles ventriculares (EV) son latidos anticipados, con origen en los ventrículos. Se trata de QRS anchos, aislados o frecuentes. Se puede deducir su origen en el ventrículo derecho o en el izquierdo de acuerdo con el patrón de bloqueo de rama que presenten. Al originarse en uno de los ventrículos, no están precedidas por onda P.

Se caracterizan por la presencia de una pausa compensadora, posterior a la extrasístole.

Si hay más de una EV y siempre tienen el mismo aspecto en una misma derivación, se denominan monomorfas; si cambian su trazado en la misma derivación, se denominan polimorfas.

En caso de aparecer en forma aislada, pueden ser asintomáticas, sin necesidad de tratamiento; si son frecuentes y provocan síntomas, deben tratarse farmacológicamente.

Si la presencia de una EV asociada a un complejo QRS normal previo se repite en forma periódica, se denomina bigeminia (**fig. 2-6**).

Una EV luego de dos QRS normales es una trigeminia (**fig. 2-7**).

Si las EV son menos de 30 por hora, se denominan "poco frecuentes"; si se cuentan entre 30 y 60 por hora son "frecuentes"; son "muy frecuentes" si superan ese límite.

La presencia de dos EV seguidas se denomina dupla.

La presencia de tres EV consecutivas se denomina TV (**fig. 2-8**).

Puede ser TV no sostenida si se autolimita antes de 30 segundos, o sostenida si supera ese límite o provoca compromiso hemodinámico.

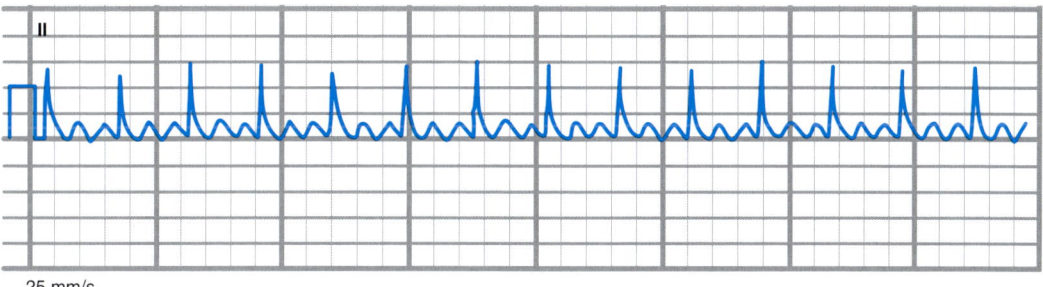

25 mm/s

Fig. 2-6. Extrasístoles ventriculares, bigeminia.

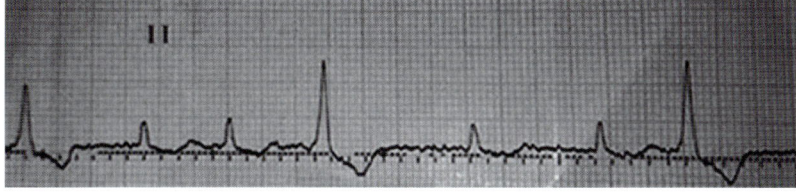

Fig. 2-7. Extrasístoles ventriculares, trigeminia.

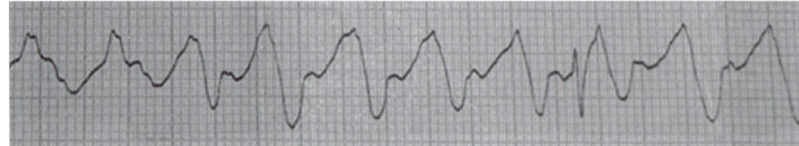

Fig. 2-8. Taquicardia ventricular. Obsérvese la presencia de un latido de fusión (octavo complejo).

Se habla de TV con pulso cuando el paciente presenta una actividad cardíaca suficiente para generar un pulso palpable. El paciente puede estar estable o inestable. En el primer caso, se debe intentar recuperar el ritmo sinusal mediante tratamiento farmacológico (amiodarona, procainamida, sotalol). Se trata de un cuadro en el que existe un tiempo para preparar el tratamiento. En el segundo caso, se debe realizar CVE sincronizada.

Véase paro cardíaco en el **recuadro 2-4**.

En una TV, si todos los complejos QRS presentan la misma morfología, se la denomina TV monomórfica. Si la morfología de los QRS es variable, se trata de una TV polimórfica.

La torsión de puntas (*torsade de pointes*) es un tipo característico de TV polimórfica que puede observarse en pacientes con intervalo QT largo (síndromes de QT largo congénitos, alteraciones electrolíticas, malnutrición, secundario a fármacos) (**fig. 2-9**).

En el ECG se observa un trazado con variaciones cíclicas de los complejos QRS anchos, con aumento en la positividad seguido de aumento en la negatividad respecto de la línea de base, lo que da la apariencia de una hélice o una serpentina que rota sobre su eje; presenta una frecuencia de entre 150 y 300, con irregularidad de los intervalos R-R. Se trata con sulfato de magnesio intravenoso y desfibrilación.

Otro tipo de TV es el ritmo idioventricular acelerado (RIVA) que, si bien en general no cumple con la definición de taquicardia, se incluye para tenerlo en cuenta como diagnóstico diferencial de TV (**fig. 2-10**).

Es un ritmo de origen ventricular con mayor frecuencia cardíaca que el ritmo idioventricular. Es semejante en su trazado a la TV, pero con frecuencias de entre 60 y 120 por minuto. Se puede encontrar durante el tratamiento de reperfusión coronaria, en IAM con elevación del ST, y su aparición se considera de buen pronóstico. No requiere tratamiento de urgencia; generalmente, se autolimita.

Fibrilación ventricular

Es un ritmo de paro. El trazado en el ECG es típico, con complejos anchos, aberrantes, totalmente irregular, a una frecuencia mayor de 250 por minuto (**fig. 2-11**).

Durante una FV, existe una actividad eléctrica ventricular desorganizada, sin generar contracción miocárdica; por lo tanto, no hay circulación sanguínea, el paciente no tiene pulso ni perfusión de ningún órgano. Se debe reconocer inmediatamente, dado el escaso tiempo del que se dispone para tratarla. Cuanto más tiempo pase sin revertir a un ritmo de perfusión, más miocardio y más cerebro serán irrecuperables.

El único tratamiento indicado es la desfibrilación eléctrica, a dosis de 360 J en equipos monofásicos, o de 200 J (o la recomendada por el fabricante) en equipos bifásicos.

Está indicado el uso de amiodarona en caso de FV refractaria a la desfibrilación, asociando este fármaco a las descargas (véase **cap. 7, Reanimación cardiopulmonar básica y avanzada**).

En algunos casos, puede presentarse como un trazado con ondas de escaso voltaje ("FV fina"). Para hacer diagnóstico diferencial respecto de una asistolia (ritmo no desfibrilable), es posible buscar cambios en el trazado cambiando los electrodos a una posición perpendicular en comparación con el registro original, o si se monitoriza con las palas del desfibrilador, cambiarlas a una posición perpendicular a la previa. Si se trata efectivamente de una FV, se podrán observar complejos de mayor voltaje con esta técnica; si se confirma asistolia, no está indicada la descarga eléctrica.

TPSV con conducción aberrante

Se trata de ritmos originados por encima del haz de His, con QRS ancho debido a la presencia previa de bloqueo de rama, u otras alteraciones en la conducción.

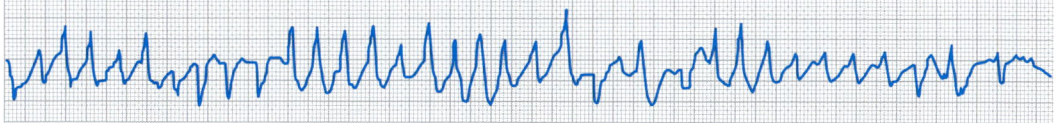

Fig. 2-9. Torsión de puntas.

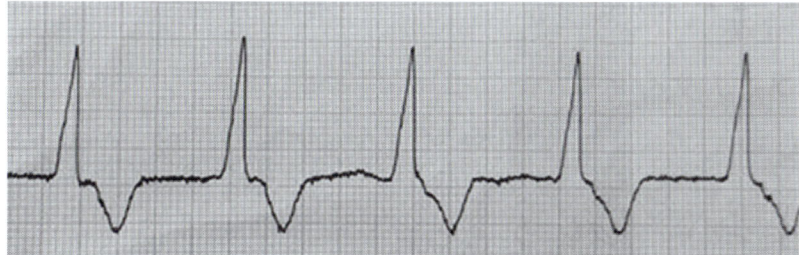

Fig. 2-10. Ritmo idioventricular acelerado.

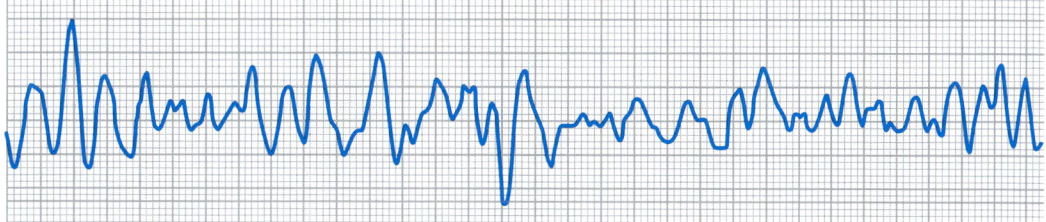

Fig. 2-11. Fibrilación ventricular.

Es importante tenerlas en cuenta, ya que una TV con pulso puede confundirse con una TPSV con conducción aberrante. Si se conoce que en registros previos existía un bloqueo de rama, se puede asumir que se trata de una TPSV. Es factible intentar un tratamiento con adenosina. En caso de duda diagnóstica, se debe tratar como TV, teniendo en consideración la mayor gravedad de esta arritmia.

Si en el ECG se encuentra un latido de fusión (trazado resultante de un QRS de origen sinusal que se superpone con actividad eléctrica de origen ventricular), se puede afirmar que el ritmo es ventricular, ya que los ritmos supraventriculares con aberrancia nunca presentan latidos de fusión.

Existen algoritmos para diferenciar una TV de una TPSV con aberrancia. Los más utilizados son el de Brugada, que se basa en la observación de las derivaciones precordiales, y el de Vereckei, que observa características de la derivación aVR.

Tratamiento de las taquicardias con QRS ancho

• En cuadros inestables: CVE sincronizada.
• En pacientes estables: si tiene antecedente de bloqueos de rama o haz anómalo, usar adenosina por vía intravenosa (TPSV con conducción aberrante). Si ese antecedente se desconoce, se sugiere tratar como una TV. Los fármacos

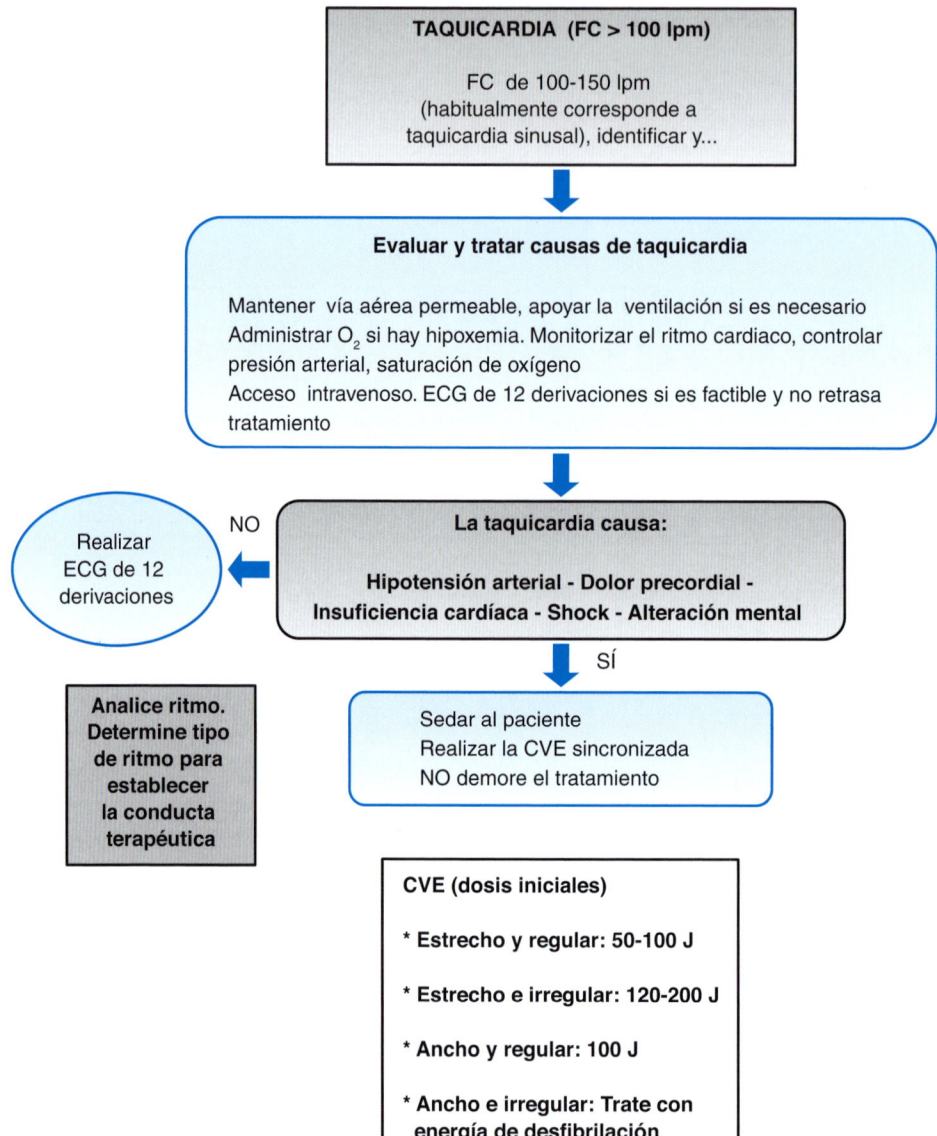

Fig. 2-12. Algoritmo de tratamiento de las taquiarritmias. FC: frecuencia cardíaca; lpm: latidos por minuto; CVE: cardioversión eléctrica: J: *joules* (julios).

utilizados en TV estable son amiodarona, sotalol o procainamida.

Véanse los algoritmos de tratamiento de las taquiarritmias en las **figuras 2-12** y **2-13**.

TRATAMIENTO GENERAL DE LAS TAQUIARRITMIAS

Existe un abanico inmenso de posibilidades de presentación clínica que abarca desde cuadros asintomáticos hasta aquellos que incluyen shock y pérdida de conocimiento. Asimismo, la evolución del cuadro clínico también varía considerablemente de acuerdo con la rapidez con la que se actúa.

Importante: el médico deberá tener siempre presente la recomendación de "trate al paciente, no al monitor".

Para la evaluación inicial y la clasificación, son de importancia la edad del paciente, los antecedentes cardiovasculares y familiares, la forma de

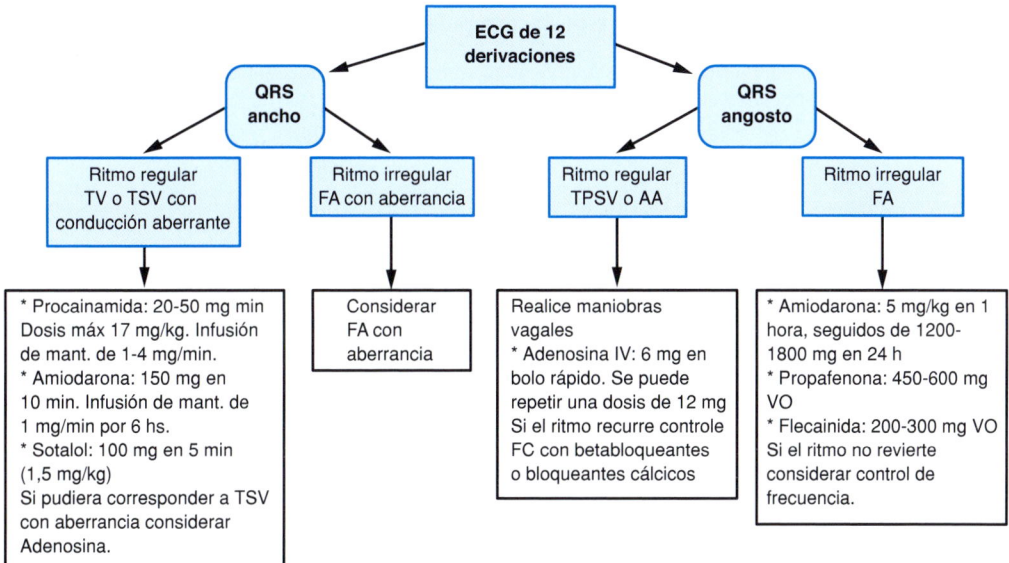

Fig. 2-13. Algoritmo de tratamiento de las taquiarritmias estables.

comienzo de la arritmia (súbita o paulatina), el reconocimiento de algún factor desencadenante de los síntomas, la duración del/los episodios, y las enfermedades y comorbilidades asociadas.

Es prioritario valorar la situación hemodinámica y los posibles datos de insuficiencia cardíaca o bajo gasto, y realizar un electrocardiograma de 12 derivaciones.

Recuerde también que el tratamiento requiere la identificación de la causa desencadenante y su corrección (véase **cap. 10, Identificación y tratamiento de las 5H y las 5T**).

La primera evaluación del paciente con palpitaciones es clínica.

En caso de que la frecuencia cardíaca sea mayor de 150 lpm, es muy probable que el paciente presente inestabilidad hemodinámica. La taquicardia compromete el llenado del ventrículo izquierdo por disminución de la diástole con descenso del volumen sistólico y, consecuentemente, del gasto cardíaco. En el caso de la FA, se pierde la patada o sístole auricular que, en pacientes con deterioro de la función ventricular, es importante para el llenado.

Se deben evaluar signos de inestabilidad hemodinámica tales como hipotensión, dolor torácico, alteración del estado mental, falla cardíaca u otros signos de hipoperfusión tisular.

Ante un paciente sintomático, es preciso tomar los signos vitales e implementar la Evaluación ABCD.

Evaluación ABCD

A. Asegurar la vía aérea (*Airway*) permeable.

B. Ventilación adecuada (*Breathing*): administra O_2 en caso de que la saturación de pulso de oxígeno (SpO_2) sea menor del 92%.

C. **C**irculación: se deberá colocar una vía intravenosa de calibre grueso, de preferencia en la vena antecubital, y realizar monitorización cardíaca continua. Posteriormente, se debe definir si se está frente a una taquicardia de complejo ancho o estrecho. Se considera la primera si la duración del QRS es mayor de 120 milisegundos o igual y la segunda cuando es menor. Como solución de infusión, se utilizan cristaloides (solución fisiológica 0,9% o Ringer lactato). De ser posible, realizar un ECG de 12 derivaciones, sin retardar el abordaje terapéutico. Si el paciente está inestable, el tratamiento debe ser inmediato con CVE sincronizada bajo sedoanalgesia y continuar con algoritmo de reanimación básica y avanzada propuesta para cada escenario clínico.

Véase cardioversión eléctrica sincronizada en el **recuadro 2-5**.

Recuadro 2-5. Cardioversión eléctrica sincronizada

1. Explicar el procedimiento al paciente, quien debe estar en decúbito supino. Preparar la aspiración, el equipo de intubación y el carro de paro
2. Conectar al monitor de ECG, activar la sincronización (SINC)
3. Sedar al paciente, oxigenar y ventilar
4. Seleccionar carga adecuada
5. Colocar palas, una bajo la clavícula derecha, 2-3.º espacio intercostal; la otra, lado izquierdo del 5.º espacio intercostal
6. Controlar el ritmo ECG, retirar el dispositivo de ventilación, cerrar la fuente de O_2 y AVISAR que se hará la descarga
7. Apretar el botón de descarga y esperar la descarga

D. **D**iagnóstico diferencial: se debe determinar la causa de la arritmia. Obtener datos de antecedentes del paciente, patologías previas, fármacos, ingestas de drogas, estudios previos realizados, traumatismos; descartar neumotórax, taponamiento cardíaco, hemorragias. Con estos datos, será posible identificar y tratar causas cardiológicas y no cardiológicas.

Si el paciente no presenta signos de descompensación, se realizará:

• Interrogatorio detallado.
• ECG de 12 derivaciones.
• Laboratorio: hemograma, función renal, ionograma, hormonas tiroideas, estado ácido-base, enzimas cardíacas, etcétera.

En este momento, es importante realizar un ECG de 12 derivaciones. Si se observa una taquicardia de complejo angosto, es preciso seguir una aproximación metódica para intentar clasificarla adecuadamente. En algunas ocasiones, la interpretación inicial del ECG permitirá determinar con cierto grado de certeza un diagnóstico electrocardiográfico preciso; por el contrario, en casos en los cuales una alta frecuencia ventricular no permita interpretar confiablemente el trazado, se deberá tener en cuenta la respuesta del paciente a la administración de adenosina como estrategia diagnóstica. Se recomienda la consulta con un experto.

Tratamiento de las taquiarritmias

Véanse los algoritmos de tratamiento de taquiarritmias (**fig. 2-12**) y de las taquiarritmias estables (**fig. 2-13**).

CONCLUSIONES

• El abordaje de una taquiarritmia comienza por diferenciar las que provocan inestabilidad hemodinámica y requieren una CVE inmediata de aquellas que pueden tratarse farmacológicamente o incluso permitan la consulta a un experto. El médico que atiende al paciente debe ser capaz de una aproximación diagnóstica electrocardiográfica que permita seleccionar el tratamiento adecuado. Es importante saber aplicar una CVE y conocer los fármacos, dosis y vías de administración que se utilizan en el tratamiento de las taquiarritmias. La FV y la TV sin pulso son ritmos de paro cardíaco que requieren iniciar inmediatamente la RCP y administrar lo antes posible una desfibrilación. La TV polimorfa requiere desfibrilación, ya que el cardiodesfibrilador es incapaz de reconocer los complejos QRS y sincronizar la descarga.

BIBLIOGRAFÍA

Actualización de la AHA de las guías para el manejo de fibrilación auricular 2014. Febrero 2019. Boletín 115.

Buller Viqueira E, Cabello Pulido J, Ibáñez Bulpe MJ. Torsade de pointes. Rev Clin Med Fam [Internet]. 2016 Feb [citado 2022 Jul 28];9(1):63-67. Disponible en: http://scielo.isciii.es/scielo.php?script=sci_arttext&pid=S1699-695X2016000100013&lng=es.

Caorsi W, Tortajada G, Varela G y cols. Predictores de arritmias ventriculares en el infarto agudo de miocardio. Rev Urug Cardiol 2014;29:122-7.

Gómez-Barrado JJ, Turégano S, Polo J, et al. Torsades de pointes and a prolonged QT interval in the context of a very low-calorie-diet. Rev Esp Cardiol 2008;61(7):780-2.

Compton S, Rottman J. Medscape Ventricular Tachycardia 2015. Disponible: http//emedicine.medscape.com/article/159075-overview.

Costanzo L. Fisiología Student Consult. 6.a edición. Chile. Elsevier; 2018.

Ellis C, El-Chami M. Wolff-Parkinson-White Syndrome. The heart.org Medscape 2017. Disponible: htttp://emedicine.medscape.com/article/159222-overview.

Frajuri A. Manual de arritmias (Internet). Chile. Universidad Católica de Chile; 2009. Disponible en https://medicina.uc.cl/publicacion/manual-de-arritmias/.

Goyal S, Rottman J. Ventricular Fibrillation Treatment & Management 2018. Disponible: http://emedicine.medscape.com/article/158712-treatment.

Guideline 2016. Soporte vital cardiovascular avanzado. AHA.

Guyton & Hall. Tratado de fisiología médica. 12.a edición. España. Elsevier; 2011.

Jastrzebski M, Sasaki K, Kukla P, et al. The ventricular tachycardia score: a novel approach to electrocardiographic diagnosis of ventricular tachycardia. Europace 2016;18(4):578-4.

Jastrzebski M, Kukla P, Czarnecka D. VT score—a novel method for wide QRS complex tachycardia differentiation—explained. J Electrocardiol 2017;50(5):704-709. Disponible: https://doi.org/10.1016/j.jelectrocard.2017.04.003.

Kaiser E, Darrieux FC, Barbosa SA, et al. Differential Diagnosis of Wide QRS Tachycardias: Comparison of two Electrocardiographic Algorithms. EP Europace 2015;17(9):1422-7. Disponible: https://doi.org/10.1093/europace/euu354.

Kallergis EM, Goudis CA, Simantirakis EN, et al. Mechanisms, Risk Factors, and Management of Acquired Long QT Syndrome: A Comprehensive Review. The Scientific World Journal 2012; Article ID 212178, 8 pages. Disponible en http://doi.org/10.1100/2012/212178.

Keller D. Wide-complex tachycardia. Cardiovascular medicine – kardiovaskuläre medizin – médecine cardiovasculaire 2018;21(4):90-96. Disponible: https://cardiovascmed.ch/fileadmin/content/supplements/cvm_2018_00561.pdf.

Link MS, Berkow LC, Kudenchuk PJ, et al. 2015 American Heart Association Guidelines Update for Cardiopulmonary Resuscitation and Emergency Cardiovascular Care. Part 7: Adult Advanced Cardiovascular Life Support. Circulation 2015;132(182);444-464. Disponible: https://www.ahajournals.org/doi/full/10.1161/CIR.0000000000000261.

Lorentz MN, Vianna BS. Arritmias Cardíacas y Anestesia. Rev Bras Anestesiol 2011;61(6):440-8.

Nau G, Gant López J, Baranchuk A y cols. Consenso de Arritmias Ventriculares. Comisión de Extrasistolia Ventricular Aislada y Agrupada. Revista Argentina de Cardiología 2002 VOL. 70(4). http://www.sac.org.ar/wp-content/uploads/2014/08/Consenso-Arritmias-Ventriculares.pdf.

Panchal AR, Bartos JA, Cabañas JG, Donnino MW, Drennan IR, Hirsch KG, Kudenchuk PJ, Kurz MC, Lavonas EJ, Morley PT, O'Neil BJ, Peberdy MA, Rittenberger JC, Rodriguez AJ, Sawyer KN, Berg KM. Adult Basic and Advanced Life Support Writing Group. Part 3: Adult Basic and Advanced Life Support: 2020 American Heart Association Guidelines for Cardiopulmonary Resuscitation and Emergency Cardiovascular Care. Circulation 2020;142(2):366-468. Disponible: http://doi: 10.1161/CIR.0000000000000916.

Pappone C, Vicedomini G, Manguso F, et al. Wolff-Parkinson-White syndrome in the era of catheter ablation: insights from a registry study of 2169 patients. Circulation 2014;130(10):811-9.

Pérez Yanez L, Gutiérrez López A, Rodríguez Blanco S y cols. Enfermedad de Chagas. Amenaza en sombras para los corazones de la América Latina. Revista Cubana de Medicina 2017;56(1):50-68. Disponible: http://scielo.sld.cu.

Puente L, Albornoz F, Soumoulou J y cols. Fibrilación auricular preexcitada. La taquicardia con QRS ancho menos pensada. Revista Conarec 2013;29(122):374-6.

Priori S, Blomström-Lundqvist C. Guía ESC 2015 sobre el tratamiento de pacientes con arritmias ventriculares y prevención de la muerte súbita cardiaca. Rev Esp Cardiol 2016;69(2):176-e1-e77.

Rassi A, Rassi S. Predictors of Mortality in Chronic Chagas Disease. A Systematic Review of Observational Studies. Circulation 2007;115(9):1101-8.

Romero M, Aranda A, Gómez F y cols. Taquicardias de complejo QRS ancho precedidas de espiga de marcapasos. Semergen 2014;40(3):57-9.

Sánchez M, Quintero A, Santos A, et al. Primer Consenso Centroamericano y El Caribe de Sociedades de Cardiología para el diagnóstico y manejo de la Falla Cardíaca. Rev. costarric. cardiol [online] 2015;17(1-2);5-49. Disponible: http://www.scielo.sa.cr/scielo.php?script=sci_arttext&pid=S1409-41422015000100005&lng=en&nrm=iso.

Serra J, Velarde J, Garguichevich J. Algoritmos para el abordaje práctico, diagnóstico y terapéutico de las arritmias cardíacas. Parte II: arritmias ventriculares. Rev Fed Arg Cardiol 2005;34:96-100.

Soar J, Nolan JP, Böttiger BW, et al. European Resuscitation Council Guidelines for Resuscitation 2015 Section 3. Adult advanced life support. Resuscitation 2015;95:100-47. DOI 10.1007/s10049-015-0085-x.

Sociedad Argentina de Cardiología. Consenso de Fibrilación Auricular. Revista Argentina de Cardiología 2015;83(1).

Vereckei A. Current Algorithms for the Diagnosis of wide QRS Complex Tachycardias. Current Cardiology Reviews 2014;10(3):262-76.

Bradicardias

3

INTRODUCCIÓN

Las bradicardias son de observación frecuente. La presentación clínica varía entre formas asintomáticas y una amplia gama de sintomatología.

Es fundamental la correlación entre síntomas y ritmo cardíaco, la cual se establece con exploraciones diagnósticas no invasivas.

Las bradicardias se definen por la presencia de una frecuencia cardíaca (FC) menor de 60 latidos por minuto (lpm).

Pueden clasificarse en función del nivel en que ocurre la alteración del sistema de conducción cardíaco.

Las dos categorías principales son la disfunción del nódulo sinusal o enfermedad del nódulo sinusal y los trastornos o bloqueos de la conducción auriculoventricular.

Antes de empezar la lectura, se sugiere el repaso del sistema de conducción del **Capítulo 1, Anatomía y fisiología de los sistemas respiratorio y circulatorio. Electrocardiograma normal**.

El objetivo de este capítulo es reconocer una bradicardia sintomática y realizar su correcto tratamiento. Se ofrece un algoritmo y se sugieren diluciones de los fármacos utilizados para poder implementar protocolos locales en las diferentes unidades de cuidados intensivos (UCI) y servicios de emergencias, teniendo en cuenta sus recursos y sus características propias.

BRADICARDIA SINUSAL

Se la define como una FC inferior a 60 lpm.

Una FC de hasta 35 lpm puede observarse en personas sanas, como atletas entrenados, o durante el sueño, aunque por lo general los adultos manejan un FC superior a los 40 lpm.

La bradicardia sinusal puede ser secundaria a un marcado tono vagal (como ocurre en el reposo), afecciones extracardíacas como el hipotiroidismo, ictericia, hipertensión endocraneana, etc. Enfermedades como miocarditis, infarto agudo de miocardio (por isquemia del nódulo sinusal cuando se ocluye la arteria coronaria derecha) o efecto de fármacos (betabloqueantes, digital, bloqueantes cálcicos, etc.) son otras causas.

Generalmente, no requiere tratamiento salvo que sea sintomática y, en ese caso, la terapéutica abarca desde el uso de fármacos como atropina, dopamina y adrenalina hasta el marcapasos cardíaco transitorio (transcutáneo o endovascular) si no hay respuesta a los primeros.

ENFERMEDAD DEL NÓDULO SINUSAL

El hallazgo característico de esta enfermedad es la fibrosis progresiva con la pérdida de las células del nódulo sinusal (NS); esto favorece la aparición de un grupo de arritmias auriculares y del NS, con una frecuencia cardíaca inapropiadamente alta o baja.

Las arritmias implicadas en la enfermedad del nódulo sinusal (ENS) son (**figs. 3-1, 3-2** y **3-3**):

• Bradicardia sinusal persistente e inapropiada.
• Episodios de paro sinusal o bloqueo sinoauricular.
• Paro sinusal con falta de salida rápida de marcapasos subsidiarios.
• Paro sinusal prolongado posreversión de una taquiarritmia.

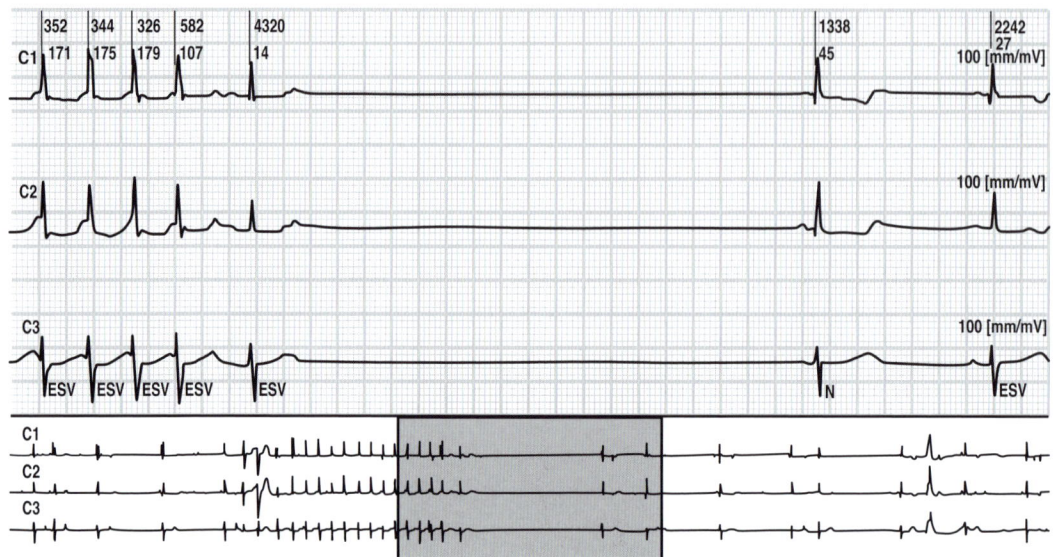

Fig. 3-1. Fenómeno de taquicardia, paro sinusal y bradicardia en un paciente con ENS.

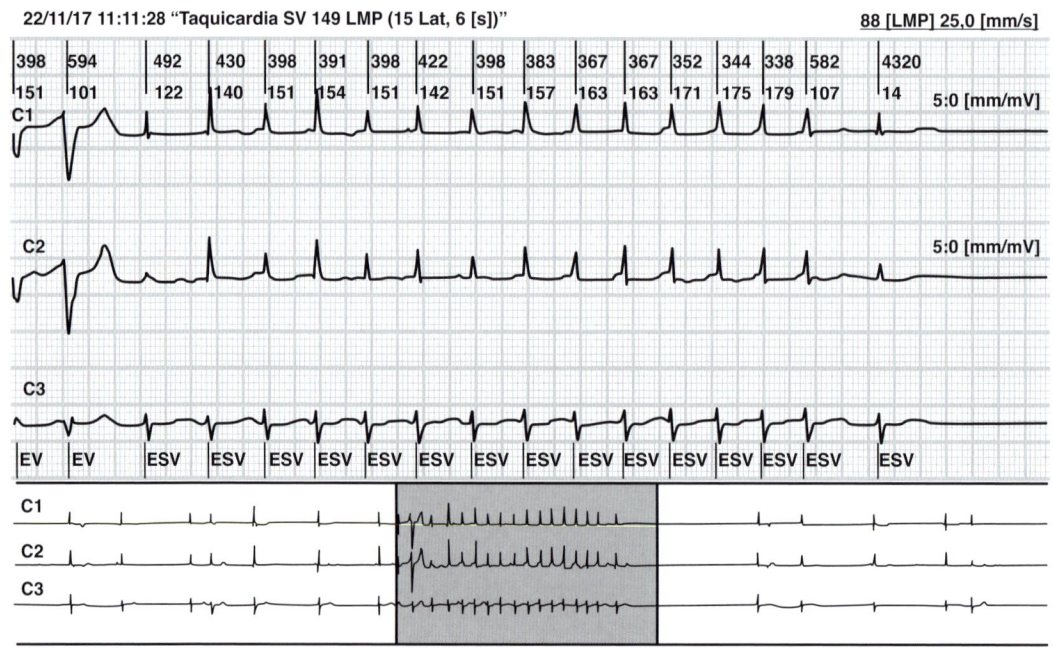

Fig. 3-2. Episodio de taquicardia supraventricular paroxística en el mismo paciente con ENS.

- Episodios alternantes de taquicardia-bradicardia.
- Fibrilación auricular (FA) de baja respuesta ventricular.
- FA paroxística secundaria a "silencio" sinusal.

Las arritmias más frecuentes son bradicardia, pausa y paro sinusales, FA paroxística de alta y baja respuesta ventricular, sin causa clínica que las justifique.

Esta enfermedad puede ser consecuencia de diversos trastornos tanto intrínsecos (enfermedades que

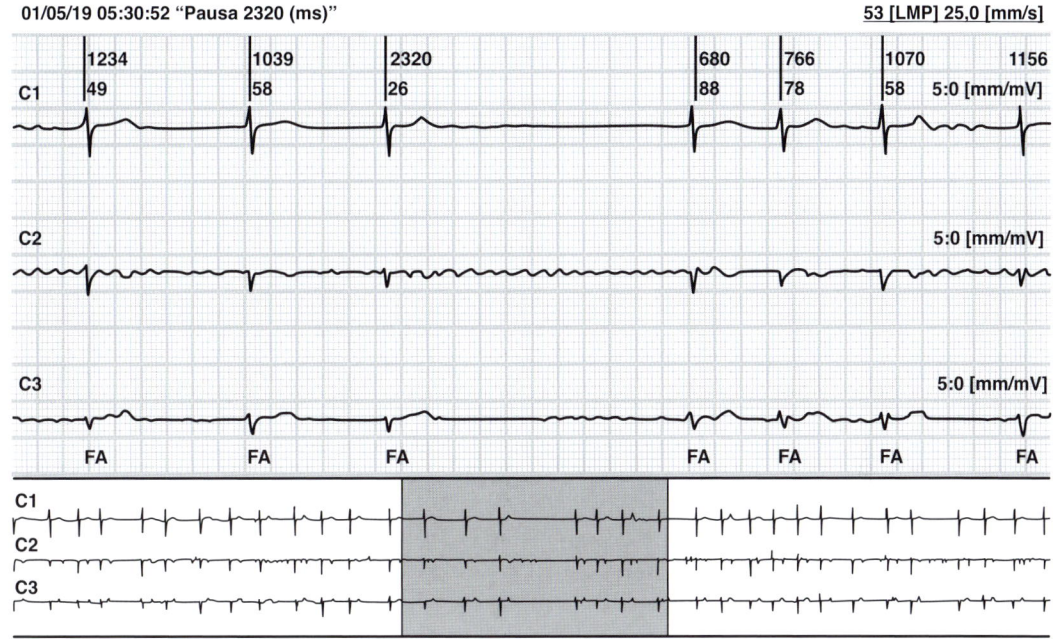

Fig. 3-3. FA de baja respuesta ventricular en un paciente con ENS.

alteran de manera directa el NS o la estructura sinoauricular) o extrínsecos, la mayoría de las veces fármacos o enfermedades sistémicas como las colagenopatías.

PAUSAS Y PAROS SINUSALES

La pausa sinusal se debe a una falla transitoria en la formación o la conducción del impulso a nivel del NS, y se reconoce en el electrocardiograma (ECG) por:

- Ausencia de onda P.
- Ausencia de QRS y onda T.
- Intervalo P-P de la pausa sinusal es mayor del basal, sin ser múltiplo, y su duración es inferior de 2 segundos.

Se manifiesta con fatiga, adinamia, astenia. Las pausas sinusales pueden aparecer en personas sanas, con aumento del tono vagal o por fármacos como la digoxina, en los IAM inferiores y en la ENS.

El paro sinusal es el signo paradigmático de la ENS, y en el ECG se evidencia (**fig. 3-4**):

- Ausencia de onda P.
- Ausencia de QRS y onda T.

- Intervalo P-P mayores del doble que el basal, sin ser múltiplo de este, y con una duración inferior a 2 segundos.

BLOQUEOS SINOAURICULARES

Se reconocen tres grados de bloqueos sinoauriculares:

El de primer grado es imposible de diagnosticar por ECG.

El de segundo grado tipo Mobitz I puede cursar con fenómenos de Wenckebach, en el cual los intervalos P-P se acortan de manera progresiva hasta que se produce la pausa.

El de segundo grado tipo Mobitz II es aquel en el que una pausa emerge espontáneamente sin estar precedida de un acortamiento del intervalo P-P, y esta pausa es igual a dos intervalos P-P sinusales (**fig. 3-5**).

En el de tercer grado no hay ninguna captura auricular y, por lo tanto, no puede diferenciarse del paro sinusal ya que ambos carecen de onda P.

Los bloqueos sinoauriculares pueden presentarse en sujetos sanos con aumento del tono vagal, salvo el de 3.er grado, que es siempre patológico.

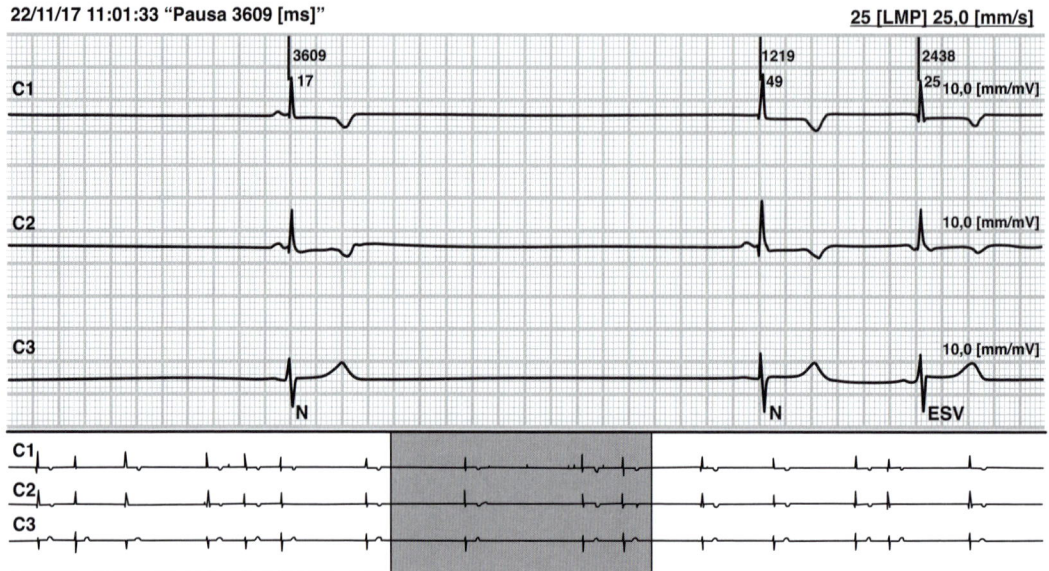

Fig. 3-4. Paro sinusal de 3609 ms.

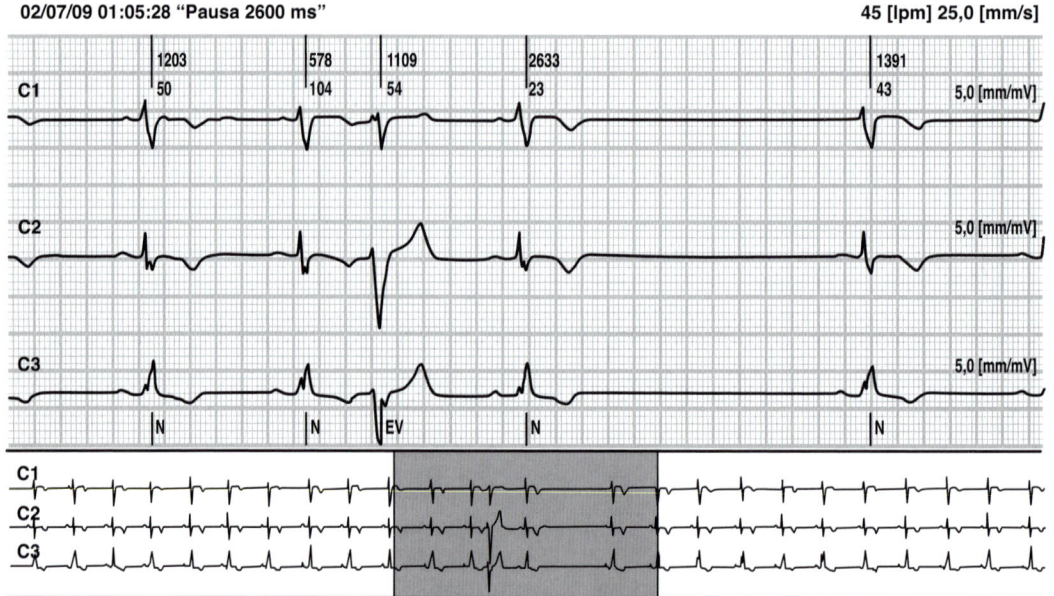

Fig. 3-5. Bloqueo sinoauricular de 2.º grado tipo Mobitz II. Obsérvese que la pausa es múltiplo de los intervalos P-P previos. Nótese además una extrasístole ventricular intercalada previa a la pausa.

Fármacos como digoxina y quinidina, la hipercalemia, la miocarditis, la enfermedad coronaria y la fibrosis idiopática del sistema de conducción son otras causas.

BLOQUEOS AURICULOVENTRICULARES

Los bloqueos auriculoventriculares (BAV) se presentan cuando el impulso eléctrico auricular es conducido con retraso o se interrumpe su paso hacia los ventrículos. Desde el punto de vista electrofisiológico, pueden clasificarse en suprahisianos, intrahisianos e infrahisianos, y esta clasificación es de importancia a la hora de decidir el tratamiento.

Electrocardiográficamente, se dividen en de primero, segundo y tercer grado. En general, pueden ser congénitos o adquiridos. Dentro de los adquiridos, se encuentran las causas ya nombradas en la ENS y otras enfermedades degenerativas de la conducción como enfermedad de Lenegre, sarcoidosis, amiloidosis y trastornos neuromusculares, entre otros.

Clínicamente, los pacientes pueden presentarse asintomáticos o con mareos, disnea, síncope o dolor precordial.

El ECG es el método inicial de diagnóstico.

Bloqueo auriculoventriculares de primer grado

Se define en el ECG como una prolongación constante del intervalo PR mayor de 0,20 segundos. El impulso eléctrico desde la aurícula hasta ventrículo se enlentece, pero toda onda P es seguida de un QRS (**fig. 3-6**).

Sus causas probables son cardiopatía isquémica, tono vagal excesivo, fármacos como digitálicos, amiodarona, betabloqueantes, bloqueantes cálcicos, trastornos del medio interno, miocarditis, etcétera.

En general, el paciente se encuentra asintomático, aunque pueden aparecer síntomas durante el ejercicio.

Habitualmente, no requiere tratamiento. Se deben suspender los fármacos si se sospecha que son la causa y corregir los trastornos metabólicos. En pacientes jóvenes y entrenados, puede ser inocente; en ancianos, requiere vigilancia.

> **!** ¿Qué define a un BAV de primer grado?
> - Intervalo PR mayor de 0,20 segundos.
> - Los intervalos PR son todos iguales.
> - La onda P es seguida siempre de un QRS.
> - Si es sintomático, se debe iniciar tratamiento.

Bloqueo auriculoventriculares de segundo grado

Se define en el ECG como una interrupción intermitente de la conducción AV. Se clasifica en tipo Mobitz I y tipo Mobitz II.

El BAV de segundo grado tipo Mobitz I se caracteriza por una prolongación progresiva del intervalo PR hasta que una P no es seguida de QRS. Se denomina fenómeno de Wenckebach (**fig. 3-7**).

El BAV de segundo grado tipo Mobitz II se caracteriza por intervalos PR constantes y una P que no conduce. El bloqueo puede ser fijo o variable (**fig. 3-8**).

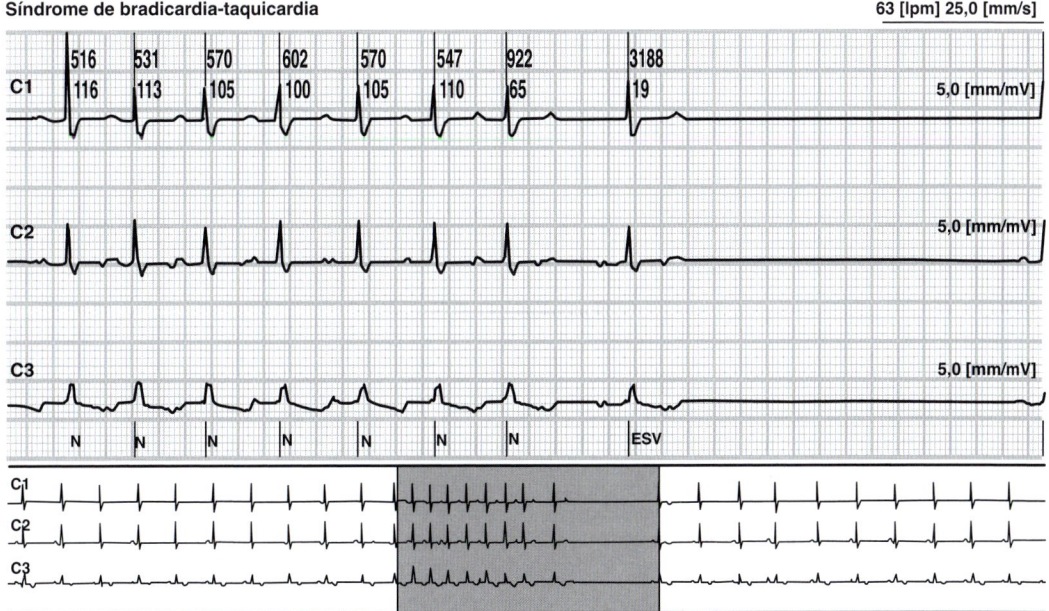

Síndrome de bradicardia-taquicardia   63 [lpm] 25,0 [mm/s]

Fig. 3-6. Bloqueo AV de primer grado en un paciente con enfermedad de Chagas. Obsérvese además el paro sinusal de 3000 ms.

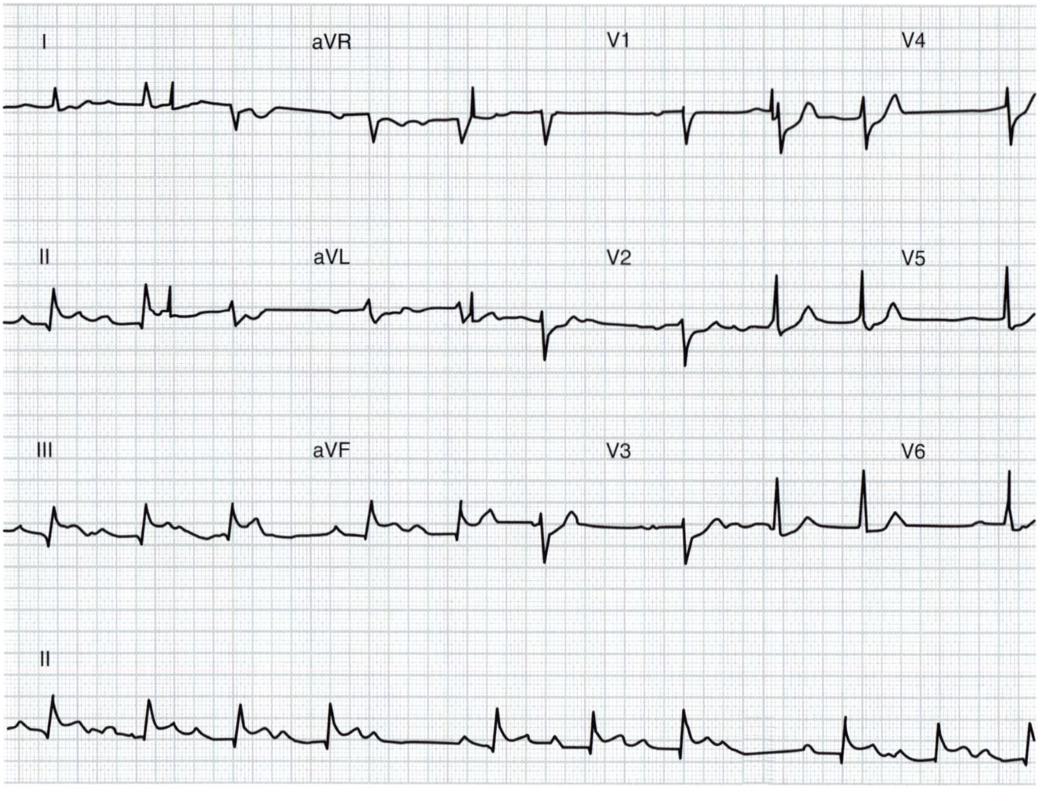

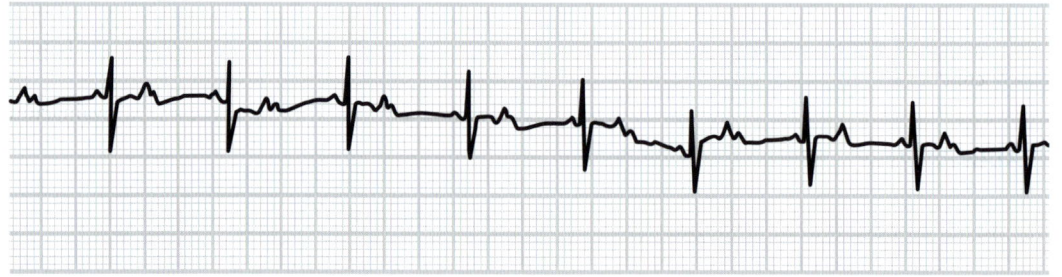

Fig. 3-7. Bloqueo AV de 2.° grado tipop Mobitz I. Se observa mejor en el registro inferior, en DII.

Fig. 3-8. Bloqueo AV de segundo grado tipo Mobitz II (2:1). Se observan ondas P no seguidas de un complejo QRS.

¿Qué define a un BAV de segundo grado?
• Tipo Mobitz I (fenómeno de Wenckebach):
- Intervalo PR que se prolonga sucesivamente.
- Los intervalos PR no son iguales.
- Hay ondas P que no son seguidas de un QRS.
• Tipo Mobitz II:
- Los intervalos PR son iguales.
- Hay ondas P que no son seguidas de un QRS.

Bloqueos auriculoventriculares de tercer grado

Se define en el ECG como una disociación auriculoventricular completa, es decir, ninguna onda P conduce. Las ondas P tienen una frecuencia determinada y los QRS otra, la cual generalmente es menor (**fig. 3-9**).

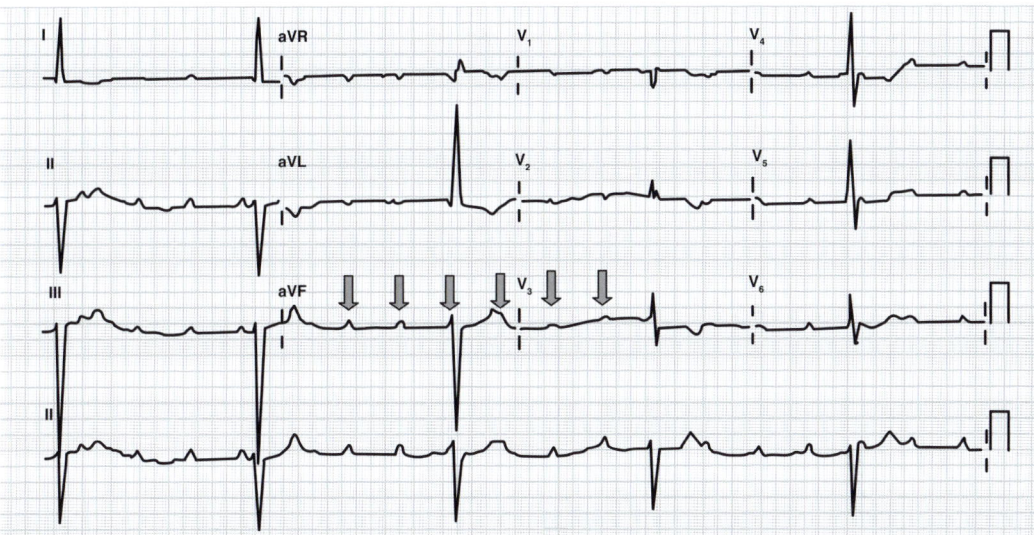

Fig. 3-9. BAV de 3.er grado en una paciente con enfermedad de Chagas. Obsérvense las múltiples ondas P sin complejos QRS. Los QRS no son anchos, el bloqueo es alto.

Mientras más ancho el QRS, más bajo es el bloqueo. Puede ser congénito o adquirido.

> ¿Qué define a un BAV de tercer grado?
> - Hay ondas P que no son seguidas de un QRS.
> - Las ondas P tienen una frecuencia fija (salvo que coexista con una FA).
> - El QRS puede ser angosto o ancho, dependiendo del nivel de bloqueo en el sistema de conducción.

TRATAMIENTO DE LAS BRADICARDIAS

El médico deberá tener siempre presente la recomendación "**trate al paciente, no al monitor**".

Para establecer un tratamiento, es necesario reconocer el ritmo y determinar el estado clínico del paciente. Si bien se define como bradicardia una FC menor de 60 lpm, cuando la frecuencia es inferior a 50 lpm, por lo general los pacientes presentan síntomas.

Recuerde también que el tratamiento requiere la identificación de la causa desencadenante y su corrección. Para mayor información, consultar **capítulo 10, Identificación y tratamiento de las 5H y las 5T**.

La clave para el correcto manejo es determinar si la bradicardia produce síntomas y signos.

Los síntomas son dolor precordial, disnea, mareos, fatiga, debilidad y síncope. Los signos son sudoración, palidez, hipotensión arterial, alteración del sensorio y signos de falla cardíaca.

Para que la bradicardia sea sintomática, debe cumplir con tres criterios:

1) FC lenta (menor de 60 lpm); 2) presencia de síntomas y signos de bajo gasto cardíaco; y 3) los síntomas y signos deben ser secundarios a la bradicardia.

De ser así, se deberá implementar la Evaluación ABCD e iniciar un plan terapéutico.

EVALUACIÓN ABCD

- Asegurar una vía aérea permeable.
- Ventilación adecuada: administrar O_2 en caso de que la saturación periférica de oxígeno (SpO_2) sea < 92%.
- Circulación: se deberá colocar una vía intravenosa de grueso calibre en una vena antecubital y realizar monitorización ECG continua. De ser posible, realizar un ECG de 12 derivaciones, sin retardar el abordaje terapéutico.
- Diagnóstico diferencial: es preciso determinar la causa de la arritmia. Obtener datos de los antecedentes del paciente, patologías previas, fármacos, ingestas de drogas, estudios previos

realizados, traumatismos, descartar neumotórax, taponamiento cardíaco, hemorragias, etcétera.

Con estos datos, será posible identificar y tratar causas cardiológicas (p. ej., IAM inferior, falla de marcapasos definitivo, etc.) y otras de origen extracardíaco.

FÁRMACOS

Los fármacos utilizados son atropina, dopamina y adrenalina. En el algoritmo de tratamiento de las bradicardias sintomáticas se describen los pasos para seguir respecto de la administración de los fármacos y el uso del marcapasos transcutáneo.

Se debe pensar en dos causas principales de bradicardia: hipoxemia y tóxicos.

Atropina: es un fármaco anticolinérgico que incrementa el automatismo sinusal y la conducción auriculoventricular. Se administra en bolo por vía intravenosa. Es de elección en la bradicardia sintomática y NO debe administrarse en caso de bloqueo AV infranodal de 2.º grado tipo Mobitz II o de 3.er grado debido a la posibilidad de bradicardia paradójica.

Administración de atropina.
- Dosis de 1 mg en bolo IV, se puede repetir cada 3-5 minutos, hasta un máximo de 3 mg.
- Presentación: ampollas de 1 mg.

De ser ineficaz, se podrá recurrir a dopamina o adrenalina en infusión continua.

Dopamina: fármaco simpaticomimético. Presentación: ampollas de 100 y 200 mg. Se puede administrar en solución de dextrosa al 5%, solución salina normal o solución de Ringer lactato. Es inactivada por soluciones alcalinas.

Administración de dopamina.
- Dosis de 5-20 µg/kg/min en infusión continua, titulando de acuerdo cona la respuesta del paciente.
- Preparar 400 mg en 200 mL de dextrosa 5%. Dilución: 2000 µg/mL.
- Dosis recomendada inicial (DRI): 10 mL /hora.

Para un paciente de 70 kg, empezar con 11 mL/hora hasta un máximo de 42 mL/hora.

Adrenalina: fármaco simpaticomimético. Presentación: ampollas de 1 mg. Se recomienda preparar en dextrosa al 5%. Se autoxida en contacto con soluciones alcalinas.

Administración de adrenalina.
- Dosis de 2 -10 µg/min en infusión continua, titulando de acuerdo con la respuesta del paciente.
- Preparar 10 mg en 200 mL de dextrosa al 5%. Dilución: 50 µg/mL. DRI: 2,5 mL/hora.
- Empezar con 2,5 mL/hora hasta un máximo de 12 mL/hora.

Es importante disponer de protocolos locales para no retrasar la preparación y el inicio de la infusión de los fármacos.

Para más información, consultar el **capítulo 11, Fármacos**.

MARCAPASOS TRANSCUTÁNEO

Muchos cardiodesfibriladores poseen la función de marcapasos transcutáneo (MTC).

A diferencia del marcapasos intravenoso, puede ser operado por casi todos los proveedores.

Dependiendo del equipo, este podrá contar con un solo juego de electrodos que permite la monitorización, la desfibrilación o el marcapaseo según la situación clínica del paciente.

Por el contrario, otros equipos necesitan previamente la colocación de electrodos para monitorizar el ritmo del paciente y otros electrodos para el marcapasos.

La mayoría de los MCT operan a una FC programada en modo asincrónico. Se debe seleccionar la FC (rango de 30 a 189 lpm). El nivel de descarga (amperaje) de corriente es ajustable de 0 a 200 mA.

La unidad consta con un monitor de ECG especialmente configurado para borrar la gran espiga eléctrica del impulso del marcapasos, lo que permite interpretar el ECG.

Técnica

La colocación de los electrodos para marcapasos se realiza sobre la piel del tórax del paciente siguiendo las indicaciones del fabricante. Por lo general, se utiliza la posición de un electrodo ubicado en el ápice y otro por debajo de la clavícula derecha. Otra manera es en ambas axilas, y la tercera es anteroposterior.

Evite rasurar el tórax, ya que pequeños cortes pueden aumentar la irritación de la piel y el dolor.

Activar el dispositivo a una frecuencia de 60 lpm y aumentar el amperaje progresivamente hasta lograr la captura eléctrica y la mecánica.

La captura eléctrica se caracteriza por una espiga de marcapasos seguida inmediatamente de un complejo con QRS ensanchado con una onda T ancha de polaridad inversa a la del complejo QRS.

Evaluar la captura mecánica palpando el pulso femoral o de la arteria carótida derecha para evitar confusiones con las contracciones musculares causadas por el marcapasos.

Programar la estimulación 10 % por encima del umbral de captura inicial.

Administrar siempre analgesia para hacer tolerable el dolor que producen las contracciones musculares.

El MCT es un puente a la colocación de un marcapasos intravenoso transitorio.

Analgesia durante la utilización del MCT

Se proponen los siguientes opioides:

Morfina: ampolla de 10 mg. Demora aproximadamente 5 minutos en obtener el efecto y su duración es de 4 horas. Al liberar histamina, puede producir broncoespasmo e hipotensión.

Administración de morfina
- Preparar 50 mg en 250 mL de dextrosa al 5%.
- Dilución: 0,2 mg/mL. DRI (previo bolo IV de 2,5 a 10 mg): 10 mL/hora, titular según respuesta.

Fentanilo: opioide sintético más potente que la morfina (100 veces más potente) dado su paso facilitado por la barrera hematoencefálica. Presentación: frasco de 250 µg. Dosis habitual: 0,3-0,5 µg/kg en bolo IV (debe administrarse lentamente). Luego, iniciar infusión continua. Es de elección en pacientes con falla renal e hipotensión arterial. En los adultos mayores, se utiliza la mitad de la dosis. Produce rápida tolerancia.

Administración de fentanilo
- Preparar 1000 µg en 250 mL de dextrosa al 5%. Dilución: 1 mL = 4 µg.
- DRI: 5- – 11 mL/hora, titular según respuesta.

En la **figura 3-10** se presenta un algoritmo de bradicardia.

En pacientes con bradicardia sintomática, se deberá escalar rápidamente el tratamiento y lo más probable es que sea preciso realizar múltiples intervenciones; mientras se administra atropina, se solicita el marcapasos transcutáneo y mientras este se coloca se deberá iniciar infusión con dopamina o adrenalina y llamar a un experto para la colocación del marcapasos (MCP) transitorio transvenoso. Recuerde que la atropina es de elección en la bradicardia sintomática y no debe administrarse en caso de BAV de 2.º grado de tipo Mobitz II o de 3.er grado debido a la posibilidad de bradicardia paradójica.

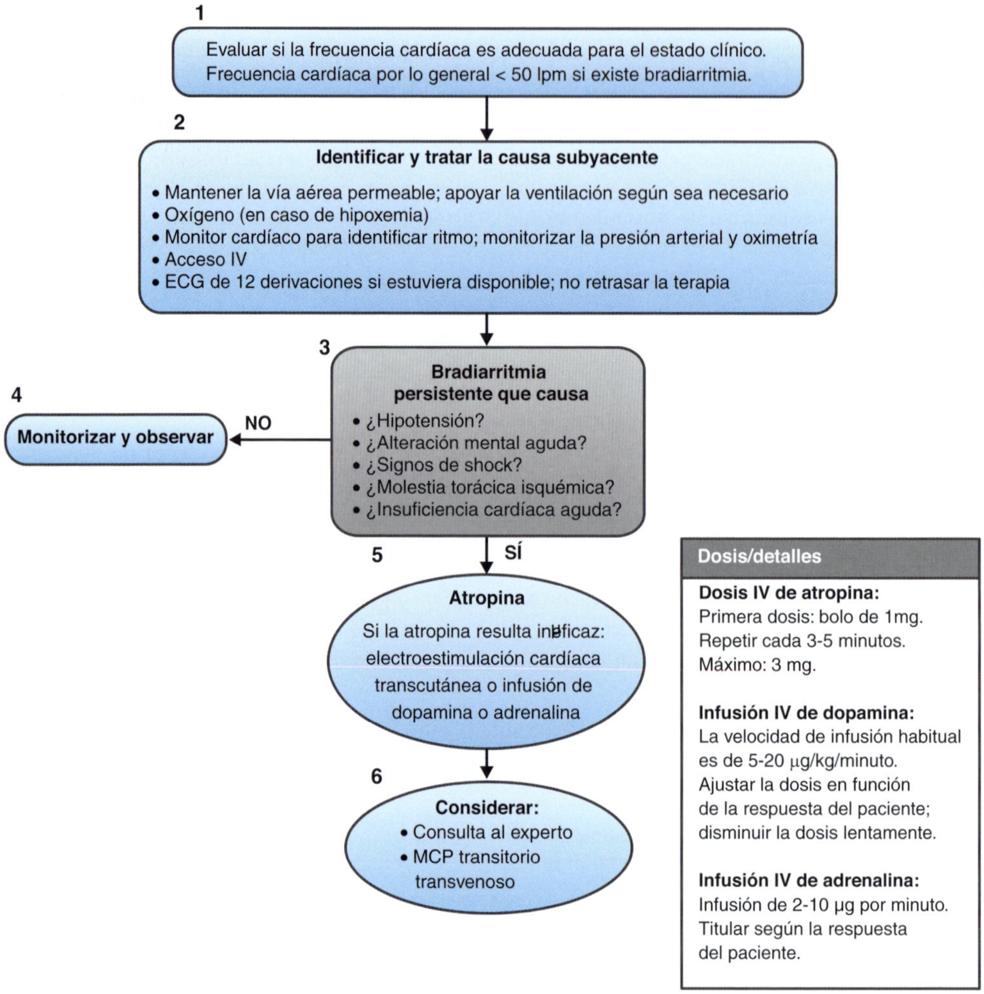

1
Evaluar si la frecuencia cardíaca es adecuada para el estado clínico.
Frecuencia cardíaca por lo general < 50 lpm si existe bradiarritmia.

2
Identificar y tratar la causa subyacente
- Mantener la vía aérea permeable; apoyar la ventilación según sea necesario
- Oxígeno (en caso de hipoxemia)
- Monitor cardíaco para identificar ritmo; monitorizar la presión arterial y oximetría
- Acceso IV
- ECG de 12 derivaciones si estuviera disponible; no retrasar la terapia

4
Monitorizar y observar

NO

3
**Bradiarritmia
persistente que causa**
- ¿Hipotensión?
- ¿Alteración mental aguda?
- ¿Signos de shock?
- ¿Molestia torácica isquémica?
- ¿Insuficiencia cardíaca aguda?

5   **SÍ**
Atropina
Si la atropina resulta ineficaz:
electroestimulación cardíaca
transcutánea o infusión de
dopamina o adrenalina

6
Considerar:
- Consulta al experto
- MCP transitorio
transvenoso

Dosis/detalles

Dosis IV de atropina:
Primera dosis: bolo de 1mg.
Repetir cada 3-5 minutos.
Máximo: 3 mg.

Infusión IV de dopamina:
La velocidad de infusión habitual
es de 5-20 µg/kg/minuto.
Ajustar la dosis en función
de la respuesta del paciente;
disminuir la dosis lentamente.

Infusión IV de adrenalina:
Infusión de 2-10 µg por minuto.
Titular según la respuesta
del paciente.

Fig. 3-10. Algoritmo de bradicardias. MCP: marcapasos. Adaptado de American Heart Association, 2015.

 CONCLUSIONES

- El abordaje de las bradicardias comienza por evaluar si producen o no síntomas. Frente a una bradicardia asintomática, hay tiempo para consultar a un experto. En cambio, una bradicardia que presenta síntomas de bajo flujo es una urgencia, se debe iniciar un tratamiento con fármacos y evaluar la necesidad de un MTC como puente a un MCP transitorio intravenoso.

BIBLIOGRAFÍA

ACC/AHA/HRS Guideline on the Evaluation and Management of Patients With Bradycardia and Cardiac Conduction Delay: A Report of the American College of Cardiology/American Heart Association Task Force on Clinical Practice Guidelines and the Heart Rhythm Society. J Am Coll Cardiol 2019;74(7):1016-8.

Brady WJ, Swart G, DeBehnke DJ, Ma OJ, Aufderheide TP. The efficacy of atropine in the treatment of hemodynamically unstable bradycardia and atrioventricular block: prehospital and emergency department considerations. Resuscitation 1999;41(1):47-55.

Chadda KD, Lichstein E, Gupta PK, Kourtesis P. Effects of atropine in patients with bradyarrhythmia complicating myocardial infarction. Usefulness of an optimum dose for overdrive. Am J Med 1977;63(4):503-10.

Kusumoto FM, Schoenfeld MH, Barrett C, et al. 2018 ACC/AHA/HRS Guideline on the Evaluation and Management of Patients with Bradycardia and Cardiac Conduction Delay: Executive Summary: A Report of the American College of Cardiology/American Heart Association Task Force on Clinical Practice Guidelines, and the Heart Rhythm Society. Circulation 2018;140(8):e333-81.

McCann P. A review of temporary cardiac pacing wires. Indian Pacing Electrophysiol J 2007;7(1):40-9.

Nawrocki PS, Poremba M, Lawner BJ. Push Dose Epinephrine Use in the Management of Hypotension During Critical Care Transport. Prehosp Emerg Care 2020;24(2):188-95.

Oken K, Schoenfeld MH, Kusumoto F. Evaluation and Treatment of Patients With Bradycardia and Cardiac Conduction Delay. JAMA Cardiol 2019;4(7):708-9.

Oken K, Schoenfeld MH, Kusumoto F. Evaluation and Treatment of Patients With Bradycardia and Cardiac Conduction Delay: Recommendations for Permanent Pacing. JAMA Cardiol 2019;4(8):823-4.

Sidhu S, Marine JE. Evaluating and managing bradycardia. Trends Cardiovasc Med 2020;30(5):265-72.

Sierra CMJ. El electrocardiograma en la práctica médica. 2.ª edición. Buenos Aires. Atlante; 1999.

Sherbino J, Verbeek PR, MacDonald RD, Sawadsky BV, McDonald AC, Morrison LJ. Prehospital transcutaneous cardiac pacing for symptomatic bradycardia or bradyasystolic cardiac arrest: a systematic review. Resuscitation 2006;70(2):193-200.

Ramirez NJ. Arritmias cardíacas: Etiología, Diagnóstico y Tratamiento. 2.ª ed. Buenos Aires. Tarixa libros; 2012.

Vogler J, Breithardt G, Eckardt L. Bradyarrhythmias and conduction blocks. Rev Esp Cardiol (Engl Ed) 2012; 65(7):656-67.

Terapias eléctricas

4

 OBJETIVOS

- Entender el mecanismo de desfibrilación y sus diferencias con la cardioversión eléctrica (CVE).
- Conocer los diferentes tipos de desfibriladores y su funcionamiento, indicaciones y precauciones.
- Efectuar el tratamiento eléctrico correspondiente al tipo de arritmia.
- Aplicar tratamiento eléctrico (desfibrilación) en el contexto de fibrilación ventricular (FV) y taquicardia ventricular (TV) sin pulso.
- Identificar y resolver las complicaciones asociadas al uso de estos dispositivos.
- Interpretar qué son, para qué sirven y cuándo se utilizan los diferentes tipos de marcapasos (MCP).
- Conocer las principales indicaciones de diferentes tipos de MCP y las complicaciones de su uso y del procedimiento de colocación.

INTRODUCCIÓN

En la reanimación cardiopulmonar (RCP), las compresiones torácicas de alta calidad y la desfibrilación precoz han demostrado tener gran impacto en la sobrevida de los pacientes con paro cardíaco. Diferentes sociedades sugieren utilizar una regla mnemotécnica (ABCD) para el tratamiento de los pacientes con paro cardíaco o inestables por la presencia de arritmias cardíacas, que involucra la valoración de a) vía aérea, b) respiración, c) circulación y d) desfibrilador, estableciendo la importancia de la desfibrilación temprana como un factor imprescindible para el éxito de la RCP. Los desfibriladores manuales se utilizan también para el tratamiento de las taquiarritmias inestables en las cuales se realiza cardioversión eléctrica.

La desfibrilación puede realizarse en el ámbito hospitalario mediante los desfibriladores manuales y en el ámbito extrahospitalario a través de desfibriladores externos automáticos (DEA).

Las bradicardias sintomáticas y su manejo en la urgencia requieren tratamiento eléctrico a través de los diferentes tipos de marcapasos (MCP).

En el **recuadro 4-1** se presenta una breve reseña de la historia de la terapia eléctrica.

MUERTE SÚBITA CARDÍACA Y RITMOS DE PARO

La muerte súbita cardíaca representa 20-30% de las muertes de origen cardíaco. En los Estados Unidos de América, es res-ponsable del 7 al 18% de los decesos totales, con una incidencia de 70 a 155 casos por 100 000 habitantes/año. En Francia, la in-cidencia es de 3,21 casos por 100 000 habitantes/año, y en China, de 41,3 casos por 100 000 habitantes/año. En la población infantil, en Holanda, hay informes de una incidencia de 3,2 casos por 100 000 habitantes/año. El mayor número de casos se presenta en la población entre los 45 y los 75 años de edad. La causa principal es la arterioesclerosis coronaria, la cual tiene predominio en la población masculina, pero con una presentación cada vez mayor en el sexo femenino (se ha informado que puede representar hasta el 35% de la mortalidad de origen cardíaco en este grupo).

Recuadro 4-1. Historia de la terapia eléctrica

La utilidad de la terapia eléctrica en reanimación se remonta a 1796, cuando Richard Fowler le aplicó corriente galvánica al corazón de una rana en asistolia y se produjo una contracción normal. En 1872, Green publicó seis casos de sobrevivientes de paro cardiorrespiratorio (PCR) en pacientes anestesiados con cloroformo, a los cuales se les aplicó corriente eléctrica proveniente de baterías galvánicas. Pese a estos informes exitosos, el conocimiento del tratamiento de la FV fue precario y recién en 1886 John McWilliam describió sus efectos hemodinámicos y características clínicas, y explicó cómo el choque eléctrico podría revertirla.

Prevost y Batelli introdujeron el concepto de desfibrilación eléctrica en 1899, después de notar que grandes voltajes aplicados al corazón de un animal podían poner fin a la FV. Posteriormente, Hooker, Kouwenhoven y Langworthy realizaron varios estudios, financiados por *Edison Electric Institute* y el Instituto Nacional de Salud de los Estados Unidos de América, con el fin de desarrollar un desfibrilador portátil que fuera útil para las empresas eléctricas, ya que sus empleados sufrían electrocución con frecuencia; y fue así como en 1933 estos autores publicaron un informe de una desfibrilación interna exitosa, mediante la aplicación de corriente alterna en un estudio animal..

El primer informe oficial de una desfibrilación exitosa en un ser humano lo realizó Claudio S. Beck en 1947, mediante la aplicación directa de corriente alterna a una frecuencia de 60 Hertz en el corazón de un paciente a quien se le practicó una cirugía cardíaca. Al término de la década de 1940, Vladimir Negovsky aplicaba compresiones torácicas externas y desfibrilación a perros sometidos a hipotermia, e introdujo los conceptos y los términos de estado agónico, muerte clínica y enfermedad posreanimación. William B. Kouwenhoven, profesor de ingeniería eléctrica en el *Johns Hopkins Hospital*, fue uno de los pioneros de la terapia eléctrica. Desde 1930 se dedicó a la investigación de la FV y la desfibrilación inmediata sin la necesidad de compresión cardíaca. Kouwenhoven y su equipo realizaron múltiples estudios en perros entre 1950 y 1955, aplicando desfibrilación mediante electrodos colocados en la pared torácica, y en 1957 dieron a conocer un desfibrilador perfeccionado que consistía en una pequeña caja y dos cables aislados con electrodos de cobre. En la misma época, Maurice Paul Zoll, un cardiólogo judío-estadounidense y uno de los pioneros en el desarrollo del MCP y desfibrilador cardíaco, demostró en 1952 que la estimulación eléctrica externa del tórax de un paciente durante el paro cardíaco podía suspender la arritmia fatal y hacer que se produjera un ritmo cardíaco efectivo. En 1956 desfibriló con éxito a un ser humano a través de electrodos de cobre sobre el tórax y realizó la primera cardioversión eléctrica en seres humanos en la década de 1950. Además, Zoll desarrolló un método para la estimulación eléctrica directa del corazón a través de un MCP implantado. Este avance tecnológico fue el paso para el desarrollo de los MCP cardíacos actuales. James Jude, cirujano de tórax, desarrolló el masaje cardíaco a tórax cerrado y se lo considera el padre de las compresiones torácicas.

A partir de estos trabajos, Edmark-Lown y colaboradores descubrieron que los desfibriladores de corriente continua eran más efectivos y producían menos efectos secundarios que los de corriente alterna. La administración de corriente continua fue perfeccionada durante la década de 1960.

En 1967, Pantridge y Geddes describieron un aumento en la sobrevida de pacientes que presentaron paro cardíaco extrahospitalario, mediante el uso de una unidad móvil de cuidado coronario equipada con un desfibrilador de corriente continua alimentado por baterías. Hacia 1970, se diseñaron instrumentos experimentales internos y externos para detectar la FV de manera automática. En 1979, Diack y colaboradores describieron la experiencia clínica y experimental con el primer DEA. Esto dio lugar a la implementación de la desfibrilación para uso de la comunidad y le dio vida al algoritmo de manejo del paro extrahospitalario (ABC primario) complementando la mnemotecnia diseñada por Peter Safar con la D, del DEA (ABCD primario).

El primer desfibrilador interno automático se implantó en un ser humano en febrero de 1980. En ese mismo año, Weaver y asociados informaron que la iniciación rápida de RCP y la desfibrilación precoz podrían producir retorno a la circulación espontánea y recuperación rápida de la conciencia en pacientes que sufrían paro cardíaco fuera del hospital.

En 1980, Eisenberg y Copass publicaron un aumento en la tasa de sobrevida de pacientes que presentaron paro cardíaco extrahospitalario que fueron desfibrilados, comparados con la de pacientes con paro extrahospitalario que recibieron el tratamiento usual y rutinario, que incluía RCP básico y transporte al centro hospitalario.

En 1991, Richard Cummins introdujo el concepto de cadena de sobrevida que se ha validado a través del tiempo.

A nivel extrahospitalario, el tercer eslabón de la cadena de supervivencia, la desfibrilación, es un paso definitivo en la reanimación de un paciente que presenta un ritmo desfibrilable (FV/TV sin pulso). Beck y colegas se encargaron de extender la utilidad de la desfibrilación en el mundo acuñando la famosa frase "corazones demasiado buenos para morir", con la cual hacían referencia a pacientes con corazones con adecuada función ventricular izquierda que podían desarrollar fibrilación ventricular y muerte súbita. Una vez establecida la desfibrilación como una herramienta terapéutica útil, el siguiente mayor avance fue el desarrollo del cardiodesfibrilador implantable (CDI), trabajo hecho gracias a la tenacidad de Michael Mirowsky. Los avances tecnológicos con la aparición de los CDI han hecho cada vez más efectiva la desfibrilación.

Los ritmos de paro más frecuentes (60-80%) son la TV sin pulso y la FV. Estos ritmos responden a la terapia eléctrica, motivo por el cual es imperativo capacitar a la comunidad en general y a los proveedores de la salud en el uso de los desfibriladores para brindar a los pacientes mayor probabilidad de sobrevida.

Desfibrilación y cardioversión eléctrica

La desfibrilación consiste en transmitir al miocardio una corriente eléctrica de suficiente magnitud, con el objetivo de despolarizar simultáneamente una masa crítica de este y conseguir (siempre y cuando el tejido siga siendo viable) que el nódulo sinusal reasuma el control del ritmo y genere una actividad eléctrica organizada y, con ello, el retorno a la circulación espontánea. Se aplica solo cuando el ritmo de paro es FV/TV sin pulso.

> ! Debido a que la desfibrilación por sí misma no reinicia la actividad cardíaca mecánica adecuada en los segundos posteriores a su administración, se deben reanudar las compresiones torácicas de alta calidad inmediatamente luego de la descarga. Véase **capítulo 7, RCP básica y avanzada en adultos**.

El tiempo que transcurre desde el momento de la RCP hasta la desfibrilación es fundamental para lograr el éxito de la reanimación. Por ende, cuanto más corto sea ese tiempo, mayores serán las probabilidades de éxito.

Por cada minuto que se retrasa la desfibrilación, las posibilidades de supervivencia disminuyen hasta un 4% si se aplica RCP básica, y hasta un 10% si no se aplica.

> ! Los desfibriladores son equipos eléctricos capaces de aplicar una dosis de corriente continua al corazón para el tratamiento de una arritmia o del paro cardíaco por FV/TV sin pulso.
> Los desfibriladores externos manuales son capaces de aplicar descargas sincronizadas con el QRS para realizar CVE y no sincronizadas para desfibrilar.

La **CVE sincronizada** constituye el tratamiento para arritmias que comprometen la estabilidad hemodinámica del paciente o que, de prolongarse en el tiempo, pueden llevar a la descompensación o al deterioro de la función miocárdica.

El pasaje de la corriente eléctrica ocurre de manera sincronizada con el complejo QRS. Esta sincronización evita la aplicación de una descarga durante el período refractario relativo de la repolarización (onda T) en la que una descarga podría producir FV.

Clasificación de los desfibriladores

Existen distintos modelos dependiendo de la onda de corriente administrada y de si la descarga es externa o interna. En el primer caso, se encuentran los cardiodesfibriladores manuales y los DEA, y en el último, los cardiodesfibriladores implantables (CDI). También se diferencian por el tipo de funciones.

Tipos de desfibriladores según la onda de corriente

Existen dos formas de onda de choque: la onda bifásica y la monofásica. En el **cuadro 4-1** se describen las características de los dos tipos de onda de corriente.

Las formas de onda bifásicas mejoraron la eficacia de la desfibrilación. A diferencia de los de onda monofásica, son efectivos con menor cantidad de energía de descarga y constituyen el estándar de la desfibrilación actual. La técnica de administración de la descarga es igual para las dos formas de onda de corriente.

Desfibrilador externo manual

Se utiliza en el ámbito intrahospitalario para el tratamiento eléctrico de las arritmias y en el contexto de la RCP avanzada.

Es un aparato compacto y portátil que requiere una fuente de energía eléctrica (red eléctrica o batería). Todos tienen una pantalla de monitorización de ritmo a través de electrodos de superficie o de palas. En el primer caso, se debe seleccionar la derivación (I, II o III), y si se aplican palas en lugar de electrodos, se debe colocar el selector de derivación

Cuadro 4-1. Tipos de ondas en cardiodesfibriladores

Monofásicos	Bifásicos
La onda corriente tiene una sola polaridad, por lo cual se propaga en una dirección	La corriente viaja en dos direcciones, en dos fases. En el momento inicial, la corriente fluye en dirección positiva durante un tiempo de intervalo determinado; posteriormente, la corriente interviene la dirección de manera abrupta y fluye en un sentido negativo por el tiempo restante del choque. Típicamente, la duración de la primera fase es cercana a los dos tercios del curso total de choque
Requieren mayor energía que los bifásicos	Son efectivos con menor cantidad de energía de descarga
Se pueden categorizar por la tasa a la cual la corriente disminuye a cero: si la corriente cae a cero gradualmente, se llama monofásica sinusoidal amortiguada; en cambio, si la corriente retorna abruptamente a cero, se llama monofásica exponencial truncada	Algunos desfibriladores bifásicos modernos incorporan un ajuste de impedancia, de modo que la energía entregada, la duración de la onda y las duraciones relativas de los dos segmentos pueden variar
Son más antiguos y ya no se fabrican	

en posición P y las palas deben estar apoyadas sobre el tórax del paciente. Algunos desfibriladores cuentan con parches electrodos en lugar de palas (desfibriladores manos libres).

Si se va a realizar una CVE, se debe presionar el sincronizador que, como se dijo previamente, permite que la descarga se efectúe en el momento en que se visualiza el QRS (fig. 4-1).

Para facilitar su uso, se reconocen 3 botones numerados que indican la secuencia de los pasos por seguir:

- Perilla que reúne las funciones de encendido, monitor y selector de energía graduable hasta 360 Joules en el monofásico o hasta 200 Joules en el bifásico.

- Botón de carga (localizado en el aparato, las palas o en ambos).
- Botón de descarga (en el aparato y en las palas, situándose uno en cada pala, teniendo que pulsar los dos a la vez para dar el choque).

Algunos desfibriladores manuales también pueden tener funcionamiento en modo DEA. En caso de contar con estos desfibriladores multimodales, se prefiere el modo manual en el contexto de RCP hospitalaria, porque disminuye el tiempo de interrupción entre las compresiones torácicas para analizar el ritmo. Pero si el profesional no se encuentra cómodo interpretando los distintos ritmos cardíacos, se prefiere que lo utilice en modo DEA.

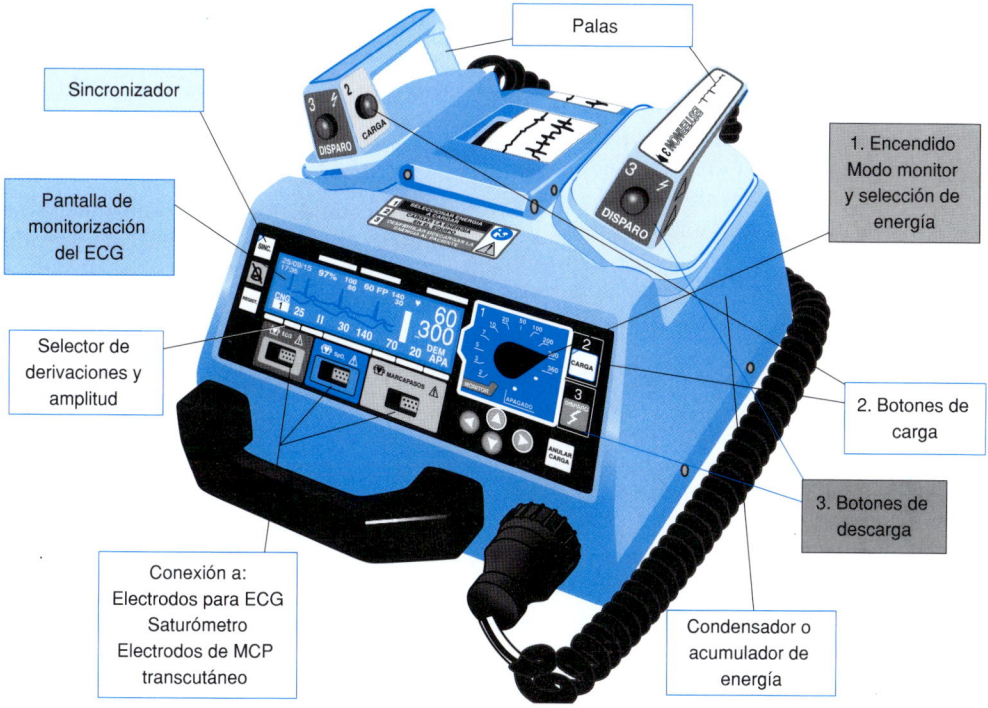

Fig. 4-1. Componentes de un desfibrilador externo manual.

> ❗ Debe conocer el tipo de desfibrilador con el que cuenta en su unidad y los niveles de energía para cada arritmia. En los ritmos de FV y TV sin pulso, debe usar el máximo nivel de energía.

Desfibriladores externos automáticos - DEA

Los DEA son dispositivos confiables y fáciles de operar, lo que permite que casi cualquier persona pueda intentar la desfibrilación. Deberían estar presentes en aeropuertos, aviones, casinos, centros recreativos, estadios, centros comerciales y otros lugares públicos. Los profesionales de la salud también han adoptado el uso de DEA en sus lugares de trabajo; los utilizan en las ambulancias de soporte vital básico y en los hospitales. Son unidades portátiles que están dotadas de un sistema de análisis automático del ritmo cardíaco y son capaces de administrar una descarga (desfibrilación) en el caso que sea necesario, indicando al operador los pasos por seguir.

Es conveniente que el personal que lo utiliza esté previamente entrenado, pero si no lo está, podría emplearlo de manera óptima ya que son fáciles de operar.

La llegada del DEA a la escena no debe demorarse. La probabilidad de una desfibrilación exitosa disminuye rápidamente con el paso del tiempo. Una FV no tratada evoluciona a asistolia y la supervivencia disminuye; por eso, la desfibrilación precoz constituye uno de los pilares fundamentales de la cadena de supervivencia.

El DEA se conecta al paciente a través de electrodos adhesivos. El dispositivo está equipado con un sistema de análisis del ritmo basado en microprocesadores patentados. Si se detecta TV o FV, el sistema "aconseja" una descarga por medio de indicaciones verbales. Los DEA se deben utilizar solo cuando los pacientes presentan los siguientes 3 signos clínicos:

• Ausencia de respuesta al llamado y estímulo táctil.

- Ausencia de respiración efectiva.
- Ausencia de signos de circulación.

Antes de conectar los electrodos al DEA, el operador debe determinar si hay situaciones especiales que requieran otras acciones o que contraindican absolutamente su empleo, tales como víctima menor de 8 años (o peso inferior a 25 kg), víctima en el agua o cerca de ella, víctima con un MCP implantado o un CDI, o víctima con un parche de medicación transdérmica.

Uso en niños menores de 8 años

La prevalencia de FV en niños es mucho menor que en los adultos y varía del 7 al 15%. Por esta razón, es importante identificar a las víctimas pediátricas de paro cardíaco con FV para posibilitar la desfibrilación rápida. Estos grupos corresponden a pacientes con antecedentes de enfermedad cardíaca, niños víctimas de golpes directo en el tórax en actividades deportivas (*commotio cordis*) o víctimas de electrocución. En la actualidad, se dispone de DEA que permiten utilizar paletas adhesivas para menores de 8 años.

Agua

Una descarga administrada a una víctima que se encuentra en una superficie húmeda podría ser conducida hasta los reanimadores y los testigos circunstanciales. Además, el agua sobre la piel de la víctima puede generar un recorrido directo de energía de un electrodo a otro, lo que permite que la corriente forme un arco entre los electrodos y no pase por el corazón, lo que disminuye la probabilidad de éxito.

Si la víctima se encuentra inmersa en agua, es preciso retirarla de allí y secar rápidamente el tórax antes de adherir los electrodos. Lo mismo si la víctima está claramente diaforética.

Presencia de MCP definitivos y/o CDI

Los CDI pueden identificarse de inmediato porque crean una sobreelevación dura de la piel en la región superior del tórax o del abdomen, por lo general del lado izquierdo. Si se coloca un electrodo directamente sobre el dispositivo implantado, este puede bloquear la administración de la descarga al corazón.

Si se identifica un CDI, se debe colocar un electrodo del DEA por lo menos 2,5 cm alejado del dispositivo. Después, seguir los pasos habituales para operar un DEA.

Por lo general, los MCP implantados se identifican por una cicatriz en el lado derecho del tórax y la palpación del dispositivo. Si el operador lo identifica, debe colocar el electrodo del DEA por lo menos 2,5 cm alejado del dispositivo.

Parches de medicación transdérmica

Los electrodos del DEA no deben colocarse directamente sobre un parche de medicación, dado que este puede interferir con la entrega de energía del electrodo al corazón y causar pequeñas quemaduras en la piel. Para evitar que la medicación bloquee la administración de energía, se debe retirar el parche y limpiar la zona antes de adherir el electrodo del DEA.

MARCAPASOS

El MCP es un dispositivo capaz de generar un estímulo eléctrico que, al llegar al músculo cardíaco, se propaga por las vías de conducción y da lugar a la contracción miocárdica. Existen MCP externos, internos, transitorios y definitivos; estos últimos pueden tener otras funciones (cardiodesfibrilador y resincronizador).

Los MCP transcutáneos constituyen un complemento de algunos desfibriladores manuales.

Constan de dos parches con electrodos que se unen a través de un cable al desfibrilador. Se programa la frecuencia cardíaca deseada y el nivel de energía de estimulación que logre la captura eléctrica y mecánica.

Se utiliza en situaciones de emergencia, como la bradicardia sintomática que no responde a fármacos, hasta que pueda colocarse un MCP transitorio transvenoso (véase **cap. 3, Bradicardias**).

INDICACIONES DE USO DE LOS DISPOSITIVOS

Los dispositivos descritos hasta aquí pueden emplearse en diferentes escenarios, que incluyen el tratamiento eléctrico de las taquiarritmias (CVE sincronizada), el tratamiento eléctrico de la FV y la TV sin pulso (desfibrilación). Se describen a continuación.

Tratamiento eléctrico de las taquiarritmias: CVE sincronizada

Las alteraciones del ritmo cardíaco pueden presentarse por distintas causas, desequilibrios hidroelectrolíticos, hipoxemia, trastornos hereditarios, estrés, fármacos, cardiopatías adquiridas, entre otras. Se manifiestan en forma de taquicardias o bradicardias con descompensación hemodinámica o sin esta.

Las taquicardias con una frecuencia cardíaca (FC) mayor de 150 latidos por minuto (lpm) son las que pueden presentarse con descompensación hemodinámica o llevar al deterioro clínico en caso de no ser tratadas oportunamente.

En el **capítulo 2, Taquiarritmias**, se describe el algoritmo diagnóstico y terapéutico.

Para profundizar acerca de cómo se realiza una CVE sincronizada, se propone el siguiente esquema (**fig. 4-2**), que debe ser adaptado a un protocolo local de acuerdo con el personal interviniente y el tipo de desfibrilador con el que se cuente en el centro.

Para llevar a cabo la CVE sincronizada, se debe administrar analgesia y sedación al paciente luego de explicarle el procedimiento que se va a realizar:

Se recomienda utilizar:

- Analgesia con morfina o fentanilo seguido de un bolo de solución fisiológica de 20 mL.
- Sedación con propofol o midazolam.

Ejemplo de analgesia y sedación para paciente de 70 kg de peso corporal:

- Analgesia: fentanilo 75 µg (3 mL de dilución de 1 amp + 5 mL SF).
- Sedación: propofol 70 mg = 7 mL.

O, si hay descompensación hemodinámica:

- Ketamina: 140 mg (dosis de 2 mg/kg) = 2,8 mL.

Luego de comprobar que el paciente se encuentra sedado, debe administrarse ventilación con dispositivo bolsa válvula máscara.

- Observar el monitor y colocar la dosis de energía de acuerdo con el tipo de taquicardia en modo sincrónico (*Sync*). Se debe verificar en la pantalla del desfibrilador el registro de las ondas R, lo que significa que el modo sincrónico está activado. Oprimir el botón de carga con el nivel de energía seleccionada. Cuando esté todo listo, dar aviso de "despeje" y proceder a la descarga, aplicando las palas con una fuerza de aproximadamente 10 a 12 kg; en la práctica, se utiliza el peso del cuerpo del operador.

> **!** Si se necesita una nueva descarga, recuerde volver a seleccionar el modo sincrónico debido a que la mayoría de los desfibriladores vuelven al modo asincrónico automáticamente, lo que permite una desfibrilación inmediata en caso de presentar una FV.

Dosis de energía de acuerdo con el tipo de taquiarritmia

No existe evidencia fuerte que establezca un protocolo de energía fijo o escalonado; ambas opciones son aceptables. El fabricante del dispositivo debería especificar las dosis por utilizar. No obstante, en caso de que la primera descarga sea infructuosa, lo racional sería el aumento de energía para descargas posteriores. En el **cuadro 4-2** se muestran los niveles de energía necesarios para realizar una CVE en caso de taquicardia paroxística supraventricular (TPSV), aleteo auricular (AA), fibrilación auricular (FA), taquicardia ventricular TV monomorfa y polimorfa.

Diferentes situaciones pueden dificultar la sincronización y deben tenerse en cuenta para que la CVE sea exitosa:

- Falta de lectura de la onda R por baja amplitud: el desfibrilador no hará la descarga hasta que no se aumente la ganancia/voltaje o se cambie la derivación,
- Falta de lectura de la onda R por frecuencias elevadas en TV polimorfa. Se debe desfibrilar.
- Desfibriladores que no realizan lectura del ritmo con las palas: es necesario conectar los electrodos al paciente para permitir la lectura del QRS.

VÍA AÉREA

A) Un operador debe colocarse en la cabecera del paciente, controlando la ventilación y la oxigenación, preparado para intubar si fuera necesario. También debe contar con algún dispositivo de vía aérea difícil, como puede ser una máscara laríngea. Debe conectar la bolsa autoinflable y máscara a una fuente de oxígeno. Tener preparada la sonda de aspiración por si fuera necesario utilizarla.

FÁRMACOS

B) Otro operador debe manejar la medicación sedante y tener a mano fármacos para un PCR en caso de ser necesario.

MONITOR/DESFIBRILADOR

C) El tercer operador debe manejar el desfibrilador externo manual, chequear que tenga batería colocar los electrodos a fin de poder sincronizar en caso de que el modo "palas" no se obtenga un registro ECG confiable, colocar parches de gel para prevenir las quemaduras y disminuir la impedancia.

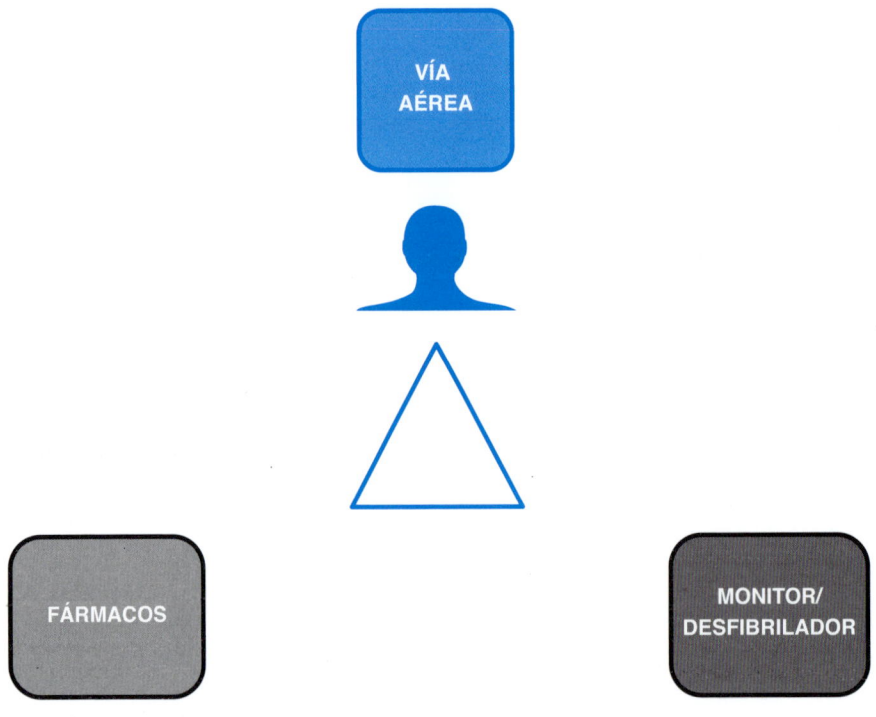

Fig. 4-2. Esquema de posiciones para el trabajo en equipo.

Más adelante, se describen los factores que impiden la descarga eléctrica en ambos tratamientos: CVE y desfibrilación.

La CVE también se utiliza en el tratamiento programado de taquicardias estables, cuando el objetivo es volver a ritmo sinusal para pre-

Cuadro 4-2. Dosis de energía para CVE de taquicardias inestables		
Tipo de arritmia	Energía inicial con CD bifásico	Energía inicial con CD monofásico
TPSV/AA	50-100 J	
FA	200 J	
TV monomorfa con pulso	100 J	
TV polimorfa	200 J no sincronizado (desfibrilación)	360 J no sincronizado (desfibrilación)

J: joules. TPSV: taquicardia paroxística supraventricular. AA: aleteo auricular. FA: fibrilación auricular. TV: taquicardia ventricular.
CD: cardiodesfibrilador.

venir complicaciones futuras, como fenómenos embólicos, agrandamiento de cavidades cardíacas, deterioro de la función miocárdica con disminución de la capacidad funcional o el desarrollo de taquicardiomiocardiopatía. En estos casos, los pasos por seguir para la CVE son los mismos, pero se puede comenzar con dosis menores de energía, como es el caso de una FA aguda (menos de 48 h de evolución), e iniciar con 100 J. Lo ideal es que la energía total acumulada sea la menor posible. Si la cardioversión no fuera exitosa, pueden utilizarse dosis crecientes de energía separadas por al menos un minuto, hasta que el objetivo sea alcanzado o hasta que el operador decida dar por finalizado el procedimiento según los protocolos institucionales.

La FA y el AA son arritmias que predisponen a la formación de trombos intracavitarios, principalmente en la orejuela de la aurícula izquierda. Si se realiza una CVE en esta situación, la contracción organizada de las aurículas, recuperación del ritmo sinusal, puede liberar émbolos con el consiguiente riesgo de accidente cerebrovascular (ACV) isquémico. Por esta razón, la CVE debe realizarse solamente en caso de estar seguros de que la arritmia lleva menos de 48 horas de evolución. Si esta situación no es clara, puede realizarse un ecocardiograma transesofágico que acredite la ausencia de trombos intracavitarios y proceder a la CVE.

Si la duración de la arritmia fuera mayor de 48 horas, se debe realizar al menos tres semanas de anticoagulación con RIN de 2 a 3 antes de la CVE. Si no se cumple alguna de estas condiciones, se deberá proceder al control del ritmo cardíaco, y solo en casos excepcionales con riesgo de vida atribuible a la FA o AA con descompensación hemodinámica, se considera la CVE de urgencia.

En el **cuadro 4-3** se muestran las recomendaciones de descargas sincronizadas o no sincronizadas (desfibrilación) de acuerdo con el tipo de taquiarritmia.

Cuidados poscardioversión

Luego de la CVE, se debe hacer una valoración utilizando la regla ABCD:

• Mantener el control de la vía aérea permeable, adecuada ventilación y oximetría de pulso (SpO_2) hasta que el paciente se despierte de la anestesia.
• Mantener un estricto control del ritmo cardíaco, la presión arterial y observar la perfusión periférica.
• Comprobar el sensorio del paciente y realizar un examen neurológico.
• Realizar ECG de 12 derivaciones, evaluar que no haya alteraciones isquémicas y del QT, patrón de Brugada, onda delta, o cualquier alteración que haya predispuesto al desarrollo de la arritmia.

En caso de que fuera una cardioversión no programada, identificar las clásicas causas las H y T, realizar laboratorio completo en búsqueda alteraciones de calcio, magnesio, fósforo, renales, endocrinas y las que sean necesarias para identificar la causa de la descompensación.

Cuadro 4-3. Recomendaciones para descargas sincronizadas y no sincronizadas para taquiarritmias

Indicaciones de descargas sincronizadas (cardioversión)

Taquicardias con QRS angosto inestables

TV monomorfa con pulso inestables

En los casos anteriores pero estables, cuando fracasó la cardioversión farmacológica y el médico tratante considera necesario que vuelva a ritmo sinusal

Indicaciones de descargas asincrónicas (desfibrilación)

TV monomorfas inestables muy rápidas donde el dispositivo no llega a sincronizar

TV polimorfa en el paciente inestable.

Cuando el deterioro clínico es notable y cualquier demora en la cardioversión podría derivar en paro cardíaco. Se asume el riesgo de generar una FV, en cuyo caso se desfibrilará inmediatamente

---

Evaluar la necesidad de completar con estudios electrofisiológicos, ecocardiografía, coronariografía, etcétera.

Complicaciones que pueden presentarse

- Recurrencia de la arritmia, en cuyo caso se evaluará la necesidad de una nueva cardioversión o de tratamiento farmacológico.
- Generación de FV: en este caso, realizará inmediatamente una desfibrilación.
- Hipotensión arterial: puede ser secundaria a los sedantes o por la propia arritmia.
  - Optimizar la dosis de fármacos para minimizar efectos adversos, escoger ketamina en los casos que esto sea previsible. Se pueden realizar expansiones controladas con 200 mL de cristaloides o más según el caso. Y en última instancia, agregar un vasopresor como la noradrenalina, que presenta menor efecto arritmogénico que otros inotrópicos.
- Deterioro del sensorio, falta de respuesta a estímulos: puede deberse a enlentecimiento del metabolismo farmacológico por fallas renal o hepática, hipoxia tisular cerebral como consecuencia de la inestabilidad hemodinámica, embolia. Deberán descartarse las causas farmacológicas, realizar una evaluación neurológica, TC de encéfalo o RMN y potenciales evocados según el caso.

- Deterioro de la mecánica ventilatoria, caída de la SpO_2: puede ser que la inestabilidad hemodinámica no haya podido ser rápidamente revertida, por lo que se requiere intubación orotraqueal y ventilación mecánica (VM). El proceso de desvinculación de la VM se realizará una vez estabilizado el paciente y revertida la causa que lo llevó a ese estado.
- Quemaduras en el sitio de la cardioversión: se realizará una primera limpieza con solución fisiológica estéril, y luego debe cubrirse con crema regenerativa y con anestésicos locales como por ejemplo Platsul-A®.

Desfibriladores internos – CDI

Véase **recuadro 4-2**.

Tratamiento eléctrico de la FV y TV sin pulso: desfibrilación

En el **capítulo 7, Reanimación cardiovascular básica y avanzada en adultos**, se describen los algoritmos para el tratamiento de ritmos desfibrilables. Para una RCP exitosa, es fundamental que se los conozca. En los ritmos desfibrilables, cobran relevancia por sobre los fármacos tanto el masaje cardíaco de calidad como la terapia eléctrica. Recuérdese diagnosticar y tratar las 5H y las 5T.

Recuadro 4-2. Cardiodesfibriladores implantables (CDI)

El CDI es un dispositivo que se coloca en el tórax de pacientes seleccionados para el tratamiento de arritmias ventriculares potencialmente fatales; aumentan la sobrevida.
Se utiliza tanto en prevención primaria como secundaria.
Un CDI consta de un circuito electrónico, condensadores, sistema de cables y batería.
La batería es la fuente de energía del sistema. La duración de esta batería variará dependiendo, entre otras cosas, del tipo de CDI y las veces que tenga que descargar y estimular el corazón; la media se sitúa en torno a los 4 años. Cuando se agota el generador, hay que cambiarlo por otro similar mediante una nueva intervención, generalmente en el mismo lugar que la primera.
Un CDI debe ser capaz de:
1. Detectar y discriminar las arritmias letales de las que no lo son y del ritmo normal.
2. Tratar las arritmias letales: con estimulación antitaquicardia (ráfaga, scan, rampa o combinaciones) o choques de alta energía, según corresponda. Pueden entregar terapia de choque con un máximo que va de los 30 a los 42 joules (J). Se utiliza el choque de tipo bifásico.
3. Guardar información diagnóstica, como electrogramas de la arritmia y contadores de eventos, para su posterior análisis e interpretación.
Los CDI más ampliamente conocidos son los CDI transvenosos (CDI-TV), que se implantan con anestesia local, el generador de forma subcutánea y el cable a través de la vena yugular interna o subclavia hasta el ventrículo derecho en caso de que sea de un solo cable, o puede tener otro cable en la aurícula derecha. Algunos poseen también función de MCP.
El CDI subcutáneo (CDI-S), aprobado desde 2009 en Europa y en 2012 por la FDA, es una alternativa al CDI-TV ya que a través de un electrodo enteramente subcutáneo ofrece una opción de tratamiento en pacientes seleccionados. Los estudios clínicos demostraron tanto su seguridad como su efectividad en la detección y el tratamiento de FV y TV. La principal ventaja del CDI-S frente al CDI-TV se encuentra en el hecho de no usar un acceso venoso para implante de un cable intravascular, lo que evita complicaciones tanto periprocedimiento como a largo plazo. Esta terapia es especialmente atractiva para los pacientes jóvenes teniendo en cuenta que las complicaciones del cable intravascular son a largo plazo. Su potencial desventaja es no tener capacidad de estimulación cardíaca ante la bradicardia (solo lo hace posterapia de desfibrilación) o estimulación antitaquicardia. El dispositivo puede entregar una descarga eléctrica máxima que, en todos los casos, es de 80 J. Puede programarse para entregar una estimulación de seguridad a una frecuencia de 50 latidos por minuto durante 30 segundos posterior a la descarga si detectara una asistolia de más de 3,5 segundos.

Indicaciones de colocación de CDI		
Prevención primaria	**Nivel de evidencia**	
- MCPD con FEy < 35%, NYHA II – III	Isquémica: I, A	No isquémica: I, B
- MCPD con FEy < 35%, NYHA I	Isquémica: IIa, B	No isquémica: IIb, C
- MCH	Clase IIa, C	
- Síndrome de QT largo	Clase IIa, C	
- Síndrome de Brugada	Clase IIa, C	
- TV polimórfica catecolaminérgica	Clase IIa, C	
Prevención secundaria		
- Disfunción del VI posinfarto		
- Cardiopatías congénitas, sobrevivientes al PCR o en pacientes con TV sostenida espontánea cuya ablación por catéter o quirúrgica no tuvo éxito.		
- Miocarditis, si luego de la fase aguda se desarrollan arritmias ventriculares graves.		
- Miocardiopatías infiltrativas, enfermedades endocrinas/diabetes, insuficiencia renal terminal, obesidad/anorexia.		
- MCPD		
- MCH		
- Insuficiencia cardíaca en pacientes sobrevivientes de muerte súbita, TV inestables, TV sincopales		
- Síndrome de QT largo		
- TV polimórficas catecolaminérgicas		
- Arritmias en corazones estructuralmente normales con TV sostenidas a pesar del tratamiento médico.		

MCPD: miocardiopatía dilatada. FEy: fracción de eyección. NYHA: clase funcional según New York. Heart Association. MCH: miocardiopatía hipertrófica. TV: taquicardia ventricular. VI: ventrículo izquierdo.

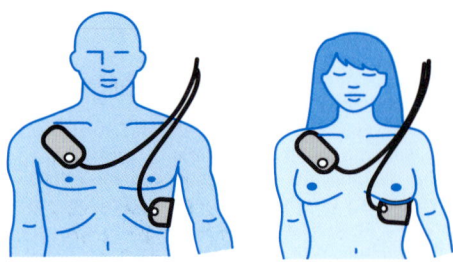

Fig. 4-3. Colocación de las palas o electrodos en el tórax en la posición anterolateral.

La desfibrilación puede ofrecerse mediante desfibriladores manuales, utilizados generalmente en la internación y los DEA usados en el ámbito extrahospitalario o en áreas del hospital diferentes de la internación.

A continuación, se describe la técnica de desfibrilación con dispositivos manuales y luego, con DEA.

Técnica de desfibrilación manual

1. Despejar el tórax del paciente.
2. Los desfibriladores manuales funcionan en modo asincrónico, salvo que se apriete el botón de sincronización.
3. Aplicar gel conductor en las palas. Apoyarlas en el pecho del paciente.

- **Posición anterolateral:** colocar la pala "esternón" en posición lateral al esternón y por debajo de la clavícula derecha y la pala "ápex" lateral a la tetilla izquierda del paciente y sobre la línea media axilar (**fig. 4-3**).
- **Posición anteroposterior:** es una posición alternativa para la estimulación cardíaca externa, la desfibrilación manual y la cardioversión sincronizada, pero la señal de ECG

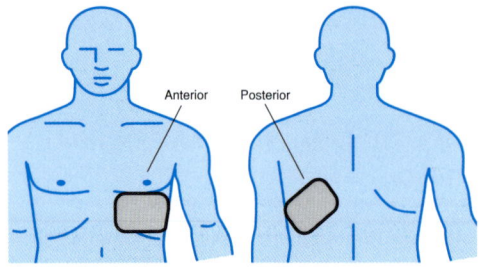

Anterior   Posterior

Fig. 4-4. Colocación de las palas o electrodos en el tórax en la posición anteroposterior.

obtenida por los electrodos situados en esta posición no es una derivación estándar y no sirve para monitoreo. La pala "ápex" se coloca en el precordio (debajo de la tetilla izquierda) y la pala "esternón", en la región subescapular izquierda. Se utiliza en pediatría, en situaciones donde un MCP o cardiodesfibrilador implantados impidan la colocación tradicional o en caso que se desee comprobar que la línea isoeléctrica es una asistolia y no un artefacto (**fig. 4-4**).

4. Comprobar el ritmo cardíaco en la pantalla de monitorización (modo palas, o conectando los electrodos). En caso de observar FV o TV sin pulso:

- Seleccionar la energía del choque (200 J en bifásico y 360 J en monofásico).
- Pulsar el botón de carga.
- Controlar que el O_2 no circule por el tórax del paciente.
- Esperar las señales visuales y acústicas, que indican la carga completa.
- Presionar las palas con fuerza sobre el tórax, aproximadamente entre 8 y 12 kg.
- Volver a confirmar el ritmo cardíaco en el monitor.
- Comprobar que nadie toque al paciente: ¡aviso de descarga, todos afuera!
- Pulsar simultáneamente los dos botones de descarga de ambas palas.
- La descarga queda comprobada por la sacudida brusca del tórax.
- Reiniciar inmediatamente las compresiones torácicas durante 2 minutos.

Tratamiento de PCR con DEA

En el capítulo **capítulo 7, Reanimación cardiovascular básica y avanzada en adultos**, se describe el algoritmo de tratamiento de PCR con el uso del DEA.

En el cuadro **cuadro 4-4** se muestra la secuencia para el uso correcto de este dispositivo.

FACTORES QUE AFECTAN EL ÉXITO DE LA DESFIBRILACIÓN/CVE

Impedancia transtorácica

Se define como la resistencia al paso de corriente a través del tórax; cuanto mayor es,

Cuadro 4-4. Secuencia a seguir para el uso correcto del DEA

Evaluación inicial	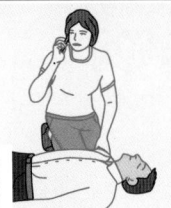	Asegurar la escena Si la víctima está inconsciente, se debe solicitar ayuda y pedir un DEA
Iniciar las compresiones	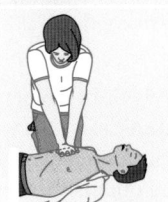	Colocar al paciente en una superficie plana y rígida de ser posible. Si no se mueve ni respira o tiene respiración agónica, descubrir el pecho de la víctima Iniciar las compresiones torácicas
Encender y colocar el DEA	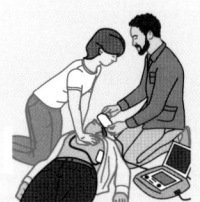	Ni bien llega el DEA (y sin importar en qué parte del ciclo de RCP se encuentre), se debe encender y seguir las instrucciones del equipo Colocar los electrodos sobre la piel según las instrucciones y la imagen en estos Si hay dos operadores, el segundo debe continuar con las compresiones
Seguir instrucciones del DEA	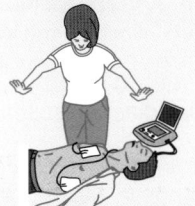	El equipo analizará el ritmo cardíaco y solicitará que no se toque al paciente En el caso de FV, el equipo informará que "es necesario administrar una descarga"
Desfibrilación	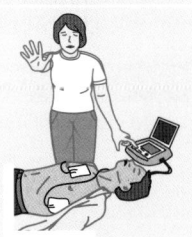	El rescatador tomará medidas asegurando que nadie toque al paciente Oprimir el botón de descarga cuando el equipo lo indique Inmediatamente, se deberán reiniciar las compresiones El DEA volverá a analizar el ritmo cada dos minutos y pedirá una nueva descarga si lo considera necesario Detenerse si la persona comienza a recuperarse o moverse
Continuar RCP	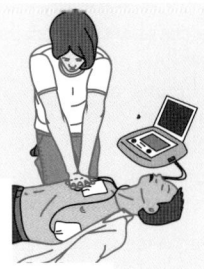	Si el DEA no recomienda administrar una descarga, es porque presenta cualquier otro tipo de ritmo que no es FV/TV Si la persona continúa sin respuesta, mantener las compresiones fuertes y rápidas en el centro del pecho hasta que llegue la ayuda especializada. No interrumpir la RCP No desconectar el equipo hasta que llegue el sistema de emergencias, aun si el paciente presenta signos de recuperación

DEA: desfibrilador externo automático.

menor será el flujo de corriente. Por ello, la energía del choque y la impedancia determinan la cantidad de corriente eléctrica que llega al corazón. Tanto es así, que solo suele llegar un 5% de la energía aplicada.

La impedancia transtorácica depende de diversos factores: la energía seleccionada, el tamaño de los electrodos, el material de contacto entre el electrodo y la piel, el número y el intervalo de las descargas previas, la fase del ciclo respiratorio y la presión de contacto entre el electrodo y el tórax. Si bien la impedancia transtorácica entra en juego en todos los tipos de desfibriladores, este concepto es de especial importancia en los desfibriladores externos manuales.

Existen cardiodesfibriladores que, una vez apoyadas las palas en el tórax del paciente, mientras se cargan, calculan la impedancia y modifican la energía de carga automáticamente. En estos aparatos es importante cargar el desfibrilador con las palas apoyadas en el paciente, de lo contrario no realizará el cálculo de impedancia.

Para disminuir la impedancia, se recomienda:

- Rasurado del tórax: permite un mejor contacto entre las palas-electrodos y la piel del paciente, lo cual disminuye el riesgo de quemaduras y la generación de chispas. Pero solo se recomienda para la CVE programada, no en la urgencia.
- Tamaño de las palas-electrodos: deben tener un diámetro de 8 a 12 cm. La impedancia es menor con los parches de 12 cm.
- Colocación de las palas-electrodos: deben situarse de manera que la corriente fluya a través de la mayor cantidad de masa miocárdica (**fig. 4-5**).

La impedancia es menor si el electrodo apical no se coloca sobre el tejido mamario, sino lateral a este.

En el caso de FA, como la aurícula izquierda está ubicada en la zona posterior del tórax, la posición anteroposterior del electrodo puede presentar una mayor eficacia en la cardioversión.

Agente conductor: facilita el paso de la corriente y reduce la impedancia. No se debe usar gel de baja conductancia eléctrica (p. ej., gel de ultrasonido). Debe colocarse únicamente entre las palas y la zona de apoyo. El gel extendido al resto del tórax hará que la energía fluya por la

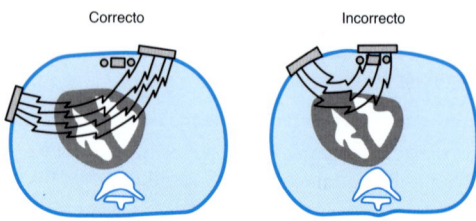

Fig. 4-5. Colocación correcta de las palas en el tórax para que la corriente fluya a través de la mayor cantidad de masa miocárdica.

pared torácica y no penetre al miocardio. No se deben utilizar las palas sin sustancia conductora porque aumenta mucho la impedancia y esto generará quemaduras en la piel del paciente. Lo más conveniente es emplear parches con gel.

Fase ventilatoria: es mejor aplicar el choque en la fase espiratoria, cuando hay menos aire en los pulmones.

SEGURIDAD DEL PERSONAL

La técnica de desfibrilación y CVE debe llevarse a cabo sin riesgo para los miembros del equipo de reanimación. Esto se consigue siguiendo las recomendaciones del **cuadro 4-5**.

Tratamiento eléctrico de las bradicardias: marcapasos

MCP transitorio transcutáneo

Su uso genera dolor, por lo que se debe administrar analgesia al paciente.

Cuadro 4-5. Seguridad
Normas de seguridad durante la desfibrilación
Tener cuidado con los entornos o ropas húmedas. Si el paciente está mojado, secarlo antes de la desfibrilación
Si se puede, utilizar parches autoadhesivos
No tocar el entorno del paciente durante la descarga
La persona que administre la descarga debe asegurarse de que todo el mundo esté alejado del paciente durante la desfibrilación
Utilizar guantes y equipo de protección personal acorde con la patología
Cerrar la fuente de O_2 durante la descarga o alejar la fuente al menos un metro de las palas o parches de desfibrilación, controlando que no haya O_2 corriendo encima del tórax

En algunos dispositivos el tipo de estimulación puede ser a demanda pero en la mayoría es asincrónica. En el primer caso, la estimulación se realiza de manera sincronizada con el latido cardíaco, es decir, no realiza estimulación cuando detecta el latido propio del paciente. En el segundo caso, el equipo genera impulsos a una frecuencia seleccionada, independientemente del ritmo cardíaco del paciente. El primer modo, de estar disponible, es el elegido en la mayoría de los pacientes. Para ello, se deben colocar los electrodos del ECG conectado con el cable al desfibrilador, ya que los electrodos que administran la descarga no pueden utilizarse a la vez para leer el ritmo. En el caso que el voltaje se encuentre bajo o no se pueda elegir una derivación que permita la lectura adecuada del QRS, no podrá sincronizarse la descarga.

Procedimiento de estimulación cardíaca externa

- Preparar la piel del paciente limpia y seca, sin cremas, geles ni desodorante. Rasurar solo si es necesario cuidando de no lastimar, ya que pequeños cortes pueden aumentar la irritación de la piel y el dolor.
- Encender el desfibrilador.
- Conectar los cables del ECG, seleccionar las derivaciones DI, II o III y regular su amplitud para mejor señal.
- Colocar los electrodos de estimulación cardíaca anterolateral o anteroposterior. Conectarlos con el cable al desfibrilador.
- Encender el modo MCP, controlar que los marcadores de detección (para sincronizar) caigan sobre los QRS o cambiar la derivación para mejorarlo. NOTA: algunos MCP transcutáneos más antiguos solo cuentan con modo asincrónico.
- Seleccionar la frecuencia de estímulo deseada.
- Seleccionar el nivel de corriente mínimo que produzca captura eléctrica. Se evidencia por la deflexión positiva que se produce previo al QRS.
- Tomar el pulso del paciente, evaluar la curva del pulsioxímetro y comparar si la FC establecida en el MCP se verifica con la captura mecánica. Disminuir la corriente y dejar la mínima energía que produzca captura para reducir las posibles molestias o el dolor, con

un margen de seguridad de uno o dos puntos, o 10% por encima del umbral de captura.
- Ajustar el nivel de analgesia.
- Verificar de modo rutinario la detección apropiada del ECG, la administración de impulsos de estimulación, la captura eléctrica y mecánica. Si se desprende algún electrodo del ECG, el MCP transcutáneo continuará estimulando de modo asincrónico hasta volver a conectarlo.
- Si se desea dejar de estimular, se puede descender la corriente hasta 0, ponerlo en pausa o apagarlo.
- Si se desea desfibrilar mientras se utiliza el MCP transcutáneo, solo se debe seleccionar el nivel de energía y administrar la descarga.

Marcapasos transitorio transvenoso

Los MCP transitorios transvenosos (**fig. 4-6**) se utilizan para lograr la estabilidad clínica y hemodinámica de un paciente que presenta bradicardia sintomática (síncope, angor persistente, hipotensión arterial u otro signo de shock) que no ha mejorado con el tratamiento farmacológico o con MCP transcutáneo. También puede utilizarse para el tratamiento de taquiarritmias como torsades de pointes o TV polimorfa ocasionadas por QT prolongado, mediante sobreestimulación. Sus indicaciones se basan más en la experiencia clínica que en la evidencia científica, excepto en el contexto de infarto agudo de miocardio (IAM), donde las indicaciones están mejor establecidas.

Indicaciones

- Bradicardia sintomática de cualquier etiología, reversible o no (traumatismo, intoxicaciones, miocarditis), cuando no responden al tratamiento farmacológico, secundarias a disfunción o enfermedad del nodo sinusal, BAV o falla de un MCP definitivo.
- Bradicardia sinusal con FC < 40 lpm, BAV 2.º grado Mobitz I, II, BAV completo asintomáticos que deban ser sometidos a cirugía no cardíaca.
- En bradicardias sintomáticas de origen degenerativo, sin respuesta a fármacos, hasta la colocación de MCP definitivo, en pa-

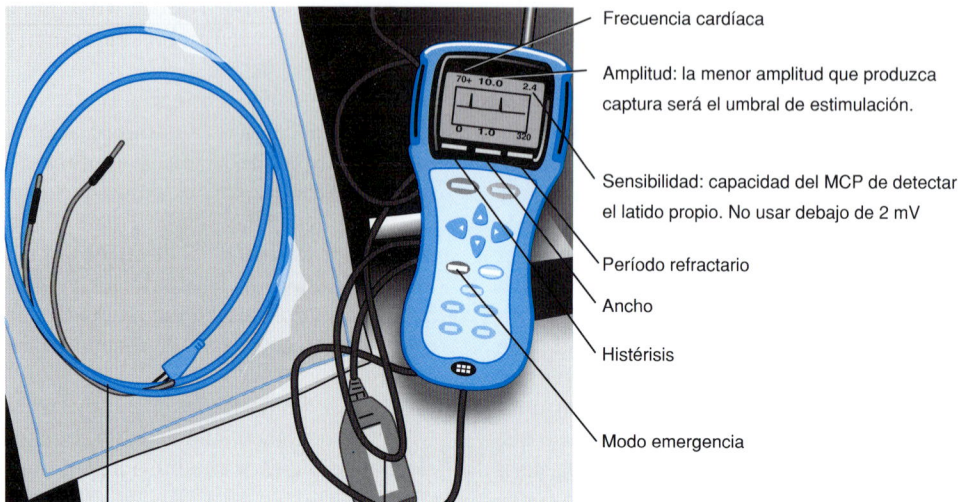

Frecuencia cardíaca

Amplitud: la menor amplitud que produzca captura será el umbral de estimulación.

Sensibilidad: capacidad del MCP de detectar el latido propio. No usar debajo de 2 mV

Período refractario

Ancho

Histérisis

Modo emergencia

Fig. 4-6. Descripción de los componentes y los controles de un MCP transitorio transvenoso.

cientes con: disfunción del nodo sinusal o BAV de 2.º grado Mobitz II o 3.ᵉʳ grado.
- Bradicardia refractaria en el contexto del tratamiento de shock.
- En la fase aguda del IAM: asistolia ventricular. BAV completo en el IAM anterior. Bradicardia sintomática secundaria a disfunción del NSA o BAV que no responden a fármacos en el IAM inferior. BAV 2.º Mobitz II. BAV 2.º Mobitz I con bloqueo de rama bifascicular en IAM anterior. Bloqueo de rama alternante.
- Posoperatorio de cirugía cardíaca, donde se pudo haber lesionado parte del sistema de conducción (a veces, revierte espontáneamente; en otras, van a requerir MCP definitivo). En estos casos, se utilizan cables epicárdicos colocados en el acto quirúrgico, que se conectan al generador en reemplazo del cable transvenoso.

Procedimiento

- Avisar al paciente que se va a realizar el procedimiento, explicar los motivos y las complicaciones posibles.
- Controlar el carro de paro. Probar previamente el generador del MCP, que tenga pilas con carga y dejarlo armado listo para usar.

- Se comienza colocando un introductor venoso central:
  - Paciente en decúbito dorsal, horizontal o con la cabecera ligeramente elevada si no tolera el decúbito.
  - Se realiza primera limpieza de la piel en el sitio de inserción, que puede ser la yugular interna o la subclavia. La de elección en la urgencia es la yugular interna derecha.
  - El operador se coloca vestimenta estéril, realiza antisepsia de la piel en el lugar de inserción y procede a colocar el introductor venoso con técnica de Seldinger, bajo anestesia local.
  - Una vez abierto el envase del cable del MCP, se entregan las puntas que se deben conectar al generador al ayudante que vaya a operarlo y que no está estéril, y el extremo restante, que permanece estéril, se enfunda y se introduce a través de la válvula antirretorno del catéter introductor, aproximadamente 15 a 20 cm dependiendo de la contextura física del paciente y de la vía de acceso elegida.
  - Durante la colocación del cable, se realiza una tira de ECG en DII; una vez atravesados 10 cm, se enciende el MCP en modo de emergencia (FC 60 a 70 lpm, a máxima amplitud y mínimo nivel de

sensibilidad) y se continúa introduciendo el cable hasta observar que está bien colocado y captura:

o se produce una onda de lesión (injuria) en el ECG,

o cambia la morfología del QRS (transformándose en ancho y con imagen de BCRI),

o espiga que precede al QRS,

o FC programada.

– Una vez colocado, se modifica la programación a la FC deseada, se busca la mínima intensidad de corriente con la cual se obtiene captura y despolarización ventricular. Este valor se conoce como umbral. Luego, se coloca ese valor con un margen de seguridad por encima del umbral. Se incrementa la sensibilidad, con el objetivo de que el MCP detecte el ritmo propio del paciente y se inhiba cuando corresponde.

Complicaciones

- Inherentes a la colocación del acceso venoso:
  – Fallo en el acceso venoso
  – Punción arterial
  – Neumotórax
  – Hemotótax
  – Sangrado en el sitio de punción
  – Seudoaneurisma
- Del MCP:
  – Fallo de captura
  – Desplazamiento del electrodo
  – Sepsis
  – Arritmias

CONCLUSIONES

Los DEA son dispositivos para desfibrilar durante un PCR con ritmo desfibrilable. Se utilizan en RCP básica tanto en la comunidad como en el ambiente hospitalario de baja complejidad. Son de fácil uso aun sin entrenamiento, aunque este es preferible. Debe extenderse su accesibilidad en la comunidad para poder desfibrilar rápidamente a una persona en PCR y aumentar su posibilidad de sobrevida.

Los desfibriladores externos manuales son dispositivos de uso en los SEM y dentro de las instituciones de salud para desfibrilar la FV/TV sin pulso en el PCR y para cardiovertir taquiarritmias con inestabilidad hemodinámica o en forma programada cuando se intenta volver al paciente al ritmo sinusal. Requiere interpretación del trazado ECG. Cada operador debe conocer su equipo para poder utilizarlo sin demora en una emergencia. Se debe hacer el mantenimiento periódico indicado por el fabricante.

Algunos desfibriladores externos manuales tienen la función de MCP transcutáneo, útil en el tratamiento de las bradicardias sintomáticas como puente a la colocación de un MCP transitorio transvenoso. Requiere analgosedación durante su uso. El MCP transitorio transvenoso debe ser colocado por un operador entrenado, se utiliza hasta la reversión de la bradicardia o hasta la colocación de un MCP definitivo.

BIBLIOGRAFÍA

Bardai A, Berdowsky J, Van der Werf Ch. Incidence, causes, and outcomes of out-of-hospital cardiac arrest in children. A comprehensive, prospective, population-based study in the netherlands. J Am Coll of Cardiol 2011;57(18):1822-8.

Beck CS, Patchard W, Feil HS. Ventricular fibrillation of long duration abolished by electric shock. JAMA 1947;135(15):985-8.

Bunch TJ, Hohnloser SH, Gersh BJ. Mechanisms of sudden cardiac death in myocardial infarction survivors. Insights from the randomized trials of implantable cardioverter defibrillators. Circulation 2007;115(18):2451-7.

Consenso Argentino SAC. Consenso de marcapasos y resincronizadores. Revista Argentina de Cardiología 2009;77(4):312-27.

Consenso de Fibrilación Auricular. Sociedad Argentina de Cardiología, Área de Consensos y Normas. Revista Argentina de Cardiología 2015;83(1).

Cummins RO, Ornato JP, Thies WH, Pepe PE. Improving survival from sudden cardiac arrest: The "chain of survival " concept. Circulation 1991;83(5):1832-47.

Chan PS, Krumholz H, Nichol G, Nallamothu BK, and the American Heart Association National Registry of Cardiopulmonary Resuscitation Investigators Delayed Time to Defibrillation after In-Hospital Cardiac Arrest. N Engl J Med 2008;358:9-17.

Deakin C, Nolan JP. Recomendaciones 2005 del European Resuscitation Council sobre Reanimación Cardiopulmonar. Sección 3. Tratamientos: desfibriladores externos automáticos, desfibrilación, cardioversión y marcapasos. Resuscitation 2005;67S1:S1-S2.

Devlin JW. PharmD, FCCM (Chair) et al. Clinical Practice Guidelines for the Prevention and Management of Pain, Agitation/Sedation, Delirium, Immobility, and Sleep

Disruption in Adult Patients in the ICU. Crit Care Med 2018;46(9):1532-48.

Diack AW, Welborn WS, Rullman RG. Walter CW, Wayne MA. An Automatic Cardiac Resuscitator for Emergency Treatment of Cardiac Arrest. Med Instrument 1979;13(2):78-83.

Dorantes-Sánchez M, Castro-Hevia J, Fayad-Rodríguez Y. Registro ambulatorio electrocardiográfico Holter al momento de un evento de muerte súbita. Arch Cardiol Mex 2009;79(2):127-31.

Elliott PM, Mohiddin SA. Almanac 2011: cardiomyopathies. The national society journals present selected research that has driven recent advances in clinical cardiology. Acta Inform Med 2011;19(4):235-40. doi: 10.5455/aim.2011.19.235-40.

European Society of Cardiology (ESC) Guidelines. 2013 ESCGuidelines on cardiac pacing and cardiac resynchronization therapy. European Heart Journal 2013;34:2281-329.

Galea S, Blaney S, Nandi A. Explaining racial disparities in incidence of and survival from out-of-hospital cardiac arrest. Am J Epidemiol 2007;166(5):534-43.

Galizio N. II. Cardiodesfibrilador automático implantable. PROSAC – Módulo 6 – Fascículo N.º 1 – 2011.

González-Torrecilla E. Indicaciones actuales del desfibrilador automático implantable. Rev Esp Cardiol Supl 2008;8:3A-8A.

Guías colombianas de electrofisiología cardiovascular. Revista Colombiana de Cardiología 2011;18(3):23-31.

Grande Morales C, Galizia Brito V, Expósito Pineda M, Bibiloni Cladera A, Falco Martínez T, Peral Disdier V. Cardiodesfibrilador implantable subcutáneo: revisión bibliográfica y experiencia en un centro español. Electrofisiología y Arritmias 2019;2:65-71.

Herrero S, Varon J, Sternbach GL, Fromm RE. History of the Cardiopulmonary resuscitation 2013 Journal of Pearls in Intensive Care Medicine. En línea 2016. Disponible en: https://infouci.org/2013/08/27/historia-de-la-rcp-parte2/.

Kusumoto et al. 2018 ACC/AHA/HRS guideline on the evaluation and management of patients with bradycardia and cardiac conduction delay: a report of the American College of Cardiology/American Heart Association Task Force on Clinical Practice Guidelines and the Heart Rhythm Society. Heart Rhythm 2019;16:128-226.

Lagos RP. Desfibrilación. Rev Chil Anest 2012;41:28-35.

Libro del Proveedor SVCA/ACLS. AHA 2020. ISBN 13: 978-1-61669-925-3.

Link MS, Berkow LC, Kudenchuk PJ, Halperin HR, Hess EP, Vivek K. Moitra, Neumar R, O'Neil B, Paxton J, Silvers S, White RD, Yannopoulos D, and Donnino M. Part 7: Adult Advanced Cardiovascular Life Support 2015. American Heart Association Guidelines Update for Cardiopulmonary Resuscitation and Emergency Cardiovascular Care. Circulation 2015;132;(182):444-464. Disponible: https://www.ahajournals.org/doi/full/10.1161/CIR.0000000000000261.

López Ayerbe J, et al. Marcapasos temporales: utilización actual y complicaciones. Rev Esp Cardiol 2004;57(11):1045-52.

Lown B, Crampton RS, De Silva RA, Gascho JA. The energy for defibrillation-too little or too much?. New Eng J Medicine 1978;298:1258-9.

Navarro-Vargas JR, Díaz JL. Síndrome pospraro cardíaco. Rev Colomb Anestesiol 2014;42(2):107-13.

Navarro-Vargas JR. Temas selectos en reanimación cerebro cardiopulmonar. (Spanish edition). Kindle edition, Amazon e-book; 2015.

Negovsky VA, Gurtvitch AM, Zolotokrylina ES. Postresuscitation Disease. Amsterdam, Elsevier 1983:125-31.

Nichol G, Thomas E, Callaway CW. Regional variation in out-of-hospital cardiac arrest incidence and outcome. JAMA 2008;300(12):1423-1431. Disponible: http//: doi 10.1001/jama.300.12.1423.

Marijon E, Tafflet M, Celermajer D. Sports-related sudden death in the general population. Circulation 2011;124(6):672-81. Disponible: doi: 10.1161/CIRCULACIÓN AHA.110.008979.

Mirowsky M, Mower M, Staewen M, et at. Standby automatic defibrillator an approach to prevention of sudden coronary death. Arch. Intern Med 1970;126(1):158-61.

Monsieurs KG, et al. European Resuscitation Council Guidelines for Resuscitation 2015. Section 1. Executive Summary. Resuscitation 2015:1-101.

Mora-Pabón G. Terapia eléctrica en cardiología, actualización electrofisiología. Rev. Fac. Med 2005;53(1):35-45. Disponible: https://revistas.unal.edu.co/index.php/revfacmed/article/view/43523.

Peberdy MA, Callaway CW, Neumar RW, Geocadin RG, Zimmerman JL, Donnino M, et al. Part 9. Post-Cardiac Arrest Care. 2010, American Heart Association Guidelines for Cardiopulmonary Resuscitation and Emergency Cardiovascular Care. Circulation 2010;122:768-86.

Reisinger J, Gstrein C, Winter T, et al. Optimization of initial energy for cardioversion of atrial tachyarrhythmias with biphasic shocks. American Journal of Emergency Medicine 2010;28(2);159-65.

Rodríguez-Reyes H, Muñoz Gutiérrez M, Márquez M, Pozas Garza G, Lafuente E, Ortíz Galván F, Lara Vaca S y Mariona Montero V. Muerte súbita cardíaca. Estratificación de riesgo, prevención y tratamiento. Arch Cardiol Mex 2015;85(4):329-36.

Ortiz Díaz R, Gómez Grande M. Marcapasos transitorios intravenosos. Med Intensiva 2014;38(9):575-9.

Stecke EC, Reinier K, Marijon E. Public health burden of sudden cardiac death in the United States. Circ Arrhyth Electrophysiol 2014;7:212-7.

Sociedad Argentina de Cardiología - Sociedad Uruguaya de Cardiología (con la colaboración del CONAREC). Consenso de Prevención Primaria y Secundaria de Muerte Súbita. Revista Argentina De Cardiología 2012;80(2):165-84.

Weihua, Zhang L-F, Wu Y-F. Incidence of sudden cardiac death in China: Analysis of 4 regional populations. J Am Coll Cardiol 2009;54(12):1110-8.

Zoll PM, MD. Milestone in History. The early research. En línea 2016. URL disponible en: http://www.zoll.com/about-zoll/corporate-milestones/.

Enfermedad cardiovascular

Síndrome coronario agudo

5

OBJETIVOS

- Reconocer los síntomas de un sindrome coronario agudo (SCA).
- Interpretar un electrocardiograma (ECG) de 12 derivaciones asociado a SCA.
- Identificar los pacientes candidatos a reperfusión miocárdica.
- Hacer referencia a complicaciones potencialmente mortales.
- Estratificar el riesgo en un paciente con SCA sin elevación del segmento ST.
- Manejar adecuadamente el tratamiento durante las primeras 24 horas.

INTRODUCCIÓN

El síndrome coronario agudo (SCA) comprende un conjunto de entidades que presentan súbitamente compromiso de la circulación coronaria y producen síntomas.

La causa más frecuente de este desequilibrio entre la oferta y la demanda de oxígeno que requiere el músculo cardíaco es producida por erosión o rotura de una placa de ateroma; esto determina la adhesión y la agregación plaquetaria con formación de un trombo intracoronario, lo cual causa obstrucción parcial y síndrome isquémico sin elevación del segmento ST, ya sea angina inestable (AI) o infarto agudo de miocardio (IAM) sin elevación del segmento ST (SCASEST) (oclusión incompleta, intermitente o completa con circulación colateral) u obstrucción total, con IAM con elevación del segmento ST (SCACEST) o bloqueo completo de rama izquierda (BCRI) nuevo o muerte súbita (MS).

Cuando no se observa elevación de biomarcadores, se define como AI; con elevación de marcadores, como IAM.

Con biomarcadores más precisos como la troponina de alta sensibilidad, las definiciones parten del biomarcador elevado y se confirma con el cuadro clínico.

DEFINICIÓN Y CLASIFICACIÓN DEL IAM

Según sus cambios electrocardiográficos, el IAM se clasifica como SCA sin supradesnivel del segmento ST (SCASEST) y SCA con supradesnivel del segmento ST (SCACEST). Ambos comprenden 61 y 39%, respectivamente, de los ingresos hospitalarios por IAM del registro nacional del Reino Unido. Esta cifra es similar en la Argentina, de acuerdo con los registros del estudio EPICOR.

La incidencia anual del SCACEST se estima en 10,8 cada 10 000 habitantes de todas las edades y 24,5 cada 10 000 mayores de 35 años.

La última definición de IAM surge del Consenso de la *European Society of Cardiology* (ESC) de 2018 (**cuadro 5-1**).

FISIOPATOLOGÍA DEL SCA

La causa más frecuente del SCA es la formación de la placa de ateroma, donde interviene un proceso inflamatorio previo de la pared arterial. Esta placa crece y, como consecuencia, se produce su erosión o rotura. Se denomina placa vulnerable a aquella que tiene alto riesgo de rotura y trombosis.

Ello determina la adhesión y agregación plaquetaria con formación de un trombo intracoronario que limita el flujo arterial en forma completa o incompleta, y provoca los cambios del ST y la clínica del paciente, tal como se muestra en la **figura 5-1**.

Sin embargo, se describen otros mecanismos de isquemia miocárdica además del accidente de placa: embolia coronaria, espasmo coronario epicárdico, puente muscular, disección coronaria espontánea y disfunción microvascular. En este grupo se encuentran los denominados MINOCA (*myocardial infarction with nonobstructed coronary arteries,* IAM sin obstrucción coronaria).

Cuadro 5-1. Cuarta definición de IAM

La cuarta definición de infarto se basa en la elevación aguda de la troponina (Tn), con al menos un valor por encima del límite de superior de referencia (LSR) del percentil 99, y al menos un criterio de evidencia de isquemia que incluye:
- Síntomas
- Nuevos cambios en el ECG
- Desarrollo de ondas Q patológicas
- Imagen de una nueva pérdida de miocardio viable o una nueva anormalidad en el movimiento de la pared regional
- Identificación de trombo coronario por angiografía o autopsia (no para los tipos 2 o 3 de IAM)

Criterios según tipos de infarto	Niveles de Tn
Tipo 1: accidente de placa	Elevación al menos un valor por encima del LSR del percentil 99
Tipo 2: por incremento de demanda de O_2 o descenso del aporte: espasmo coronario, anemia grave, intoxicación por monóxido de carbono, insuficiencia respiratoria, taquiarritmia sostenida, hipertensión arterial (HTA) grave, hipertrofia del ventrículo izquierdo, bradiarritmia severa, shock, ateroesclerosis fija coronaria	
Tipo 3: muerte cardíaca súbita, incluyendo paro cardíaco	Habitualmente, no se logra llegar a analizar
Tipo 4: relacionado con el procedimiento coronario	
Tipo 4a: asociado a la intervención percutánea	Elevación de 5 veces el LSR para paciente con nivel basal normal. Pacientes con niveles basales aumentados deben tener cambios superiores al 20%
Tipo 4b: asociado con trombosis del *stent*	
Tipo 4c: postintervencionismo sin complicación directa. Relacionado con la reestenosis	
Tipo 5: asociado a cirugía de reperfusión miocárdica (CRM)	Elevación de 10 veces el LSR para pacientes con nivel basal normal
INFARTO RECURRENTE: cuando ocurre un nuevo IAM antes de los 28 días	
REINFARTO: luego de los 28 días	

CRITERIOS DIAGNÓSTICOS

Evaluación del dolor

La limitación del flujo intracoronario produce dolor precordial o, más propiamente, dolor torácico agudo, ya que no se limita al precordio. El dolor puede incluir abdomen superior, parte alta del dorso, cuello, mandíbula, hombros y miembros superiores (**fig. 5-2**).

El dolor torácico como motivo de consulta en el departamento de Emergencias es frecuente, aunque solo 20% será a causa de un SCA. Ello implica un desafío en el manejo de los pacientes con dolor: 2 a 7% pueden ser enviados a su hogar sin diagnóstico de SCA. Sin duda, esto duplica la mortalidad. Es de vital importancia considerar los diagnósticos diferenciales (**fig. 5-3**).

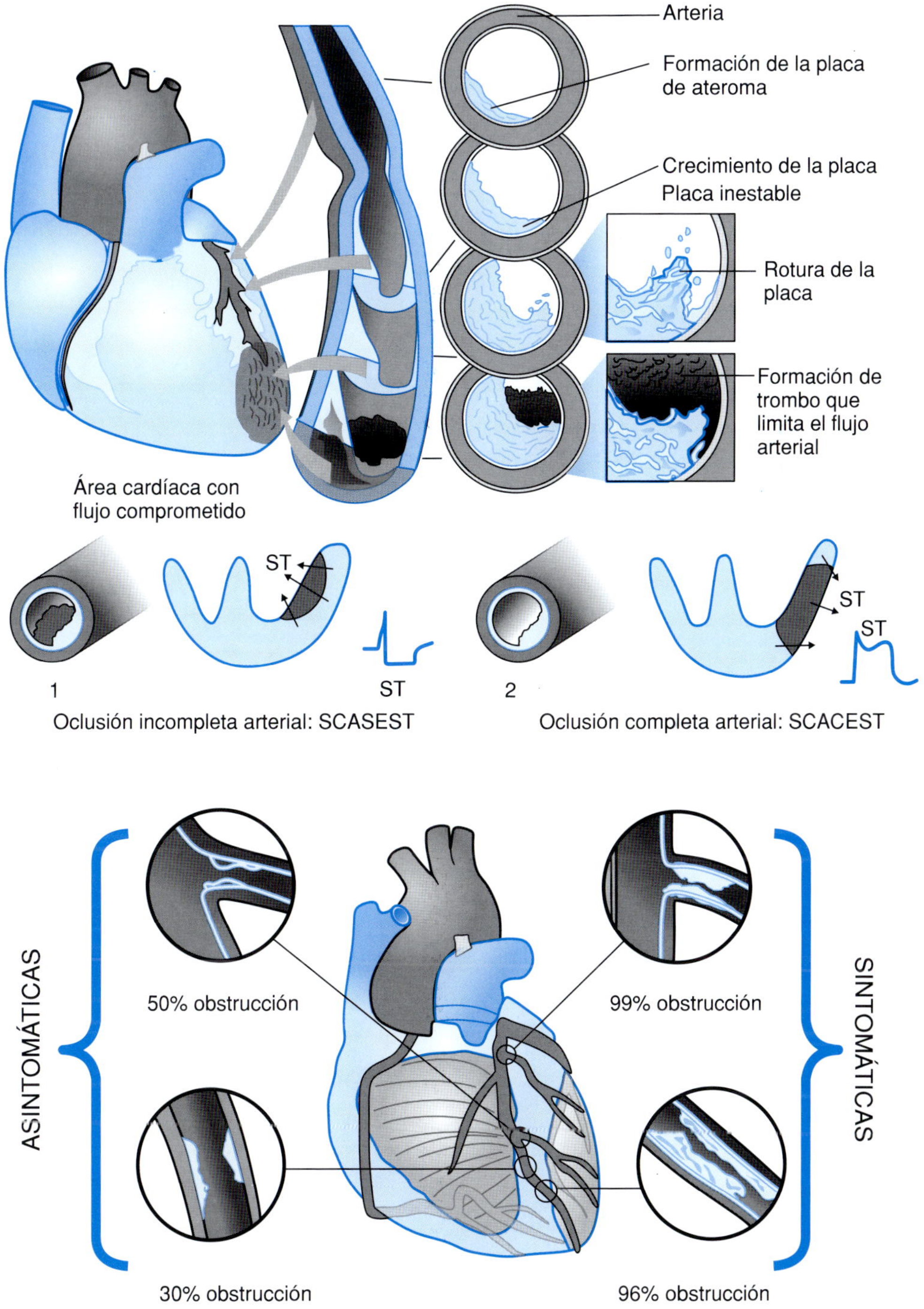

Arteria

Formación de la placa
de ateroma

Crecimiento de la placa
Placa inestable

Rotura de la
placa

Formación de
trombo que
limita el flujo
arterial

Área cardíaca con
flujo comprometido

ST

ST

1   ST

Oclusión incompleta arterial: SCASEST

ST

ST

2

Oclusión completa arterial: SCACEST

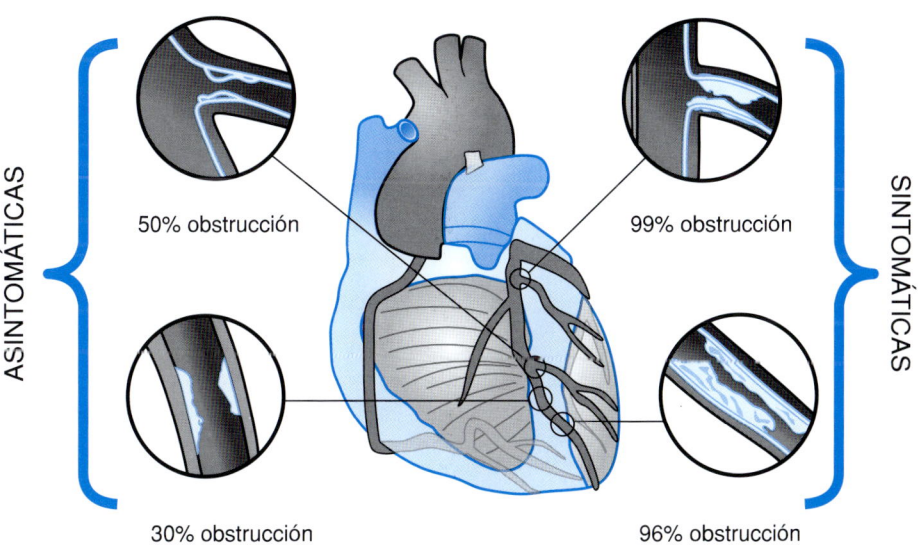

ASINTOMÁTICAS

50% obstrucción

99% obstrucción

SINTOMÁTICAS

30% obstrucción

96% obstrucción

Fig. 5-1. Fisiopatología del SCA.

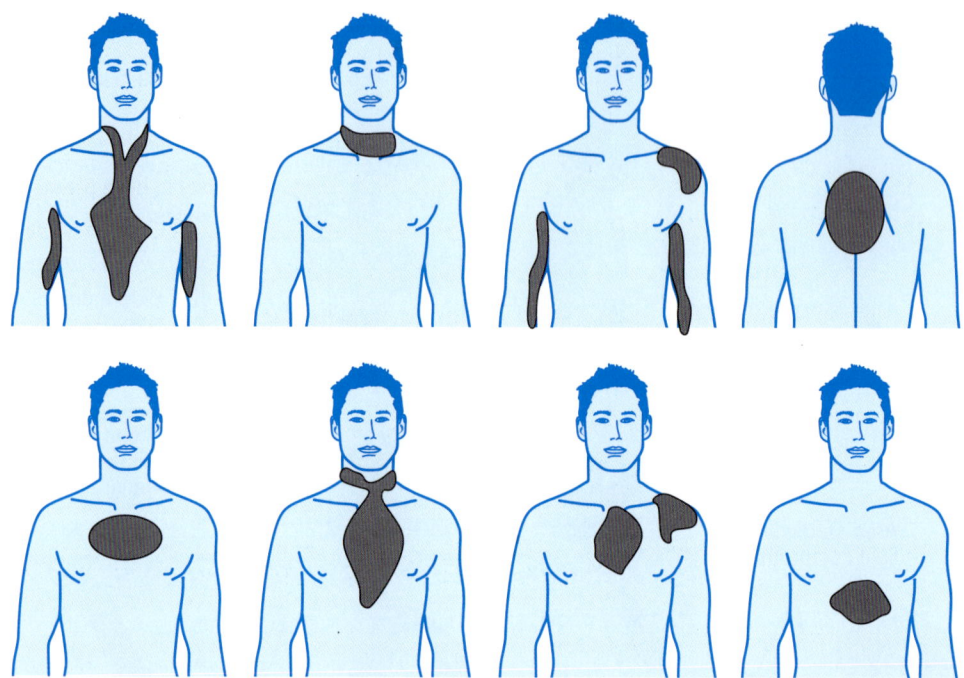

Fig. 5-2. Dolor torácico. Presentación clínica.

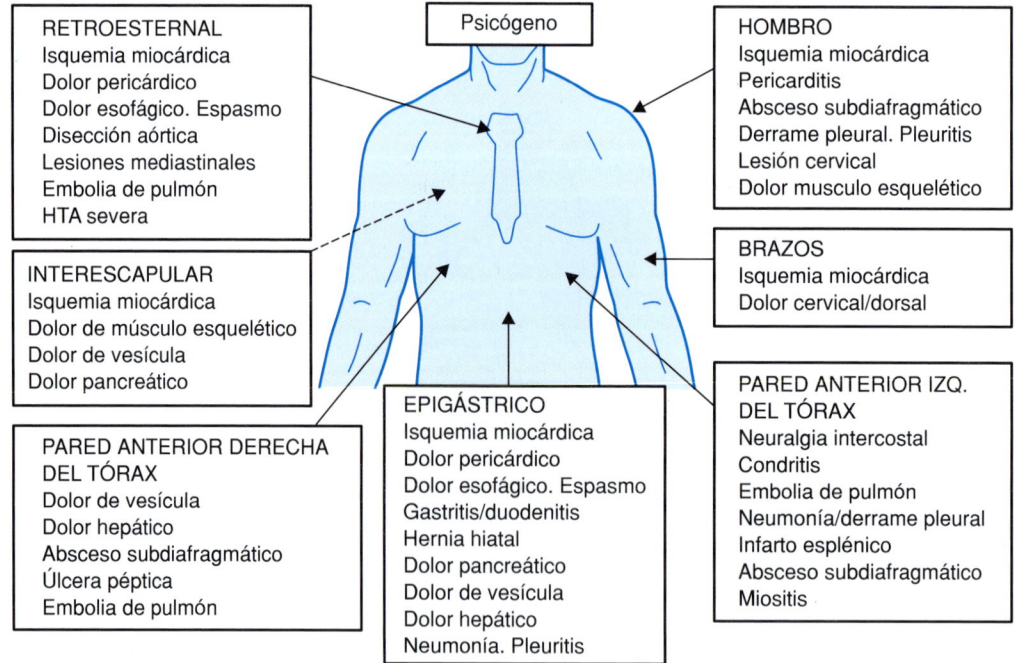

RETROESTERNAL
Isquemia miocárdica
Dolor pericárdico
Dolor esofágico. Espasmo
Disección aórtica
Lesiones mediastinales
Embolia de pulmón
HTA severa

Psicógeno

HOMBRO
Isquemia miocárdica
Pericarditis
Absceso subdiafragmático
Derrame pleural. Pleuritis
Lesión cervical
Dolor musculo esquelético

INTERESCAPULAR
Isquemia miocárdica
Dolor de músculo esquelético
Dolor de vesícula
Dolor pancreático

BRAZOS
Isquemia miocárdica
Dolor cervical/dorsal

PARED ANTERIOR DERECHA DEL TÓRAX
Dolor de vesícula
Dolor hepático
Absceso subdiafragmático
Úlcera péptica
Embolia de pulmón

EPIGÁSTRICO
Isquemia miocárdica
Dolor pericárdico
Dolor esofágico. Espasmo
Gastritis/duodenitis
Hernia hiatal
Dolor pancreático
Dolor de vesícula
Dolor hepático
Neumonía. Pleuritis

PARED ANTERIOR IZQ. DEL TÓRAX
Neuralgia intercostal
Condritis
Embolia de pulmón
Neumonía/derrame pleural
Infarto esplénico
Absceso subdiafragmático
Miositis

Fig. 5-3. Diagnósticos diferenciales del dolor torácico.

!   El entrenamiento adecuado, la utilización correcta de los recursos diagnósticos y la combinación racional de estos permitirá obtener el mayor rendimiento diagnóstico y acelerar los tiempos del tratamiento; así, se evitarán el subdiagnóstico, la sobreinternación y las demoras, tanto en el ámbito hospitalario como en el prehospitalario.

El personal de salud debe tener conocimiento básico para evaluar y estabilizar al paciente con dolor torácico agudo mediante la utilización de un algoritmo guía (**recuadro 5-1**).

El alivio del dolor tras la administración de nitroglicerina puede conducir a error y no se recomienda como maniobra diagnóstica. Si el dolor cede, es necesario realizar otro ECG de 12 derivaciones. La

---

Recuadro 5-1. Algoritmo de evaluación del dolor torácico en el IAM

Clínica: evaluación del dolor
- Dolor típico: opresivo torácico con o sin irradiación a brazos, mandíbula, espalda u hombros.
- Dolor atípico: epigastrio (confundido con patología digestiva), brazos, hombros, muñeca, espalda o maxilar inferior, sin ocurrir en el tórax (fundamentalmente en ancianos, diabéticos y mujeres). En raros casos, como puntada o altamente localizado (10% de los IAM).
- Puede estar asociado a disnea, náuseas, vómitos, diaforesis, mareos, síncope o tener un equivalente anginoso: insuficiencia cardíaca, arritmias.
- Aparición con el esfuerzo o en reposo.
- Generalmente, > 20 minutos; puede ser más breve, a veces subintrante. Usualmente, de comienzo agudo.
- No afectado por los movimientos de los músculos torácicos; no es posicional.
- No cede con nitritos sublinguales en 3-5 min.

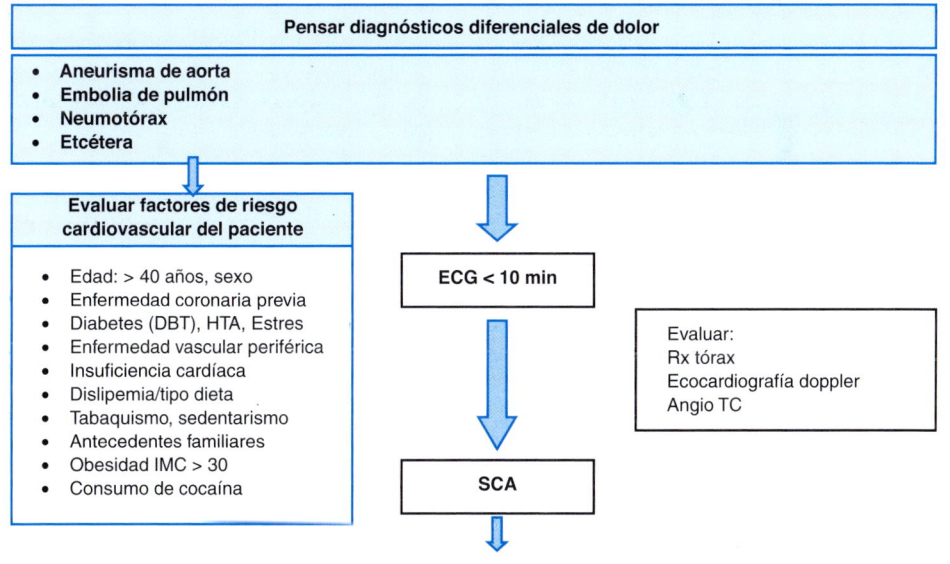

Pasos a seguir:
- Signos vitales/laboratorio/evaluación ABC/desfibrilación si se requiere/RCP si se requiere.
- Oxígeno si saturación O_2 < 90%, con bigotera 3 L/min O_2
- Preguntar por alergia a la aspirina y, si no es alérgico, administrar 160-325 mg para masticar (sin cubierta entérica).
- Preguntar por inhibidor de fosfodiesterasa (Viagra®) y, si no hubo consumo, administrar 5 mg de nitrato sublingual (un comprimido) 2 a 3 dosis a intervalos de 5 min. Los nitratos no deberían administrarse con presión arterial sistólica (PAS) < 90 mm Hg y frecuencia cardíaca (FC) < 50 × min. Son especialmente útiles en HTA e insuficiencia cardíaca.
- Obtenga una vía intravenosa y aplique morfina 2-4 mg IV; si no calma el dolor, puede repetirse cada 5-15 min. Una ampolla de morfina tiene 10 mg. Puede llevarse a 10 cc agregando solución fisiológica, 1mg = 1mL.

completa normalización del segmento ST, junto con el alivio de los síntomas, indica espasmo coronario, con IAM asociado o sin este.

Electrocardiograma

El ECG permite clasificar los SCA en aquellos con elevación del ST y sin elevación del ST (**fig. 5-4**).

Es fundamental comprender la correlación entre las caras comprometidas, las derivaciones del ECG que "ven" cada cara y la arteria coronaria o la rama implicada.

El ECG también permite estimar el tiempo evolutivo del SCA con elevación del ST y las posibles complicaciones asociadas al área cardíaca comprometida (**figs. 5-5** y **5-6**).

Es de utilidad el ECG seriado, ya que, en caso de SCACEST, presenta cambios evolutivos y es mandatorio durante el dolor.

> **!** La identificación electrocardiográfica precoz y correcta de la arteria relacionada con el infarto puede ayudar a predecir la cantidad de miocardio en riesgo y guiar las decisiones sobre la urgencia de la revascularización.

La especificidad de los cambios en el ECG está limitada por las grandes variaciones individuales que tiene la anatomía coronaria, por la presencia de una coronariopatía preexistente, en particular en los pacientes con un IAM previo, la circulación colateral o una cirugía de bypass coronario anterior.

El ECG también está limitado porque su representación de las paredes posterior, lateral y apical del ventrículo izquierdo es inadecuada. A pesar de estas limitaciones, el ECG puede ayudar a identificar la oclusión proximal de las arterias coronarias, causa de los IAM más extensos y graves (**cuadro 5-2**).

En el 60% de las personas, el nódulo sinusal está irrigado por la arteria coronaria derecha y, en el 40% restante, por la arteria circunfleja izquierda. El nódulo auriculoventricular (AV) está irrigado en un 90% de las personas por la coronaria derecha y en el 10%, por la descendente anterior izquierda. El haz de His se divide en el septo, en las ramas derecha e izquierda, y la primera está irrigada por las perforantes septales de la arteria descendente anterior izquierda. También puede estar irrigada por ramas colaterales de la coronaria derecha o la circunfleja izquierda. La rama izquierda proximal se divide en dos fascículos izquierdos, el anterior y el posterior.

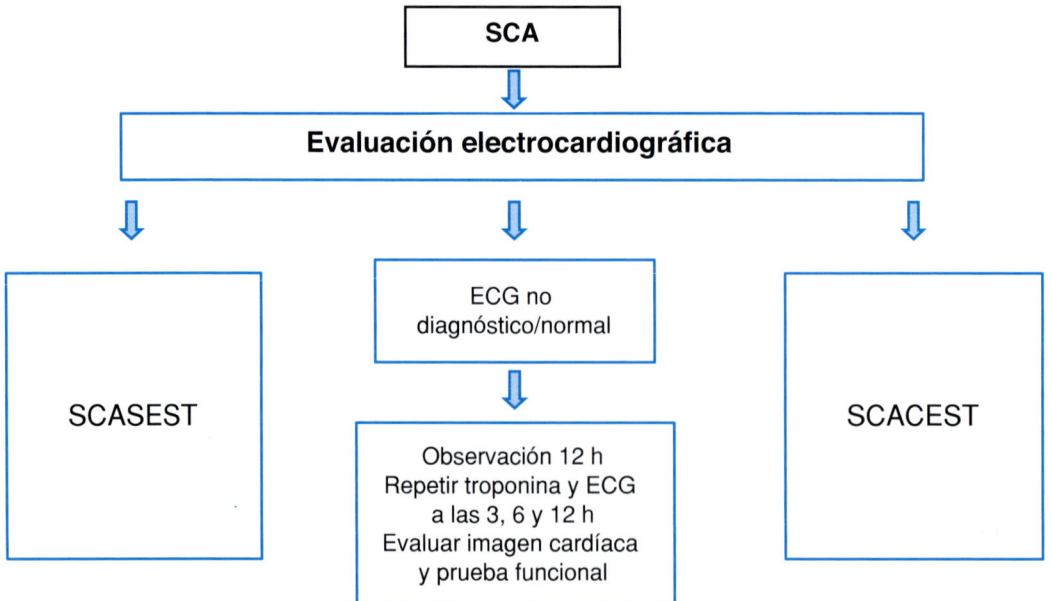

Fig. 5-4. Clasificación del síndrome coronario agudo (SCA) según el ECG. SCASEST: SCA sin elevación del segmento ST; SCACEST: SCA con elevación del segmento ST.

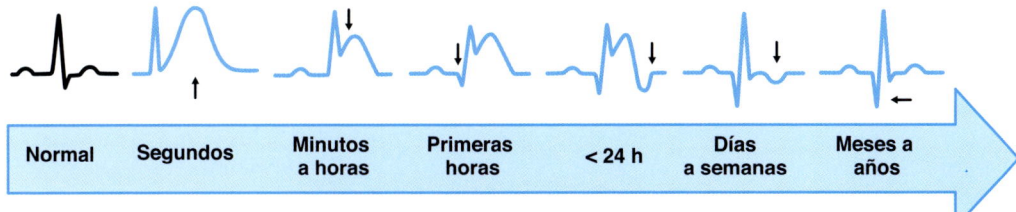

| Normal | Segundos | Minutos a horas | Primeras horas | < 24 h | Días a semanas | Meses a años |

Fig. 5-5. Cambios evolutivos en el SCACEST.

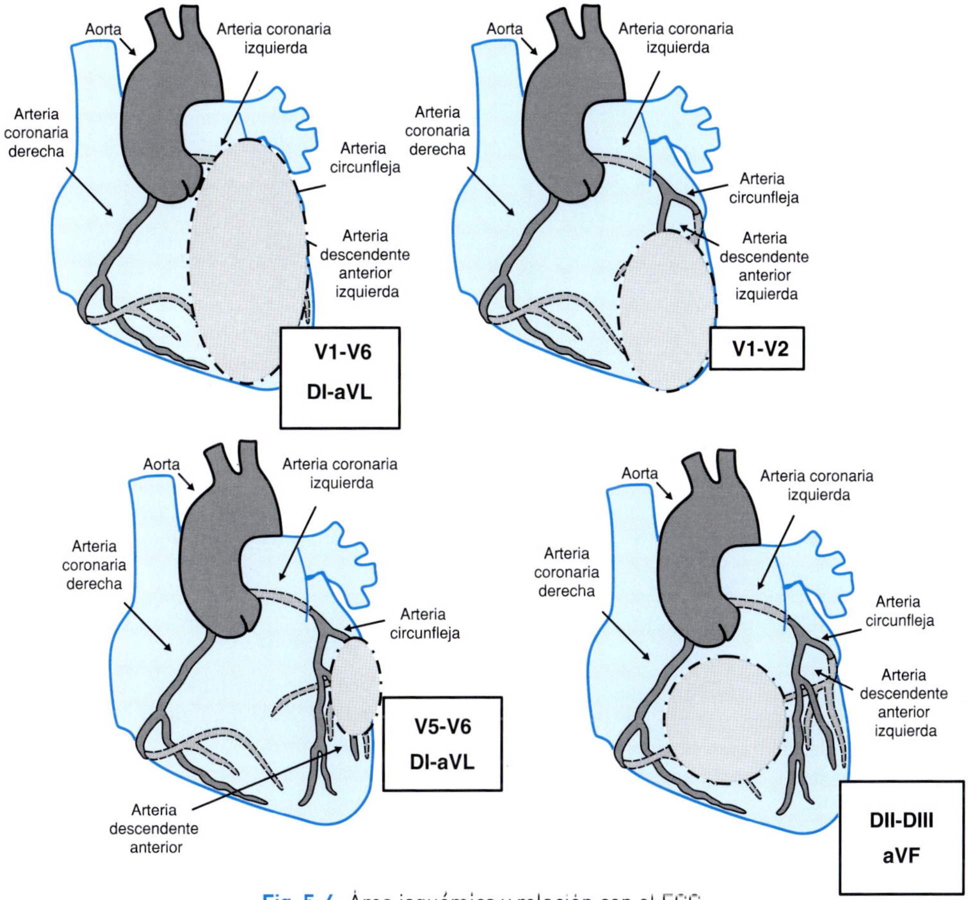

Fig. 5-6. Área isquémica y relación con el ECG.

El fascículo anterior izquierdo está irrigado por las perforantes septales de la arteria descendente anterior izquierda y es particularmente susceptible a la isquemia o el infarto. La porción proximal del fascículo posterior izquierdo está irrigada por la arteria del nódulo AV (rama de la arteria coronaria derecha) y por las perforantes septales de la arteria descendente anterior izquierda. La porción distal del fascículo posterior tiene una irrigación doble de las arterias perforantes septales anterior y posterior.

Reperfusión

Los signos electrocardiográficos de reperfusión representan un marcador importante del flujo sanguíneo microvascular y, en consecuencia, del pronóstico.

Cuadro 5-2. Trastornos en el ECG y el área cardíaca relacionada

Localización	Derivación ECG	Arteria implicada	Complicaciones asociadas
IAM inferior	II III AVF	80% ACD 20% ACx	Hipotensión, sensibilidad a nitritos y morfina. Bradicardia. Tiene baja mortalidad
IAM septal	V1 V2	ADA	Bloqueo infranodal y BRHH
IAM anterior	V3 V4	ADA (rama diagonal)	Disfunción VI, ICC, BRHH, BAVC, CAP
IAM anterior extenso	V1 a V6	ADA ACx (OM1)	Es el de la mayor mortalidad
IAM lateral	I a VL V5 V6	ADA ACx (OM1)	Disfunción del VI BAV
IAM posterior	V7 V8 V9	ADC ACx	Disfunción del VI
IAM VD	V4R	ACD	Hipotensión, sensibilidad del nitrito y morfina. Suele asociarse a IAM inferior

ACD: arteria coronaria derecha. ACx: arteria circunfleja der. ADA: arteria descendente anterior. OM1: primera obtusa marginal de ACx. BRHH: bloqueo de rama. ICC: insuficiencia cardíaca congestiva. BAVC: bloqueo AV o de 3.er grado. CAP: complejos auriculares prematuros. VD: ventrículo derecho. VI: ventrículo izquierdo.

La resolución de la elevación del segmento ST es un marcador excelente de la reperfusión tisular y el grado de resolución ha probado ser un indicador importante del pronóstico a corto (30 días) y largo plazo (1 año).

Una reducción de la elevación del segmento ST de más del 70% en las derivaciones que presentan la elevación máxima se asocia con una evolución más favorable.

Otro marcador electrocardiográfico es la inversión de la onda T dentro de las 4 horas posteriores al IAM.

> ❗ La ausencia de dicha resolución durante los primeros 90 minutos que siguen a la administración de fármacos fibrinolíticos debe hacer pensar enseguida en una angioplastia de rescate.

Un ritmo idioventricular acelerado (RIVA) (frecuencia de 60 a 120/min iniciado por la despolarización ventricular) es un marcador altamente específico de reperfusión. Este ritmo es benigno y no debe suprimirse con medicación (**fig. 5-7**).

El ECG también es de gran importancia para identificar las nuevas anormalidades de la conducción y las arritmias que influyen sobre la evolución, tanto a corto como a mediano plazo.

Los trastornos de la conducción, incluyendo el bloqueo de rama y las diversas formas de bloqueos cardíacos durante el IAM, pueden asociarse con mal pronóstico. La incidencia de estos trastornos en el IAM ha disminuido desde que se comenzó a hacer la terapia de revascularización precoz, pero la mortalidad y la morbilidad que causan siguen sin modificaciones.

La aparición de taquicardia ventricular (TV)polimorfa o fibrilación ventricular (FV) debe hacer sospechar la persistencia de la oclusión arterial. La trombosis coronaria es una T de las 5 T (véase **cap. 10, Identificación y tratamiento de las 5H y las 5 T**).

Enzimas cardíacas

Los marcadores enzimáticos no condicionan el tratamiento del SCACEST ni su negatividad invalida el diagnóstico.

Su determinación permite realizar la curva de elevación enzimática, establecer aproximadamente el inicio el cuadro, evaluar la extensión del infarto y el éxito de la reperfusión determinando si hubo lavado o *wash out* enzimático al alcanzar el doble del valor máximo una vez reestablecido el flujo coronario, la existencia de reinfarto y, por consiguiente, el pronóstico.

> ❗ Si no se consigue la reperfusión, la troponina alcanza su pico a los 2-5 días, mientras que, si hay reperfusión, lo alcanza a las 24 horas por el fenómeno de *wash out* o lavado enzimático, con liberación a la sangre circulante de las macromoléculas contenidas en los miocitos.

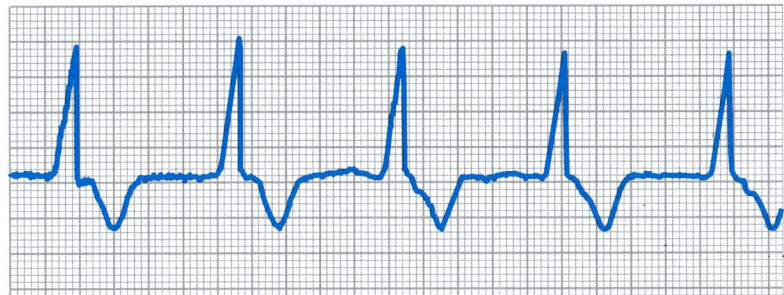

Fig. 5-7. Ritmo idioventricular acelerado.

¿Qué se debe solicitar en el laboratorio?

En el laboratorio se debe solicitar una rutina completa con coagulograma y enzimas cardíacas como la creatina-fosfocinasa (CPK) y su isoforma cardíaca (CPK-MB).

El marcador de mayor utilidad diagnóstica es la troponina de alta sensibilidad(HScTn, *high-sensitivity cardiac troponin*), de preferencia TnI o TnT (recomendación IA).

Cada laboratorio debe proveer el valor normal de referencia (sobre la base del percentil 99 de la población). Una troponina positiva ayuda a definir el SCA y, en patología no coronaria, indica mayor descompensación y un peor pronóstico.

La determinación de la CPK y de la CPK-MB, si bien ha caído en desuso, resulta útil ante la falta de disponibilidad de troponina cuantitativa.

> **!** La troponina se eleva antes de las 3 horas de iniciados los síntomas, llega a un pico a las 18-24 horas y va descendiendo hasta los días 4-7 (TnI) y 10-14 (TnT) (**fig. 5-8**). Se sugiere solicitarla al ingreso y a las 3 horas. El esquema 0/1 hora es útil para descartar una patología coronaria en el servicio de emergencias. Se recomienda obtener los resultados en un plazo de 60 minutos.

Se debe tener en cuenta que hay otras causas de troponinas elevadas. El daño miocárdico se considera agudo cuando los niveles de troponinas aumentan y luego disminuyen (hacen una curva) (**cuadro 5-3**).

Es de utilidad establecer un algoritmo diagnóstico acorde a la determinación de troponina (**fig. 5-9**). En general, las elevaciones no isquémicas

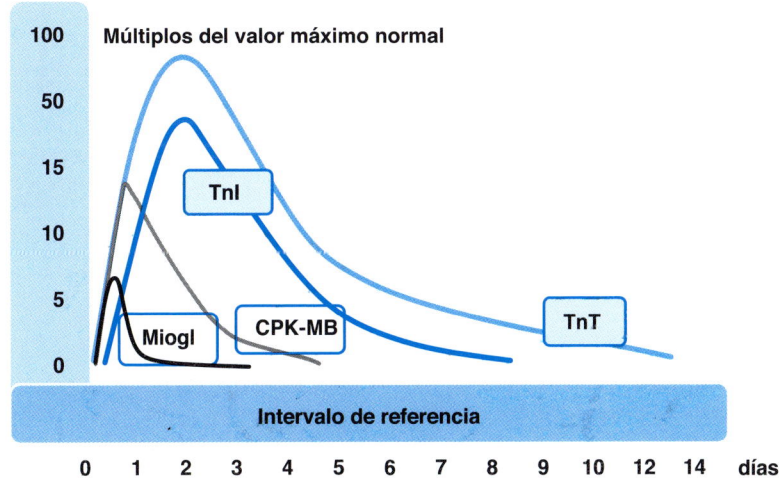

Fig. 5-8. Curva de marcadores cardíacos.

Cuadro 5-3. Causas de elevación de la troponina

Elevación de troponina de causa cardíaca no relacionada con SCA

Crisis hipertensiva, edema agudo de pulmón. Miopericarditis aguda
Hipertensión pulmonar aguda. Tromboembolismo pulmonar (TEP) agudo
Tako-tsubo (miocardiopatía por estrés). Cardioversión eléctrica
Tras taquiarritmias o bradiarritmias. Ablación de arritmia. Estimulación con marcapasos
Contusión cardíaca. Disección aórtica. Valvulopatía aórtica grave
Miocardiopatía hipertrófica obstructiva

Elevación de troponina de causa no cardíaca

Insuficiencia renal aguda o crónica, anemia severa
Situación crítica: shock, sepsis, insuficiencia respiratoria
Daño neurológico agudo: ataque (accidente) cerebrovascular, hemorragia subaracnoidea
Quemaduras > 30% de la superficie corporal
Rabdomiólisis. Hipotiroidismo. Esclerodermia
Toxicidad de fármacos: adriamicina, 5-fluorouracilo, herceptina, doxorubicina, trastuzumab
Miopatías musculares o inflamatorias
Enfermedades infiltrativas: amiloidosis, hemocromatosis, sarcoidosis

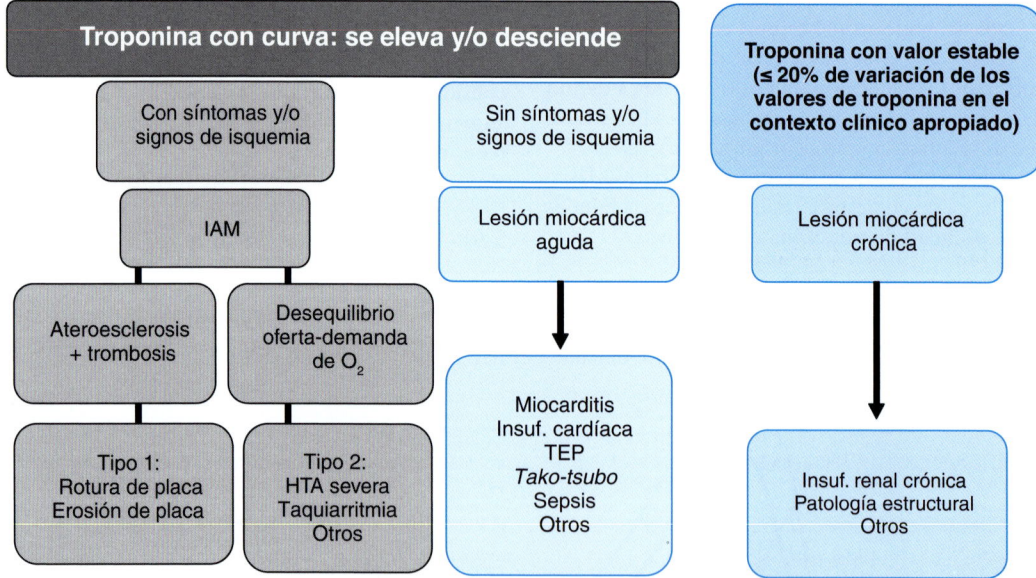

Fig. 5-9. Algoritmo de interpretación de la troponina.

suelen ser de baja magnitud, mientras que las de causa isquémica tienen valores superiores. Las elevaciones 5 veces superiores al LRS tienen un alto valor predictivo positivo de IAM de tipo 1 (IAM por obstrucción aguda de una arteria coronaria) (**fig. 5-10**).

Respecto de la CPK, tiene 3 isoformas: BB (cerebral), MM (muscular) y MB (cardíaca).

La CPK-MB es la isoforma más cardioespecífica y constituye solo 1-3% de la CPK en el músculo esquelético, con presencia en pequeñas cantidades en el diafragma, la próstata y el útero.

La CPK-MB puede medirse de dos maneras: CPK-MB masa (CKmbm), preferible si no hubiera troponina ultrasensible, o la actividad de la CPK-MB (CKmba), la más comúnmente

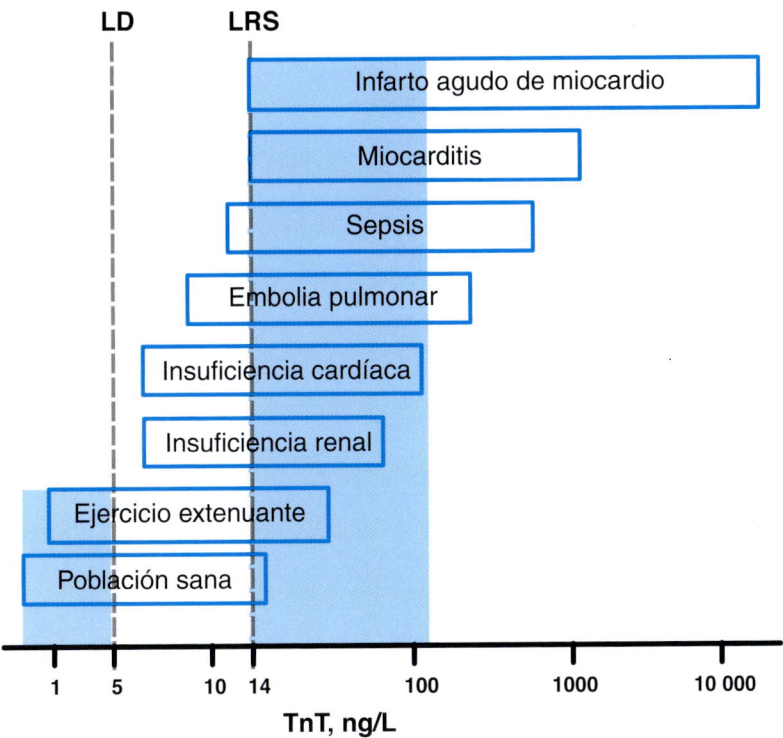

Fig. 5-10. Concentraciones típicas de troponina TnT en patologías cardíacas y no cardíacas. LD: límite de detección, LRS: límite de referencia superior

medida en los laboratorios y menos específica que CKmbm. La CKmba se encuentra entre 6 y 25% de la actividad de total de la CPK. Se eleva a las 3-4 horas después del inicio de los síntomas y se normaliza a las 48-72 horas. El resto de los marcadores ha caído en desuso.

A continuación, se describirán las características particulares sobre el diagnóstico y el tratamiento de SCACEST, SCASEST e IAM del ventrículo derecho (VD):

SÍNDROME CORONARIO AGUDO CON ELEVACIÓN ST (SCACEST)

Definición

- Nueva elevación del ST del punto J en dos derivaciones contiguas:
  - V2-3 ≥ 2 mm en hombres y 1,5 mm en mujeres
  - Resto de derivaciones ≥ 1mm

- Nuevo BCRI (con BCRI previo, tener en cuenta los criterios de Sgarbossa (**fig. 5-11**) o
- Nuevo bloqueo completo de rama derecha (BCRD) (con BCRD previo, ver si donde había r´SR en V1 desaparece la r)

En pacientes con IAM inferior, se recomienda registrar las derivaciones precordiales derechas (V3R y V4R) en busca de la elevación del segmento ST e identificar el IAM del VD concomitante. Asimismo, la depresión del segmento ST en las derivaciones V1-V3 indica isquemia miocárdica, y la confirmación de una elevación del segmento ST ≥ 0,5 mm en V7-V9 identifica el IAM posterior.

¿Cómo medir el punto J y la elevación del segmento ST?

El punto J marca la finalización del complejo QRS y el inicio del segmento ST. Se toma como referencia la línea de base del segmento TP, y desde allí se cuenta cuántos milímetros se eleva a los 0,04 segundos después del punto J (**fig. 5-12**).

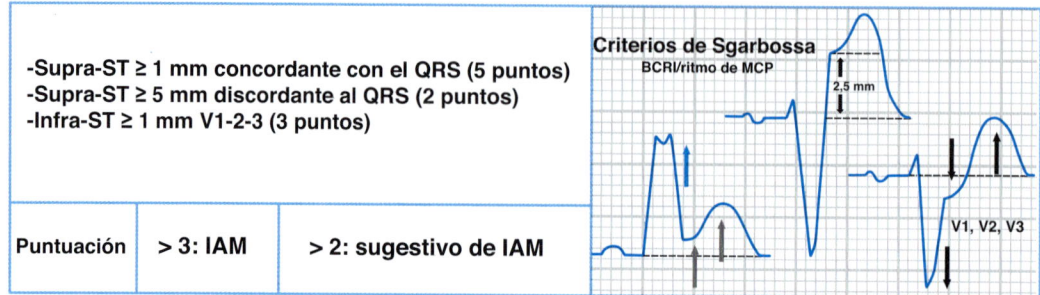

Fig. 5-11. Criterios de Sgarbossa SCACEST con BCRI crónico.

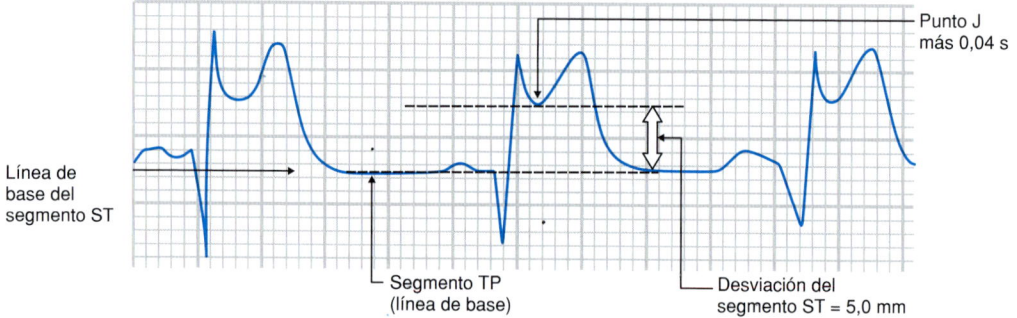

Fig. 5-12. Medición del punto J.

Tratamiento del SCACEST

> ❗ La restauración precoz del flujo coronario produce la reducción del tamaño del infarto, minimiza el daño miocárdico, preserva la función ventricular, previene el reinfarto y la isquemia recurrente, y disminuye la morbi-mortalidad cardiovascular.

El tratamiento de reperfusión está indicado para todo paciente con síntomas de isquemia de duración ≤ 12 horas y elevación persistente del ST (recomendación IA).

La estrategia de angioplastia transcoronaria (ATC) primaria es más recomendable que la fibrinólisis siempre que se realice en los plazos indicados, antes de los 120 minutos (recomendación IA); idealmente, realizar la ATC antes de los 90 minutos, o antes de los 60 minutos si ya se encuentra en un centro que tiene hemodinamia (**fig. 5-13**).

Si el tiempo de traslado al centro de hemodinamia es mayor de 120 minutos, el paciente debe recibir tratamiento fibrinolítico.

Es recomendable iniciar el tratamiento fibrinolítico antes de los 30 minutos o, idealmente, antes de los 10 minutos si el paciente ya se encuentra en el centro asistencial.

ATC de rescate y ATC sistemática

Si el paciente ha recibido fibrinolíticos y no presenta criterios de reperfusión a los 90 minutos, debe realizarse ATC de rescate lo antes posible, idealmente antes de las 6 horas. También se indica en pacientes con inestabilidad hemodinámica eléctrica, empeoramiento de la isquemia o dolor torácico persistente. El acceso para la intervención percutánea en hemodinamia debe ser de preferencia radial.

Si cumple criterios de reperfusión, igualmente debe terminar en ATC antes de las 24 horas con estrategia farmacoinvasiva, ATC sistemática, en especial en pacientes con IAM alto riesgo: IAM anterior, puntuación de Killip y Kimball igual o mayor de II, compromiso de VD, PAS < 100 mmHg o FC > 100 lpm.

El paciente en shock secundario a SCA-CEST siempre debe trasladarse a un centro de

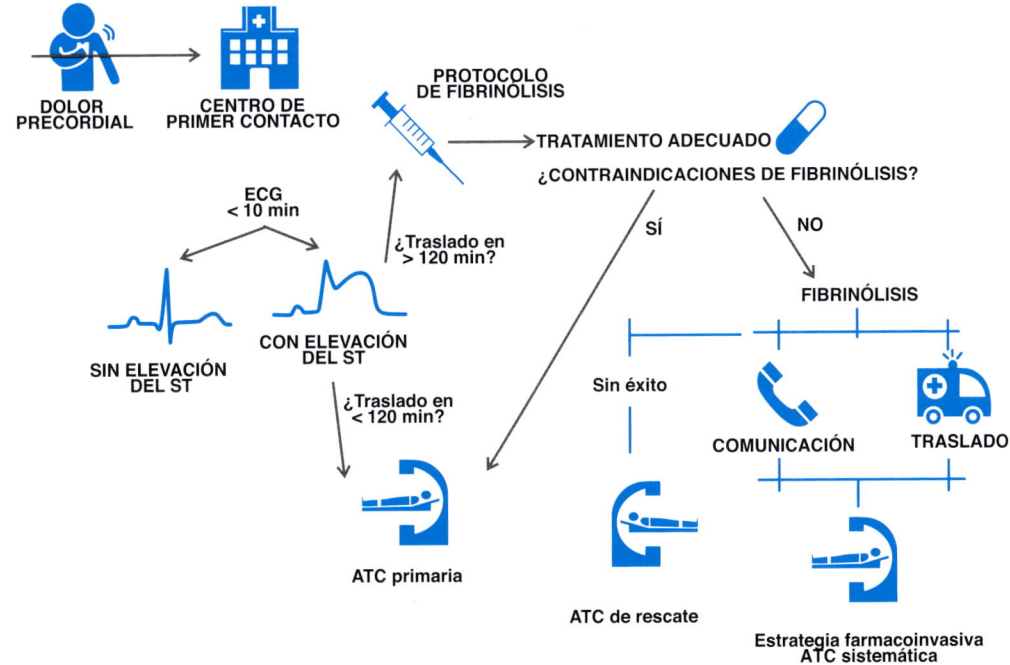

Fig. 5-13. Algoritmo de tratamiento del SCACEST.

hemodinamia para ATC primaria, al igual que los sobrevivientes de un paro cardíaco por IAM.

Si se elige el tratamiento fibrinolítico por la no disponibilidad de ATC primaria, se deben considerar las contraindicaciones del fármaco y administrar clopidogrel a los pacientes menores de 75 años con una dosis de carga 300 mg. En mayores de 75 años, la dosis de carga será de 75 mg.

Si se elige ATC primaria, se debe administrar clopidogrel con dosis de carga de 300-600 mg seguida de un mantenimiento de 75 mg una vez al día o ticagrelor con dosis de carga de 180 mg y dosis de mantenimiento de 90 mg cada 12 horas, o prasugrel con dosis de carga de 60 mg seguida de dosis de mantenimiento de 10 mg/día. No se recomienda el prasugrel para pacientes mayores de 75 años, menos de 60 kg de peso y antecedentes de ACV.

En ensayos clínicos aleatorizados, se ha demostrado que la ATC primaria es superior a la trombólisis para reducir la mortalidad, el reinfarto y el ACV. Esto se debe a que la tasa de reperfusión temprana obtenida por medios mecánicos (aproximadamente 90%) es muy superior a la obtenida farmacológicamente (alrededor de 50%).

> ! Tiempo es músculo cardíaco perdido, por lo cual el retraso en el inicio del tratamiento de reperfusión debe evitarse en sus distintas etapas (**fig. 5-14**).

Respecto de la administración de fibrinolíticos, es necesario conocer las contraindicaciones absolutas y relativas (**cuadro 5-4**). Los más utilizados son estreptocinasa (SK) y alteplasa (r-tPA).

Forma de administración de los fibrinolíticos

- SK 1 500 000 UI en 100 cm3 de solución fisiológica, en 30-60 min.
- Presentación: 1 ampolla de 1 500 000 UI.
- r-tPA: elegible en IAM extensos, < 6 h de evolución, pacientes < 75 años.

Inicialmente, se administran 15 mg en bolo seguidos de 0,75 mg/kg en 30 min (no superar 50 mg) y 35 mg en los 60 min restantes.

Presentación: 2 ampollas de 50 mg para diluir en 50 mL cada una.

La demora

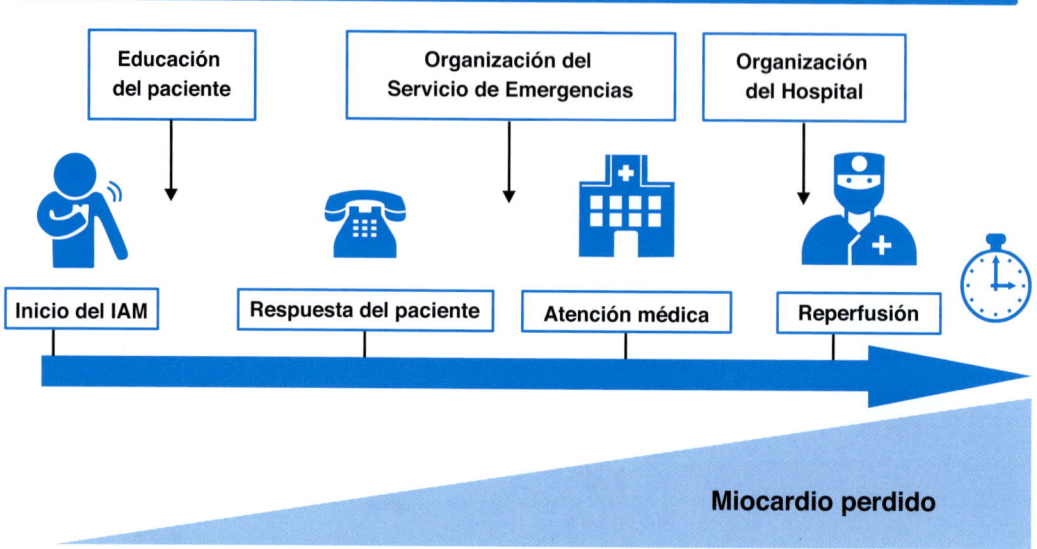

Fig. 5-14. Momentos causales de demora.

Cuadro 5-4. Contraindicaciones de los fibrinolíticos

Contraindicaciones absolutas

Antecedentes de cualquier sangrado intracraneal
Traumatismo facial o craneoencefálico significativo en los últimos 3 meses
Hemorragia gastrointestinal en el último mes
Ataque (accidente) cerebrovascular isquémico (ACV) en los últimos 3 meses, excepto ACV isquémico con < 3 h de evolución
Malformación vascular cerebral
Tumor cerebral primario o secundario
Sangrado activo o coagulopatía (excluida la menstruación)
Embarazo
Retinopatía diabética hemorrágica

Contraindicaciones relativas

HTA crónica, severa, pobremente controlada o no controlada al ingreso (sistólica > 180 mm Hg o diastólica >110 mm Hg)
Ataque isquémico transitorio en los 6 meses precedentes
Demencia
Cualquier enfermedad intracraneal no enumerada en las contraindicaciones absolutas
Resucitación cardiopulmonar traumática o prolongada (> 10 min)
Cirugía mayor en las últimas 3 semanas
Accesos vasculares no comprensibles
Hemorragia interna en las últimas 2-4 semanas o úlcera péptica en actividad
Activación
Anticoagulación oral
Embarazo o puerperio
Menstruación activa o lactancia
Para estreptocinasa: exposición previa (más de 5 días antes) o hipersensibilidad al fármaco

Ejemplo de administración: extraer 15 mL para el bolo, continuar infusión de 1 ampolla de 50 mg/50 mL a 100 mL/hora y los 35 mg restantes a 35 mL/hora.

Antes de administrar el r-tPA

Tratamiento antitrombótico:
Enoxaparina (recomendación IA).

- < 75 años: 30 mg EV en bolo, seguido en 15 min de 1 mg/kg, SC, c/12 h (máximo 100 mg en las 2 primeras dosis).
- > 75 años: sin bolo, 0,75 mg/kg, SC, c/12 h (máximo 75 mg para las 2 primeras dosis).
- Si el aclaramiento de creatinina < 30 mL/min sin considerar la edad: 1 mg/kg SC c/24 h.
- Duración de la administración de enoxaparina: hasta la revascularización o hasta 8 días de la estancia hospitalaria.

En caso de no disponer de enoxaparina, administrar heparina no fraccionada, heparina sódica, bolo 60 U/kg y continuar con 12 U/kg/h, durante 48 horas (máximo: bolo de 4000 U y 1000 U/h infusión para un paciente de 70 kg). Mantener el tiempo de tromboplastina parcial (KPTT) entre 50 y 70 s o 1,5-2 veces el nivel basal.

El normograma sugerido para el ajuste de heparina sódica se muestra en el **cuadro 5-5**.

La administración de heparina por más de 48 horas estaría restringida a pacientes con alto riesgo de tromboembolismo sistémico o venoso (IA).

Complicaciones de la administración de fibrinolíticos

- Hipotensión: la incidencia es del 10%. Se deberá enlentecer el ritmo de infusión y administrar solución salina.
- Reacciones alérgicas: corticoides y antihistamínicos.
- Hemorragia: suspender según la magnitud y solicitar coagulograma, tiempo de sangría, fibrinógeno y recuento de plaquetas. Interconsulta con hematología. Disponer de plaquetas y crioprecipitados.

Las contraindicaciones de los fibrinolíticos se resumen en el **cuadro 5-5**.

Criterios de reperfusión

Se controlan entre los 60-90 min de comenzada la infusión. Se debe evaluar:

- Dolor: una disminución del 50% para valores basales de la escala de dolor de 5 o más, o la desaparición si los valores son de 4 o menos. El valor de este criterio es relativo, porque puede disminuir con los analgésicos.
- ECG: se debe observar la evolución del supradesnivel del ST. En caso de que el tratamiento cumpla con su objetivo, se observará un descenso del 50% o más del supradesnivel del ST respecto del valor basal. Se muestra un ejemplo de mediciones y sumatoria en la **figura 5-15**.

Cuadro 5-5. Normograma sugerido para ajuste de heparina

BOLO de 4000 U e infusión continua SF 500 cc + Heparina sódica 24 000 U a 21 mL/h

KPTT	Bolo	Para la infusión	Cambio de velocidad mL/h	Repetir KPTT
< 40	3000	0	+2	6 h
40-49	0	0	+1	6 h
50-75	0	0	0	A la mañana siguiente
76-85	0	0	−1	A la mañana siguiente
86-100	0	30 min	−2	6 h
101-150	0	60 min	−3	6 h
> 150	0	60 min	−3	6 h

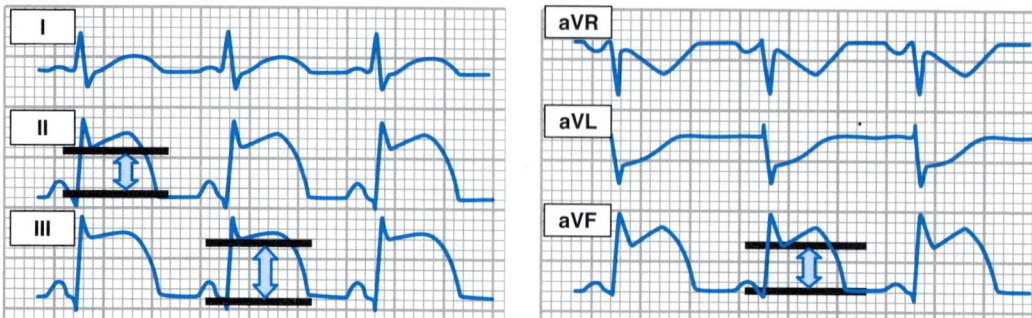

Fig. 5-15. Supradesnivel del ST. Ejemplo en un IAM inferior y evaluación de la sumatoria. La sumatoria del registro da 1,5 mV (15 mm) y se compone de la siguiente manera: DII 0,5 mV (5 mm), DIII 0,6 mV (6 mm) y aVF 0,4 mV (4mm). En el caso de ocurrir reperfusión la caída de la sumatoria debe ser al menos de 0,75 mV (7,5 mm).

- Enzimas: incremento significativo de la CPK total o la troponina, superior al doble del valor basal (del ingreso) si era patológico o al doble del valor máximo si era normal.

Debido a que algunos procedimientos son dificultosos, en caso de ATC primaria (con *stent* o sin este), es de utilidad preguntar al hemodinamista el criterio angiográfico de reperfusión, el cual puede clasificarse en grados TIMI *(thrombolysis in myocardial infarction)*:

TIMI 0: la arteria queda ocluida (sin reperfusión).

TIMI 1: el contraste infiltra el trombo, pero no perfunde.

TIMI 2: arteria abierta, pero con flujo lento.

TIMI 3: perfusión completa con buen flujo (indica mejor pronóstico, con preservación de la función ventricular).

SÍNDROME CORONARIO SIN ELEVACIÓN DEL SEGMENTO ST (SCASEST)

El dolor anginoso en pacientes con SCASEST tiene tres presentaciones clínicas principales:

- Angina de reposo (la angina comienza con el paciente en reposo).
- Angina grave de reciente comienzo (menos de dos meses).
- Angina in crescendo (aumenta en intensidad, duración o frecuencia).

Las alteraciones del ECG en el SCASEST pueden ser:

- Elevación transitoria del segmento ST
- Infradesnivel transitorio o persistente del segmento ST

- Inversión de la onda T, ondas T planas o una seudonormalización de la onda T
- El ECG puede ser normal

En pacientes con BCRI o ritmo de marcapasos, el ECG es de escasa ayuda para el diagnóstico de SCASEST.

En el SCASEST, la estratificación del riesgo es fundamental. Consiste en valorar en cada paciente el grado de riesgo isquémico en contraposición con el mayor riesgo de sangrado en el momento del tratamiento.

La estratificación es útil tanto para evaluar el riesgo de muerte o de complicaciones como también para implementar una terapéutica invasiva en el menor tiempo posible.

La estratificación del riesgo se divide en 3 etapas:

- Al ingreso: se basa en los datos clínicos, los antecedentes, la exploración física, el ECG y los marcadores de necrosis miocárdica, y la valoración del riesgo mediante la Clasificación de Riesgo de la *American Heart Association/American College of Cardiology* (ACC/AHA) o las puntuaciones TIMI o GRACE, validadas(recomendación IB) (**cuadros 5-6**, **5-7** y **5-8**). Clasificación para evaluar riesgo de sangrado: Crusade (**cuadro 5-9**).
- Intrahospitalaria o etapa evolutiva: evaluación de la respuesta al tratamiento médico. Durante las primeras 72 horas, se debe evaluar la respuesta al tratamiento médico en los pacientes que no fueron intervenidos en hemodinamia. Aquellos con recurrencia isquémica o falta de respuesta al tratamiento médico completo representan un subgrupo de mayor riesgo de

Cuadro 5-6. Clasificación del riesgo de la AHA/ACC

Variable	Riesgo alto (uno o más criterios)	Riesgo moderado	Riesgo bajo
Evolución	Progresión de los síntomas anginosos en las últimas 24 h	Infarto previo CRM previa Enfermedad vascular periférica o cerebrovascular Uso previo de aspirina	
Dolor	Dolor > 20 min presente al ingreso	Angina en reposo > 20 min, cede sola o con nitroglicerina sublingual Angina controlada Angina CF III-IV nueva o progresiva < 2 semanas con duración < 20 min	Aumento de duración, frecuencia, o intensidad de la angina previa Angina CF I-II Angina de reciente comienzo > 2 semanas y < 2 meses
Clínica	Edema pulmonar Soplo mitral nuevo 3.er ruido. Rales. Hipotensión. Shock Edad < 75 años	Edad > 70 años	
ECG	Cambios dinámicos o persistentes del ST Bloqueo de rama nuevo TVS	Alteración de la onda T Ondas Q previas	Normales Alteraciones inespecíficas
Troponina	+	-	-

CRM: cirugía de revascularización miocárdica. TVS: taquicardia ventricular sostenida. Angina CF: clase funcional I ante grandes esfuerzos, II al subir escaleras con rapidez o caminata 100-200 metros, III en tareas habituales, IV reposo.

Cuadro 5-7. Puntuación TIMI. Posibilidad de muerte /IAM o necesidad de revascularización próximas 2 semanas

Puntos	
1	Edad ≥ 65-74
1	Presencia de al menos 3 factores de riesgo para la cardiopatía coronaria: antecedentes familiares, HTA, hipercolesterolemia. DBT, tabaquismo actual
1	Estenosis previa coronaria > 50%
1	Desviación ST en el ECG de ingreso ≥ 0,5 mm
1	Por lo menos dos episodios de angina en las 24 horas anteriores
1	Elevación de marcadores cardíacos séricos
1	Uso de aspirina en los 7 días previos

Puntuación	Probabilidad	Riesgo
0-1	5%	Bajo
2	8%	
3	13%	Moderado
4	20%	
5	26%	Alto
6 a 7	41%	

Cuadro 5-8. Puntuación GRACE (global registry of acute coronary events)

Edad (años)	Puntos	FC (lpm)		Creatinina (mg/df)		Killip y Kimbal 1		PAS (mm Hg)	
< 40	0	< 50	0	< 0,39	2			<80	63
40-49	18	50-69	3	0,4-0,79	5		0	80-89	58
50-59	36	70-89	7	0,8-1,19	8	I	0	100-119	47
60-69	55	90-109	13	1,2-1,59	11	II	21	120-139	37
70-79	73	150-199	23	1,6-1,99	15	III	43	140-159	26
80-89	91	≥ 200	36	2-3,99	23	IV	64	160-199	11
≥ 90	100		43	≥ 4	31			≥ 200	0

Paro cardiorrespiratorio	43	
Biomarcadores elevados	15	TOTAL
Desviación del ST	11	

Puntuación GRACE y su valor pronóstico sobre la mortalidad intrahospitalaria y a los 6 meses

Riesgo mortalidad intrahospitalaria			Riesgo mortalidad a los 6 meses		
Bajo	< 108	< 1%	Bajo	< 88	< 3%
Intermedio	109-140	1-3%	Intermedio	89-118	3-8%
Alto	> 140	> 3%	Alto	> 118	> 8%

Cuadro 5-9. Escala de CRUSADE: puntuación de riesgo de sangrado en el SCASEST

Hematocrito	Puntos	Aclaramiento de creatinina	Puntos	FC	Puntos	PAS	Puntos	Enf. vascular periférica o cerebral
< 31	9	< 15	39	< 70	0	90	10	No = 0 Sí = 6
31-33,9	7	> 15 < 30	35	71-80	1	91-100	8	Diabetes mellitus
34-36,9	3	> 30 > 60	28	81-90	3	101-120	5	No = 0 Sí = 6
37-39,9	2	> 60 < 90	17	91-100	6	121-180	1	Insuficiencia cardíaca al ingreso
> 40	0	> 90 < 120	7	101-110	8	181-200	3	No = 0 Sí = 7
		< 120	0	111-120	10	181-200	5	Sexo
				>121	11			Masculino = 0 Femenino = 8
< 20 riesgo muy alto		21-30 riesgo bajo		31-40 riesgo moderado		41-50 riesgo alto		> 50 riesgo muy alto

complicaciones graves y se debe indicar cine-coronariografía y revascularización de la arteria responsable.

- Prealta: el objetivo es identificar a los pacientes con estrategia conservadora, a través de una prueba evocadora, y a aquellos con isquemia de riesgo alto que podrían desarrollar eventos luego del alta. Se recomienda el uso de la puntuación PRECISE-DAPT para la valoración del riesgo hemorrágico al alta.

La terapia antitrombótica y el manejo invasivo reducen el riesgo de complicaciones trombóticas en el SCASEST, pero incrementan el riesgo de sangrado.

Se recomienda la doble antiagregación con aspirina y un inhibidor del receptor P2Y12 (clopidogrel, ticagrelor o prasugrel) por lo menos durante un año, independientemente del manejo conservador o invasivo y del tipo de stent, y mantener el tratamiento con aspirina en forma indefinida.

ALGORITMO DEL SCASEST

Se muestra en el **recuadro 5-2**.

Contraindicaciones de los betabloqueantes (BB): bradicardia < 50/min, hipotensión, trastornos de la conducción, insuficiencia cardíaca, EPOC, asma. No administrar a pacientes con sospecha de vasoespasmo o que consuman cocaína. Entre sus efectos, la cocaína produce sobreestimulación simpática y liberación de vasoconstrictores, por lo que la estrategia inicial consiste en disminuir el tono simpático con benzodiacepinas orales o parenterales, según el caso (midazolam 5-10 mg, lorazepam 2-4 mg), lo que reduce la presión arterial y la frecuencia cardíaca. Los BB deben evitarse en la etapa aguda, ya que pueden favorecer esta acción alfa-1 estimulante

vasoconstrictora periférica de la cocaína con el consiguiente efecto deletéreo sobre el consumo de oxígeno miocárdico. En este caso, son útiles los bloqueantes cálcicos, con efectos tanto sobre la presión arterial como sobre el espasmo coronario, y debe considerarse el uso de fentolamina 1-5 mg intravenosa (IV), alfabloqueante específico ante hipertensión persistente.

Durante los últimos años, la estrategia invasiva temprana en el SCASEST se ha extendido con un bajo nivel de complicaciones, reducción de la internación y resultados favorables. Es así como 10-15% de los pacientes tendrán ausencia de lesiones obstructivas. Un 20-25% presentará lesiones del tronco o de tres vasos y podrá beneficiarse con la cirugía. El resto podrá recibir la angioplastia de la lesión culpable y resolver el cuadro agudo. A raíz de ello, el Consenso SAC 2020 propone estrategias de acuerdo con el riesgo y la disponibilidad de hemodinamia (**cuadro 5-10**).

Tener en cuenta los hallazgos electrocardiográficos confundidores en el diagnóstico de IAM (**cuadro 5-11**).

Recuadro 5-2. Algoritmo del SCASEST

Colocar O_2 con SaO_2 < 90%.

Calmar el dolor: nitratos vía SL o IV por 24 h con bomba de infusión* (Recomendación IC), 10-20 µg/min, aumentar de 5-10 µg/min, cada 5-10 min, con monitorización clínica por riesgo de hipotensión, o morfina si no calma (IIB) 4-8 mg, seguida de 2-8 mg por vía IV, cada 5-15 min. Produce analgesia a nivel del sistema nervioso central, venodilatación (reduce la precarga ventricular izquierda) y disminución de la resistencia vascular sistémica (reduce la poscarga). La administración de ambos a la vez puede hipotensar (en ese caso, expandir). En caso de hipotensión y bradicardia, se puede optar por meperidina (vagolítico) 25 mg IV cada 5-10 min.

Evaluar contraindicaciones de los BB y administrarlos dentro las primeras 24 horas. Carvedilol (bloqueante alfa y beta): 3,125-25 mg, cada 12 h. Bisoprolol (cardioselectivo: bloquea principalmente los receptores beta1): 2,5-10 mg, 1-2 veces por día. Atenolol (cardioselectivo): 12,5-100 mg, 1-2 por día. Objetivo: FC 50-60 × min y PAS < 130 mm Hg.**

Bloqueantes cálcicos si BB está contraindicado o ST si se halla nivelado.

Diltiazem: 30-90 mg vía VO, cada 6-8 h, hasta 360 mg/día.

AAS: 150-325 mg; luego, 100 mg/día (IA) más inhibidores del receptor P2Y12 (IB): clopidogrel, carga 300-600 mg y mantenimiento 75 mg/día o ticagrelor (preferible en caso de insuficiencia renal), dosis de carga 180 mg y mantenimiento 90 mg cada 12 h, o prasugrel (no recomendado para pacientes > 75 años o peso < 60 kg), carga 60 mg, mantenimiento 10 mg/día.

Enoxaparina (IA): 1 mg/kg por vía subcutánea (SC) cada 12 h hasta el alta hospitalaria o la ATC (c/24 h si el aclaramiento de creatinina es < 30 mL/min); o heparina no fraccionada (IB) en bolo, 60 UI/kg (máx. 4000 UI). Luego, infusión de 12 UI/kg/h (máx. 1000 UI/h) ajustada por KPTT por 48 h o hasta ATC. El hemodinamista considerará el uso de inhibidores de la glucoproteína IIb/IIIa durante el procedimiento como complemento en pacientes de alto riesgo o para complicaciones trombóticas durante esta intervención. Eptifibatida. Tirofibán. Abxicimab (IIb,B).

(continúa)

Recuadro 5-2. **Algoritmo del SCASEST** (continuación)

Dolor
ECG < 10 min realizado y leído

Interrogar y corregir precipitantes/agravantes: hipertiroidismo, anemia, suspensión brusca de BB, arritmias, infecciones, estrés psíquico o físico, uso de cocaína, descongestivos nasales

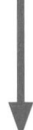

Laboratorio: de rutina, con plaquetas, coagulograma, RIN, troponina.
Pensar en causas orgánicas, metabólicas que puedan producir trastornos de ST.
Siempre útiles: radiografía de tórax, Eco-Doppler cardíaco

Evaluación estratégica invasiva en SCASEST

RIESGO MUY ALTO	RIESGO ALTO	RIESGO INTERMEDIO
Inestabilidad hemodinámica o shock cardiogénico Dolor torácico recurrente o persistente sin respuesta al tratamiento médico (angina resistente) Arritmias con riesgo vital (TV sostenida) o paro cardíaco (FV) Complicaciones mecánicas de insuficiencia mitral (nueva aparición o empeoramiento de insuficiencia mitral) Insuficiencia cardíaca aguda (signos y síntomas de insuficiencia cardíaca aguda) Cambios dinámicos recurrentes en la onda ST-T, en especial con elevación intermitente del segmento ST	NINGUNA DE LAS ANTERIORES Subida o caída de troponinas cardíacas compatible con infarto de miocardio Nueva o presumiblemente nueva depresión del segmento ST Cambios dinámicos de las ondas ST o T (sintomáticos o silentes) Puntuación GRACE > 140	NINGUNA DE LAS ANTERIORES Diabetes mellitus Insuficiencia renal (TFGe < 60 mL/ min/1,73 m2) FEVI < 40% o insuficiencia cardíaca congestiva Angina precoz tras un IAM, Intervención coronaria percutánea previa (dentro de los 6 meses) Cirugía de revascularización coronaria previa Puntuación GRACE > 109 y < 140 o TIMI ⩾ 2
Estrategia invasiva inmediata < 2 horas	**Estrategia invasiva temprana < 24 horas**	**Estrategia invasiva retrasada entre 25 y 72 horas**
Los pacientes de riesgo muy elevado que se presentan en un centro médico sin disponibilidad de sala de hemodinamia deben ser trasladados, de forma prioritaria, a otro centro con tal recurso	Los pacientes con riesgo elevado que se presentan en un centro médico sin disponibilidad de sala de hemodinámica deben ser trasladados en el mismo día	El traslado de pacientes de riesgo moderado puede realizarse sin urgencia. El traslado es opcional en pacientes de riesgo bajo

(continúa)

Recuadro 5-2. Algoritmo del SCASEST (continuación)

	Dosis µg/min	mL/h
	10	3
	20	6
*GOTEO DE NITROGLICERINA	23	7
50 mg en 250 mL de SF o Dx 5%	27	8
o 25 mg en 250 cc (duplicar goteo)	30	9
Amp: 25 mg en 5 mL (5 mg/mL). Dosis: 10 a 200 µg/min.	33	10
Subir goteo de 10 µg por vez (3 mL/hora)	40	12
1 mL = 200 µg de nitroglicerina	50	15
	60	18
	70	21
El ajuste se puede hacer de acuerdo con el control de los	80	24
síntomas clínicos o la disminución de la presión arterial sistólica	90	27
del 10% en pacientes normotensos o del 30% en hipertensos.	100	30
Mantener cifras de presión arterial sistólica	110	33
> 90 mm Hg y evitar un aumento de la frecuencia cardíaca	117	35
> 10 lpm o que exceda los 110 lpm.	127	38
Reacciones adversas: cefalea, hipotensión	133	40
	150	45

** Los betabloqueantes inhiben competitivamente los efectos miocárdicos de las catecolaminas circulantes y reducen el consumo miocárdico de oxígeno al disminuir la frecuencia cardíaca, la presión arterial y la contractilidad miocárdica.

INFARTO DE VENTRÍCULO DERECHO (VD)

Conceptos

- 90% de los casos por la oclusión de CD proximal.
- Se presenta en 30-50% de los pacientes que cursan un IAM inferior y 10-15% tiene compromiso hemodinámico.
- El IAM de VD con compromiso hemodinámico tiene una mortalidad de 25-30%.
- El shock cardiogénico por falla de VD tiene menor mortalidad que por otras causas. La disfunción suele ser transitoria.

Sospecha clínica

Con afectación hemodinámica, presentan la tríada clásica:

- hipotensión arterial
- ingurgitación yugular
- ausencia de signos de congestión pulmonar

Marcada sensibilidad a diuréticos, morfina, nitroglicerina, con aparición de hipotensión arterial y oliguria. La expansión mejora el gasto cardíaco.

ECG

- Supradesnivel ST > 0,5 mm en VR4
- Depresión especular ST V1 y AVL

Ecocardiograma: dilatación e hipocinesia del VD y movimiento anómalo del tabique interventricular y el interauricular.

ALGORITMO INTEGRADOR DEL SCA

Se muestra en la **figura 5-16**.

Cuadro 5-10. Estrategias recomendadas en SCASEST de acuerdo con el riesgo y la disponibilidad de sala de cateterismo

Estrategia invasiva en SCA sin elevación del segmento ST

		Centro sin hemodinamia	Centro con hemodinamia
IA	Angina y cambios del segmento ST persistentes luego del tratamiento médico inicial (angina refractaria – recurrente)	Invasiva inmediata	Derivación urgente a centro de hemodinamia si es factible
IC	Infradesnivel del segmento ST extenso asociado a hipotensión arterial		
IC	Insuficiencia cardíaca secundaria a isquemia extensa		
IC	Arritmias complejas asociadas a cuadro coronario inestable		
IIaC	PCR reanimado sin supra-ST y sin daño neurológico		
IA	Cambios dinámicos del segmento ST-T	Invasiva 24 h	Derivación a centro con hemodinamia luego del tratamiento médico inicial si es factible
IA	Riesgo elevado por 1 (AHA, GRACE, TIMI)		
IA	Elevación significativa de biomarcadores		
IA	Diabetes *mellitus*, insuficiencia renal < 60 mL/min		
IIaC	ATC o CRM previa dentro del año		

Cuadro 5-11. Hallazgos electrocardiográficos confundidores en el diagnóstico de IAM

Pericarditis

Repolarización precoz

Aneurisma de aorta

Embolia de pulmón

Neumotórax

Preexcitación: síndrome de Wolff-Parkinson-White

Síndrome de elevación del punto J: Brugada

Síndrome de tako-tsubo

Hemorragia subaracnoidea

Alteraciones metabólicas: hiperpotasemia

Fármacos: antidepresivos tricíclicos o fenotiazinas

Infarto previo con ondas Q y persistencia de elevación del ST

Aneurisma VI

BCRI previo

Hipertrofia ventricular izquierda

Miocardiopatía hipertrófica

Miocarditis

Estimulación ventricular derecha: marcapasos

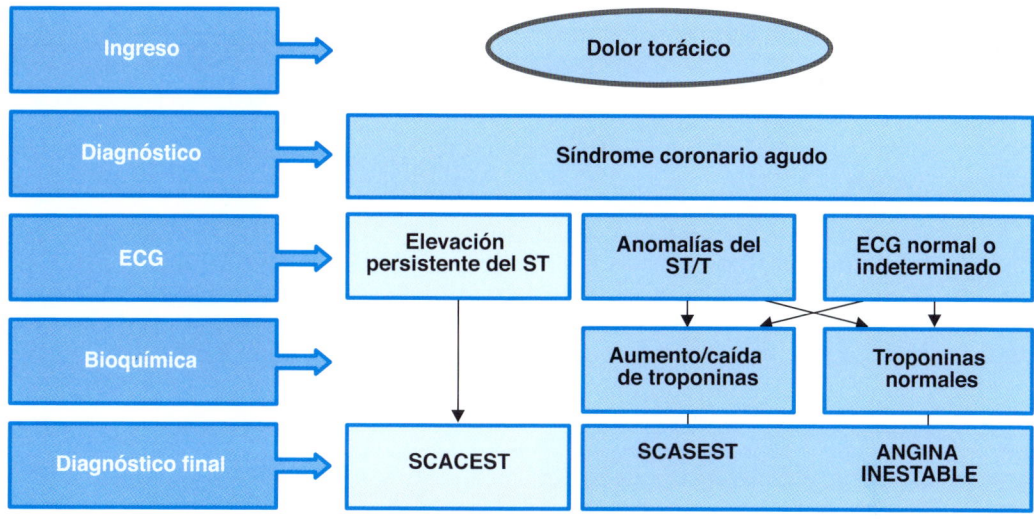

Fig. 5-16. Algoritmo integrador del SCA.

COMPLICACIONES DEL IAM

Respecto de las complicaciones, los SCASEST tienen una menor mortalidad intrahospitalaria y una tasa inferior de complicaciones que los SCACEST, pero una mayor incidencia de eventos cardíacos posteriores, como isquemia, infarto, reinfarto y muerte (**cuadro 5-12**).

La insuficiencia cardíaca (IC) es la complicación más frecuente del IAM: 15-30%. Triplica la mortalidad del IAM. Los pacientes se clasifican de acuerdo con su clase funcional (**cuadro 5-13**).

La IC puede ser secundaria a disfunción sistólica, disfunción diastólica o ambas.

La disfunción diastólica del VI provoca hipertensión venocapilar, congestión y edema pulmonar. La disfunción sistólica genera síndrome de bajo gasto cardíaco.

Su máxima expresión es el shock cardiogénico, con alta mortalidad, con una tendencia a la disminución desde la angioplastia primaria.

El shock secundario a IAM se puede presentar al ingreso (15%) o durante la evolución (85%), y su causa es variada. Es más frecuente en el IAM de cara anterior (**cuadro 5-14**).

El tratamiento consiste en soporte hemodinámico, fármacos vasopresores y asistencia ventilatoria mecánica (AVM).

La AVM disminuye el trabajo cardíaco, y la PEEP reduce la precarga y la poscarga; baja el consumo de oxígeno, a la vez que mejora el edema pulmonar y la acidosis metabólica y láctica.

Las complicaciones mecánicas son de baja incidencia, requieren diagnóstico y tratamiento precoz, se presentan tempranamente, por lo general en ausencia de arterias colaterales, y tienen alta mortalidad. Es mandatorio la realización del eco-Doppler cardíaco para ayudar al diagnóstico. El tratamiento es quirúrgico (**cuadro 5-15**).

En el IAM, las arritmias se presentan en el 90% de los casos (**cuadros 5-16** y **5-17**).

Cuadro 5-12. Complicaciones del IAM
INSUFICIENCIA CARDÍACA
Shock cardiogénico
COMPLICACIONES MECÁNICAS
Comunicación interventricular por rotura del tabique
Insuficiencia mitral aguda por rotura del músculo papilar
Rotura de pared libre
ARRITMIAS

Cuadro 5-13. Clasificación de insuficiencia cardíaca

Clasificación Killip y Kimball		Mortalidad primeras 48 h
I	Sin IC	7,3%
II	IC leve Rales < 50% del pulmón R3. Taquicardia. Soplo. Ingurgitación yugular Desorientación temporoespacial. Frialdad. Acidosis metabólica	19,9%
III	EAP	39%
IV	Shock cardiogénico: PAS < 90 PAM < 65 mm Hg Congestión pulmonar. Hipoperfusión de órganos vitales	70,1%

Cuadro 5-14. Causas de shock

Causas de shock en el IAM	
Falla ventricular izquierda	74%
Insuficiencia mitral	8,3%
Comunicación interventricular	4,6%
Disfunción ventricular derecha	3,4%
Taponamiento o rotura	8%

Cuadro 5-15. Complicaciones mecánicas

	Rotura del tabique intraventricular	Rotura de pared libre	Rotura de músculo papilar
Incidencia	0,2-3%	1,6%	0,6-1%
Rango de aparición	1-14 días	1-14 días	1-14 días
Aparición (picos bimodales)	Primeras 24 h 3-5 días	Primeras 24 h 3-5 días	Primeras 24 h 3-5 días
Clínica	Soplo 90%. Frémito	Ingurg. yugular	Soplo 50%
Eco-Doppler	Cortocircuito (shunt)	Derrame pericárdico	Insuficiencia mitral

Cuadro 5-16. Arritmias en el IAM

FASE PRECOZ	Inestabilidad eléctrica	Extrasístoles ventriculares (90%) TV FV (2-4%) RIVA
	Falla de bomba o disminución de la distensibilidad del VI 10%	Taquicardia sinusal Fibrilación auricular (FA) Aleteo auricular (AA) Taquicardia paroxística supraventricular (TPSV)
	Bradiarritmias	Bradicardia sinusal BAV completo 20% IAM VD Ritmo de la unión A-V
FASE TARDÍA	Reentrada en cicatriz de infarto	TV Disfunción del VI asociada

Cuadro 5-17. Pronóstico y tratamiento de las arritmias

Arritmias		Tratamiento
TV No sostenida	Asociada a la isquemia No afecta el pronóstico Hasta en un 67% de los IAM	Compromiso hemodinámico: cardioversión eléctrica (CVE) Sin compromiso hemodinámico: amiodarona, Lidocaína
TV sostenida	Asociadas a IAM extenso Mortalidad intrahospitalaria 8%	
FV	PRIMARIA: generalmente, las primeras 12 h. 5% de los IAM SECUNDARIA: luego de las 48 h del IAM. Se vincula con falla de bomba. Shock. Es de mal pronóstico	Desfibrilación
Extrasístoles ventriculares	Asociadas a trastornos metabólicos	BB
RIVA	Asociadas al pasaje del fibrinolítico	
Taquicardia sinusal	Buscar causa: hipovolemia. IC. IAM de gran tamaño	
FA	Frecuente (10-20%) Se asocia a IAM de gran tamaño Alto riesgo embólico	Amiodarona BB Digital
TPSV	Poco frecuente	BB
Bradicardia sinusal	IAM inferior (10-25%) por hipertonía vagal	Atropina en bradicardia sintomática < 50 lpm
BAV	7% IAM	
BAV 1.er grado	Frecuente. Usualmente, transitorio	
BAV 2.° grado Mobitz I	Asociado a isquemia del nodo. Usualmente, transitorio	Atropina

CONCLUSIONES

Diez conceptos para recordar:

1. En el paciente con dolor torácico, debe realizarse un ECG de 12 a 18 derivaciones dentro de los 10 minutos del ingreso.
2. El ECG de 12 derivaciones debe extenderse cuando se halla comprometida la cara inferior para descartar el compromiso de la cara posterior y del ventrículo derecho.
3. Un ECG normal no descarta SCA, por lo que el paciente debe ser evaluado integralmente con la clínica, teniendo en cuenta antecedentes, marcadores cardíacos y ECG seriados.
4. La troponina cualitativa NO es útil. La más específica es la troponina I o T, cuantitativa y de alta sensibilidad. Se debe considerar el contexto clínico, ya que existen otras causas de elevación de este marcador cardíaco (en estos casos, no hay curva de elevación y descenso como en SCA).
5. La prioridad en el SCACEST es la reperfusión.
6. La estrategia de ATC primaria es el procedimiento de referencia y más recomendable que la fibrinólisis, siempre que se realice en < 120 minutos; de lo contrario, debe recibir un fibrinolítico.
7. El paciente en shock y el sobreviviente de un paro cardíaco secundario a IAM siempre deben trasladarse a un centro de hemodinamia para ATC primaria.
8. La estratificación en el SCASEST es útil para evaluar los riesgos isquémicos y hemorrágicos, y el tratamiento.
9. La complicación más frecuente del IAM es la insuficiencia cardíaca.
10. Más allá de las definiciones de IAM, lo que determinará el diagnóstico y el tratamiento inicial continúan siendo el interrogatorio, la evaluación clínica, el ECG y el laboratorio, junto con el criterio médico.

BIBLIOGRAFÍA

Astesino A, Renna N, et al. Infarto agudo de miocardio con elevación del ST. Prevalencia según el sexo. Revista CONAREC 2018;33(147):314-6.

Berg K, Soar J, Andersen L, Bottiger B, Cacciola S, Callaway C, et al Adult Advanced Life Support: 2020 International Consensus on Cardiopulmonary Resuscitation and Emergency Cardiovascular Care Science With Treatment Recommendations. Circulation 2020;142:92-139.

Borja Ibáñez, et al. Grupo de Trabajo de la Sociedad Europea de Cardiología (ESC) para el tratamiento del infarto agudo de miocardio en pacientes con elevación del segmento ST. Guía ESC 2017 sobre el tratamiento del infarto agudo de miocardio en pacientes con elevación del segmento ST. Revista Española de Cardiología 2017;70(12):1082.1-61.

Consenso para el Manejo de Pacientes con Dolor Precordial. Consenso de la Sociedad Argentina de Cardiología. Revista Argentina de Cardiología 2016;84:378-401. http://dx.doi.org/10.7775/rac.es.v84.i4.9074.

Consenso Síndromes Coronarios Agudo 2020. Revista Argentina de Cardiología/Vol. 88, Suplemento 6/2020.

Fernández Portales J, García Robles J, et al. Utilidad clínica de los distintos marcadores biológicos CPK, CPK MB masa, mioglobina y troponina T en una unidad de dolor torácico. ¿Cuándo, cuáles y cómo pedirlos? Revista Española de Cardiología 2002;55(9):913-20.

Freire Castroseiros E, Penas Lado M, et al. Patología del corazón de origen extracardíaco (VIII) Cocaína y corazón. Revista Española de Cardiología 1998;51(5).

Gagliardi J, Charask A, et al. Infarto agudo de miocardio en la República Argentina. Análisis comparativo en los últimos 18 años. Resultados de las encuestas SAC. Revista Argentina de Cardiología 2007;75(3):171-179. Disponible en: http://www.redalyc.org/articulo.oa?id=305326875003.

Guías de Manejo de los SCA en TI y Unidades de Emergencia. Comité de Cardiología Crítica SATI. Revista Argentina de Terapia Intensiva 2018:35 (Número 1 Supl).

Guías de Manejo y Tratamiento de los Síndromes Coronarios Agudos sin Elevación del Segmento ST (SCASEST) en Terapia Intensiva y Unidades de Emergencia. Revista Argentina de Terapia Intensiva 2019;36(41).

Hamm CH, Bassand JP, Agewall S, et al. Guía de práctica clínica de la ESC para el manejo del síndrome coronario agudo en pacientes sin elevación persistente del segmento ST. Revista Española de Cardiología 2012;65(2):173.l-55.

Infarto agudo de miocardio en la República Argentina. Revista del Consejo Argentino de Residentes de Cardiología 2015;130:190-4.

Kaifoszova Z, Widimsky P, et al. La iniciativa Stent for Life en Europa. Revista Española de Cardiología 2011 (Supl);11(C):2-5.

Thygesen K, Alpert JS, Jaffe AS, Bernard R, et al. Fourth Universal Definition of Myocardial Infarction. J Am Coll Cardiol 2018;72(18):2231-2264. doi: 10.1016/j.jacc.2018.08.1038. E pub 2018 Aug 25.

Macin S, Perna E, et al. La troponina T es un marcador temprano de reperfusión en el infarto agudo de miocardio. Revista Argentina de Cardiología 2001;69(5).

Ramos H, Pach,co J. et al. Evaluación del dolor torácico agudo por el Intensivista. En Cardiología crítica de SATI. 1.ra edición. Buenos Aires. Panamericana, 2014.

Rener A, Figueroa S. Efectos Cardiovasculares de la cocaína. A propósito de dos casos. Rev Urug Cardiol 2014;29:60-6.

Roffi M, Patrono C, et al. Guía ESC 2015 sobre el tratamiento de los Síndromes coronarios agudos en pacientes sin elevación persistente del segmento ST. Grupo de Trabajo de la Sociedad Europea de Cardiología. Rev Esp Cardiol 2015;68(12):1125.l-64.

Ataque* cerebrovascular isquémico

6

OBJETIVOS

- Reconocer los signos y síntomas compatibles con un ataque cerebrovascular (ACV).
- Entender el concepto de ventana terapéutica.
- Comprender los diferentes eslabones de la cadena de supervivencia del ACV.
- Aplicar las escalas de evaluación prehospitalaria y hospitalaria.
- Reconocer los signos tomográficos del ACV isquémico.
- Conocer las indicaciones y contraindicaciones del tratamiento fibrinolítico.
- Aplicar el algoritmo para ACV isquémico.

INTRODUCCIÓN

Las enfermedades cardiovasculares, junto con el cáncer y las enfermedades respiratorias, concentran el 66,7% de las causas de muerte en nuestra sociedad, y son las de mayor prevalencia a nivel mundial tanto en hombres como en mujeres.

Dentro de ellas, la cardiopatía isquémica y los ataques cerebrovasculares (ACV), generan la mayor tasa de mortalidad de los últimos años e integran el grupo de las enfermedades prevenibles y no transmisibles.

Los ACV pueden ser isquémicos o hemorrágicos. Los ACV isquémicos dan cuenta del 70 al 90% según las distintas publicaciones y con algo de variabilidad entre las diferentes regiones del mundo. Tiene una incidencia y una prevalencia crecientes por el envejecimiento poblacional.

El ACV es una emergencia médica asociada a una elevada morbimortalidad. Es la tercera causa de muerte en general y la segunda en mayores de 85 años, y una de las principales causas de discapacidad en los adultos. Además, no solo afecta al paciente sino a su familia, el sistema de salud y la sociedad, y genera un alto costo.

En los últimos años, el tratamiento del ACV isquémico ha evolucionado de manera extraordinaria y, en la actualidad, existen tratamientos costo-efectivos. En la etapa aguda, la reperfusión cerebral es posible con tratamientos farmacológicos, intravasculares y combinados.

El diagnóstico precoz y el tratamiento adecuado definirán el pronóstico del paciente. El tiempo de evolución es uno de los criterios fundamentales para la utilización de los tratamientos disponibles, por lo que se han desarrollado unidades de ACV con el objetivo de acortar los tiempos, ya que "el tiempo es cerebro".

El objetivo de este capítulo es brindar información sobre el diagnóstico y el tratamiento del ACV isquémico. Se ofrece un algoritmo de tratamiento y diferentes instrumentos para el manejo de esta patología. Finalmente, se da una visión sobre la gestión de las unidades de ACV.

FISIOPATOLOGÍA DEL ACV ISQUÉMICO

La isquemia cerebral es el trastorno en el cual un área del encéfalo se afecta de forma transitoria o permanente por el cese del flujo sanguíneo cerebral (FSC), y se ven afectados uno o más territorios vasculares.

La consecuencia de la hipoperfusión sobre el tejido cerebral involucrado dependerá del grado de reducción del FSC y del tiempo de este.

En el siguiente gráfico, se visualizan las consecuencias bioquímicas y citológicas de la ausencia de FSC, que finalmente, si no se reperfunde, llevará al infarto cerebral.

La isquemia pone en marcha un proceso de destrucción de la unidad neurovacular, compuesta por neuronas, glía y endotelio vascular, lo cual lleva a destrucción celular y edema citotóxico, apoptosis y disrupción de la barrera hematoencefálica (**fig. 6-1**).

---

* Se prefiere la denominación ataque en lugar de accidente, porque da cuenta de algo que no se debe a la fatalidad sino que puede prevenirse.

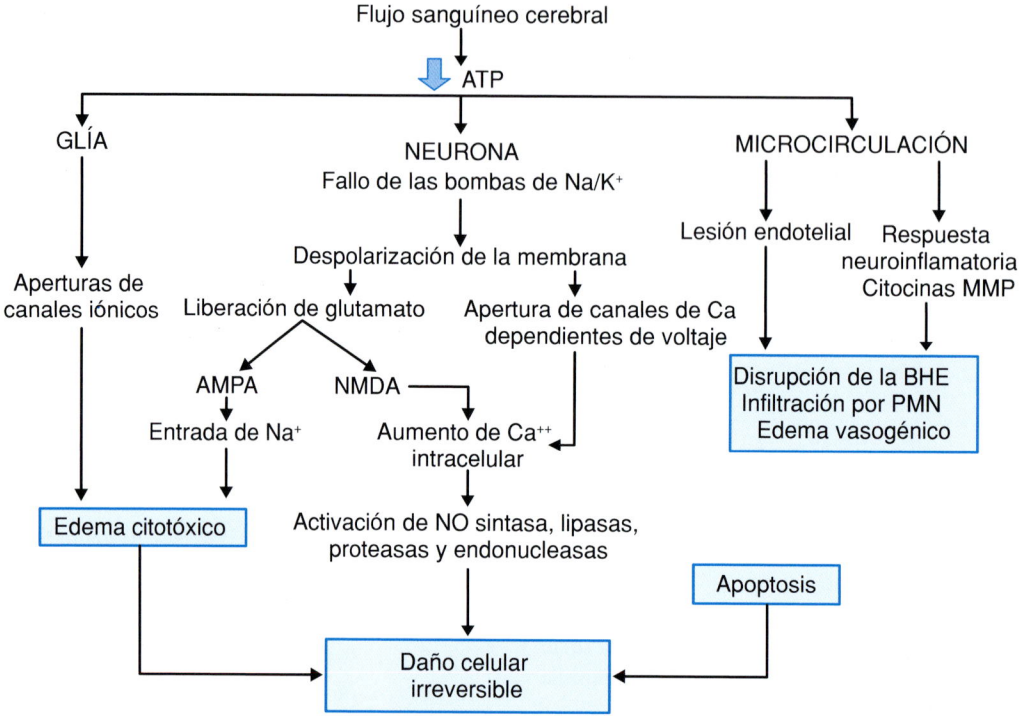

Fig. 6-1. Cascada isquémica cerebral. Adaptada de Castillo y cols. BHE: barrera hematoencefálica; PMN: leucocitos polimorfonucleares; MMP: metaproteasas; NO: óxido nítrico; AMPA: ácido α-amino-3-hidroxi-5-metil-4-isoxazol; NMDA: N-metil-D-aspartato; ATP: trifosfato de adenosina.

La comprensión de algunos conceptos básicos fisiopatológicos es esencial para optimizar la evaluación y el tratamiento de pacientes con ACV isquémico agudo.

Núcleo isquémico y penumbra isquémica

Se entiende como núcleo (*core*) isquémico aquella área del cerebro con daño cerebral irreversible producto de la isquemia (infarto) por ausencia de flujo sanguíneo, debida a una oclusión arterial o un fenómeno hemodinámico, rodeada por un área de tejido hipoperfundido y no funcional pero potencialmente recuperable conocido como penumbra isquémica.

Los tratamientos de reperfusión están dirigidos a salvar ese tejido en penumbra. Los estudios de perfusion cerebral tales como la tomografía computada (TC) por perfusión o la resonancia magnética (RM), magnética con difusión-perfusión, apuntan a poder delimitar y cuantificar dicha área.

La evolución de un área de penumbra a un área con daño cerebral irreversible está determinada por la duración de la isquemia, el monto isquémico, el daño cerebral secundario y la calidad de flujo sanguíneo contralateral. Por lo tanto, la recanalización temprana y la mejoría en la circulación colateral son las prioridades en el tratamiento del ACV agudo.

Circulación colateral

Es la red vascular compensatoria, la cual puede proporcionar suficiente flujo sanguíneo al tejido afectado para prevenir una isquemia cuando la arteria principal se encuentra comprometida. El flujo colateral, variable entre las distintas personas, es aquel que sustenta la viabilidad de la penumbra y retrasa la progresión de la isquemia. Por lo tanto, evitar caídas bruscas de la presión arterial o administrar líquidos en forma intravenosa es una forma de apoyar y fortalecer dicha circulación.

Daño cerebral secundario

Las medidas que tienen como finalidad disminuir la lesión secundaria se conocen como medidas o tratamientos neuroprotectores. Las lesiones cerebrales secundarias, como la hipoglucemia, la hipoxemia y la fiebre, empeoran los resultados de los pacientes con ACV al exacerbar las alteraciones bioquímicas del cerebro isquémico. Por lo tanto, evitarlos, buscarlos y realizar correcciones correspondientes es neuroprotección. La hipoglucemia exacerba la falta de energía y debe evitarse. La hiperglucemia también empeora los resultados de los pacientes con ACV. Las guías actuales recomiendan mantener una glucemia entre 140-180 mg/dL. La fiebre se asocia con peores resultados. Los mecanismos subyacentes incluyen aumento de la demanda metabólica cerebral, excitotoxicidad, producción de radicales libres, rotura de la barrera hematoencefálica y proteólisis. El tratamiento rápido y enérgico de la fiebre mostró beneficios. La tasa de extracción de oxígeno aumenta en el área de penumbra, por lo que se recomienda proporcionar el oxígeno adecuado para evitar la hipoxemia. Debe mantenerse una saturación de oxígeno por encima de 94%. Los valores de natremia dentro de rangos fisiológicos 135-145 mEq/dL demostraron disminuir la lesión secundaria.

Los objetivos del tratamiento agudo del ACV isquémico son la reperfusión precoz del tejido cerebral amenazado, las terapias neuroprotectoras para frenar la cascada isquémica y el daño secundario, así como la prevención de la recurrencia.

CADENA DE SUPERVIVENCIA

En la cadena de supervivencia del ACV, el primer eslabón es el reconocimiento por parte del paciente y su familia, seguido de la activación del sistema de emergencia médica (SEM), la atención inicial prehospitalaria y la derivación a un hospital con capacidades para el diagnóstico (centro con TC) y tratamiento de reperfusión (disponibilidad de r-tPA o hemodinamia) (**fig. 6-2**).

La educación de la población y el desarrollo de programas de atención del ACV isquémico en el contexto prehospitalario y hospitalario están enfocados en la rápida detección y el tratamiento adecuado y oportuno, con el objetivo de reducir la morbimortalidad.

DIAGNÓSTICO Y TRATAMIENTO DEL ACV

El sistema de salud debe implementar protocolos multidisciplinarios para la rápida evaluación y tratamiento de los pacientes con sospecha de ACV a fin de acortar los tiempos de diagnóstico y posibilitar la reperfusión del territorio cerebral afectado.

El manejo de la enfermedad cerebrovascular incluye:

- Medidas para diagnosticar precozmente el ACV.
- Limitar sus consecuencias neurológicas.
- Prevenir y tratar las complicaciones.
- Estrategias para prevenir un nuevo episodio mediante la modificación de los factores de riesgos y el inicio de la terapia antiagregante/anticoagulante e hipolipemiante (prevención secundaria).

Importancia del diagnóstico temprano. Concepto de ventana terapéutica

La ventana terapéutica es el tiempo del que disponemos para reperfundir el territorio amenazado para evitar que la penumbra isquémica evolucione

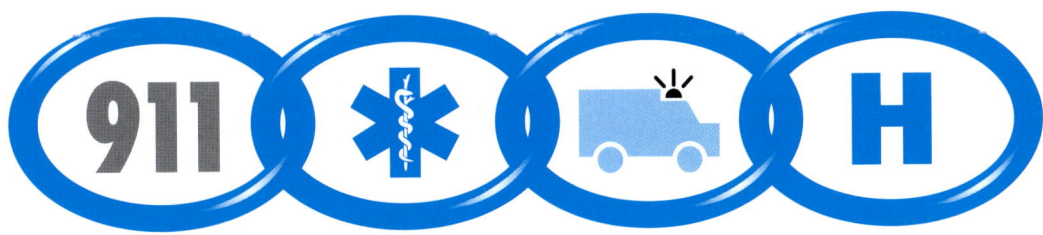

Fig. 6-2. Cadena de supervivencia del ACV isquémico.

a un infarto. El diagnóstico temprano y la intervención oportuna y apropiada posibilta reducir el tamaño del infarto y preservar la mayor cantidad posible de tejido cerebral amenazado.

Se toma como inicio de ventana el horario de comienzo de los síntomas neurológicos. En pacientes que no pueden responder correctamente o que despiertan con el déficit, el inicio de ventana es la última vez que un testigo los vio sin síntomas.

> ! La ventana terapéutica para la fibrinólisis sistémica en el ACV isquémico es de 4,5 horas del inicio de los síntomas. Hasta las 3 horas, no hay límite de puntuación de la escala NIHSS para indicar terapia fibrinolítica; hasta las 4,5 horas, la puntuación de NIHSS idealmente debe ser ≤ 25 puntos (ventana extendida).

Síntomas

El reconocimiento temprano de los síntomas por parte de la población es fundamental.

Los síntomas de un ACV isquémico aparecen de forma súbita e incluyen:

- Debilidad o torpeza en un lado del cuerpo.
- Dificultad en la visión en uno o ambos ojos.
- Vértigo o inestabilidad, diplopía.
- Alteraciones de la sensibilidad.
- Trastornos en el lenguaje o alteración en la articulación de la palabra.
- Disminución del nivel de conciencia.

La presencia de estos síntomas debe generar la alerta de la víctima, familiares o testigos para llamar al SEM primer eslabón de la cadena de atención. Se debe desalentar el traslado del paciente por parte de su familia al hospital.

Activación del Código ACV

El Código ACV es la herramienta organizativa que coordina las estructuras prehospitalarias y hospitalarias con el objetivo de identificar a los potenciales pacientes que se beneficiarían con las terapias de reperfusión; la finalidad es acortar los tiempos y priorizar la atención prehospitalaria y el traslado a un centro con capacidades para el diagnóstico y el tratamiento.

Etapa prehospitalaria

Ante la sospecha de un ACV, el SEM evaluará al paciente siguiendo siempre la sistemática ABCD y se establecerá la hora de comienzo de los síntomas o el horario en que el paciente fue visto por última vez asintomático.

Se tomarán los signos vitales, incluida la saturación de pulso de oxígeno (SpO_2), y se administrará O_2 con el objetivo de mantener una $SpO_2 \geq 94\%$.

Si se detecta hipertensión arterial (HTA) y el paciente no presenta edema agudo de pulmón o un síndrome coronario agudo (SCA), NO deberá disminuirse la presión arterial (PA).

Dentro de la atención prehospitalaria, se determinará la glucosa en sangre capilar para diagnosticar y tratar hipoglucemias.

Si la complejidad del SEM lo permite, se realizará un ECG en búsqueda de isquemia de miocardio y arritmias (no es imprescindible ni prioritario).

El SEM utilizará escalas de evaluación prehospitalaria sencillas como la Escala prehospitalaria de Cincinnati (**fig. 6-3**), la cual evalúa tres signos:

- Asimetría facial: haga que el paciente sonría o muestre los dientes a fin de buscar asimetría facial.
- Motor: haga que el paciente eleve brazos con las palmas hacia arriba y los ojos cerrados para buscar paresia o plejía.
- Lenguaje: pida al paciente que repita una frase o palabras a fin de observar dificultades en el habla.

Frente a un solo ítem positivo. la posibilidad de que una persona esté sufriendo un ACV es del 72%.

El SEM trasladará al paciente con sospecha de ACV a una institución con facilidades para su diagnóstico y tratamiento. El intervalo de tiempo recomendado para el traslado desde el domicilio hasta el servicio de urgencias (SU) debe ser de 10 minutos.

Es importante que el SEM notifique su llegada al SU para activar el Código ACV en el hospital y que los profesionales involucrados estén esperando la llegada del paciente.

Etapa hospitalaria

El principal objetivo es diagnosticar el tipo de ACV para realizar con celeridad el tratamiento adecuado, prevenir complicaciones, promover la recuperación y la rehabilitación o, en el caso de ACV extensos sin posibilidad de sobrevida, dar tratamiento paliativo o cuidados del final de la vida.

Los objetivos de esta fase son entonces estabilizar al paciente, evaluar el déficit y su gravedad, realizar los estudios diagnósticos confirmatorios e iniciar el tratamiento adecuado. Se deben descartar otras causas de déficit neurológico agudo (**cuadro 6-1**).

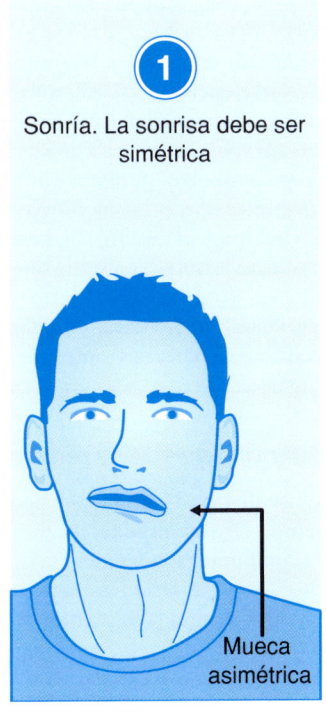 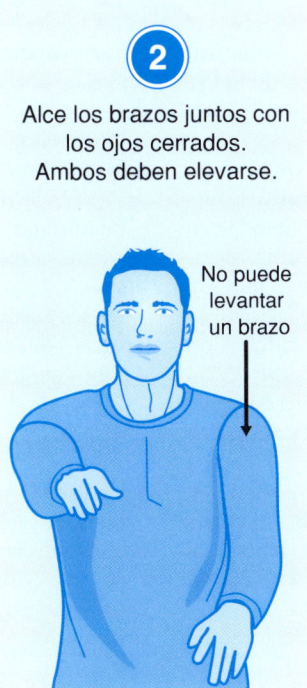 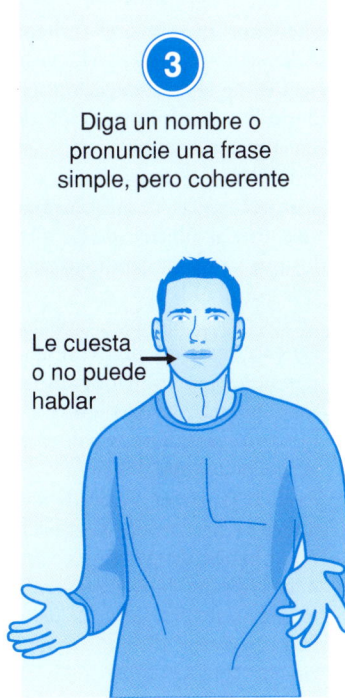

1 Sonría. La sonrisa debe ser simétrica

Mueca asimétrica

2 Alce los brazos juntos con los ojos cerrados. Ambos deben elevarse.

No puede levantar un brazo

3 Diga un nombre o pronuncie una frase simple, pero coherente

Le cuesta o no puede hablar

Fig. 6-3. Escala de Cincinnati.

Cuadro 6-1. Diagnósticos diferenciales. Imitadores del ACV (*stroke mimics*)

Convulsiones con parálisis posictal (parálisis de Todd)

Tumor cerebral

Traumatismo de cráneo

Encefalopatía hipertensiva

PRESS (síndrome de encefalopatía posterior reversible)

Parálisis de Bell

Hipoglucemia

Hiponatremia

Encefalitis viral

Migraña con aura

Delirio (puede ser confundido con afasia)

Causas metabólicas - Encefalopatía de Wernicke - Encefalopatía hepática

Intoxicación por monóxido de carbono (CO)

Trastornos psiquiátricos (conversión, simulación)

Sobredosis de drogas/fármacos

Síncopes

Infecciones sistémicas

En caso de ser un ACV isquémico, es preciso evaluar la elegibilidad para un tratamiento de reperfusión (fibrinolítico y/o trombectomía mecánica) y establecer un plan de tratamiento y monitorización.

Es primordial reconocer en forma precoz a los pacientes en ventana terapéutica para el tratamiento de reperfusión. En caso de que el paciente despierte con el déficit, la hora 0 es la última vez que fue visto sin síntomas por un testigo.

> **!** Cuanto más temprano se inicie el tratamiento, mayores serán las posibilidades de sobrevida y menores las secuelas que tendrá ese paciente.
> Ante la duda de realizar tratamiento fibrinolítico, tener en cuenta que la tasa de sangrado en cuadros que imitan el ACV es baja, y oscila entre 0 y 2%, por lo cual es un tratamiento seguro.

Manejo general del paciente con ACV en el servicio de urgencias (SU): Hora de oro

En los primeros 15 minutos de la llegada del paciente al SU, se deberá seguir la sistemática del ABCD:

- Vía aérea permeable (A: *airway*). Si el Glasgow es menor de 8, se debe proteger la vía aérea.
- Adecuada respiración (B: *breathing*). Monitorización de la frecuencia respiratoria y de SpO$_2$. Se indica la administración de O$_2$ para mantener una SpO$_2 \geq 94\%$.
- Estabilidad hemodinámica (C: *circulation*). Control estricto de la frecuencia cardíaca y la presión arterial (objetivo de PA $\leq$ 185/110 mm Hg en los que van a ser candidatos a fibrinólisis, mientras que el objetivo de PA es $\leq$ 220/110 mm Hg en los no candidatos). Colocar dos vías venosas gruesas antecubitales. Comenzar la hidratación parenteral con soluciones isosmolares (SF 0,9%) manteniendo la euvolemia. No se recomienda la administración de soluciones glucosadas en ausencia de hipoglucemia.
- Evaluar la presencia de déficit neurológico (D: déficit) y determinar la gravedad con una escala neurológica de patología vascular cerebral. La más utilizada es la *National Institute of Health Stroke Scale* (NIHSS).
- Interrogatorio dirigido a detectar factores de riesgo (HTA; dislipemia; FA; tabaquismo; enfermedad coronaria y renal, ACV previo), imitadores de ACV (*stroke mimics*) o contraindicaciones de fibrinolíticos (medicación habitual, uso de anticoagulantes, traumatismos, cirugías recientes, historias de sangrado o tumores cerebrales).

Se debe determinar la hora 0 de comienzo de los síntomas. Probablemente, este dato ya lo traiga el SEM.

Avisar al equipo de ACV y completar la lista de cotejo de contraindicaciones para la fibrinólisis.

Se tomará muestra de sangre venosa para laboratorio, sin retrasar la realización de la TC de cerebro, que incluya glucemia, creatininemia, uremia, ionograma, tiempo de protrombina (TP), relación o razón internacional normalizada (RIN o INR) y tiempo de tromboplastina parcial activada (aPTT o TTPa). Solo en caso de sospecha de SCA, se solicitarán marcadores de isquemia cardíaca.

La determinación de glucosa en sangre capilar puede reemplazar la determinación de glucemia en sangre venosa. Corregir las hipoglucemias (< 70mg/dL) o las hiperglucemias (> 140 mg/dL).

Si no hay antecedentes de coagulopatías o tratamiento anticoagulante, solo es indispensable tener el resultado de la glucemia para iniciar la trombólisis; en cambio, en caso de pacientes con antecedentes de uso de anticoagulantes orales o coagulopatías se debe esperar el resultado del laboratorio de coagulación.

Se solicitará una prueba de embarazo a las mujeres en edad fértil, de preferencia en sangre, antes de la administración del tratamiento fibrinolítico.

No realizar punciones venosas ni arteriales en sitios no compresibles; tampoco, punción lumbar (PL). Si inicialmente se sospechó meningitis o hemorragia subaracnoidea y se realizó PL, ese paciente ya no es candidato a tratamiento fibrinolítico.

De ser posible, no colocar sonda vesical ni nasogástrica, de ser necesarias, colocarlas antes del tratamiento fibrinolítico.

Estudio diagnóstico por imágenes: TC de cerebro

Debe realizarse dentro de los 25 minutos luego del ingreso hospitalario. De ser posible, realizar una angiotomografía computarizada (angio-TC).

La TC permite diferenciar la lesión isquémica de la hemorrágica y su localización (supratentorial, tronco cerebral o cerebelosa).

> **!** La finalidad de la TC de ingreso es descartar sangrado y, de ser posible, la oclusión de grandes vasos.

En aquellos centros donde sea factible la angio-TC al ingreso, debe optarse por esta alternativa porque, si existe oclusión de gran vaso, además del tratamiento fibrinolítico será preciso realizar trombectomía mecánica o derivar a un centro donde se realice hasta 24 posteriores al inicio de síntomas.

En el ACV isquémico, inicialmente puede no haber lesiones en la TC o presentar signos precoces de isquemia.

Los signos tomográficos tempranos de ACV isquémico se observan en las primeras 6 horas y en aproximadamente el 80% de los pacientes con afectación de la arteria cerebral media (ACM). Ellos son:

- ACM espontáneamente hiperdensa o signo de la cuerda. Por lo general, es un signo de oclusión embólica de esta arteria. No debe confundirse con calcificación (se continúa viendo en la ventana ósea en la TC).
- Borramiento lenticular: los límites del núcleo lenticular se vuelven menos identificables que el contralateral.

- Borramiento insular: deja de visualizarse el ribete insular del lado afectado.
- Borramiento de surcos corticales debido al edema con afectación de hasta un tercio del territorio de la ACM.

Se realizará la TC de encéfalo, si es factible con angio-TC, dentro de los 25 minutos de la llegada al SU, la cual será informada por un especialista en imágenes o un neurólogo vascular, u otro especialista entrenado en su lectura, durante los primeros 45 minutos de la llegada al centro.

Algoritmo de tratamiento de reperfusión

Algoritmo en candidatos a tratamiento reperfusión en ACV agudo isquémico (**fig. 6-4**).

Tratamiento fibrinolítico:

Para iniciar el tratamiento fibrinolítico, el paciente con ACV isquémico tendrá que estar dentro de la ventana terapéutica y con la presión arterial controlada. Idealmente, debe iniciarse antes de los 60 minutos del ingreso.

Los criterios de inclusión para el tratamiento fibrinolítico son:

- Diagnóstico de ACV con NIHSS ≥ 4 o con algún síntoma discapacitante, y en ausencia de contraindicaciones (**cuadro 6-2**).
- Edad mayor de 18 años (no excluyente, evaluar en forma individual).
- Inicio de síntomas < 4,5 horas (hasta las 3 horas, no hay límite de NIHSS; en la ventana de 4,5 horas, tener precaución con NIHSS > 25 puntos).

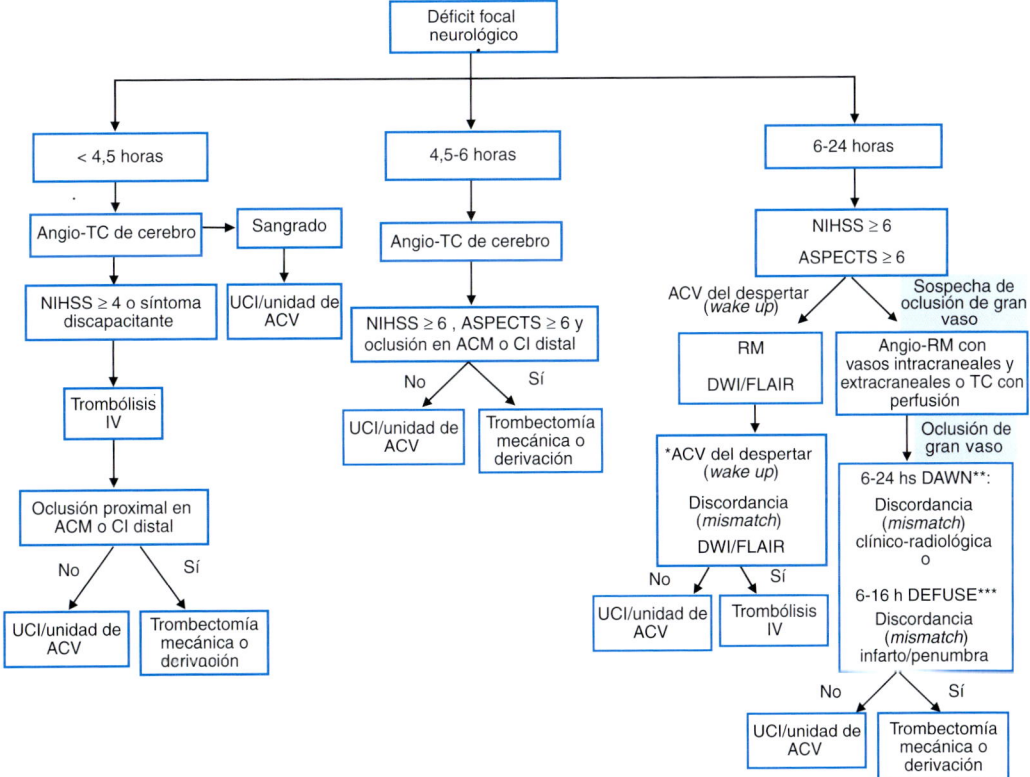

*ACV del despertar (*wake up*): infarto en difusión (DWI) que no correlaciona en FLAIR.

** Criterios de ventana extendida para trombectomía mecánica estudio DAWN:
> 80 años NIHSS ≥ 10 e infarto < 20 cc; < 80 años NIHSS ≥ 10 e infarto < 30 cc; o NIHSS ≥ 20 e infarto 31-50 cc.

*** Criterio de Ventana extendida para trombectomía mecánica estudio DEFUSE III:
infarto < 70 cc, core/penumbra >1,8 *mismatch volume* >15

Fig. 6-4. Algoritmo en candidatos a reperfusión en el ACV agudo isquémico. ACM: arteria cerebral media; CI: carótida interna; IV: intravenosa; UCI: unidad de cuidados intensivos. Véanse también aclaraciones en el texto.

Cuadro 6-2. Contraindicaciones del tratamiento fibrinolítico

ABSOLUTAS	TEC grave en los tres meses previos
	ASPECTS < 6 puntos (> 1/3 de compromiso del ACM)
	Síntomas sugestivos de hemorragia intracraneana previa (cualquier tipo y en cualquier fecha)
	Endocarditis infecciosa
	Cirugía intracerebral o intraespinal dentro de 3 meses previos
	Sangrado activo no compresible
	Sangrado interno. No se considera la menstruación como sangrado interno
	HTA no controlada PAS > 185 mm Hg y PAD > 110 mm Hg a pesar de dos intentos de control con labetalol y/o nitropusiato de sodio
	Recuento plaquetario < 100 000/mm³
	aPTT superior a 45 s
	RIN superior a 1,7
	Uso de anticoagulantes orales directos (rivaroxaban, dabigatran, apixaban) en las últimas 48 h
	HBPM en dosis anticoagulantes en las últimas 24 h
	Sospecha de disección aórtica
	Punción lumbar
RELATIVAS	Antecedentes de malformación arteriovenosa o aneurismas > 10mm
	Punción arterial en sitio no comprensible en los 7 días previos
	Embarazo
	Cirugía mayor o traumatismo severo los 14 días previos
	Hemorragia digestiva o urinaria los 21 días previos
	Glucemia < 50 mg/dL o > 400 mg/dL
	IAM dentro de los 3 meses previos
	Convulsiones al comienzo del ACV

Tratamiento fibrinolítico (r-tPA)

El tiempo ideal de inicio de la administración es 60 minutos desde el ingreso al hospital. Se iniciará lo antes posible.

La administración comenzará en el SU y luego el paciente será internado en la Unidad de ACV o en la UCI.

El paciente debe ser admitido en estas unidades dentro de las 3 horas del ingreso al SU y durante al menos 24 horas.

Preparación y administración del fármaco

La alteplasa, o r-tPA, se presenta en dos frascos de 50 mg cada uno.

Durante su reconstitución, se debe mantener el fármaco en el frasco, es decir no cambiarlo, y se debe agitar suavemente. De acuerdo con el peso estimado del paciente o referido por él o la familia, se administra una dosis de 0,9 mg/kg de r-tPA, con un máximo de 90 mg, un 10% en bolo IV y el resto en una infusión con bomba en 60 minutos.

Recordar que una vez concluida la infusión queda remanente del fármaco en la tubuladura; se debe infundir solución de cloruro de sodio al 0,9% para su lavado a la velocidad de infusión.

Cálculo exacto de dosis: disponible en el siguiente sitio web:

http://www2.massgeneral.org/stopstroke/tpa-DoseCalc.aspx.

Cálculo estimativo de dosis: véase **cuadro 6-3**.

Cuidados y controles durante la infusión y en las primeras 24 horas posteriores:

- Se controlará la puntuación de NIHSS y la PA cada 15 minutos durante la infusión, cada 30 minutos las siguientes 6 horas y cada hora hasta que se cumplan 24 horas. En caso de deterioro

Kg estimado	r-tPA 0,9 mg/kg	Bolo r-tPA (mg) 10% del total	Bolo r-tPA (mL) 1 min	Descartar (NO para infusión)	Dosis para infusión (mg)	Infusión mL/h
60 kg	54 mg	5,4 mg	5,4 mL	48 mL	48,6 mg	48,6 mL/h
70 kg	63 mg	6,3 mg	6,3 mL	37 mL	56,7 mg	56,7 mL/h
80 kg	72 mg	7,2 mg	7,2 mL	28 mL	64,8 mg	64,8 mL/h
90 kg	81 mg	8,1 mg	8,1 mL	19 mL	72,9 mg	72,9 mL/h

Cuadro 6-3. Cálculo estimativo de la dosis de r-tPA

neurológico del paciente (aumento de 4 puntos o más de la escala NIHSS), hipertensión arterial aguda, cefalea grave, náuseas o vómitos, se detendrá la infusión y se realizará una nueva TC de cerebro sin contraste para descartar complicaciones hemorrágicas.

- No colocar sondas, catéteres venosos centrales, no realizar PL ni punciones arteriales en las primeras 24 horas.
- Control estricto de la temperatura y tratamiento de la hipertermia.
- Control de la hiperglucemia (rango objetivo 140-180 mg/dL); tratar la hipoglucemia.
- Cabecera a 30-45°.
- Tratamiento del dolor con paracetamol.
- No administrar medicación o alimento por boca hasta realizar una evaluación clínica de la deglución o un estudio complementario (p. ej., videodeglución).
- Evaluación nutricional de ingreso y nutrición precoz.
- Las primeras 24 horas del tratamiento no se debe administrar aspirina ni heparina en ninguna de sus presentaciones. Se realizará profilaxis de trombosis venosa con movilización precoz, medias de compresión gradual y/o sistema de compresión neumática intermitente.
- Comenzar la rehabilitación motora en forma precoz.
- Se realizará TC de cerebro sin contraste de control a las 24 horas de la infusión.

El paciente permanecerá en UCI o Unidad de ACV durante 24 a 48 horas de acuerdo con la evolución.

> **!** Si el NIHSS aumenta 4 puntos durante la infusión de r-tPA se deberá suspender la infusión y se realizará con urgencia una TC de cerebro en busca de una complicación hemorrágica.

Complicaciones asociadas al fibrinolítico y tratamiento

La principal complicación de la administración de r-tPA es la hemorragia sintomática cerebral, aunque se presenta en un bajo porcentaje si el paciente fue correctamente seleccionado. Se observa en 4-6% en los informes iniciales y llega a 2% en los últimos.

En caso de complicación hemorrágica sistémica o cerebral (se considera hemorragia asociada a fibrinolítico aquella que incrementa el NIHSS en más de 4 puntos), se suspenderá de inmediato la infusión de r-tPA, se solicitará TC de cerebro sin contraste, estudio de coagulación con KPTT, TP y RIN con determinación de fibrinógeno y se administrará:

- Crioprecipitados o plasma fresco congelado con dosis de acuerdo con el peso del paciente (1 U cada 10 kg) y con el objetivo de llevar el fibrinógeno a > 200 mg/dL.
- Ácido tranexámico, 1 g infundido en 10 minutos, o ácido aminocaproico 4-5 g durante 1 hora, seguido de 1 g IV hasta controlar el sangrado.

Dar aviso al neurocirujano y hacer un control estricto de la PA con valores menores de 150/90 mm Hg.

La anafilaxia grave es el angioedema orolingual, en cuyo caso:

- Se mantendrá permeable la vía aérea; la intubación no es necesaria si el edema se circunscribe a los labios y la parte anterior de la lengua.
- Adrenalina (ampolla 1 mg/mL, administrar 0,3 a 0,5 mg IM en el muslo o el deltoides, o IV, se puede repetir la dosis cada 5 a 15 minutos o usarse en infusión continua a 0,1 mcg/kg/minuto.
- Oxígeno suplementario.

- Control de hipotensión.
- Hidrocortisona 100 mg para administración IV, o metilprednisona 125 mg IV y difenhidramina 50 mg IV.

Indicaciones de trombectomía mecánica

Las indicaciones de este procedimiento se presentan en el **cuadro 6-4**.

Si se sospecha ACV isquémico de grandes vasos (oclusión de arteria carótida interna o segmentos M1 y M2 de ACM), el paciente podría requerir trombectomía mecánica luego de la fibrinolisis sistémica, dado que la tasa de reperfusión únicamente por fibrinolíticos es baja (6% para carótida interna y 30% para ACM proximal).

Por lo tanto, si el paciente es candidato a r-tPA, debe recibir el fibrinolítico y, en caso de presentar oclusión de gran vaso, se realizará trombectomía mecánica o se podrá derivar a un centro donde haya disponibilidad de esta.

En el caso de pacientes con contraindicación para fibrinolíticos y evidencia de oclusión en gran vaso dentro de las 6 horas, se realizará trombectomía mecánica de inicio.

Tratamiento en ventana extendida o inicio incierto

Se considera ventana extendida cuando el tiempo transcurrido desde el inicio de los síntomas es mayor de 6 horas o es incierto. A continuación se describen las alternativas posibles.

Fibrinolíticos en el ACV del despertar (wake up)

Existe un ensayo clínico de fibrinolíticos en pacientes con inicio de síntomas desconocido, ACV del despertar (*wake up*) guiada por RM; se

seleccionan para recibir tratamiento con r-tPA aquellos pacientes con lesión visible en difusión (DWI) y sin evidencia de hiperintensidad parenquimatosa en FLAIR, conocido como *mismatch* DWI/FLAIR. Se asume que la positivización de la imagen en difusión ocurre a los 30 minutos de la isquemia y la visualización en FLAIR aproximadamente a las 6 horas; por lo tanto, si existe ausencia de correlación entre ambas secuencias, sería posible inferir que dicho evento isquémico tiene menos de 6 horas de evolución.

Este estudio demostró una mejor independencia funcional y no aumentó significativamente la tasa de sangrados cerebral ni de muerte.

Trombectomía con criterios de los ensayos DAWN o DEFUSE III

Existen dos ensayos clínicos que demostraron que un subgrupo de pacientes con oclusión de la ACM proximal o la carótida interna distal intracraneal podían beneficiarse de una trombectomía mecánica con tiempo de inicio de síntomas desconocidos o más de 6 horas de evolución.

Trombectomía mecánica extendida con criterios del ensayo DAWN (**cuadro 6-5**): se seleccionaron pacientes con oclusión de la carótida terminal o de la ACM proximal y una discrepancia entre los déficits clínicos y el infarto cerebral (evaluado mediante DWI o perfusión por TC).

Trombectomía mecánica extendida con criterios del ensayo DEFUSE III (**cuadro 6-6**): se seleccionaron pacientes con oclusión de gran vaso proximal y tejido cerebral recuperable valorado por métodos de perfusión por TC o RM con difusión/perfusión; se demostró mayor independencia funcional a los 3 meses y menos mortalidad.

En el **cuadro 6-7** se señalan las contraindicaciones de la trombectomía mecánica.

Cuadro 6-4. Criterios de inclusión para la trombectomía mecánica (0 a 6 h del inicio de los síntomas)
Edad > 18 años
Presencia de oclusión en arteria intracraneal (ACM proximal M1-M12 o carótida intracraneal distal)
NIHSS > 6
Puntuación de ASPECTS ≥ 6 por TC
Buen estado funcional previo (mRS 0-1)
La punción arterial debe hacerse dentro de las primeras 6 h del inicio de los síntomas

mRS: modified Rankin scale

Cuadro 6-5. Criterios de inclusión del ensayo DAWN para la trombectomía extendida (6-24 h del inicio de los síntomas)

Edad > 18 años

NIHSS ⩾ 10

ASPECTS ⩾ 6

mRS previo 0-1

Discrepancia clínico-radiológica:

⩾ 80 años + NIHSS ⩾ 10 + volumen de difusión < 21cc

< 80 años + NIHSS > 10 + volumen de difusión < 31 cc

< 80 años + NIHSS ⩾ 20 + volumen de difusión 31-51 cc

Cuadro 6-6. Criterios de inclusión del ensayo DEFUSE III para la trombectomía mecánica extendida (6-16 h del inicio de síntomas o de la última vez visto sin síntomas)

Edad > 18 años

NIHSS ⩾ 6

ASPECT ⩾ 6

mRS previo 0-1

Mediación de núcleo isquémico y penumbra por método de perfusión
Volumen del núcleo infartado < 70 mL
Volumen penumbra/volumen de núcleo infartado > 1,8
Volumen penumbra >15 mL

Cuadro 6-7. Contraindicaciones de la trombectomía mecánica

Hemoglobina < 7 mg/dL

Plaquetas < 50 000 × mcL

Insuficiencia renal con Cr > 3 mg/dL (excepto que esté en tratamiento dialítico)

Coagulopatía RIN > 3, KPTT > 40 o uso de anticoagulantes directosen las últimas 48 h con función renal normal

Alergia grave al medio de contraste

HTA no controlada pese a dos intentos con labetalol/nitroprusiato

UNIDADES DE ACV

Existen diferentes estrategias de gran impacto en la población que tiene riesgo o se ve afectada por esta enfermedad. La primera estrategia para reducir su incidencia es controlar activamente los factores de riesgo desde la atención primaria de salud, en especial la hipertensión arterial. La educación de la población en el reconocimiento de los síntomas es de vital importancia.

La otra estrategia consiste en disminuir la extensión del daño neurológico y su morbimortalidad. En ese sentido, cobran relevancia las intervenciones médicas específicas en el segundo nivel de atención, tanto prehospitalario como hospitalario, mediante el reconocimiento precoz de un posible ACV por el SEM, el traslado a la institución correcta y la implementación de las unidades de ACV.

La atención de pacientes en unidades de ACV disminuye la mortalidad, a la vez que reduce la invalidez y la dependencia. Estos resultados positivos se mantienen a largo plazo.

La cadena de supervivencia del ACV y su implementación incluyen una coordinación estrecha del SEM con el hospital, personal entrenado, protocolos de actuación, tecnología (TC y hemodinamia), bases de datos y programas de educación continua para todo el personal.

Las unidades de ACV son espacios físicos delimitados dentro del hospital, dotados con un equipo multidisciplinario, especializado en enfermedades cerebrovasculares, con capacidad de monitorizar los parámetros sistémicos y neurológicos de una manera estrecha.

Los requisitos mínimos incluyen:

* Disponibilidad de TC durante las 24 horas y de neurólogos o médicos especializados en ACV.
* Disponibilidad de r-tPA.
* Personal de enfermería entrenado.
* Protocolos de diagnóstico y tratamiento con alta adherencia a su cumplimiento por todo el personal.

El desarrollo de unidades de ACV es escaso en la Argentina y debería promoverse, dado el gran impacto positivo en la morbimortalidad de esta patología.

Por último, para la rehabilitación de los pacientes que han sufrido un ACV, es fundamental la disponibilidad de un tercer nivel de atención que permita su reinserción social y, de ser posible, laboral. Estos centros son casi inexistentes en el país.

CLASIFICACIÓN Y PREVENCIÓN SECUNDARIA

Después de la fase hiperaguda, todos los pacientes con ACV deben ser evaluados para encontrar el mecanismo subyacente de la isquemia. Se solicitarán los estudios diagnósticos de la causa del evento isquémico, como ecocardiograma, ecografía Doppler de vasos del cuello, angio-TC o angiografía por resonancia magnética (angio-RM), de acuerdo con cada situación clínica y pasadas las primeras 24 horas.

Esto permitirá adaptar el régimen de prevención secundaria más adecuado.

Hay muchos sistemas de clasificación, pero seguimos prefiriendo el clásico sistema TOAST porque es práctico y ha sido ampliamente validado.

Enfermedad de gran vaso

* Enfermedad de grandes vasos: obstrucción ateromatosa superior al 50% del vaso arterial cervical o intracraneal que perfunde el área infartada. Por lo general, los síntomas en la presentación producen disfunción cortical (p. ej., afasia, negligencia, hemianopsia, etc.), pero también pueden causar disfunción del tronco encefálico y el cerebelo. La claudicación intermitente, la disminución de los pulsos periféricos y los soplos carotídeos son hallazgos adicionales de ateromatosis sistémica. Las imágenes

cerebrales suelen mostrar infartos corticales o cerebelosos. Cuando se producen infartos subcorticales, son mayores de 1,5 cm (macrolacunar); el mayor tamaño los diferencia de los ACV causados por la enfermedad de los vasos pequeños. Los pacientes con estenosis carotídea homolateral superior al 70% tienen la tasa de recurrencia más alta de ACV isquémico (4-15% al año y 25% a los 5 años) y la mayoría de las recurrencias ocurren dentro de las dos semanas del evento inicial.

En estos casos, el de elección es el tratamiento médico intensivo (control de factores de riesgo, cambios en el estilo de vida, dieta, estatinas con nivel de LDL < 70 mg/dL, control de PA < 140/90 mm Hg, antiagregación), más una terapia de revascularización carotídea, endarterectomía o colocación de *stent*.

La terapia de reperfusión está indicada cuando la obstrucción es de 70-99% y sintomática, dentro de los 6 meses del evento, idealmente antes de los 15 días, y la estrategia dependerá del centro y su tasa de morbimortalidad de acuerdo con sus resultados, los factores de riesgo del paciente, las características anatómicas, edad y sexo.

Cuando la estenosis oscila entre 50 y 70%, el beneficio de la revascularización es menos claro. Los pacientes con buen estado funcional y más de 5 años de vida esperada pueden beneficiarse de la intervención quirúrgica.

Los pacientes con estenosis intracraneal deben someterse a tratamiento médico intensivo, doble antiagregación (aspirina 325 mg + clopidogrel 75 mg) por 90 días, y el *stent* intracraneal es una opción solo ante el fracaso del tratamiento médico intensivo. El *bypass* intracraneal no ha mostrado beneficios.

Enfermedad de vasos pequeños

También conocidos como infartos lacunares. Estos pacientes presentan síndromes lacunares (motor puro, sensitivo puro, sensitivo-motor, disartria, mano torpe y ataxia-hemiparesia). Las imágenes cerebrales muestran infartos en la sustancia blanca o gris profunda (incluido el tronco encefálico) de menos de 1,5 cm.

Sin embargo, siempre es prudente excluir la enfermedad de las grandes arterias y la embolia cardíaca. Estos pacientes se beneficiarán del control de los factores de riesgo vascular, antiplaquetarios, cambios en el estilo de vida, control estricto de la presión y estatinas.

Embolia cardíaca

Los hallazgos clínicos y por la imagen pueden ser similares a los del ACV de la enfermedad de los grandes vasos porque comparten el mecanismo embólico. Los ACV que afectan múltiples territorios vasculares son altamente sugestivos de un mecanismo cardioembólico. Se debe identificar de manera concluyente una fuente cardioembólica y descartar la estenosis de grandes vasos. La causa más común de ACV cardioembólico es la fibrilación auricular. El tratamiento de elección es la anticoagulación. Otras fuentes cardioembólicas más raras (p. ej., mixoma cardíaco) pueden necesitar tratamientos específicos.

Otras causas

Las disecciones arteriales cervicales son especialmente frecuentes en pacientes jóvenes y causan alrededor del 20% de los ictus isquémicos en este grupo etario. El mecanismo es un desgarro en la capa íntima del vaso que crea una luz falsa y, posteriormente, estenosis y trombosis con alto riesgo de embolia distal. Debe sospecharse en aquellos con antecedentes de traumatismos, que pueden ser leves (p. ej., masajes o maniobras quiroprácticas en el cuello), presentan cefalea y cervicalgia. El foramen oval permeable (FOP) es la persistencia del foramen oval con comunicación de la aurícula derecha e izquierda, y puede permitir el paso de trombos venosos a la circulación arterial o producir trombosis local por flujo turbulento. Un FOP está presente en el 25% de la población general y en el 40 % de los pacientes con ACV criptogénicos. Su tratamiento debe individualizarse y/o utilizar escalas que permitan asociar el evento isquémico con la permeabilidad del foramen (p. ej., puntuación de RoPE).

Esta categoría también incluye etiologías inusuales, como estados de hipercoagulabilidad y vasculitis. Dado que este grupo es heterogéneo, la presentación clínica y los hallazgos de las imágenes varían. Debe sospecharse en pacientes jóvenes, sin factores de riesgo vascular clásicos, signos y síntomas de afección sistémica y signos de inflamación sistémica (como la velocidad de sedimentación o la proteína C reactiva).

Grupo indeterminado

Un paciente puede ser clasificado en este grupo cuando:

- Hay dos o más causas probables.
- Estudios negativos.
- Estudios incompletos.

Cuando los pacientes tienen ACV de causa indeterminada debido a estudios negativos, los antiplaquetarios son el pilar de la prevención secundaria. Si el infarto tiene un aspecto embólico y la sospecha clínica es alta, se debe descartar FA encubierta con monitorización Holter seriada o dispositivos de registro implantables. Las placas carotídeas vulnerables (es decir, con signos de inflamación, hemorragia intramural, ulceraciones) pueden ser el mecanismo culpable en algunos de estos pacientes, incluso si no producen una estenosis luminal importante. En tal caso, se debe optimizar el control de los factores de riesgo vascular, las estatinas y los antiagregantes plaquetarios. La doble antiagregación estaría indicada por 21 días en ACV menor con alto riesgo de recurrencia estadificado por la puntuación ABCD2.

AIT-ACV de síntomas transitorios

Si los síntomas neurológicos duran menos de 24 horas, se lo clasifica como ataque isquémico transitorio (AIT) si en la RM no presenta infartos en la difusión, o ACV de síntomas transitorios si los síntomas duraron más de 60 minutos y menos de 24 horas, y en la RM se evidencia una imagen isquémica. Estos pacientes se benefician de la hospitalización y el estudio rápido a fin de diagnosticar o pesquisar la etiología del ACV a fin disminuir el riesgo de recurrencia, prevenir complicaciones médicas y permitir instaurar tratamiento, para lo cual se requiere una unidad de monitorización por al menos 24 horas con telemetría y control seriado de la PA y la realización de estudios complementarios.

Prevención secundaria

Todos los pacientes con ACV deben recibir tratamiento con antiplaquetarios y estatinas dentro de las primeras 48 horas, a menos que tengan contraindicaciones para esos fármacos. En casos con una fuente cardioembólica demostrada, la anticoagulación debe iniciarse tan pronto como se considere segura. El tamaño del ACV es la principal consideración al decidir el momento de iniciar la anticoagulación.

Tratamiento de la hipertensión arterial

La mayoría de los pacientes con ACV isquémico tienen antecedentes de HTA. En estos pacientes, la curva de autorregulación cerebral se encuentra desplazada a la derecha. En el área de penumbra isquémica, el FSC es menor que lo normal y depende de la circulación colateral. Este es el motivo por el cual el tratamiento de la HTA en la etapa aguda del ACV isquémico, en los pacientes que no son candidatos a tratamiento fibrinolítico, no debería ser tan enérgica, a menos que haya daño de órgano blanco o los valores sean extremadamente altos.

Tratamiento en pacientes que no reciben tratamiento fibrinolítico:

- PAS > 220 mm Hg o PAD > 140 mm Hg: usar fármacos titulables y reducir un 10-15% del valor basal en las primeras 24 horas.
- PAS < 220 mm Hg o PAD < 120 mm Hg: observación con control estricto las primeras 24 horas, a menos que haya disección aórtica, IAM, EAP.

Tratamiento en pacientes candidatos a tratamiento fibrinolítico:

- PAS > 185 mm Hg o PAD > 110 mm Hg: iniciar tratamiento con fármacos por vía intravenosa (IV) en bolo o infusión continua; Si la presión no se reduce por debajo de PAS < 180 mm Hg o PAD < 110 mm Hg, no se debe administrar el fibrinolítico.

Fármacos titulables

Labetalol: ampolla de 20 mg (5 mg/mL):

- Se puede administrar en bolo IV 10-20 mg lento, en 1-2 minutos (FC > 50 lpm); si persiste, se puede repetir una vez más.
- Infusión continua de 10 ampollas (200 mg/40 mL) diluidas en 160 mL de dextrosa 5%, relación 1 mg/mL, iniciar a 1-2 mg/min con control de FC y PA.

Nitropusiato de sodio: ampolla de 50 mg:

- En infusión continua; no se administra en bolo, 50 mg en 250 mL de dextrosa 5% hasta controlar PA.
- Requiere aporte de vitamina B_1-B_6-B_{12}.

ESCALA NIHSS

La escala NIHSS (*National Institutes of Healt Stroke Scale*, escala de ACV de los Institutos de Salud de los Estados Unidos, **cuadro 6-8**) evalúa 11 ítems; la puntuación varía desde 0 hasta un máximo de 42 puntos. Una puntuación de 4 indica un cuadro leve y una puntuación de más de 20, uno grave. La afasia, si bien tiene una puntuación baja, se considera un déficit grave y es indicación de tratamiento fibrinolítico.

La puntuación se correlaciona con el volumen del infarto y puede contribuir a la localización. Por este motivo, sumado a que es una escala validada y reproducible que se utiliza para diagnóstico y seguimiento con fuerte predicción de funcionalidad y mortalidad a corto y largo plazo, es la más empleada y difundida.

ESCALA ASPECTS

La escala ASPECTS (*Alberta Stroke Program Early CT Score*) (**fig. 6-5**) cuantifica los cambios isquémicos tempranos en la TC de cerebro en pacientes con sospecha de ACV isquémico agudo en el territorio de la arteria cerebral media ACM.

Su objetivo es determinar un compromiso mayor de 1/3 del territorio de la ACM, e identificar aquellos con mayor riesgo de transformación hemorrágica.

Es una escala cuantitativa y divide el territorio vascular de la ACM en 10 regiones que se evalúan en dos niveles: el ganglionar (al nivel de los ganglios de la base) y el supraganglionar. El límite es la cabeza del caudado. Cualquier hipodensidad parenquimatosa sugestiva de infarto en los cortes axiales a la altura de la cabeza del caudado o por debajo se adjudica a la región del ASPECTS ganglionar, donde hay siete regiones (los segmentos M1, M2 y M3, la ínsula, el núcleo caudado, el núcleo lenticular y la cápsula interna); las lesiones por encima de la cabeza del caudado corresponden a la región supraganglionar, y se valoran tres regiones (M4, M5 y M6). Partiendo de una puntuación inicial de 10 puntos, se va restando un punto por cada región afectada.

Cuadro 6-8. Escala NIHSS (*National Institutes of Healt Stroke Scale*) para evaluación del ACV

1a- Nivel de conciencia	0: alerta 1: no alerta, pero responde al menor estímulo 2: sin respuesta o solo refleja	5- Motor: braquiocrural derecho	0: no cae 1: oscila antes de los 10 segundos 2: cae antes de los 5 segundos 3: no mueve contra gravedad 4: sin movimiento
1b- Preguntas (mes y edad)	0: responde todas correctas 1: una respuesta correcta 2: ninguna correcta	6- Motor: braquiocrural izquierdo	0: no cae 1: oscila antes de los 10 segundos 2: cae antes de los 5 segundos 3: no mueve contra gravedad 4: sin movimiento
1c- Órdenes simples	0: efectúa todas 1: efectúa una sola 3: no efectúa ninguna	7- Ataxia de miembros	0: ausente 1: un miembro 2: dos miembros
2- Movimientos oculares (horizontales)	0: normal 1: parálisis parcial 2: parálisis total	8- Sensibilidad	0: normal 1: pérdida leve a moderada 2: dos miembros
3-Campo visual	0: sin pérdida visual 1: hemianopsia parcial 2: hemianopsia completa 3: hemianopsia bilateral (ceguera)	9- Lenguaje	0: normal 1: afasia leve moderada 2: afasia severa 3: afasia global o mudo
4- Parálisis facial	0: normal 1: parálisis menor 2: parálisis parcial 3: parálisis total	10- Disartria	0: normal 1: leve 2: severa
11- Distracción/Extinción			0: ausente 1: alteración en una sola modalidad 2: profunda alteración en más de una modalidad

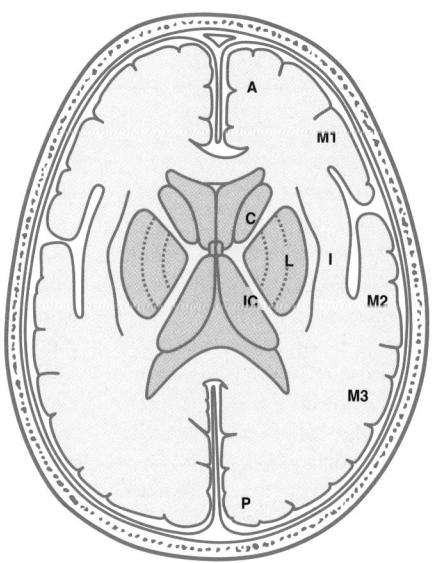
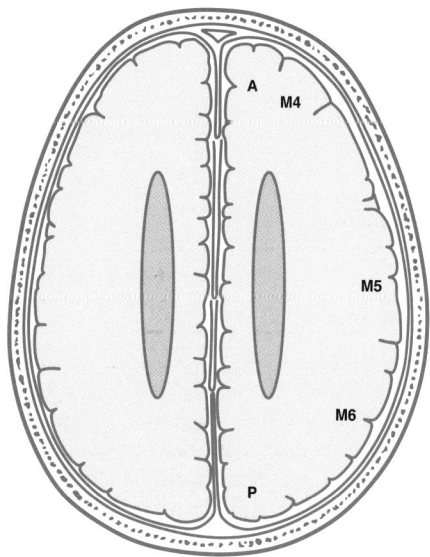

Fig. 6-5. Escala ASPECTS. Se muestran las 10 regiones de la arteria cerebral media (ACM) en los dos esquemas que representan cortes de TC. C: núcleo caudado; L: núcleo lenticular; CI: cápsula interna; M1-M6: territorios corticales de la ACM.

Una puntuación en la escala ASPECTS = 10 indica un cerebro normal.

Una puntuación de ASPECTS = 6 corresponde a un cerebro con más de un tercio de compromiso de ACM.

CONCLUSIONES

- El ACV isquémico da cuenta del 70-90% de los ACV y está asociado a una elevada morbimortalidad; además, es una de las principales causas de discapacidad en los adultos mayores. Su tratamiento oportuno y adecuado permite impedir o reducir el daño cerebral ("salvar cerebro").
- Para poder ofrecer un tratamiento efectivo en la etapa aguda de la enfermedad, es preciso desarrollar una organización prehospitalaria y hospitalaria con protocolos de actuación, recursos tecnológicos y farmacológicos, y personal entrenado en el diagnóstico y tratamiento de esta patología.

BIBLIOGRAFÍA

Albers GW, Marks MP, Kemp S, Christensen S, Tsai JP, Ortega-Gutiérrez S, Lansberg MG. Thrombectomy for Stroke at 6 to 16 Hours with Selection by Perfusion Imaging. New England Journal of Medicine 2018;378(8):708-718. https://doi.org/10.1056/nejmoa1713973.

Berge E, Whiteley W, Audebert H, De Marchis GM, Fonseca AC, Padiglioni C, Turc G. European Stroke Organisation (ESO) guidelines on intravenous thrombolysis for acute ischaemic stroke. European Stroke Journal 2021; Vol. 6: I-LXII. https://doi.org/10.1177/2396987321989865.

Kleindorfer DO, Towfighi A, Chaturvedi S, Cockroft KM, Gutierrez J, Lombardi-Hill D, Williams LS. Guideline for the prevention of stroke in patients with stroke and transient ischemic attack; A guideline from the American Heart Association/American Stroke Association. Stroke 2021;52:e364-e467. https://doi.org/10.1161/STR.0000000000000375.

Nogueira RG, et al. Thrombectomy 6 to 24 Hours after Stroke with a Mismatch between Deficit and Infarct. New England Journal of Medicine 2017; 378(1):11-21. https://doi.org/10.1056/nejmoa1706442.

Powers WJ, et al. Guidelines for Management of AIS. Stroke 2019;50:e344-e418. https://doi.org/10.1161/STR.0000000000000211.

Previgliano IJ. Acerca del consenso sobre accidente cerebrovascular isquémico agudo. Medicina 2019;79(4):331-2.

Rabinstein AA. Neurological emergencies: A practical approach. In Neurological Emergencies: A Practical Approach. https://doi.org/10.1007/978-3-030-28072-7.

Thomalla G, Simonsen CZ, Boutitie F, Andersen G, Berthezene Y, Cheng B, Gerloff C. MRI-Guided Thrombolysis for Stroke with Unknown Time of Onset. New England Journal of Medicine 2018;379(7):611-22. https://doi.org/10.1056/nejmoa1804355.

Reanimación cardiopulmonar básica y avanzada

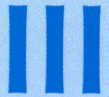

Reanimación cardiopulmonar básica y avanzada en adultos

7

OBJETIVOS

- Capacitar al personal de salud para desempeñarse correctamente ante situaciones de emergencia médica mediante su entrenamiento en las técnicas de soporte vital (SV) básico o reanimacion cardiopulmonar (RCP) básica, y SV avanzado o RCP avanzada.
- Reconocer las señales de que una persona está en paro cardiorrespiratorio (PCR).
- Entender el concepto de RCP de calidad.
- Conocer los sistemas de retroalimentación durante la RCP.
- Realizar RCP de alta calidad a un adulto.
- Utilizar correctamente un desfibrilador externo automático (DEA) y un desfibrilador manual.
- Efectuar ventilaciones eficaces utilizando un dispositivo de barrera y un dispositivo bolsa válvula máscara.
- Reconocer los ritmos de paro cardíaco y aplicar correctamente la secuencia masaje-fármacos.

INTRODUCCIÓN

En un PCR los segundos son vitales y el tratamiento no puede improvisarse ni demorarse. En esta situación de gravedad extrema, se tiene que saber lo que se debe y lo que no se debe hacer en cada momento.

La respuesta asistencial al PCR se organiza de acuerdo con un plan de acción que sigue una metodología específica y universal, conocida como "cadena de supervivencia". Comprende una serie de actuaciones y maniobras estandarizadas, coordinadas y de aplicación secuencial que deben realizarse en plazos prefijados y cuidados posteriores, llamadas RCP y SV, encaminadas a revertir el estado de PCR.

La cadena de supervivencia resume los eslabones necesarios para la RCP exitosa (**fig. 7-1**). Estos eslabones se aplican tanto a las víctimas de paro cardíaco primario como por otras causas no cardíacas.

Los pacientes que sufren un paro cardíaco extrahospitalario (PCEH) dependen de la asistencia que se les preste en su comunidad o entorno. Los testigos deben reconocer el PCR, pedir ayuda, iniciar la RCP y realizar la desfibrilación hasta que llegue el servicio de emergencias (SEM), se haga cargo de la RCP y traslade al paciente a un hospital para los cuidados posteriores al PCR. El paciente ingresa a una unidad de cuidados intensivos (UCI), donde recibe una asistencia continua y adecuada.

En cambio, en el contexto intrahospitalario el primer objetivo es detectar precozmente la descompensación de un paciente a través de la implementación de los sistemas de respuesta rápida (SRR) para iniciar velozmente la reanimación y evitar la progresión al PCR.

Los pacientes que sufren un paro cardíaco intrahospitalario (PCIH) dependen de una interacción fluida entre las distintas unidades y servicios del centro sanitario y de un equipo multidisciplinario de profesionales.

El sexto eslabón: en las últimas recomendaciones internacionales se agregó un sexto eslabón, la Recuperación, a las cadenas de supervivencia del PCIH y PCEH. El éxito de la reanimación se ve reflejado cuando el paciente se incorpora a sus actividades de la vida diaria y/o a la vida productiva. Los pacientes deben contar con una evaluación y un apoyo formales para abordar sus necesidades físicas, cognitivas y psicosociales.

La movilización temprana durante la hospitalización, la rehabilitación física, el asesoramiento nutricional y los cuidados psicológicos se unen a la cadena de supervivencia.

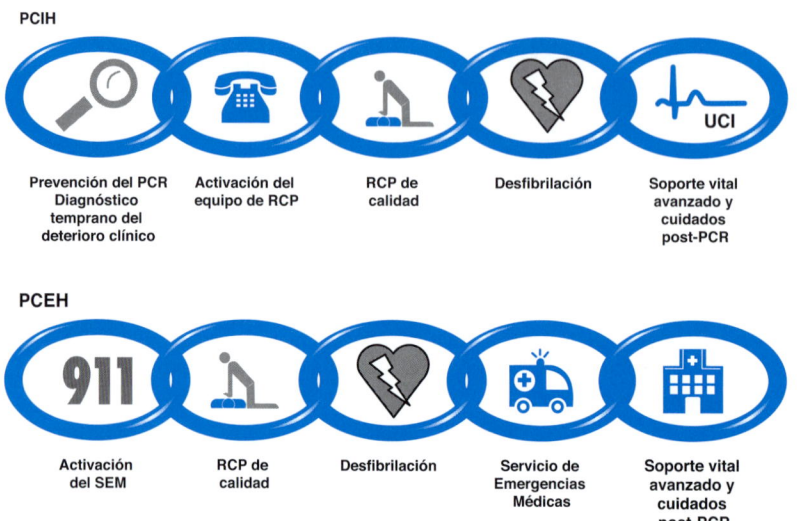

Fig. 7-1. Cadenas de supervivencia del paro cardíaco intrahospitalario (PCIH) y del paro cardíaco extrahospitalario (PCEH).

EPIDEMIOLOGÍA

La incidencia del PCR a nivel global es de 20-140 cada 100 000 habitantes y la supervivencia varía entre el 11 y el 25%. En los Estados Unidos, mueren anualmente más de 3 000 000 personas por esta causa, lo cual le da a esta afección una importancia sanitara relevante. La enfermedad coronaria provoca 50% de estas muertes; un tercio de ellas se presentan como muerte súbita, en los primeros minutos u horas del inicio de los síntomas (dolor de pecho o equivalentes anginosos). El 80% de las muertes súbitas suceden en el ambiente extrahospitalario, donde habitualmente no se cuenta con ayuda médica especializada en los primeros minutos del evento.

Otras causas de PCR son asfixia por inmersión, traumatismos, hemorragias, golpe de calor o hipotermia, quemaduras graves, obstrucción de la vía aérea, inhalación de gases tóxicos, sobredosis de drogas ilícitas o de medicamentos, reacción alérgica grave a medicación o picaduras de insectos y crisis asmática grave. Algunas de ellas se describirán en el **capítulo 8, Reanimación cardiopulmonar en situaciones especiales**.

Si bien las maniobras de RCP han contribuido a la mejoría de la sobrevida del PCR, aún persisten diferencias significativas en las tasas de sobrevida, debidas a múltiples factores:

- Ámbito rural o urbano: distancias o accidentes geográficos que determinan diferencias significativas al momento de recibir atención inicial.
- Acceso a la RCP: número de personas de la comunidad que saben cómo realizar RCP básica, disponibilidad de ambulancias y personal entrenado en RCP avanzada que sepa definir desde la atención telefónica la situación de emergencia y actuar en consecuencia.
- Ámbito extrahospitalario o intrahospitalario: las condiciones varían significativamente en uno u otro ámbito. Mientras en el extrahospitalario la mayoría de los pacientes presentan PCR por enfermedad coronaria y requieren RCP básica y desfibrilación precoz, en el intrahospitalario las causas de PCR son múltiples, y el personal y la respuesta varían de acuerdo con el sector donde se encuentre el paciente, el entrenamiento del personal de salud y el horario o turno en que suceda el PCR.
- Condición de salud del paciente: la presencia de comorbilidades influye en la respuesta de cada paciente a la RCP.
- Calidad de la RCP: en diversos estudios clínicos realizados en animales, se demuestra que la calidad de la RCP durante la reanimación influye de manera significativa en la sobrevida. Las maniobras de RCP deben aplicarse en forma

correcta y siguiendo pautas de calidad, ya que su aplicación inadecuada modifica los resultados. Una RCP de escasa calidad debe considerarse un daño evitable.

Todas las variables mencionadas son difíciles de modificar, ya que dependen de las políticas sanitarias, el entrenamiento de la población en RCP básica, el acceso a un desfibrilador externo automático (DEA) en la comunidad y la organización interna de las instituciones de salud, mientras otras son imposibles de modificar, como la condición de salud de un paciente al momento de sufrir un PCR.

Conocer y aplicar las maniobras de RCP en forma oportuna, adecuada y eficiente es la única variable que puede modificarse con formación continua, entrenamiento, reciclaje del conocimiento y trabajo en equipo. Una actuación correcta y de calidad contribuirá a la mejoría de la sobrevida y la calidad de vida de los pacientes.

RCP DE CALIDAD

Las maniobras de RCP intentan lograr un flujo sanguíneo para mantener un mínimo aporte de oxígeno a los tejidos durante el PCR, lo cual resulta determinante en el resultado de la resucitación. Estas maniobras solo aportan 10-30% del flujo sanguíneo coronario y 30-40% del flujo sanguíneo cerebral.

No solo es suficiente saber hacer RCP, sino que hay que hacerla con la mejor calidad.

El flujo sanguíneo coronario depende de la presión de perfusión lograda con las compresiones, que surge de la diferencia de la presión diastólica aórtica y la presión diastólica de la aurícula derecha.

El principal objetivo fisiológico de la reanimación es lograr una presión de perfusión coronaria mayor de 20 mm Hg, valor que, sostenido durante la RCP, aumenta las posibilidades del retorno a la circulación espontánea (RCE). Se debe considerar RCP de calidad a las maniobras que logran este objetivo. Sin embargo, esta variable fisiológica es muy difícil de medir.

Por tal motivo, la American Heart Association (AH), en una declaración de consenso publicada en 2013, identificó 4 componentes de la RCP, cuya aplicación en forma correcta asegura aproximarse al objetivo fisiológico y, por lo tanto, mejorar la calidad de la RCP.

Componentes de la RCP que determinan calidad

- Minimizar las interrupciones de las compresiones:
  Lograr una presión de perfusión coronaria óptima no es suficiente, hay que sostenerla durante toda la RCP. Esto se logra evitando interrupciones entre cada compresión y minimizando las interrupciones para controlar el ritmo y aplicar descargas entre otras. Si medimos la totalidad del tiempo en que se realiza la RCP, el 80% de ese tiempo debe estar ocupado por compresiones. Este porcentaje de tiempo se llama fracción de compresiones torácicas (FCT). Un porcentaje menor del 80% de la FCT se asocia a una disminución de las posibilidades de RCE.
- Frecuencia de compresiones:
  Debe sostenerse una frecuencia de compresiones entre 100 y 120 por minuto. Datos del estudio EPISTRY muestran mejores tasas de sobrevida cuando se realizan compresiones a esta frecuencia.
- Profundidad de las compresiones:
  Se recomienda que la profundidad de las compresiones sea 5 cm en el adulto y 1/3 de la altura del tórax en niños y lactantes. Recuerde que el tórax debe hundirse con cada compresión para que el corazón eyecte sangre y logre aumentar la presión de perfusión coronaria y el flujo sanguíneo cerebral. Cada dos minutos o antes, si el reanimador se cansa, se debe cambiar de operador.
- Expansión torácica completa:
  Evitar mantener una presión residual sobre el tórax entre cada compresión. Una expansión torácica completa permite que el corazón vuelva a llenarse de sangre. Estudios experimentales demuestran que la expansión incompleta del tórax aumenta la presión de la aurícula derecha y disminuye el flujo sanguíneo coronario y cerebral.
- Ventilar adecuadamente:
  Las demandas de oxígeno por los tejidos son muy bajas durante el PCR.
  Las ventilaciones se realizan en forma sincrónica cuando no hay un dispositivo avanzado en la vía aérea, o asincrónica cuando se ha insertado uno. La ventilación con presión positiva en forma asincrónica a las compresiones conlleva el riesgo de hiperventilar y disminuir así la presión de perfusión coronaria por aumento de la presión

intratorácica. En el otro extremo, la ausencia de un dispositivo para el manejo avanzado de la vía aérea requiere ventilación sincrónica con las compresiones, lo que aumenta el tiempo de interrupciones de las compresiones y disminuye la efectividad de la RCP.

> **!** Ventilar adecuadamente significa que se debe prestar atención a conseguir la expansión del tórax con cada ventilación, no hiperventilar y realizar ventilaciones de 1 segundo de duración minimizando el tiempo de interrupción de las compresiones en ventilaciones sincrónicas.

Utilizando estos cinco parámetros propuestos por la AHA, una RCP de calidad debe ofrecer una frecuencia de compresiones entre 100 y 120 por minuto, a una profundidad de 5 cm en el adulto (1/3 de la altura del tórax en niños y lactantes), y permitir así una adecuada expansión del tórax y sin hiperventilar.

Pero estas variables requieren una medición objetiva para determinar su correcta aplicación. Algunos estudios han demostrado que equipos entrenados en RCP fracasan en entregar una FCT > 80%, con el consiguiente mal pronóstico que ello implica. Es imprescindible obtener datos confiables que permitan conocer cómo es la calidad de la RCP y, con esa retroalimentación, trabajar en la mejora continua.

¿CÓMO MEDIMOS LA CALIDAD DE LA RCP BÁSICA Y AVANZADA?

La medición de la calidad de la RCP se puede realizar a través de dos tipos de indicadores:

- Indicadores de la efectividad de las maniobras aplicadas por los reanimadores.
- Indicadores de la respuesta del paciente a las maniobras de RCP.

Indicadores de la efectividad de las maniobras aplicadas por los reanimadores

- Organización del equipo de reanimación: los integrantes de un grupo de RCP deben saber realizar todas las maniobras y procedimientos. Asimismo, deben conocer sus debilidades. La presencia de un líder o persona experimentada es imprescindible para administrar una RCP de calidad. La observación crítica del líder puede corregir desviaciones del ritmo de las compresiones en tiempo real, ajustar los tiempos de pausas de las compresiones, supervisar el volumen corriente de ventilación que se administra o reemplazar a un reanimador que no está en condiciones de realizar su tarea en forma adecuada. El registro de todos los pasos del proceso de reanimación permite, en forma diferida, analizar la actuación del grupo y corregir errores, y mejorar así la calidad en la siguiente intervención del equipo de trabajo. La utilización de listas de verificación (*check lists*) facilita la recolección de datos y es un método objetivo para analizar el desempeño del grupo. Integrar esta información en una base de datos local, regional o nacional permite compartir y comparar resultados de la RCP con otros centros, como así también experiencias en distintas situaciones de RCP que están influenciadas por contextos geográficos, climáticos, complejidad de servicios de emergencias u hospitales diferentes.
El *debriefing* o resumen, tras finalizar la RCP, ayuda a analizar y reflexionar sobre la actuación del equipo y los problemas de comunicación o de recursos, y debe formar parte de un proceso de mejora continua.
- Tecnología vinculada con la RCP: el desarrollo de nuevos DEA y desfibriladores convencionales que permiten una lectura en tiempo real del registro de ritmo cardíaco mientras se realizan compresiones, los acelerómetros vinculados con un programa informático que permite valorar en tiempo real la profundidad y el ritmo de las compresiones, y su análisis posterior, sin dudas colaboran en la mejora de la calidad de la RCP.

Las últimas recomendaciones internacionales sugieren con firmeza el uso de retroalimentación audiovisual en tiempo real como medio para mantener la calidad de la RCP.

Indicadores de la respuesta del paciente a las maniobras de RCP

Se incluyen los catéteres arteriales y venosos, y la medición cuantitativa del CO_2 exhalado mediante un dispositivo conectado a una vía aérea avanzada.

Estos indicadores forman parte solo de la RCP avanzada.

- Utilización de catéteres venosos centrales o arteriales que permiten medir la presión de perfusión coronaria (diferencia entre presión arterial diastólica y presión de la aurícula derecha). El objetivo es mantener una presión de perfusión coronaria de 20 mm Hg o una presión arterial diastólica de 25 mm Hg. Esto es posible en el ámbito intrahospitalario y, dentro de este, en las UCI o unidades coronarias, donde los pacientes suelen tener múltiples catéteres colocados por otros motivos, los cuales se pueden utilizar en caso de tener que aplicar RCP. No deben suspenderse las maniobras de RCP para la colocación de estos accesos vasculares.
- Capnografía. La medición de la $EtCO_2$ refleja en forma indirecta el gasto cardíaco. Valores inferiores a 20 mm Hg durante la reanimación en un paciente adulto revelan una RCP insuficiente, con pocas posibilidades de éxito. Un salto a 35/40 mm Hg durante la RCP es un indicador de RCE.

Se deben lograr valores de alrededor de 20 mm Hg de $EtCO_2$ durante toda la reanimación, con una frecuencia de ventilación y cantidad de volumen corriente (VT) adecuados, y evitar la hiperventilación.

LA CALIDAD DE LA RCP MEJORA CON EL APRENDIZAJE BASADO EN LA SIMULACIÓN

Múltiples avances han contribuido al desarrollo de escenarios, modelos y maniquíes de simulación en situaciones fisiológicas y/o patológicas con influencia positiva en la educación y evaluación de estudiantes, residentes y médicos especialistas. La simulación es una herramienta complementaria para acelerar el aprendizaje y enriquecer las interacciones con pacientes, de utilidad en la educación médica.

En 1999, el informe "*To err is Human*" del Instituto de Medicina de los Estados Unidos estimaba que hasta 98 000 muertes anuales hospitalarias eran consecuencia de errores médicos y se planteó la necesidad de evitarlos perfeccionando la formación profesional.

La simulación como innovación educativa en la RCP otorga un ambiente seguro para el entrenamiento de profesionales de la salud, y esto impacta positivamente en la atención del paciente.

Diferentes estudios demostraron que la efectividad de la educación médica basada en simulación es superior a la enseñanza clínica tradicional para la adquisición y retención de conocimientos, habilidades, aptitudes y destrezas.

La simulación recrea escenarios clínicos basándose en las necesidades del estudiante, permite el error sin repercusiones y brinda la oportunidad de enseñar aspectos no técnicos (trabajo en equipo, comunicación, liderazgo, manejo del estrés y toma de decisiones).

La simulación o recreación de una situación clínica con gran similitud a la realidad permite entrenar al equipo de salud en la resolución de situaciones con énfasis en circunstancias de crisis. Es posible la retroalimentación y devolución reflexiva a través de la filmación del caso en tiempo real. Requiere de facilitadores entrenados en estas estrategias educativas, equipamiento e infraestructura, y programas de integración curricular.

> **!** Existe una diferencia significativa entre conocer y aplicar las maniobras de RCP y hacer RCP de calidad. El desafío planteado es multiplicar esfuerzos en nuestros lugares de trabajo y mejorar nuestros conocimientos con reentrenamiento periódico y estableciendo medidas de control de calidad de nuestra RCP. De este modo, podremos obtener un impacto positivo significativo en la supervivencia del PCR, y eliminar o acortar así la brecha entre los resultados que se obtienen actualmente y los que serían óptimos.

SOPORTE VITAL BÁSICO

La RCP básica o Soporte Vital Básico (SVB) comprende las maniobras elementales (habilidades psicomotoras) que se llevan a cabo sin necesidad de equipamiento sofisticado.

La RCP básica bien realizada aumenta hasta 4 veces la probabilidad de sobrevida. El SVB puede aplicarse en el ámbito extrahospitalario o en áreas de salud como consultorios, vacunatorios, etcétera, donde no hay acceso a un desfibrilador manual.

Los pasos fundamentales necesarios para tratar una emergencia en la cual peligra la vida de la víctima, como ocurre por ejemplo en un síndrome coronario agudo, PCR, ataque cerebrovascular (ACV) u obstrucción de las vías respiratorias por un objeto extraño (OVACE), incluyen:

- Acceso temprano al SEM.
- RCP temprana de calidad.
- Desfibrilación temprana para tratar el PCR causado por fibrilación ventricular (FV) o taquicardia ventricular sin pulso (TV sin pulso).
- Atención avanzada temprana o RCP avanzada por parte del SEM o del personal hospitalario.

El acceso temprano al SEM implica reconocer de manera temprana la emergencia y notificar inmediatamente al personal de rescate a través del sistema telefónico universal 911 (u otro número de emergencia local), así como por medio de un sistema interno de alerta dentro de establecimientos de salud, para dar origen a una respuesta por parte del personal capacitado y equipado.

Se denomina RCP a un conjunto de técnicas, ordenadas y estandarizadas, que se utilizan para tratar el PCR y en las cuales se sustituye la respiración y la circulación de la persona afectada en espera que se produzca el retorno a la circulación (RCE).

La RCP básica temprana es un conjunto de acciones que el primer respondedor lleva a cabo para evaluar y sostener la ventilación y la circulación hasta que llegue el personal de salud que realizará la RCP avanzada.

La desfibrilación temprana es la aplicación, en caso de PCR en FV o TV sin pulso, de una descarga eléctrica al corazón a fin de revertir esta arritmia fatal al ritmo cardíaco normal.

Por último, la atención avanzada temprana o RCP avanzada es la respuesta del personal del SEM prehospitalario o del equipo de RCP hospitalario, altamente capacitado y equipado, que pueda atender al paciente y administrar medicamentos, practicar procedimientos avanzados en la vía aérea, además de llevar a cabo otras intervenciones y protocolos, hasta lograr la RCE y trasladar al paciente a una institución o a la UCI o unidad coronaria.

Sin embargo, para que el paciente tenga la mayor probabilidad de sobrevivir a un PCR fuera del hospital, la RCP básica y la desfibrilación temprana se deben aplicar antes de los primeros 4 minutos de sucedido el PCR, seguidas del SV avanzado o RCP avanzada dentro de los primeros 8 minutos después del PCR.

Es indispensable el entrenamiento en estas técnicas y la comprensión teórica, tanto para la identificación rápida de lo que está sucediendo, como la asistencia veloz y sin detenciones prolongadas de esta afección, que es mortal si no se trata adecuadamente.

PASOS POR SEGUIR PARA UNA RCP BÁSICA DE MÁXIMA CALIDAD

A continuación, describiremos las habilidades necesarias para ofrecer RCP básica de máxima calidad a víctimas adultas.

Es importante reconocer las posibles causas de PCR.

En los pacientes adultos. la causa más frecuente en el ámbito extrahospitalario es la cardiopatía isquémica. Es prioritario reconocer el origen cardíaco de un dolor torácico y llamar al SEM antes del colapso de la víctima, lo que conduce a una mayor sobrevida al permitir que la atención médica llegue antes de que ocurra el PCR.

En cambio, en niños y lactantes las causas de PCR suelen ser respiratorias.

Los puntos clave para realizar una asistencia de máxima calidad en el PCEH se describen en una serie de eslabones que componen la cadena de supervivencia que se muestra a continuación (**fig. 7-2**).

Recuerde que, ante una emergencia, en primer lugar se debe evaluar la seguridad de la escena.

Cuando deba asistir a una persona que ha sufrido una afección de salud en la vía pública u otro escenario extrahospitalario, NO se desespere. Antes de acercarse y tocar a la víctima, evalúe que el área donde se encuentra sea segura y no corra riesgo alguno usted ni la persona que ha sufrido la afección, ni otros testigos circunstanciales. En el caso de que la escena no sea segura, usted deberá

PCEH

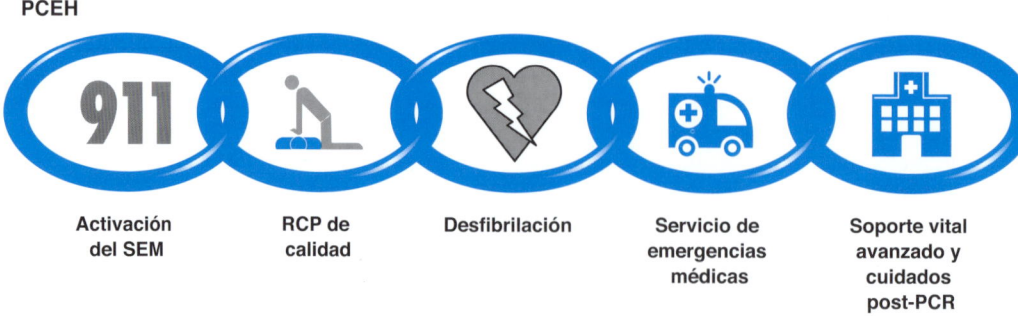

| Activación del SEM | RCP de calidad | Desfibrilación | Servicio de emergencias médicas | Soporte vital avanzado y cuidados post-PCR |

Fig. 7-2. Cadena de supervivencia del paro cardíaco extrahospitalario (PCEH).

comunicarse con el personal idóneo (policía, bomberos, defensa civil, etc.) para que verifique y asegure el lugar, de manera que se pueda realizar una asistencia médica sin riesgo. Conozca el número de teléfono de emergencias local.

Dependiendo de la actividad que desempeñe, recuerde utilizar su equipo de protección personal: guantes, protección ocular, calzado de seguridad, casco, uniforme visible. Usted no debe convertirse en la segunda víctima.

Primer paso: pida ayuda

El reconocimiento precoz de la situación es fundamental para permitir la rápida llamada al SEM y el inicio de la RCP. Comience evaluando el estado de conciencia. Tome a la persona de los hombros, realice una leve compresión en estos y, con voz alta, en ambos oídos, dígale: "¿Señor/a, se encuentra bien?".

Si al estimular a la persona ella no responde, debe llamar al SEM o al equipo de RCP avanzada (en el escenario intrahospitalario). Solicite un DEA. Comuníquese con el SEM usando un teléfono móvil y busque rápidamente un DEA, si está disponible. Delegue esta actividad a personas circundantes o testigos, si los hubiera. Si está en el ambiente hospitalario, llame al equipo de RCP avanzada (**figs. 7-3** y **7-4**).

> ⚠ Coloque a la persona inconsciente en una posición boca arriba o nariz hacia el cielo, sobre una superficie dura.

Segundo paso: inicie la RCP

Controle si respira y tiene pulso (**fig. 7-5**) simultáneamente durante no menos de 5 segundos y no más de 10 segundos. Ante la ausencia de respiración y/o pulso, comience con la RCP. Inicie con las compresiones torácicas y continúe con las ventilaciones con una secuencia de 30 compresiones y 2 ventilaciones.

La arteria carótida se palpa en el cuello, sobre el borde anterior del músculo esternocleidomastoideo a la altura del cartílago tiroides.

En adultos, el diagnóstico de paro cardíaco se hace por ausencia de pulso carotídeo, palpándolo durante no menos de 5 segundos y hasta 10 segundos como máximo. No debe palpar otros pulsos.

Si el paciente tiene pulso, pero no respira o tiene una respiración anormal, está en paro respiratorio:

- Abra la vía aérea con alguna de las maniobras de apertura
- Comience con las ventilaciones. Administre 1 ventilación cada 5-6 segundos
- Utilice una máscara-válvula
- Cada ventilación debe durar 1 segundo y provocar una elevación visible del tórax. No realice ventilaciones rápidas o con mucho volumen de aire, ya que puede provocar una reducción del retorno venoso por aumento de la presión intratorácica y mayor distensión gástrica con riesgo de regurgitación y broncoaspiración.
- Continúe con las ventilaciones y controle el pulso cada 2 minutos.

Si la víctima inconsciente no tiene pulso, no se observa respiración normal o solo boquea (respiración agónica), se considera que está en PCR, por lo que debe iniciar la RCP comenzando por las compresiones torácicas.

Ubíquese a uno de los lados del paciente, con el hombro de la víctima a la altura de las rodillas del rescatista o profesional que va a asistirla. Luego, debe colocar el talón de la mano (la parte de la palma de la mano más cercana a la muñeca) en el centro del pecho, en la mitad inferior del esternón, y entrelazarla con la otra mano, la cual servirá para levantar los dedos de la mano de abajo y así

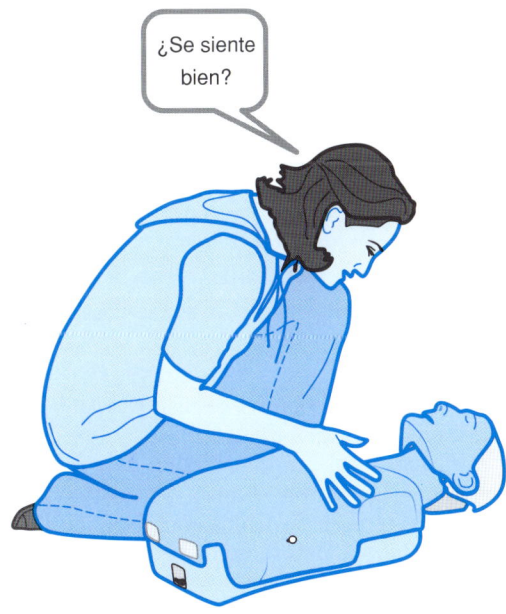

¿Se siente bien?

Fig. 7-3. Evaluación del estado de conciencia.

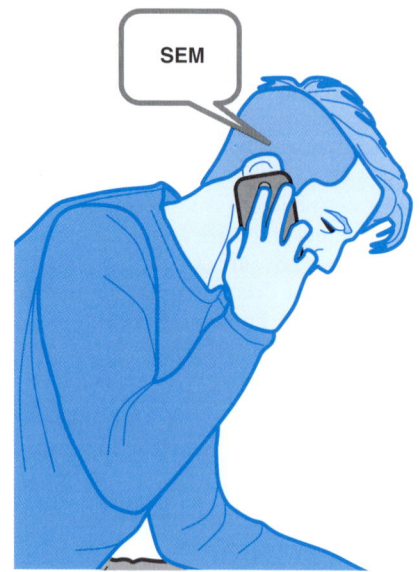

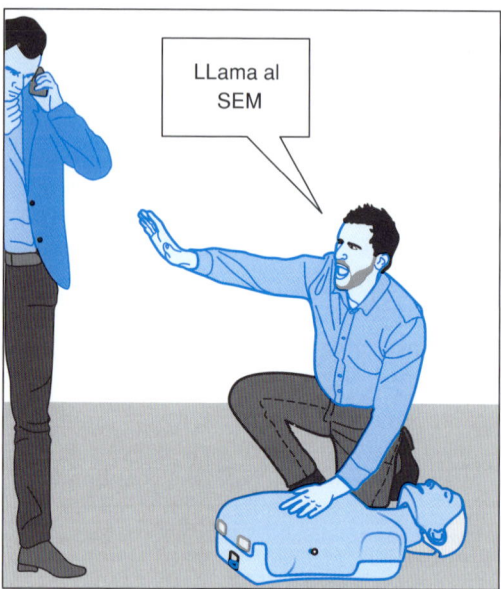

Fig. 7-4. Activación del SEM o del equipo de RCP avanzada.

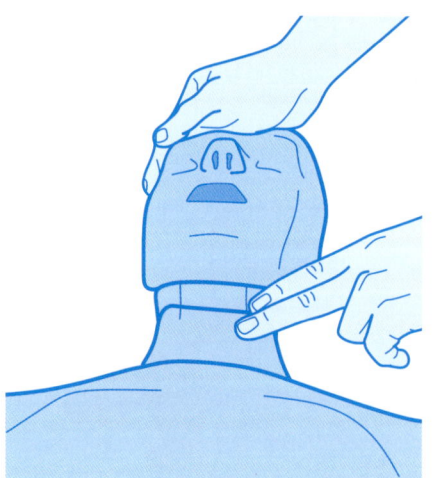

Fig. 7-5. Palpación del pulso carotídeo.

impedir la presión sobre las costillas y el daño que puede producir (**fig. 7-6**).

Los codos no deben estar flexionados. Se debe comprimir fuerte con el peso del cuerpo para deprimir el tórax de la víctima unos 5 cm. Se debe dejar expandir el tórax luego de la compresión sin separar las manos de la víctima (**fig. 7-7**).

Las compresiones torácicas tienen los siguientes efectos:

- Brindan una mínima irrigación sanguínea del cerebro, el corazón y demás órganos vitales.
- Aun si no se administran ventilaciones, el solo hecho de comprimir el tórax genera un ingreso de aire ambiente a los pulmones.
- Las compresiones torácicas mantienen la perfusión coronaria en la situación de FV y TV sin pulso y se retarda la progresión a la asistolia hasta que se acceda al DEA y pueda administrarse una descarga eléctrica para terminar con la FV o TV sin pulso.

Debe brindar una RCP de máxima calidad que cumpla con las siguientes características: **cuadro 7-1**.

El tórax se debe comprimir y dejar expandir 30 veces. Luego de las 30 compresiones, abra la vía aérea y administre 2 ventilaciones, utilizando una máscara-válvula o bolsa-válvula-máscara (**fig. 7-8**).

Si no puede realizar ventilaciones porque no posee un dispositivo de barrera, debe hacer compresiones 100 a 120 veces por minuto.

Realice 5 ciclos de 30 compresiones y 2 ventilaciones, luego controle el pulso y así sucesivamente hasta que:

- El paciente recobre un ritmo de perfusión.
- Llegue el DEA que solicitó oportunamente.
- La persona afectada comience a moverse.

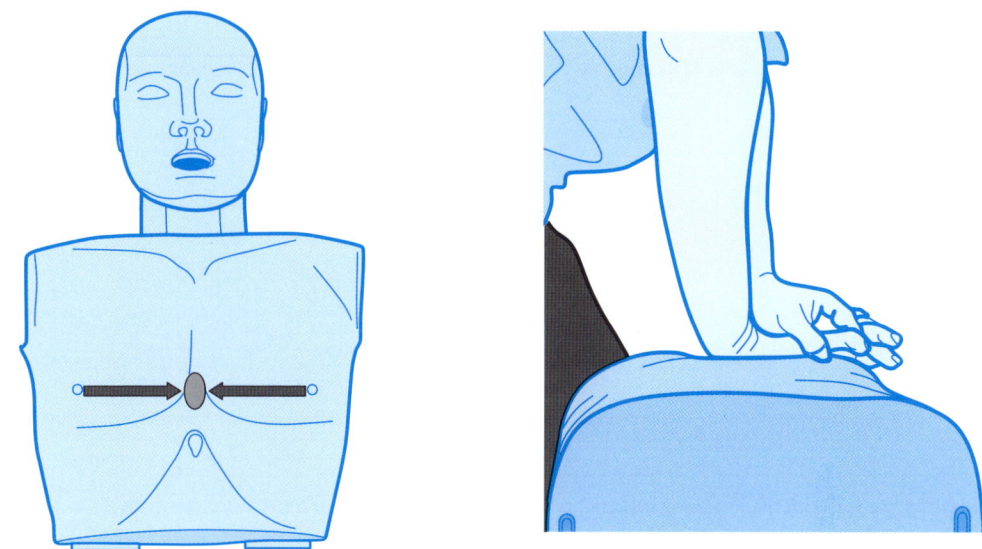

Fig. 7-6. Posición de las manos para realizar compresiones.

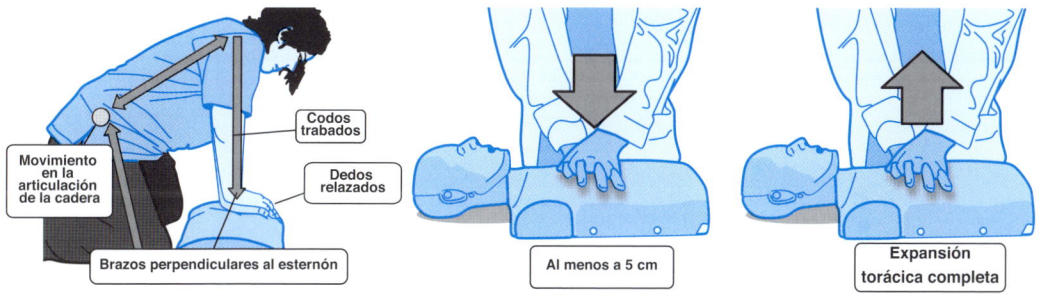

Fig. 7-7. En las imágenes. se aprecian los movimientos que se deben realizar al comprimir y luego permitir la expansión del tórax.

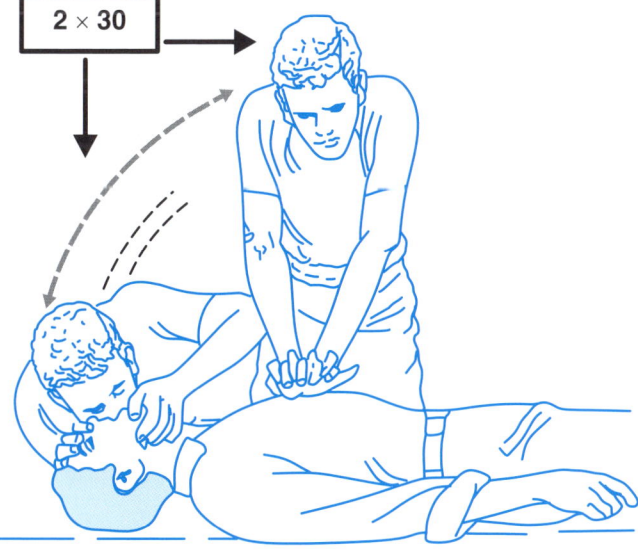

Fig. 7-8. Secuencia de compresiones y ventilaciones.

Cuadro 7.1. Características de RCP de calidad	
1	Empezar las compresiones dentro de los 10 segundos de identificarse el PCR
2	Comprimir fuerte y rápido: comprimir con una frecuencia de 100 a 120 compresiones por minuto con una profundidad de: - 5 cm para adultos - al menos 1/3 de la altura tórax para niños (5 cm) - al menos 1/3 de la altura del tórax para lactantes (4 cm)
3	Permitir la expansión torácica completa después de cada compresión
4	Minimizar las interrupciones de las compresiones torácicas (tiempo máximo tolerado 10 segundos)
5	Ventilar controlando que el tórax se expanda con cada ventilación
6	Evitar la hiperventilación

- El SEM o equipo de RCP llegue y se haga cargo de la situación.
- Hayan pasado más de 30 minutos de RCP de máxima calidad sin éxito (excepto en casos de hipotermia, ahogamiento en el agua o intoxicaciones), véase **capítulo 15, Bioética en reanimación cadiopulmonar**.
- Su seguridad esté en peligro.

En caso de ser dos rescatistas o profesionales de la salud:

> ❗ En esta situación, se debe trabajar en equipo, lograr optimizar esfuerzos y, sobre todo, tiempo para realizar una RCP de máxima calidad.

Los primeros pasos son iguales a la RCP con un solo profesional de la salud.

Un rescatista administrará 30 compresiones torácicas, el otro abrirá la vía aérea y administrará 2 ventilaciones.

Se puede utilizar una máscara-válvula o la bolsa-válvula- máscara. Frente a una vía aérea difícil es conveniente, de ser posible, que sean dos operadores los que ventilen al paciente con la bolsa-válvula- máscara, para que uno de ellos realice el sellado de la máscara sobre la cara del paciente y el otro comprima la bolsa.

Deben realizar 5 ciclos de compresiones y ventilaciones. Cada ciclo comprende 30 compresiones y 2 ventilaciones, luego deben cambiar de posición y funciones para evitar el agotamiento; en este momento, se controlará el pulso y si respira simultáneamente. Si no se cambia de operador cada dos minutos o cinco ciclos, la calidad de las compresiones disminuye notablemente. Entonces, cada 5 ciclos se vuelve a controlar pulso y cambian de posición los operadores, y así sucesivamente hasta que:

- El paciente recobre un ritmo de perfusión.
- Llegue el DEA que se solicitó oportunamente.
- La persona afectada comience a moverse.
- El SEM llegue y se haga cargo de la situación.
- Han pasado más de 30 minutos de RCP de máxima calidad sin éxito (excepto en casos de hipotermia, ahogamiento en el agua o intoxicaciones), véase **capítulo 15, Bioética en reanimación cadiopulmonar**.
- Su seguridad esté en peligro.

Tercer paso: utilice el DEA

No demore la colocación del DEA. Cuando lo tenga a disposición, colóquelo sin detener las compresiones; una vez encendido, siga los pasos que se indican en el aparato.

El DEA es un aparato portátil que diagnostica los ritmos desfibrilables y trata el PCR cuando es causado por FV o TV sin pulso, para restablecer la actividad eléctrica normal mediante descargas eléctricas. La FV y la TV sin pulso son ritmos desfibrilables.

Cuando el DEA identifica un ritmo de paro no desfibrilable, asistolia o actividad eléctrica sin pulso (AESP), indicará que se realicen compresiones torácicas.

Todos los DEA tienen la capacidad de analizar el ritmo cardíaco, determinar el ritmo de paro e indicar la necesidad de administrar una descarga, y administrarla, frente a un ritmo desfibrilable.

La efectividad de los DEA está íntimamente relacionada con el tiempo: cuanto más se demore su uso, menos probabilidades de supervivencia tendrá la víctima.

En el **capítulo 4**, **Terapias eléctricas**, se describe con más detalle el funcionamiento de este dispositivo.

Partes del DEA (fig. 7-9):

- Botón 1: encendido, análisis, carga, descarga y apagado manteniéndolo unos segundos apretado, o
- Botones 1 y 2: encendido, análisis, carga, apagado manteniendo unos segundos apretado el botón 1 y el botón 2 para realizar la descarga, o
- Botones 1, 2 y 3: encendido, análisis y apagado manteniendo unos segundos apretado el botón 1, el botón 2 para cargar y el botón 3 para realizar la descarga
- Cable y parches para adultos y pediátricos
- Estuche para el traslado
- Baterías recargables de litio
- Algunos modelos tienen una máquina de afeitar

Funcionamiento del DEA

Utilice un DEA tan rápido como sea posible.

1. Encienda el dispositivo y siga los pasos que en este se indican.
2. Coloque los parches en el pecho seco y desnudo del paciente, tal como se muestra en la figura que tiene impresa cada parche (**fig. 7-10**).
3. Una el conector de los parches al DEA (tener en cuenta que hay DEA que ya lo tienen conectado) (**fig. 7-11**).

4. Permita al dispositivo analizar el ritmo cardíaco (nadie debe tocar al paciente).
5. Administre una descarga si lo indica el DEA. Usted es responsable de que nadie toque al paciente (**fig. 7-12**).

> ❗ El DEA puede ser totalmente automático y dar la descarga sin que el profesional oprima un botón.

6. Realice 2 minutos de RCP si lo indica el DEA.
7. Ejecute nuevamente los pasos 4 al 6.

Cuarto paso: transferencia del cuidado del paciente al SEM o equipo de RCP avanzada

Al llegar el SEM o el equipo hospitalario de RCP avanzada, continúe las compresiones hasta que sea reemplazado y brinde toda la información pertinente. El SEM o equipo de RCP avanzada continuará asistiendo a la víctima.

En PCEH refractario (10 minutos de RCP avanzada sin RCE), es preciso tener en cuenta la distancia al hospital y la disponibilidad de recursos, el tiempo de inicio y la calidad de la RCP aplicada para decidir continuar con la RCP o suspenderla (véase **cap. 15**, **Bioética en reanimación cadiopulmonar**). El SEM debe trasladar al paciente al hospital cuando: PCR presenciado por el SEM, RCE en algún momento, PCR en TV o FV y causa reversible (tóxicos, hipotermia, etc.).

Quinto paso: cuidados pos-PCR

Una vez reestablecido el RCE, la persona debe ser trasladada a un centro especializado para

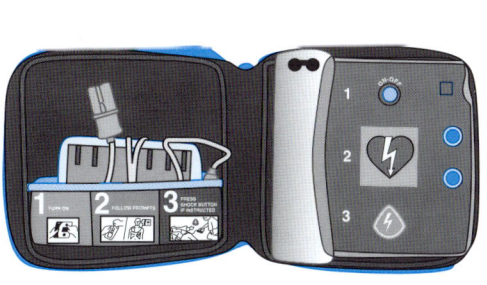
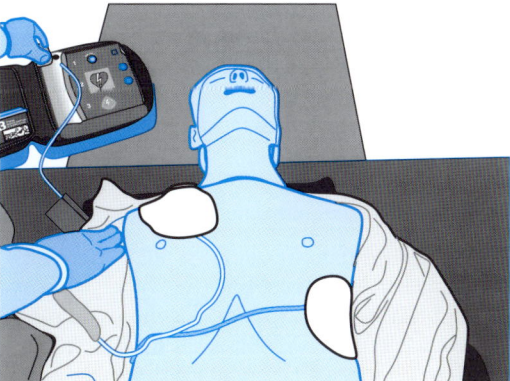

Fig. 7-9. Desfibrilador externo automático (DEA).

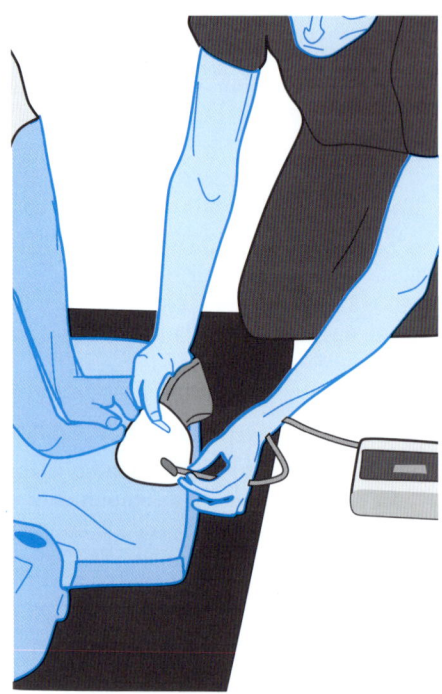

Fig. 7-10. Un rescatista coloca los parches del DEA.

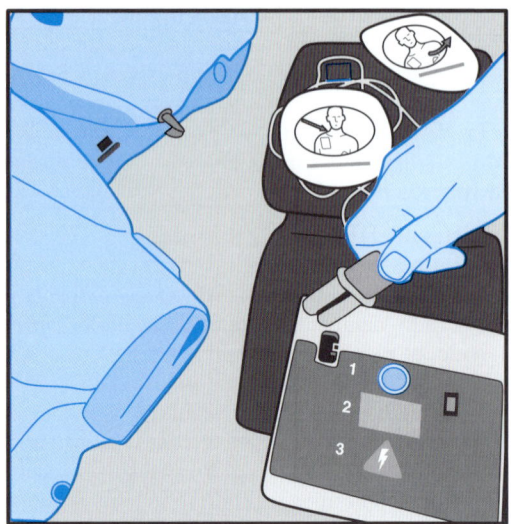

Fig. 7-11. Conexión de los parches al DEA.

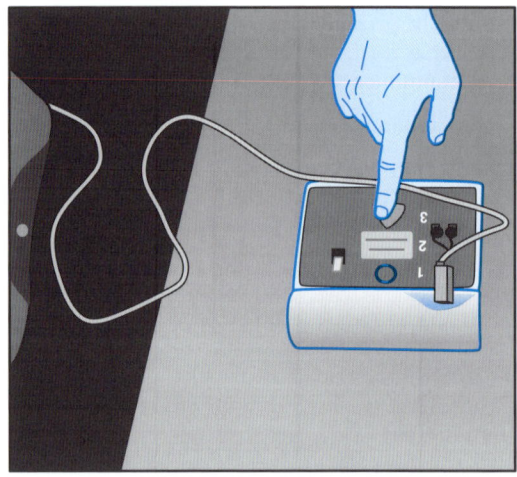

Fig. 7-12. Administración de la descarga indicada por el DEA.

continuar con los cuidados (véase **cap. 12, Cuidados posparo cardíaco**)

Algoritmo de RCP básica en adultos (**fig. 7-13**).

RCP AVANZADA EN ADULTOS

La cadena de supervivencia del PCIH se debe considerar un plan de acción y consta de 5 eslabones (**fig. 7-14**):

- Detección precoz y tratamiento de las situaciones de emergencia potencialmente desencadenantes de una PCR. Reconocimiento precoz del PCR por el personal de salud y alerta al sistema.
- Aplicación precoz de las técnicas de SVB.
- Desfibrilación precoz.
- Inicio precoz del SVA o RCP avanzada.
- Cuidados post-reanimación adecuados.

En el nivel extrahospitalario, la RCP avanzada comienza cuando llega el SEM (**fig. 7-2**).

A continuación, se describirán los ritmos de paro cardíaco y los fármacos utilizados durante la reanimación. Finalmente, se mostrará la secuencia en 2 algoritmos: ritmos desfibrilables y no desfibrilables.

Los ritmos que se pueden observar durante un paro cardíaco son la FV, la TV sin pulso, la actividad eléctrica sin pulso (AESP) y la asistolia.

La FV, una arritmia letal, se define como la despolarización caótica del miocardio ventricular y se muestra en el electrocardiograma como actividad eléctrica rápida, desorganizada y con ondas irregulares que varían en frecuencia y amplitud. La desfibrilación temprana (durante el primer minuto) puede revertir la FV en el 90% de los casos, de ahí la importancia del desarrollo y establecimiento de los planes de acceso público a la desfibrilación en

RCP básica en adultos

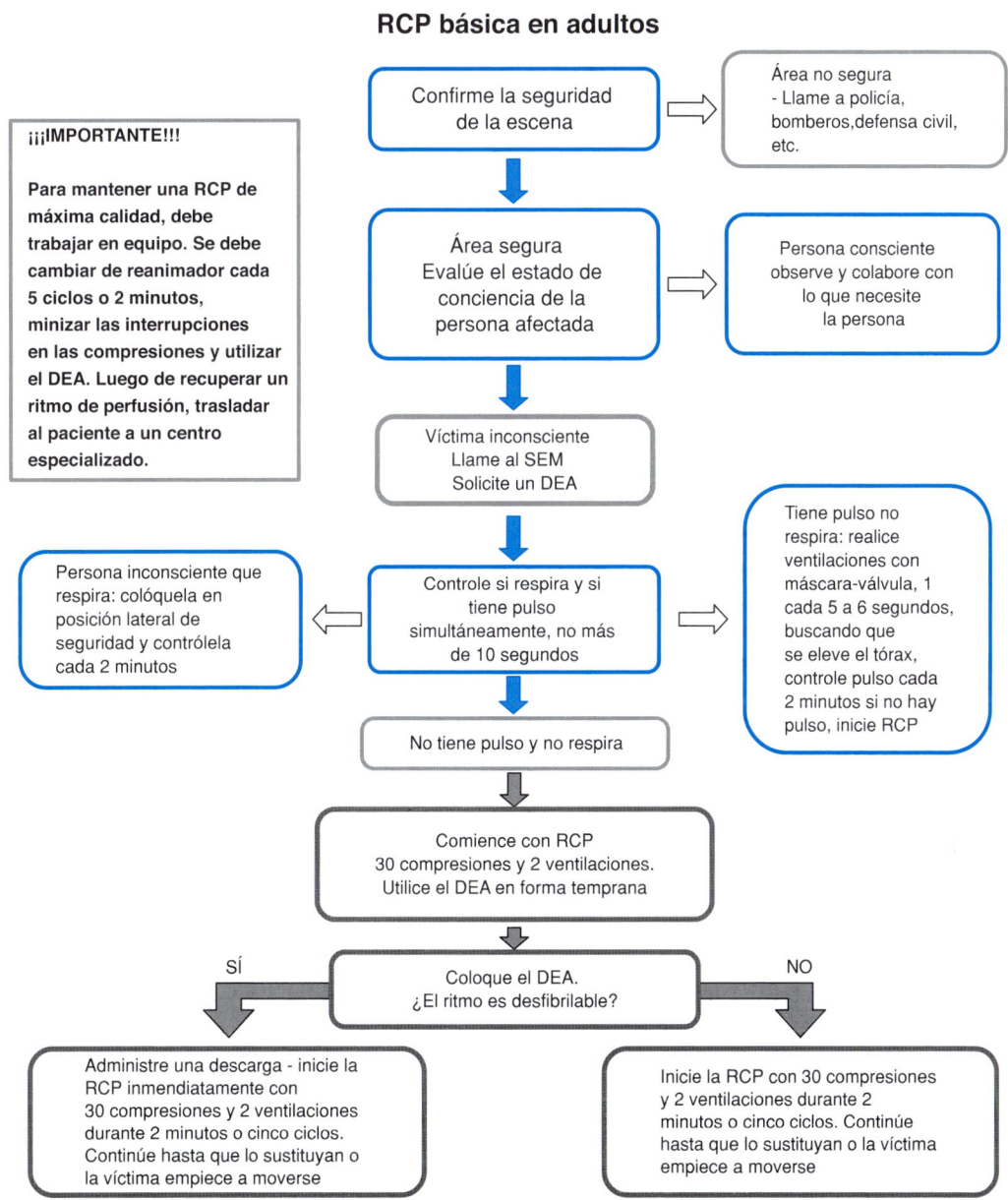

Fig. 7-13. Algoritmo de RCP básica en adultos.

la comunidad y en las áreas de baja complejidad de los establecimientos de salud.

Durante el PCR, se utilizarán los dispositivos para la ventilación descritos en el **capítulo 9, Manejo de la vía aérea en la emergencia**.

Sea cual fuere el dispositivo empleado, se deben priorizar las compresiones torácicas y poner mucho énfasis en la calidad de estas. La secuencia de ventilaciones con bolsa-válvula-máscara será 30 compresiones y 2 ventilaciones en el paciente sin manejo avanzado de la vía aérea. Si el paciente tiene colocado un tubo endotraqueal, máscara laríngea o tubo laríngeo, las compresiones serán independientes (o no sincronizadas) de las ventilaciones. El miembro del equipo de reanimación que realice las ventilaciones insuflará el tórax cada 6 segundos y el operador que realice las compresiones hará 100-120 compresiones por minuto.

PCIH

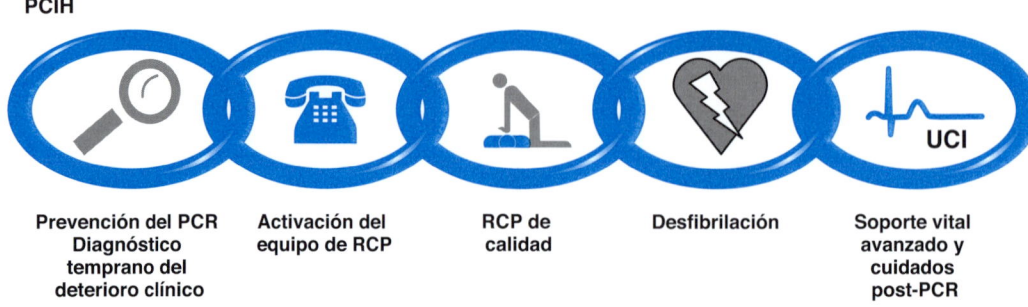

| Prevención del PCR Diagnóstico temprano del deterioro clínico | Activación del equipo de RCP | RCP de calidad | Desfibrilación | Soporte vital avanzado y cuidados post-PCR |

Fig. 7-14. Cadena de supervivencia del paro cardíaco intrahospitalario (PCIH).

Los fármacos que se utilicen en el PCR dependen del ritmo diagnosticado. En asistolia y AESP, solo se emplea adrenalina, la cual se administra cada 3-5 minutos.

La FV/TV sin pulso tiene más posibilidad de responder a la desfibrilación temprana, por lo que no es prioritario administrar fármacos. Si la FV/TV sin pulso no responde a dos desfibrilaciones, debe administrarse adrenalina cada 3 a 5 minutos y, luego de la tercera desfibrilación sin éxito, un antiarrítmico, amiodarona o lidocaína, según se describe en los siguientes párrafos. En situaciones especiales, puede utilizarse sulfato de magnesio.

Recuerde que el tratamiento de causas reversibles es prioritario (véase **cap. 10**, **Identificación y tratamiento de las 5 H y las 5 T**). En este contexto, se utilizarán otros fármacos de acuerdo con cada situación clínica.

RITMOS DE PCR

FV y TV sin pulso

El reconocimiento de la FV por el personal de salud es fundamental, ya que cuanto más se demore en revertir a un ritmo de perfusión, más miocardio y más cerebro serán irrecuperables. Se caracteriza por la presencia de una actividad eléctrica ventricular rápida y desorganizada. Es decir, no se distinguen complejos QRS, segmento ST ni ondas T (**fig. 7-15**).

No existe despolarización ventricular ordenada, los ventrículos no se contraen, no hay sístole y, por lo tanto, no se palpa pulso arterial.

Diferentes estudios han mostrado que las dos causas más frecuentes de FV son la isquemia miocárdica y la presencia de TV que degenera en FV.

La TV sin pulso se define como la presencia de tres o más latidos de origen ventricular (QRS mayor de 0,12 segundos), con una frecuencia cardíaca superior a 100 latidos por minuto, existe actividad eléctrica organizada en los ventrículos pero, al igual que la FV, no genera una contracción ventricular y por lo tanto no hay pulso. Es una TV sostenida (**fig. 7-16**). Puede ser monomorfa o polimorfa. La TV polimorfa puede tener pulso pero, al igual que la FV/TV sin pulso, se trata con desfibrilación.

La FV es el ritmo de paro cardíaco de la fase aguda del infarto agudo miocardio (IAM), mientras que la TV monomorfa sostenida sin pulso se debe a una reentrada generada en el tejido cicatrizal, secuela de un IAM, en especial en pacientes con una fracción de eyección ventricular izquierda baja. En raras ocasiones, la FV se presenta en sujetos sin cardiopatía estructural.

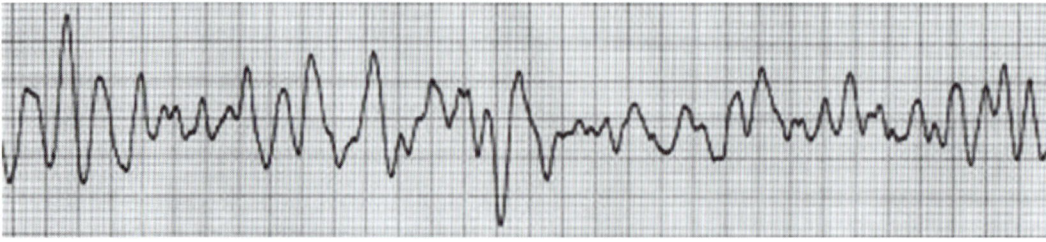

Fig. 7-15. Fibrilación ventricular (FV).

El tratamiento inicial de ambos ritmos es siempre la desfibrilación. Si se asocian a enfermedad coronaria, se debe realizar un tratamiento de revascularización tras recuperar el ritmo de perfusión.

> ! La desfibrilación proporciona el tratamiento definitivo en la FV y en la TV sin pulso. Debe realizarse con 360 joules (J) en desfibriladores monofásicos y el máximo nivel de energía en los desfibriladores bifásicos. Los medicamentos que se administran son solo auxiliares de la desfibrilación. Ante la falta de respuesta a la segunda desfibrilación, se emplea adrenalina, y a la tercera desfibrilación, amiodarona o lidocaína. En situaciones particulares, se utiliza sulfato de magnesio (TV polimorfa).

AESP

La AESP consiste en la presencia de alguna variedad de actividad eléctrica diferente de la FV o TV sin pulso, sin presencia de pulso arterial (**fig. 7-17**).

Casi siempre existe una causa subyacente que puede ser tratada.

Tratamiento: se deben investigar y tratar las causas reversibles (véase **cap. 10**, **Identificación y tratamiento de las 5 H y las 5 T**).

El fármaco empleado es la adrenalina en dosis de 1 mg IV en bolo cada 3 a 5 minutos. La adrenalina debe administrarse precozmente.

Asistolia

La asistolia es un ritmo de PCR con ausencia de actividad eléctrica. En el ECG, se observa una línea isoeléctrica (**fig. 7-18**).

El diagnóstico de línea isoeléctrica o asistolia puede ser un falso diagnóstico frente a problemas técnicos y operativos que deben ser identificados y se resumen en el párrafo Protocolo de línea isoeléctrica.

Con frecuencia, este ritmo de PCR representa el ritmo terminal de los pacientes con enfermedades graves e insuficiencias orgánicas múltiples. Un gran porcentaje de pacientes en asistolia no sobreviven.

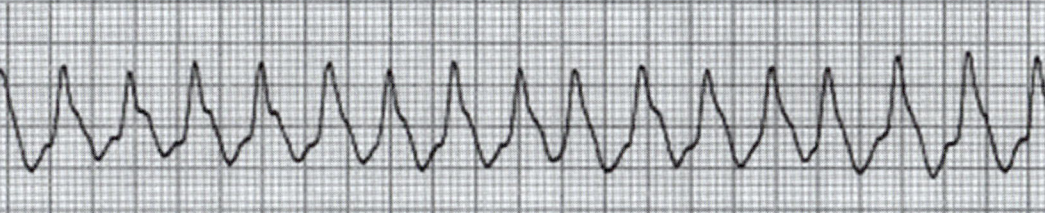

Fig. 7-16. Taquicardia ventricular (TV) sin pulso.

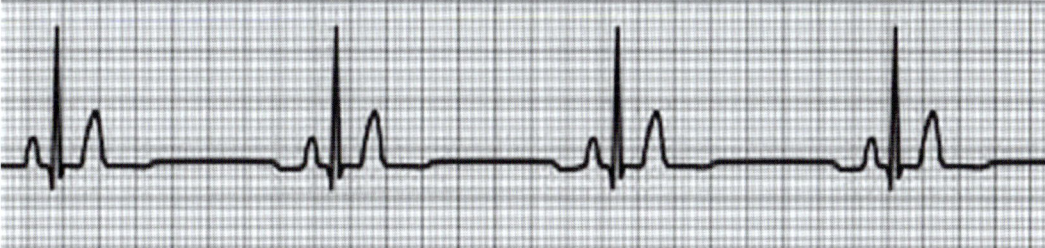

Fig. 7-17. Actividad eléctrica sin pulso (AESP): existe una actividad eléctrica sin contracciones cardíacas, sin pulso.

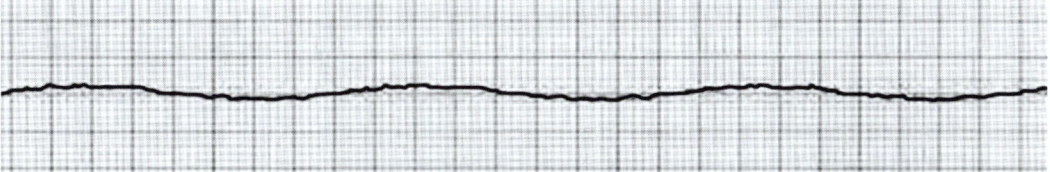

Fig. 7-18. Asistolia.

La AESP y la FV/TV sin pulso no tratadas oportunamente terminan en asistolia.

Entonces, solo si se identifica y se trata el PCR de manera oportuna y adecuada habrá alguna probabilidad razonable de supervivencia.

Protocolo de línea isoeléctrica

Si el monitor muestra una línea plana, existe una serie de procedimientos para confirmar una verdadera asistolia:

- Controlar que los electrodos estén fijados correctamente al pecho del paciente (pueden estar flojos o desconectados).
- Controlar que el cable paciente esté conectado al monitor.
- Verificar que la intensidad o amplitud de la señal no sea demasiado baja.
- Reorientar el eje eléctrico rotando las palas del desfibrilador 90° o cambiando la derivación del monitor. Puede diagnosticarse una FV con vector isoeléctrico.

Se ha demostrado que los errores del reanimador en el uso del equipo son la causa más frecuente de falsa asistolia que un vector isoeléctrico de FV.

Los reanimadores deben conocer su desfibrilador y la institución o el servicio debe mantener sus desfibriladores en estado de funcionamiento adecuado de acuerdo con las normas del fabricante.

 Se deben investigar y tratar las causas reversibles (**cap. 10**, **Identificación y tratamiento de las 5 H y las 5 T**).

El fármaco utilizado es la adrenalina en dosis de 1 mg IV en bolo cada 3 a 5 minutos. La adrenalina debe administrarse precozmente.

FÁRMACOS UTILIZADOS EN RCP

El objetivo de la farmacoterapia para el PCR es facilitar el RCE. Se debe obtener una vía adecuada para la administración de fármacos y fluidos. Esta vía puede ser intravenosa periférica antecubital o intraósea, aunque es preferible la intravenosa sobre la intraósea. No se recomienda la vía traqueal para administrar fármacos.

Los fármacos utilizados en la RCP son:

- Adrenalina: en bolos de 1 mg que se repiten cada 3 a 5 minutos.

- Amiodarona: indicada solo si se observa en el monitor una FV o una TV sin pulso que no responde a las medidas previas (adrenalina-desfibrilación). Se debe administrar un bolo de amiodarona de 300 mg y repetir a los 3 a 5 minutos otro bolo de 150 mg.
- Lidocaína: indicada solo si se observa en el monitor una FV o una TV sin pulso que no responde a las medidas previas (adrenalina-desfibrilación). Se debe administrar un bolo de 1-1,5 mg por kg y repetir a las 3 a 5 minutos otro bolo de 0,5 a 0,75 mg por kg de peso.

Se recomienda para PCR con ritmo no desfibrilable (AESP/asistolia) realizar una RCP de alta calidad y administrar adrenalina precozmente. La razón de utilizar un vasopresor como la adrenalina es optimizar la presión de perfusión coronaria, ya que un ventrículo isquémico tendrá menos posibilidades de responder a la reanimación.

Los efectos α-adrenérgicos de la adrenalina ayudan a mejorar la perfusión coronaria.

Para los ritmos desfibrilables, la prioridad inicial es proporcionar una RCP de alta calidad y administrar una descarga eléctrica lo antes posible. Esto puede dar lugar a la eliminación de la FV/TV sin pulso y la reanudación de un ritmo cardíaco organizado con circulación, incluso antes de que se administren los medicamentos. La administración de adrenalina se inicia después de la segunda descarga.

Todos los consejos de reanimación recomiendan al menos 1 o 2 descargas antes de administrar la adrenalina.

Si la primera descarga tuvo éxito, es decir detuvo la FV/TV sin pulso, un bolo de adrenalina puede provocar la reaparición de la FV/TV sin pulso u otras arritmias y aumentar la demanda de oxígeno justo cuando se produce la reanudación del ritmo con circulación espontánea.

Por otra parte, si la FV/TV sin pulso persiste en la siguiente comprobación del ritmo, es decir, después de administrar la primera descarga seguida de 2 minutos de RCP de alta calidad, se debe realizar una segunda descarga, con la reanudación inmediata de la RCP y la administración de adrenalina. La razón es que, en este punto, es probable que el miocardio esté isquémico, por lo que incluso si la segunda descarga detiene la FV/TV sin pulso, la adrenalina y la RCP de alta calidad pueden mejorar la presión de perfusión coronaria, y posiblemente permitirán que el corazón recupere su actividad eléctrica y de bomba, y mantenga un ritmo de perfusión espontáneo.

Lo mismo ocurre si la segunda descarga no detiene la FV/TV sin pulso; la adrenalina y la RCP de alta calidad aumentan la probabilidad de que la tercera descarga sea exitosa.

En el **capítulo 11**, **Fármacos** se describen los utilizados durante la RCP avanzada y en las emergencias abordadas en este manual como arritmias, sindrome coronario agudo (SCA) y ACV.

Algoritmo FV/TV sin pulso (**fig. 7-19**).
Algoritmo de AESP/asistolia (**fig. 7-20**).

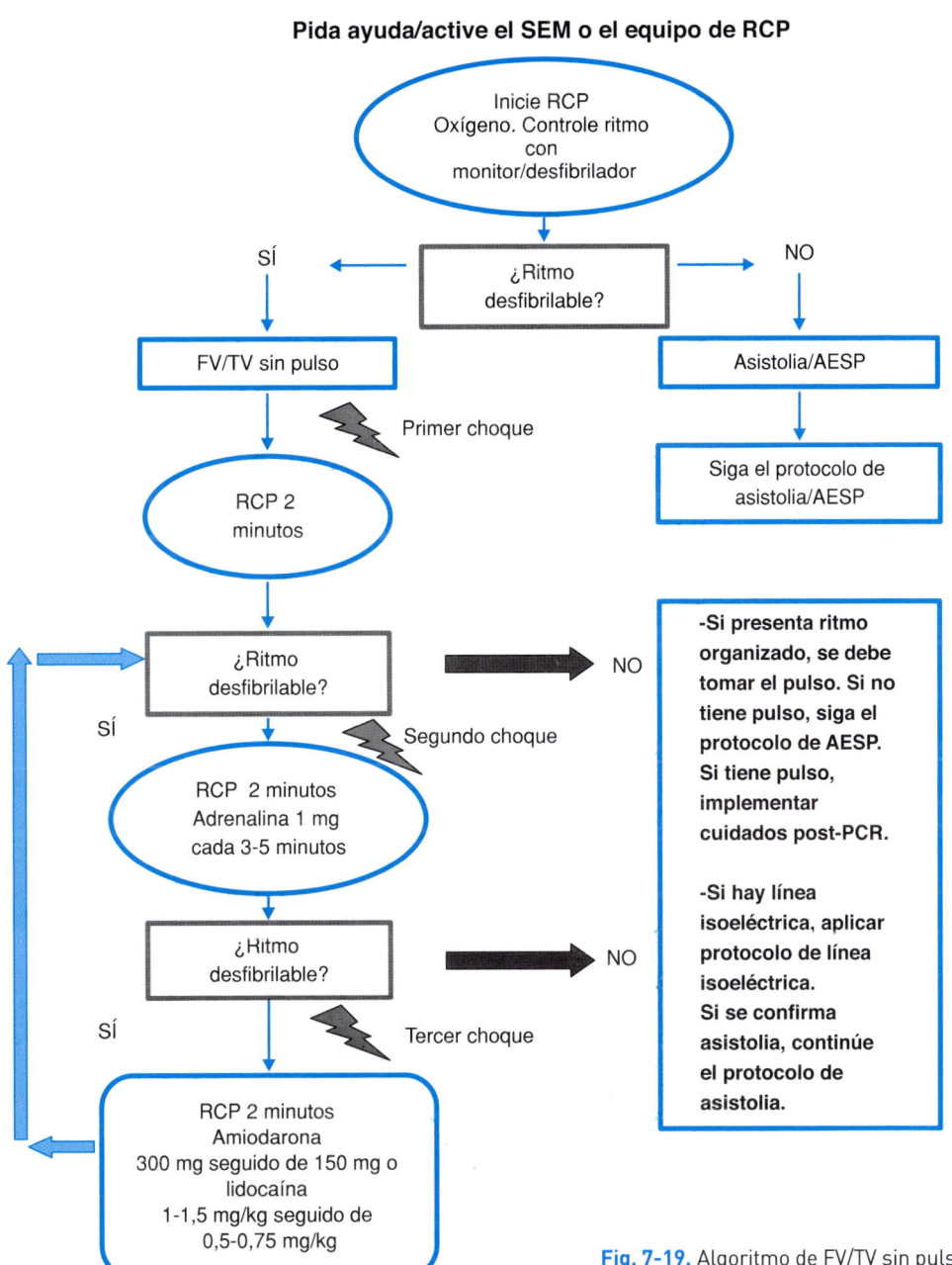

FV/TV SIN PULSO

Pida ayuda/active el SEM o el equipo de RCP

Inicie RCP
Oxígeno. Controle ritmo con monitor/desfibrilador

SÍ ← ¿Ritmo desfibrilable? → NO

FV/TV sin pulso — Primer choque

Asistolia/AESP

RCP 2 minutos

Siga el protocolo de asistolia/AESP

¿Ritmo desfibrilable? → NO

SÍ — Segundo choque

RCP 2 minutos
Adrenalina 1 mg cada 3-5 minutos

¿Ritmo desfibrilable? → NO

SÍ — Tercer choque

RCP 2 minutos
Amiodarona
300 mg seguido de 150 mg o lidocaína
1-1,5 mg/kg seguido de 0,5-0,75 mg/kg

-Si presenta ritmo organizado, se debe tomar el pulso. Si no tiene pulso, siga el protocolo de AESP. Si tiene pulso, implementar cuidados post-PCR.

-Si hay línea isoeléctrica, aplicar protocolo de línea isoeléctrica. Si se confirma asistolia, continúe el protocolo de asistolia.

Fig. 7-19. Algoritmo de FV/TV sin pulso.

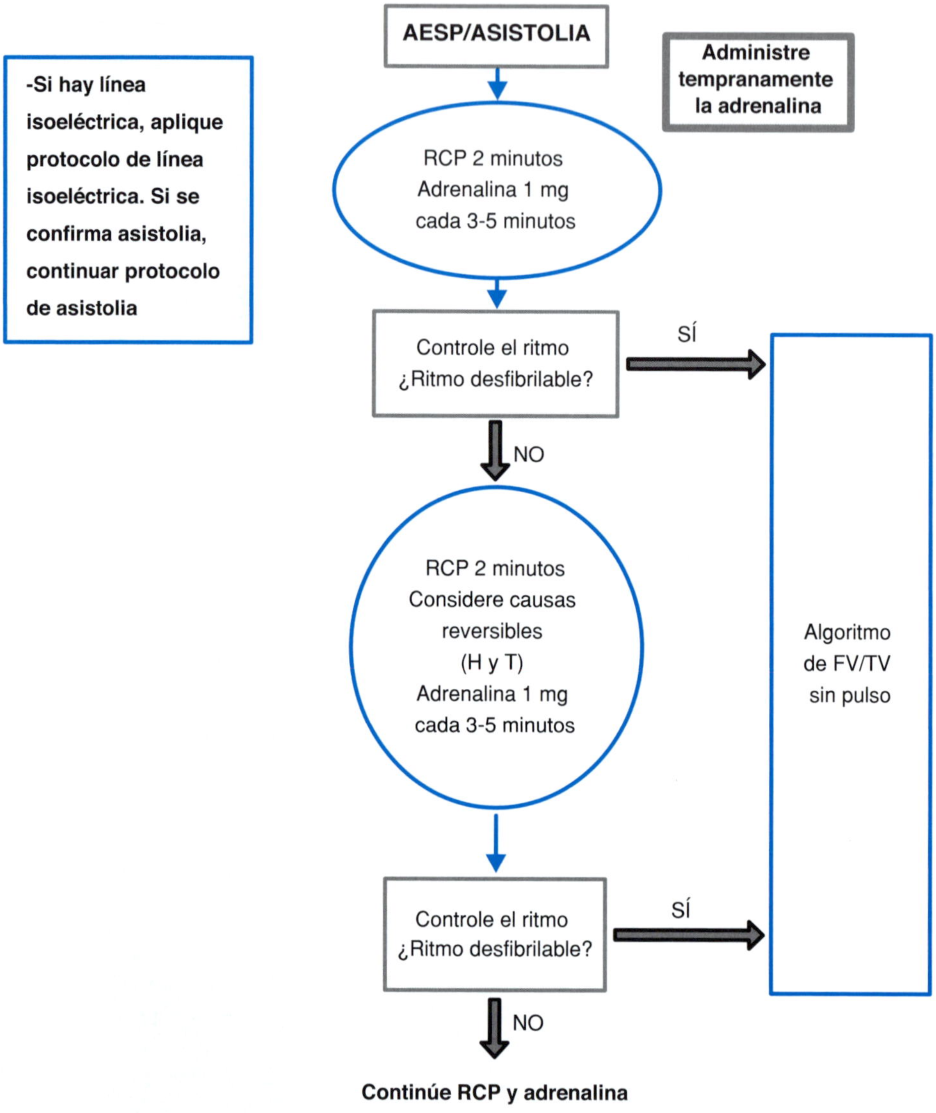

AESP/ASISTOLIA

Administre tempranamente la adrenalina

-Si hay línea isoeléctrica, aplique protocolo de línea isoeléctrica. Si se confirma asistolia, continuar protocolo de asistolia

RCP 2 minutos
Adrenalina 1 mg
cada 3-5 minutos

Controle el ritmo
¿Ritmo desfibrilable?

SÍ

NO

RCP 2 minutos
Considere causas
reversibles
(H y T)
Adrenalina 1 mg
cada 3-5 minutos

Algoritmo
de FV/TV
sin pulso

Controle el ritmo
¿Ritmo desfibrilable?

SÍ

NO

Continúe RCP y adrenalina

Fig. 7-20. Algoritmo de AESP/asistolia.

 CONCLUSIONES

- La sobrevida de una persona que sufre un PCR depende, en el PCEH, de la respuesta de la comunidad brindando RCP básica de calidad con acceso al DEA y llegada del SEM para continuar con la RCP avanzada, y en el PCIH, de la organización institucional para la rápida detección, inicio de la RCP básica seguida de RCP avanzada de calidad. Cada eslabón de ambas cadenas de supervivencia debe brindarse oportunamente y con calidad, y se deben entrelazar de una manera coordinada y eficiente, en una secuencia continua de atención.

BIBLIOGRAFÍA

Aufderheide TP, Yannopoulos D, Lick CJ, Myers B, Romig LA, Stothert JC, et al. Implementing the 2005 American Heart Association Guidelines improves outcomes after out-of-hospital cardiac arrest. Heart Rhythm. 2010;7(10):1357-62.

Cheng A, Nadkarni VM, Mancini M B, Hunt EA, Sinz EH, Merchant RM, et al. Resuscitation education science: educational strategies to improve outcomes from Cardiac arrest: a scientific statement from the American Heart Association. Circulation 2018;138(6):82-122.

Cummins RO, Ornato JP, Thies WH, Pepe PE. Improving survival from sudden cardiac arrest: the" chain of survival" concept. A statement for health professionals from the Advanced Cardiac Life Support Subcommittee and the Emergency Cardiac Care Committee. American Heart Association. Circulation 1991;83(5):1832-47.

Highlights of the 2020 AHA Guidelines Update for CPR and ECC. Disponible en https://cpr.heart.org/en/resuscitation-science/cpr-and-ecc-guidelines.

Kleinman ME, Brennan EE, Goldberger ZD. Swor RA, Terry M, et al. Part 5: Adult Basic Life Support and Cardiopulmonary Resuscitation Quality. Circulation 2015;132(18-2):414-35.

Kronick SL, Kurz MC, Lin S, Edelson DP, Berg RA, Billi JE, et al. Part 4: systems of care and continuous quality improvement: 2015 American Heart Association guidelines update for cardiopulmonary resuscitation and emergency cardiovascular care. Circulation 2015;132(18):S397-S413.

Merchant RM, Topjian AA, Panchal AR, et al, on behalf of the Adult Basic and Advanced Life Support, Pediatric Basic and Advanced Life Support, Neonatal Life Support, Resuscitation Education Science, and Systems of Care Writing Groups. Part 1: Executive Summary: 2020 American Heart Association Guidelines for Cardiopulmonary Resuscitation and Emergency Cardiovascular Care. Circulation 2020;142(2):337-57.

Martos-Benítez, FD. Mortalidad cardíaca intrahospitalaria: Epidemiología y estrategias de prevención. CorSalud 2017;9(2):95-105.

Nolan J, Soar J, Eikeland H. The chain of survival. Resuscitation. 2006;71(3):270-1.

Ortiz FR, Vergel FM, Messa JBL, Valle PF, Montero MMR, Lara MM, et al. Supervivencia y estado neurológico tras muerte súbita cardíaca extrahospitalaria. Resultados del Registro Andaluz de Parada Cardiorrespiratoria Extrahospitalaria. Rev Esp Cardiol 2016;69(5):494-500.

Panchal AR, Bartos JA, Cabañas JG, Donnino MW, Drennan IR, Hirsch KG, Kudenchuk PJ, Kurz MC, Lavonas EJ, Morley PT, O'Neil BJ, Peberdy MA, Rittenberger JC, Rodriguez AJ, Sawyer KN, Berg KM. Adult Basic and Advanced Life Support Writing Group. Part 3: Adult Basic and Advanced Life Support: 2020 American Heart Association Guidelines for Cardiopulmonary Resuscitation and Emergency Cardiovascular Care. Circulation 2020;142(16):366-468.

Sociedad Argentina de Terapia Intensiva. SATI. Manual de RCP y OVACE. (Internet). Consultado en 2021. Disponible en https://www.sati.org.ar/images/files/codeacom/RCPOVACE/Manual_de_RCP_Y_OVACE_CODEACOM.doc.

Socorrismo básico para escuelas. Colección educ.ar. Ministerio de Educación, Ciencia y Tecnología de la República Argentina 1999.

Reanimación cardiopulmonar en situaciones especiales

 8

 OBJETIVOS

- Capacitar al personal de salud para desempeñarse correctamente ante situaciones de emergencia médica, mediante su entrenamiento en las técnicas de soporte vital (SV) y reanimación cardiopulmonar (RCP) básica en lactantes, niños y embarazadas, frente a sobredosis de opiáceos y en situaciones de rescate en la montaña, en altura, con avalanchas e hipotermia.
- Realizar RCP básica de alta calidad en lactantes y niños.
- Realizar RCP básica de alta calidad en embarazadas.
- Realizar RCP básica de alta calidad en la sobredosis de opiáceos.
- Conocer los cambios fisiopatológicos en la altura. Tratar de manera correcta el síndrome de Mortimer. Ofrecer de manera correcta RCP a víctimas de avalancha. Conocer la clasificación de la hipotermia. Hacer el triaje inicial de víctimas de avalancha en paro cardíaco. Conocer las particularidades de la RCP en hipotermia.
- Realizar RCP de calidad en decúbito prono.

INTRODUCCIÓN

En este capítulo se explican diferentes situaciones que se consideran especiales porque la víctima de emergencia médica tiene características distintas o la causa del paro cardiorrespiratorio (PCR) implica una modificación en la RCP. Se describe la RCP básica en lactantes, niños y embarazadas, sobredosis de opiáceos, RCP en la montaña (en altura, durante avalancha, con hipotermia), RCP en decúbito prono y en obesos, situaciones distintas de las descritas en el **capítulo 10, Identificación y tratamiento de las 5 H y las 5 T**.

RCP BÁSICA EN NIÑOS

Se considera niño hasta el inicio de la pubertad, marcado por el crecimiento del vello en el tórax y axilas en varones, y desarrollo mamario en mujeres.

RCP básica en niños con un solo reanimador o profesional de salud

1. Verifique que la escena sea segura:

   - Lo primero es evaluar la escena. Confirme que el lugar sea seguro para usted, la víctima y los testigos circunstanciales.
   - Siempre visualice una salida de emergencia por si el lugar que, en un principio era seguro, cambia y se vuelve peligroso.

   - En el caso de que la escena no sea segura, usted deberá comunicarse con el personal idóneo (policía, bomberos, defensa civil, etc.) para que verifique y asegure el lugar, de manera que se pueda brindar una asistencia sin riesgo. Conozca el número de teléfono de emergencias local.
   - Recuerde colocarse el equipo de bioseguridad.

2. Verifique si el paciente responde:

   Tómelo por los hombros y pregúntele fuerte y claro, en ambos oídos: "¿Estás bien?". Esta acción no debe durar más de 10 segundos.

3. Si el niño no responde, pida ayuda:

   Comuníquese con el sistema de emergencia médica (SEM) usando un teléfono móvil y busque rápidamente un desfibrilador externo automático (DEA), si está disponible. Delegue esta actividad a personas circundantes o testigos, si los hubiera.

    Ubique al niño inconsciente en una posición boca arriba sobre una superficie dura.

4. Controle la circulación y la respiración:

   Circulación: tome el pulso a nivel de la arteria carótida o la femoral.

Si tiene dificultades en determinar la ausencia o la presencia de pulso al cabo de 10 segundos, debe iniciar la RCP.

Si no encuentra pulso, no observa respiración o el niño una respiración agónica, se considera PCR, por lo que debe comenzar con las compresiones torácicas.

5. Si el paciente tiene pulso, pero no respira o tiene una respiración agónica:

Comience con las ventilaciones. Utilice una máscara-válvula o un dispositivo de barrera para respiración boca a boca:
  – Abra la vía aérea con la maniobra de apertura
  – Administre 1 ventilación cada 5-6 segundos
  – Cada ventilación debe durar 1 segundo y provocar una elevación visible del tórax. No realice ventilaciones rápidas o con mucho volumen de aire para evitar la reducción del retorno venoso, que provoca el aumento de la presión intratorácica, y la distensión gástrica con riesgo de regurgitación y broncoaspiración
  – Continúe con las ventilaciones y controle el pulso cada 2 minutos

Si el paciente tiene pulso pero con una frecuencia menor de 60 latidos por minuto y/o mala perfusión periférica, debe iniciar las compresiones torácicas a pesar de la presencia de pulso.

6. Si el paciente no tiene pulso:

Si el colapso fue súbito, active el SEM si no lo hizo antes y comience con la RCP.

Si el colapso no ha sido súbito, es decir el deterioro fue gradual y usted está solo, comience la RCP y luego de cinco ciclos o dos minutos, active el SEM.
  – Administre 30 compresiones torácicas con sus 2 manos, o con el talón de una mano si es un niño pequeño, deprimiendo ≥ 1/3 de la altura del tórax (**fig. 8-1**)
  – Abra la vía aérea y administre 2 ventilaciones, utilizando una máscara-válvula o bolsa-válvula-máscara

7. Realice 5 ciclos de compresiones y ventilaciones; cada ciclo comprende 30 compresiones y 2 ventilaciones, hasta que:
  – El paciente recobre los signos de vida.

  – Llegue el DEA que se solicitó oportunamente
  – La persona afectada comience a moverse
  – El SEM llegue y se haga cargo de la situación
  – Hayan pasado más de 30 minutos de RCP de máxima calidad sin éxito (excepto en casos de hipotermia, ahogamiento por inmersión en agua o intoxicaciones)
  – Su seguridad esté en peligro

RCP básica en niños con dos reanimadores o profesionales de salud

En esta situación se debe trabajar en equipo y lograr optimizar esfuerzos y, sobre todo tiempo, para así realizar una RCP de máxima calidad.

Los primeros 5 pasos son iguales a los de la RCP con un solo profesional de la salud.

Si el paciente no tiene pulso, o tiene una frecuencia menor de 60 latidos por minuto o signos de mala perfusión periférica, comience con la RCP.

Un profesional de la salud administra 15 compresiones torácicas. El otro profesional de la salud abrirá la vía aérea y administrará 2 ventilaciones.

Con un reanimador deberá realizar 30 compresiones y 2 ventilaciones. Con dos reanimadores, la secuencia será 15:2.

Utilice una máscara-válvula o un dispositivo de bolsa-válvula-máscara.

Realice 5 ciclos de compresiones y ventilaciones; cada ciclo comprende 15 compresiones y 2 ventilaciones, y se rota en las posiciones y funciones luego de cinco ciclos, aprovechando este momento para controlar el pulso y si respira de manera simultánea, y así sucesivamente hasta que:

• El paciente recobre la circulación espontánea
• Llegue el DEA que se solicitó oportunamente
• La persona afectada comience a moverse
• El SEM llegue y se haga cargo de la situación
• Hayan pasado más de 30 minutos de RCP de máxima calidad sin éxito (excepto en casos de hipotermia, ahogamiento por inmersión en el agua o intoxicaciones)
• Su seguridad esté en peligro

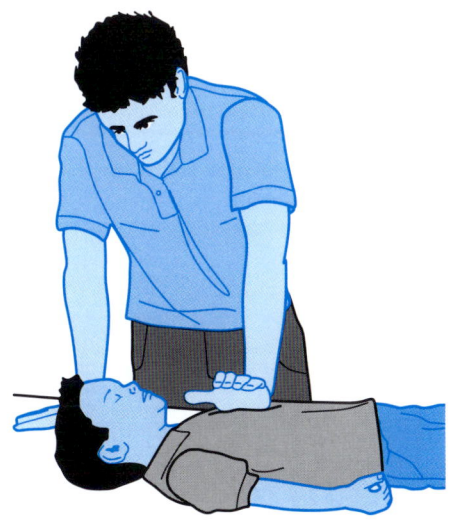

Fig. 8-1. Masaje cardíaco con una mano en un niño.

ALGORITMO DE RCP BÁSICA EN NIÑOS

Véase **figura 8-2**.

RCP BÁSICA EN LACTANTES

Se considera lactante entre 1 mes y 1 año de vida.

RCP básica en lactantes con un reanimador o profesional de salud

1. Verifique que la escena sea segura:

Evalúe la escena. Confirme que el lugar sea seguro para usted, para la víctima y los testigos circunstanciales. Siempre identifique una salida de emergencia por si el lugar que, en un principio era seguro, cambia y se vuelve peligroso.

En el caso de que la escena no sea segura, usted deberá comunicarse con el personal idóneo (policía, bomberos, defensa civil, etc.) para que verifique, asegure y haga óptimo el lugar, de manera que se pueda realizar una asistencia médica sin riesgo. Conozca el número de teléfono de emergencias local.

Recuerde colocarse el equipo de bioseguridad.

2. Verifique si el paciente responde:

Llame al lactante por su nombre, sople su cara o pellizque la planta del pie para evaluar la respuesta a esos estímulos.

Esta acción no debe durar más de 10 segundos.

Si no responde, pida ayuda.

3. Comuníquese con el SEM:

Use un teléfono móvil y busque un DEA, si está disponible (si hay un testigo circunstancial presente, delegue estas acciones).

4. Verifique la respiración y el pulso simultáneamente.

Observe el tórax para evaluar signos de respiración; simultáneamente, tome el pulso braquial durante 5 a 10 segundos.

5. Si el paciente tiene pulso, pero no respira o tiene una respiración agónica:

Comience con las ventilaciones. Abra la vía aérea. En los lactantes, es útil colocar una toalla debajo de los hombros.

Utilice una máscara-válvula que selle boca y nariz del lactante, y si no tiene un dispositivo del tamaño adecuado realice ventilación boca a boca-nariz.

Administre 1 ventilación cada 3-5 segundos.

Cada ventilación debe durar 1 segundo y provocar una elevación visible del tórax. No realice ventilaciones rápidas o con mucho volumen de aire, debido a que puede provocar una reducción del retorno venoso por aumento de la presión intratorácica y mayor distensión gástrica con riesgo de regurgitación y broncoaspiración.

Continúe con las ventilaciones y controle el pulso cada 2 minutos.

Si el paciente tiene pulso pero con una frecuencia menor de 60 latidos por minuto y/o mala perfusión periférica, debe iniciar las compresiones torácicas a pesar de la presencia de pulso.

6. Si el paciente no tiene pulso:

Si el colapso fue súbito, active el SEM si no lo hizo antes y comience con la RCP.

Si el colapso no ha sido súbito, es decir, el deterioro fue progresivo y usted está solo, comience la RCP y luego de cinco ciclos o dos minutos active el SEM.

Compresiones torácicas: administre 30 compresiones torácicas en el centro del tórax con dos dedos de una mano por debajo de la línea imaginaria que une las tetillas, y deprima ≥ ⅓ de la altura del tórax o 4 cm (**fig. 8-3**).

Abra la vía aérea y administre 2 ventilaciones, utilizando una máscara-válvula o cualquier dispositivo de barrera que le permita ventilar adecuadamente.

RCP básica en niños

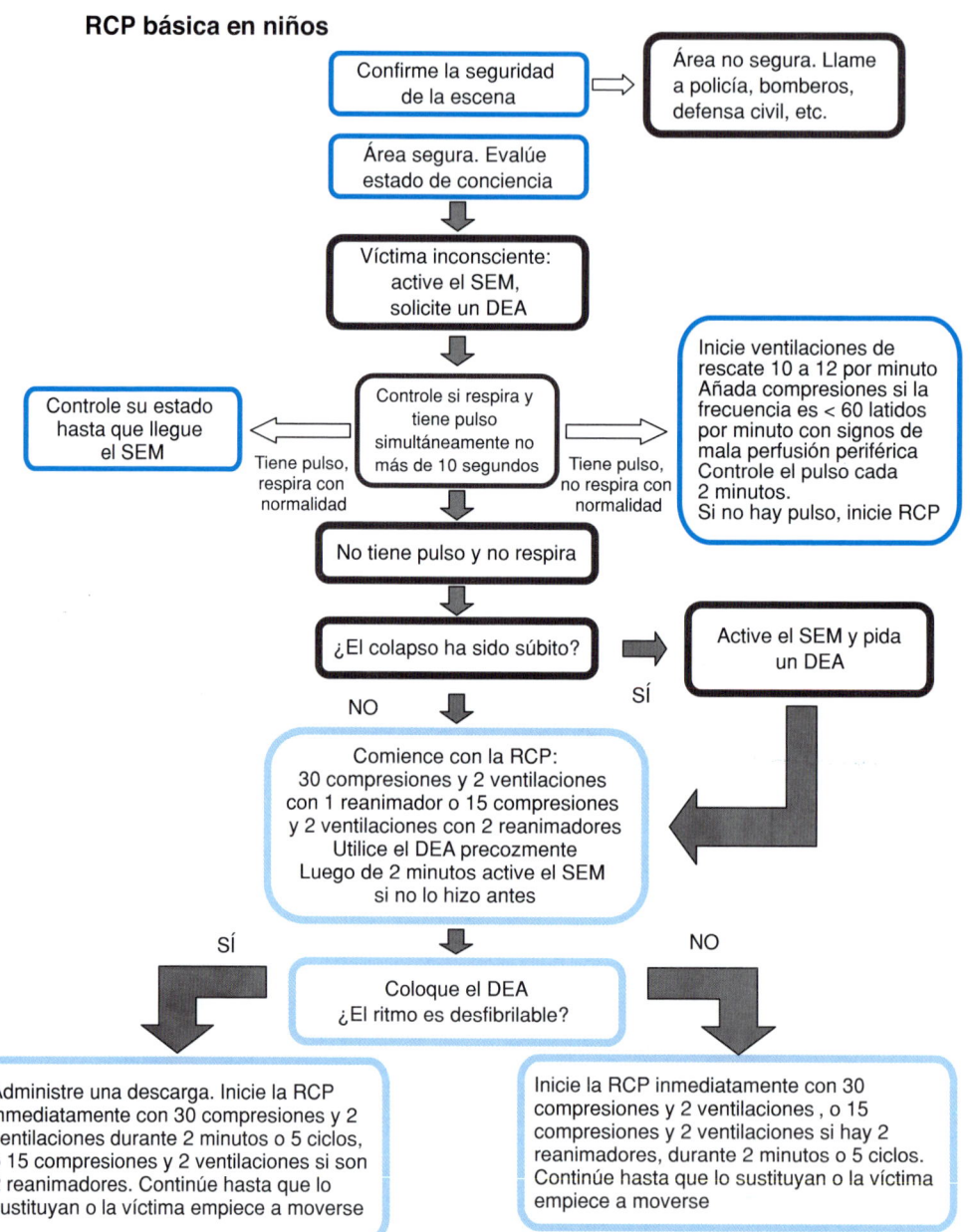

Fig. 8-2. Algoritmo de RCP básica en niños.

Las 30 compresiones y 2 ventilaciones representan 1 ciclo de RCP.

7. Realice 5 ciclos de compresiones y ventilaciones o 2 minutos de RCP. Verifique el pulso cada 2 minutos o 5 ciclos, hasta que:

– El paciente recobre los signos de vida.
– Llegue el DEA que se solicitó oportunamente

– La persona afectada comience a moverse
– El SEM llegue y se haga cargo de la situación
– Hayan pasado más de 30 minutos de RCP de máxima calidad sin éxito (excepto en casos de hipotermia o ahogamiento por inmersión en agua)
– Su seguridad esté en peligro

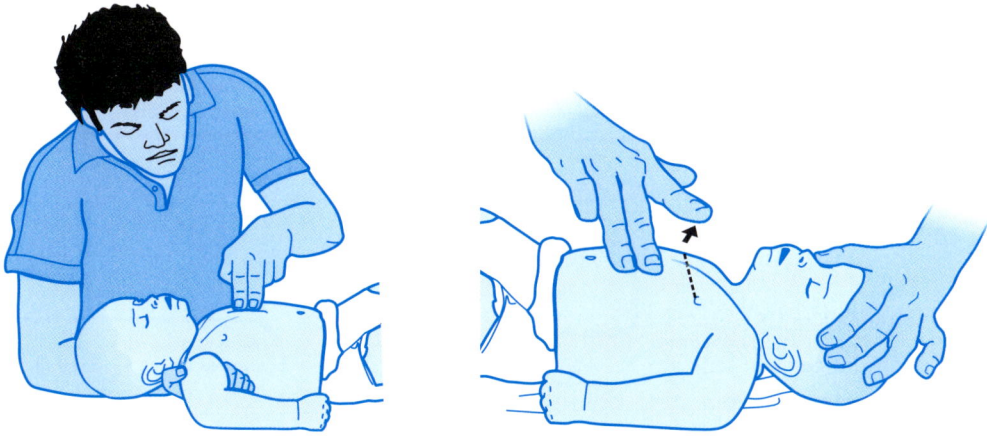

Fig. 8-3. Compresiones torácicas en lactantes.

RCP básica en lactantes con dos reanimadores o profesionales de salud

> **!** En esta situación, es conveniente trabajar en equipo y lograr optimizar esfuerzos y tiempo para, así, realizar una RCP de máxima calidad.

Los primeros 5 puntos son iguales a los de la RCP con un solo reanimador o profesional de la salud.

Si el paciente no tiene pulso, comience con la RCP:

Un profesional de la salud administra 15 compresiones torácicas en el centro del tórax (debajo de la línea imaginaria que une las tetillas) con sus dos pulgares, colocando las manos alrededor del tórax. El otro profesional de la salud abrirá la vía aérea y administrará 2 ventilaciones con la máscara-válvula o bolsa-válvula-máscara.

Realice 5 ciclos de compresiones y ventilaciones, cada ciclo comprende 15 compresiones y 2 ventilaciones, y rote de posición y funciones aprovechando este momento para verificar el pulso, hasta que:

- El paciente recobre los signos de vida
- Llegue el DEA que se solicitó oportunamente
- La persona afectada comience a moverse
- El SEM llegue y se haga cargo de la situación
- Hayan pasado más de 30 minutos de RCP de máxima calidad sin éxito (excepto en casos de hipotermia o ahogamiento por inmersión en agua)
- Su seguridad esté en peligro

Algoritmo de RCP básica en lactantes

Véase **figura 8-4**.

RCP BÁSICA EN LA EMBARAZADA

El PCR en mujeres embarazadas no es frecuente; sin embargo, conocer cómo actuar frente a esta situación es importante, ya que presenta ciertas peculiaridades debido a los cambios anatómicos y fisiológicos que ocurren durante el embarazo y al hecho de que están en riesgo dos vidas.

La incidencia de PCR es de 1 caso cada 30 000 gestaciones y la supervivencia es menor que en la población general. El origen del PCR incluye causas relacionadas con el embarazo y el parto, y otras comunes a la población general.

Los cambios en el cuerpo de la mujer durante el embarazo la tornan más frágil.

El gasto cardíaco aumenta por incremento del volumen sistólico durante el primer y el segundo trimestre y de la frecuencia cardíaca (15-20 lpm) desde el tercer trimestre hasta el término del embarazo. También se incrementa la volemia a lo largo de toda la gestación, hasta llegar a 40-50% del valor normal al término del embarazo. Son cambios de adaptación a los mayores requerimientos metabólicos de la madre y el feto.

Cuando la embarazada está en decúbito supino, el útero comprime la vena cava inferior y la aorta, y esto produce hipotensión por reducción del retorno venoso, aumento de la poscarga y, por ende, caída del gasto cardíaco (25-30%).

A nivel respiratorio, aumentan el volumen corriente y el consumo de oxígeno. También hay

RCP básica en lactantes

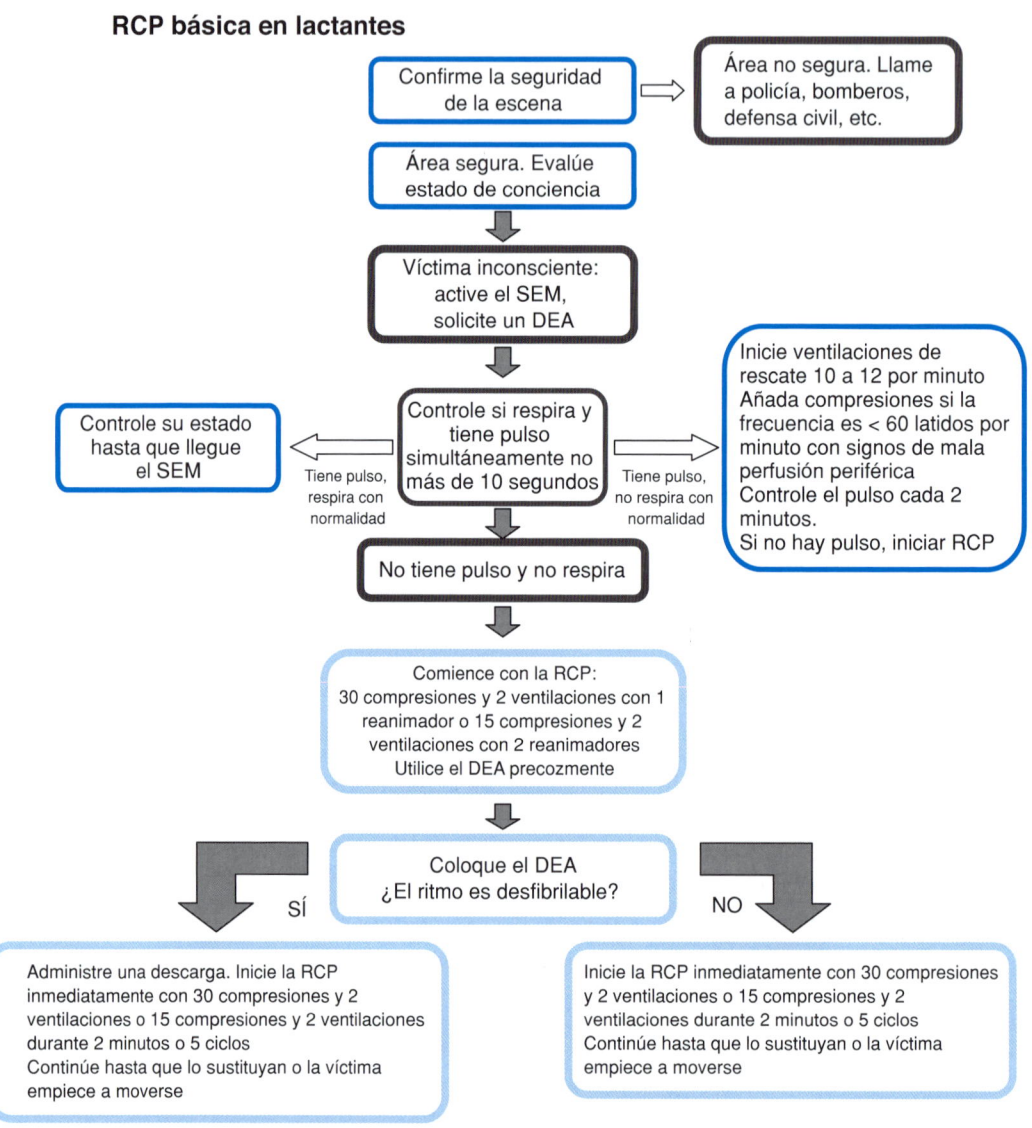

Fig. 8-4. Algoritmo de RCP básica en lactantes.

una disminución de la capacidad residual funcional. Estas modificaciones hacen a la mujer embarazada más vulnerable a la hipoxia. La embarazada presenta una alcalosis respiratoria compensada por el aumento del volumen minuto respiratorio.

Otros cambios fisiológicos ocurren a nivel digestivo por efecto de la progesterona, que ocasiona un enlentecimiento del vaciamiento gástrico e hipomotilidad que, sumado a la elevación del diafragma, favorece el íleo, los vómitos y la broncoaspiración.

Los puntos clave en la RCP básica en la víctima embarazada son los siguientes:

- Seguridad de la escena
- Control del estado de conciencia: si la paciente no responde, debe pedir ayuda
- Iniciar RCP básica realizando compresiones torácicas de calidad sin interrupciones
- Realizar desplazamiento manual del útero hacia la izquierda para eliminar la compresión de la vena cava inferior (**fig. 8-5**)

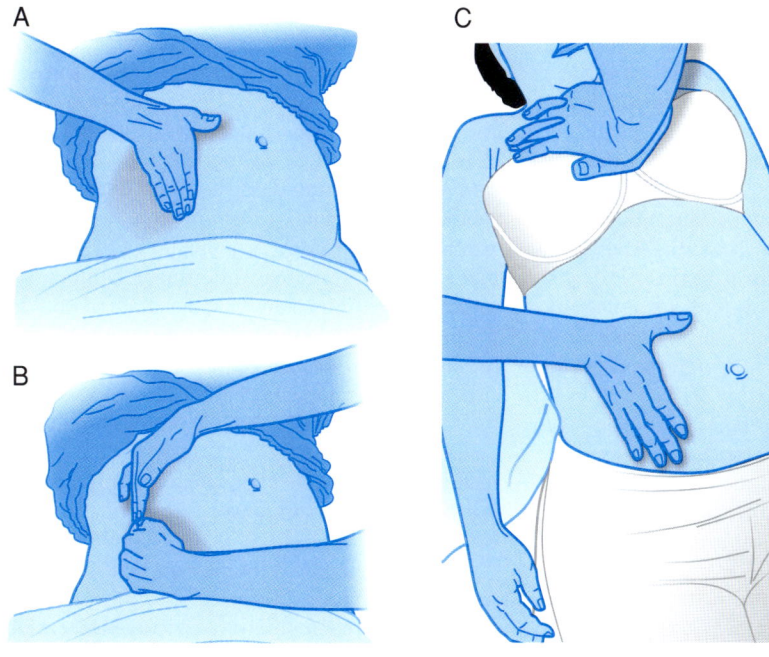

Fig. 8-5. Desplazamiento manual del útero hacia la izquierda durante la RCP de una víctima embarazada.

- Recordar que en la embarazada, frente al alto riesgo de aspiración, se debe realizar la intubación endotraqueal lo antes posible
- La desfibrilación se realizará con el mismo nivel de energía que en la población general

Otro aspecto para considerar es la edad gestacional, ya que antes de la semana 24 el principal objetivo de la reanimación será salvar la vida de la madre. A partir de esta semana de gestación, se considera que el feto es viable y, por tanto, la actuación estará encaminada a salvar las dos vidas.

Para determinar la edad gestacional, se realiza la maniobra de Leopold. Se palpa el fondo uterino; si se encuentra a dos "traveses" (el ancho de dos dedos) por encima del ombligo, la paciente tendrá alrededor de 24 semanas de gestación.

Se debe considerar la posibilidad de realizar una cesárea de urgencia en las siguientes situaciones: traumatismo materno con supervivencia inviable, RCP inefectiva transcurridos 5 minutos desde el comienzo del PCR o de los esfuerzos de reanimación, PCR sin testigos presenciales.

SOBREDOSIS DE OPIÁCEOS

La epidemia de abuso de opioides ha provocado un aumento de los paros respiratorios y cardíacos debido a sobredosis.

En la RCP, los rescatistas legos y los socorristas capacitados no deben retrasar la activación del SEM mientras se espera la respuesta del paciente a la naloxona y otras intervenciones.

Además, para los pacientes que se sabe o se sospecha están en paro cardíaco, en ausencia de un beneficio comprobado del uso de naloxona en esta circunstancia, las medidas de reanimación estándar deben tener prioridad sobre la administración del fármaco, con un enfoque en la RCP de alta calidad.

RCP EN MONTAÑA, DURANTE AVALANCHAS, HIPOTERMIA

En su inicio, la montaña fue el dominio de los pioneros del alpinismo. En la actualidad, es cada vez más concurrida por caminantes, corredores, esquiadores, jinetes, aficionados a la bicicleta de montaña, al vuelo libre, a las actividades en aguas bravas o a la exploración subterránea. Estas actividades no se desarrollan en un espacio de ocio organizado y absolutamente seguro, se practican en un entorno natural riesgoso.

Más allá de lo recreativo y deportivo, la población en las alturas y al pie de las montañas cada vez es mayor en número de habitantes, por lo que se requiere mayor complejidad en los centros de salud, ya que las regiones montañosas ocupan 40 millones de km^2 y representan aproximadamente el 27% de la superficie de la Tierra, y se estima que 38 millones de personas viven de forma permanente por encima de los 2439 metros sobre el nivel del mar, con una cantidad aproximada de 100 millones de visitantes adicionales que viajan a las regiones montañosas por trabajo y recreación cada año.

Lo más frecuente es observar patología traumática y un complejo sindromático llamado "Mal agudo de montaña", que afecta a los pacientes desde grados leves hasta provocar la muerte, y fue definido por el Dr. Ortiz Naretto como un mal manejo de los líquidos por parte del propio organismo debido a las variaciones de presión atmosférica.

En las actividades de montaña, la tasa de mortalidad se calcula de dos maneras: el número de muertes dividido por el número total de personas expuestas, o como el número de muertes cada 1 000 000/días de exposición a una actividad de montaña específica.

La tasa de mortalidad informada entre esquiadores y practicantes de snowboard es 0,11 y 2,46 muertes cada millón de días de exposición, mientras la tasa de mortalidad entre montañeros es de 2,3 a 1870 muertes cada millón de días de exposición.

Fisiopatología

La medicina de montaña puede considerarse hoy como una especialidad médica multidisciplinar basada fundamentalmente en el estudio fisiológico y patológico del hombre en situación de hipoxia hipobárica, pero también en otras condiciones propias de la alta montaña.

La fisiopatología relacionada con esta especialidad se basa en el estudio de todos aquellos procesos encaminados a conseguir una adaptación a la hipoxia hipobárica. Sin embargo, existen otros factores que también tienen un papel importante en el ambiente de montaña, como son los cambios térmicos, sobre todo el frío, las radiaciones solares, los factores meteorológicos (humedad, movimientos del aire y precipitaciones) y otros agentes nocivos. La hipoxia constituye la etiopatogenia de la gran mayoría de las modificaciones fisiológicas que repercuten sobre los sistemas respiratorio, cardiovascular, muscular y nervioso, así como sobre los órganos de los sentidos y el metabolismo celular.

Para comprender la clínica, se deben recordar determinados aspectos fisiopatológicos relacionados con el aprovechamiento tisular del oxígeno y la mecánica ventilatoria. La hipocapnia es la consecuencia inevitable de la hiperventilación que origina el estímulo hipóxico, de modo que se espira más cantidad del dióxido de carbono producido por el catabolismo celular. La disminución de la presión arterial de dióxido de carbono ($PaCO_2$) ocasiona una alcalosis respiratoria que puede compensarse mediante la eliminación renal de bicarbonato. Hoy se considera que la importante disminución en la presión alveolar de dióxido de carbono, y la consecuente disminución en la $PaCO_2$, es un mecanismo fundamental de adaptación a la hipoxia hipobárica. La hiperventilación permite una mayor proporción relativa de oxígeno dentro del alvéolo pulmonar y, por tanto, también su mayor difusión hacia la circulación.

En determinados casos, cuando la aclimatación se realiza de modo inadecuado, aumenta la presión de las arterias pulmonares, con hipotensión, insuficiencia cardíaca congestiva, edema agudo de pulmón y edema cerebral. La base fisiológica de estos procesos radica en que el aumento de la viscosidad sanguínea disminuye el flujo sanguíneo tisular y, por tanto, la oxigenación de los tejidos. Además, la hipoxia tisular desencadena un intenso vasoespasmo de las arteriolas pulmonares que produce hipertensión pulmonar y, secundariamente, insuficiencia ventricular derecha. Por último, el espasmo de las arteriolas pulmonares desvía el flujo sanguíneo hacia los vasos pulmonares no alveolares y la sangre se desplaza a territorios donde no se oxigena (*shunt*).

Patologías cardiovasculares

Mientras que el edema pulmonar y cerebral de altura (Mal agudo de montaña) tienden a figurar como las causas más usuales de muertes no traumáticas en los picos más altos, en altitudes más bajas; la muerte súbita cardíaca (MSC) parece ser más frecuente.

Se define como una "muerte no traumática e inesperada que ocurre dentro de la primera hora del inicio de los síntomas", y representa hasta 52% de las muertes durante el esquí alpino y 30% de las muertes en caminatas de montaña.

La incidencia informada en las regiones montañosas oscila aproximadamente entre 1 y 10 por millón de días-persona de actividad en la montaña. En adultos, el ejercicio vigoroso, como el de las actividades de montaña, se asocia a un aumento de la incidencia. Se ha informado que se ha producido un esfuerzo físico vigoroso dentro de la primera hora del infarto de miocardio en el 4-10% de los casos. Los estudios de esquiadores y corredores de larga distancia demuestran que la incidencia de MSC en adultos es entre 5 y 50 veces mayor durante el ejercicio que durante actividades sedentarias. En la mayoría de los casos, la MSC se debe a una enfermedad de las arterias coronarias y se refleja en la distribución por sexo y edad de las personas que fallecen a causa de la afección. En estudios realizados en los Alpes europeos, 90-95% de las MSC ocurrieron en hombres, con un dramático aumento de la frecuencia en personas mayores de 34 años.

El ejercicio riguroso tiene un efecto profundo sobre el sistema nervioso autónomo, lo que provoca cambios en la estabilidad eléctrica del miocardio y aumenta la susceptibilidad del individuo a sufrir arritmias fatales. Afortunadamente, el ejercicio regular no solo aumenta el tono vagal basal y mejora la estabilidad eléctrica, sino que también previene el desarrollo de arritmias, la enfermedad de las arterias coronarias y la formación de placas vulnerables que son propensas a romperse durante picos de la actividad simpática. Desafortunadamente, muchas de las personas que se dirigen a las montañas son sedentarias y propensas a enfermedades de las arterias coronarias. En un estudio de senderistas y esquiadores en los Alpes tiroleses, hasta el 21,7% realizaba menos de 1 hora de ejercicio a la semana y el 12,7% tenía antecedentes de enfermedad cardiovascular. Por tanto, parece inevitable que se produzca un número significativo de MSC en las montañas.

En la actualidad, se sabe poco sobre el efecto de la altitud sobre la capacidad del corazón para conducir electricidad. Sin embargo, se han observado episodios de taquiarritmias auriculares y ventriculares en entornos de gran altitud y se ha demostrado que conducen a eventos cardíacos potencialmente mortales.

Varios estudios han documentado cambios en el electrocardiograma en sujetos sanos a altitudes reales y simuladas de hasta 8848 m; sin embargo, existe muy poca evidencia para determinar qué ocurre en las personas con arritmias cardíacas.

La gran altitud puede favorecer el desarrollo de arritmias supraventriculares y ventriculares a través de la activación del sistema nervioso simpático. Además, las arritmias podrían precipitarse en pacientes susceptibles como consecuencia de la sobrecarga del ventrículo derecho debido a la hipertensión pulmonar.

Existen numerosos informes de aumento de latidos prematuros supraventriculares y ventriculares en sujetos sanos en ascenso a la altura. Sin embargo, se ha demostrado que el aumento del número de extrasístoles en altura es benigno y no está relacionado con arritmias potencialmente mortales. Desafortunadamente, los pacientes con arritmia preexistente de mayor grado nunca han sido estudiados a gran altura; por lo tanto, no existe información sobre si la exposición a la altura conduce a una exacerbación de estas arritmias. No obstante, se ha afirmado que las arritmias inducidas por la altitud son responsables de un número significativo de MCS.

Un ascenso rápido a la altitud puede resultar en frecuencias cardíacas más rápidas en pacientes con fibrilación auricular o aleteo auricular. En ellos, el aumento de la frecuencia cardíaca puede incrementar de forma crítica el riesgo de embolia arterial en presencia de un trombo en la aurícula izquierda. La evaluación ecocardiográfica y el tratamiento anticoagulante oral (necesario en estos pacientes) pueden evitar este problema.

La función del marcapasos (MCP) se mantuvo sin cambios en un estudio de cámara hipobárica que simuló altitudes de hasta 4000 m, por lo que estos pacientes pueden exponerse de manera segura a grandes alturas sin impacto en los umbrales de estimulación ventricular. En pacientes con una función de MCP estable, no se requieren pruebas adicionales antes de la exposición a la altitud. Los pacientes con MCP de respuesta a la frecuencia pueden beneficiarse con frecuencias más altas durante el esfuerzo a gran altura. No hay datos sobre pacientes con cardiodesfibrilador implantable (CDI) a gran altura. Tanto los MCP como los CDI están construidos para altitudes de hasta 4000 m únicamente.

Síndrome de Mortimer. PCR durante la escalada

El traumatismo por suspensión es un estado de shock inducido por el ahorcamiento pasivo del circuito vascular de los miembros inferiores (**fig. 8-6**).

El arnés proporciona una interfaz suave con una cuerda de soporte en entornos reales o potenciales de alto ángulo. En caso de caída o pérdida del conocimiento, el arnés mantiene la sujeción a la cuerda y permite a la persona volver a subir o ser rescatada. Si bien permanecer suspendido e inconsciente es preferible a caer, tiene sus propios riesgos.

Aquellos que sobreviven a la suspensión pasiva tienen riesgo de rabdomiólisis. En un entorno natural, esto se puede observar en casos de personas suspendidas de una cuerda por su arnés. En una persona consciente, los movimientos de las piernas activan la bomba venosa para devolver la sangre a la circulación central. En la persona que cuelga pasivamente, la sangre se acumula en las piernas y conduce a la hipoperfusión de los órganos vitales. En el entorno experimental, el ahorcamiento pasivo ha llevado a la inconsciencia en cuestión de minutos.

Sobre la base de una serie anterior de muertes después del rescate, muchos autores han recomendado un tratamiento no estándar para el shock que incluye mantener a los pacientes rescatados en posición vertical o en cuclillas durante 30 minutos antes de acostarlos. Esta recomendación asume que la muerte súbita es un riesgo por sobrecarga aguda de volumen o exposición a productos de desecho en la sangre que regresa. Esta sugerencia no está respaldada por la serie original, que demostró muertes súbitas después del rescate, ni por la comprensión moderna de la fisiopatología. Los equipos de búsqueda y rescate y los miembros del grupo que ayuden a un colega suspendido inconsciente en una cuerda deben seguir las medidas estándar de reanimación para restaurar la circulación a los órganos vitales de inmediato.

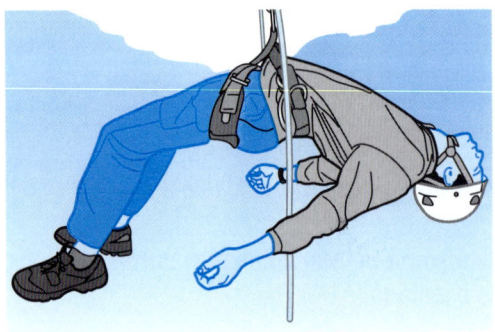

Fig. 8-6. Víctima suspendida por arnés.

PCR y avalanchas

Los accidentes de avalancha son frecuentemente eventos letales, con una mortalidad global del 23%. La mortalidad aumenta de forma dramática al 50% en casos de entierro completo.

En Europa y Norteamérica las avalanchas matan alrededor de 150 personas al año, de las cuales la mayoría son esquiadores, practicantes de snowboard y conductores de motos de nieve. Aunque es una causa rara de muerte, son particularmente devastadoras ya que las víctimas tienden a ser individuos sanos y con una mediana de edad de 33 años.

La supervivencia depende principalmente de la profundidad del entierro y su duración, la gravedad del traumatismo y la presencia de una bolsa de aire y una vía aérea permeable. De estos, la profundidad del entierro es el determinante más fuerte de la supervivencia. Las víctimas enterradas por completo sufren una tasa de mortalidad de aproximadamente 50%, mientras que la tasa de mortalidad de las víctimas no enterradas se reduce a 3-4%. La gran mayoría de las muertes en víctimas completamente enterradas son causadas por asfixia, traumatismo e hipotermia. De estos, la asfixia es el mecanismo predominante, y causa el 80% de las muertes relacionadas con avalanchas. Obviamente, estos mecanismos con frecuencia coexisten, lo cual aumenta aún más la letalidad.

La supervivencia está inversamente relacionada con la duración del entierro. La fuerte caída inicial se atribuye a una lesión inmediata relacionada con el traumatismo. Entre 10 y 20 minutos, hay una meseta en la que aproximadamente el 80 % de las personas siguen vivas, seguida de una segunda caída pronunciada causada por muertes por asfixia. Después de esto, las muertes ocurren a un ritmo más lento dado que las víctimas sucumben a la hipoxia, la hipercapnia y la hipotermia.

El paro cardíaco en la escena en víctimas de avalanchas enterradas tiene un mal pronóstico y la supervivencia rara vez se asocia con un resultado neurológico favorable. En 2014, Boue y cols. revisaron 48 víctimas de avalanchas que ingresaron en cuidados intensivos después de sufrir un paro cardíaco en el lugar, y documentaron una tasa de mortalidad del 83,3%, con ocho sobrevivientes de los cuales solo tres fueron dados de alta hospitalaria con evolución neurológica favorable.

Triaje inicial de víctimas de avalancha en paro cardíaco

Se han emitido pautas basadas en la evidencia para el triaje y la reanimación de las víctimas de avalanchas. La reanimación puede suspenderse cuando las víctimas en paro cardíaco muestran lesiones letales irreversibles o cuando el cuerpo está congelado hasta el punto de impedir compresiones torácicas efectivas. Las pautas actuales también reconocen que la supervivencia de las víctimas de avalanchas con una duración del entierro de más de 35 minutos requiere la presencia de una vía aérea permeable. En consecuencia, la vida puede declararse extinta en víctimas enterradas durante más de 35 minutos que se encuentran con una vía aérea obstruida por la nieve u otros escombros. En estas víctimas, se debe suponer que la asfixia se produjo en el momento del entierro, seguida de un paro cardíaco poco después.

Por otro lado, se debe iniciar la RCP en todas las demás víctimas en las que la duración del entierro sea inferior a 35 minutos, ya que la reanimación puede tener éxito, con o sin la presencia de una vía aérea permeable. La reanimación también debe comenzar en las víctimas que se encuentran con una vía aérea permeable, independientemente de la duración del entierro. Una vía aérea permeable permite la supervivencia más allá de la fase de asfixia. Por lo tanto, el tiempo de paro cardíaco antes de la extricación no se puede estimar con certeza.

La supervivencia más allá de la fase de asfixia también significa que existe la posibilidad de que la hipotermia surja como la causa principal del paro cardíaco.

Reanimación de víctimas de avalancha en paro cardíaco

Los pacientes que pueden beneficiarse de la RCP deben recibir reanimación estándar con ventilaciones tan pronto como los rescatistas tengan acceso a las vías respiratorias y el tórax de la víctima. Dado que la hipoxia es la etiología probable, la RCP solo con compresión es insuficiente. Se pueden usar dispositivos mecánicos de compresión. Si bien no hay evidencia de que mejoren los resultados, reducirán la fatiga del reanimador en situaciones con personal limitado y pueden facilitar las compresiones durante la evacuación. Debido a que la asfixia, la hipoxia y el traumatismo son las principales causas de paro cardíaco, suele observarse asistolia o actividad eléctrica sin pulso. La desfibrilación puede ser necesaria, pero rara vez tiene éxito en víctimas con temperaturas corporales centrales por debajo de 28 °C. Los fármacos vasoactivos y antiarrítmicos también pueden ser ineficaces en pacientes con hipotermia con temperatura corporal central < 30 °C.

Es importante considerar y tratar adecuadamente las causas reversibles de paro cardíaco traumático, como la hipovolemia y el neumotórax a tensión. En las víctimas normotérmicas de paro cardíaco, la reanimación puede finalizar después de 20 minutos, de asistolia de acuerdo con las pautas estándar de RCP.

Recalentamiento circulatorio extracorpóreo y RCP continua en paro cardíaco por avalancha hipotérmica

Las pautas actuales recomiendan un punto de decisión de triaje adicional después de estimar o medir la temperatura corporal central. El requerimiento de oxígeno de los tejidos, el cerebro en particular, se reduce drásticamente en la hipotermia. Las series de casos y los informes describen víctimas de hipotermia no asfixiadas, incluidas víctimas de avalanchas, que han sobrevivido períodos prolongados de paro cardíaco con recuperación neurológica completa después de una reanimación prolongada durante el recalentamiento invasivo. Los informes de casos individuales describen la supervivencia incluso en los casos en los que la RCP ha sido de baja calidad o se ha detenido. Estas víctimas requieren recalentamiento hospitalario invasivo y es ideal su transferencia a un hospital con capacidad de soporte circulatorio extracorpóreo para soporte circulatorio y recalentamiento rápido. Se notificaron pocos sobrevivientes, de los cuales casi todos sufrieron un paro cardíaco después de la extracción y tenían temperaturas corporales centrales extremadamente bajas (< 24 °C), lo que sugiere hipotermia en lugar de asfixia como la principal causa de paro cardíaco.

Hipotermia

La hipotermia es la disminución de la temperatura corporal central por debajo de 35° C (medida en el recto, el tímpano, el esófago, la vejiga o los grandes vasos) y se clasifica en leve cuando se encuentra entre 35-32 °C, moderada de 32-28 °C y grave cuando es inferior a 28 °C.

Puede ser accidental cuando el descenso de la temperatura ocurre de forma espontánea, no intencionada y generalmente en ambiente frío, asociado a un problema agudo. Un estudio de 228 pacientes traumatizados con medición de temperatura central en la escena detectó hipotermia en casi el 50% de ellos. Se denomina secundaria cuando existe un fallo en la termorregulación y no una exposición ambiental (abuso de sustancias, trastornos metabólicos, sepsis, enfermedades neurológicas, quemaduras). La *International Commision for Mountain Emergency Medicine* (ICAR MEDDCOM), la *International Society for Mountain Medicine and Medical Commission* y la *International Mountaneering and Climbing Federation* (UIAA MEDDCOM) han publicado guías para la clasificación y el manejo prehospitalario de víctimas de hipotermia severa por accidentes de montaña.

Clasificación de la hipotermia en la primera asistencia y según la situación clínica (ICAR MEDDCOM/UIAA MEDDCOM)

- Grado I. Víctima consciente y temblando (35-32 °C)
- Grado II. Víctima somnolienta que no tiembla (32-28 °C)
- Grado III. Víctima inconsciente con signos vitales presentes (28-24 °C)
- Grado IV. Ausencia de signos vitales; muerte aparente (24-13 °C)
- Grado V. Muerte por hipotermia irreversible (temperatura central < 13 °C)

Una buena clasificación prehospitalaria del grado de hipotermia facilitará su manejo inicial y evitará traslados interhospitalarios o secundarios innecesarios. Lo fundamental es trasladar, con la mayor urgencia posible, a las víctimas hipotérmicas en asistolia o FV hasta aquellos centros que tengan la capacidad tecnología adecuada.

> ! Las guías de reanimación recomiendan RCP estándar en PCR hipoxémico. La ventilación debe combinarse con compresiones torácicas, ya que la RCP solo con compresiones es inapropiada para el entierro por avalancha (Clase IIa, LOE C).

Para víctimas enterradas < 35 min que se encuentran en paro cardíaco, presuma asfixia e inicie RCP estándar con ventilaciones tan pronto como la cabeza y el tórax estén libres, independientemente de la permeabilidad de las vías respiratorias (clase I, LOE B).

Para víctimas enterradas > 35 min encontradas en paro cardíaco en AESP o FV/TV con vía aérea permeable pero que no están hipotérmicas (≥ 32 °C), presuma asfixia e inicie RCP estándar con ventilaciones tan pronto como la cabeza y el tórax estén libres (clase IIa, LOE B).

Para las víctimas enterradas durante más de 35 minutos que se encuentran en un paro cardíaco en asistolia con una vía aérea obstruida, se puede iniciar la reanimación, pero esta indicado terminar si no tiene éxito (clase I, LOE A).

Utilice desfibrilaciones estándar cuando esté indicado, independientemente de la temperatura central; las repeticiones más allá de tres intentos pueden retrasarse hasta que la temperatura central sea superior a 30 °C y deben evitarse si provocan la interrupción de la RCP y/o el transporte para recalentamiento (clase IIa, LOE B).

Al igual que con la desfibrilación, los expertos no están de acuerdo con la eficacia de la terapia con medicamentos de soporte vital avanzado (SVA) con temperaturas centrales < 30 °C. Las pautas del ERC de 2013 no recomiendan medicamentos, mientras que las de la AHA de 2014 permiten vasopresores, los cuales pueden inducir arritmias y aumentar el riesgo de congelación. El metabolismo del fármaco disminuye con una temperatura central baja (clase IIb, LOE B).

Lista de verificación de reanimación de víctimas de avalancha

Véase **figura 8-7**.

RCP EN DECÚBITO PRONO

La RCP en prono fue descrita por primera vez por McNeil en 1989 y revisada por Stewart en 2002. Desde entonces, se han publicado varios casos de RCP en prono con buenos resultados. McNeil señaló que esta RCP, a la que denominó RCP reversa, no solo ofrece soporte hemodinámico, sino que también permite una adecuada recuperación de la pared torácica entre compresiones, y podría evitar la broncoaspiración y las lesiones de vísceras abdominales o las fracturas costales. Un tórax sin fracturas costales favorece la recuperación entre

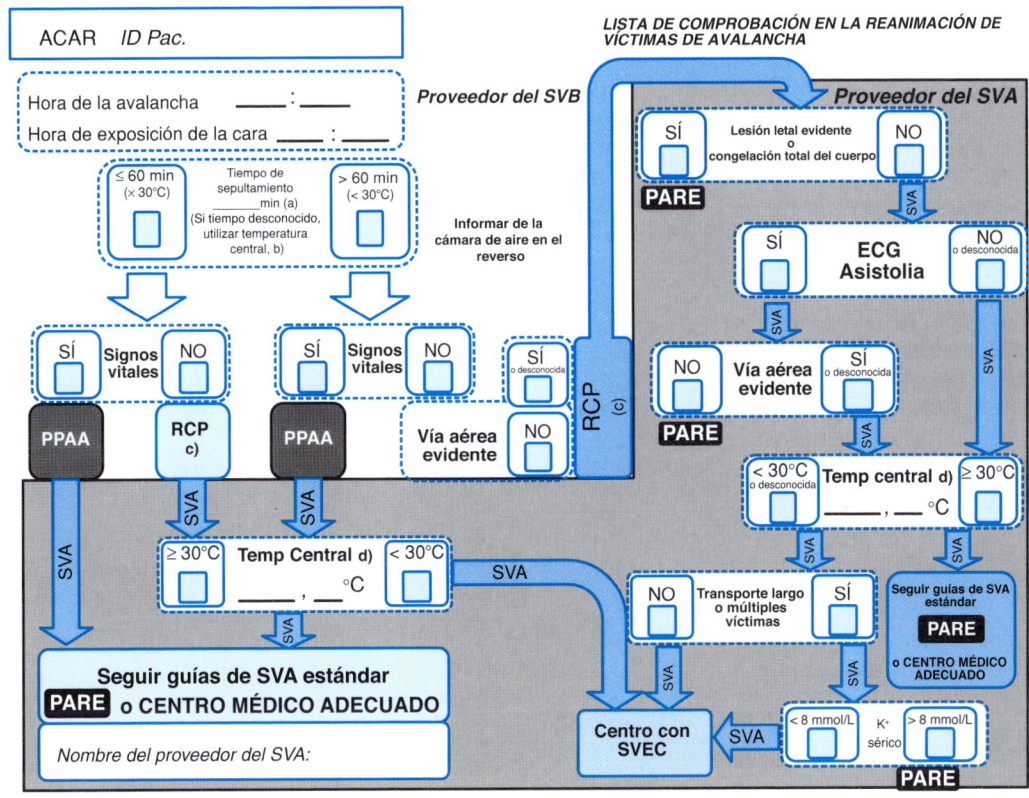

Fig. 8-7. Lista de verificación de reanimación de víctimas de avalancha, adaptación a las guías de Reanimación ERC 2015. Resuscitation 113(2017):e3-e4.

La sección blanca está dirigida a un socorrista capacitado en SV básico; la sección roja, a un proveedor de atención médica capacitado en SV avanzado. ID del paciente: identidad del paciente; RCP: resucitación cardiopulmonar; SVB: soporte vital básico; ELA: soporte vital avanzado; ECLS: soporte vital extracorpóreo (*Bypass* cardiopulmonar/oxigenación por membrana extracorpórea). (a) Tiempo entre el entierro y el descubrimiento del rostro. (b) Si se desconoce la duración del entierro, la temperatura central usando una sonda esofágica puede sustituirla en pacientes con paro cardíaco. (c) La RCP puede suspenderse si el nivel de riesgo para el rescatista es inaceptable, el cuerpo total está congelado o hay un traumatismo letal evidente (decapitación, sección troncal). (d) Si el K⁺ en el momento del ingreso en el hospital supera los 8 mEq/L, considerar la finalización de la reanimación (después de excluir las lesiones por aplastamiento y considerar el uso de paralizantes despolarizantes). Los pacientes que presenten inestabilidad cardíaca (arritmias ventriculares, presión arterial sistólica < 90 mm Hg) o temperatura central < 30 °C deben ser transportados al hospital con posibilidad de recalentamiento con soporte vital extracorpóreo.

compresiones y aporta un mejor flujo sanguíneo cerebral.

Los pacientes internados en UCI, en esta posición, en asistencia ventilatoria mecánica por síndrome de dificultad (distrés) respiratoria aguda, suelen estar muy inestables y en estado de suma gravedad. Otro grupo de pacientes lo conforman aquellos sometidos a procedimientos neuroquirúrgicos y traumatológicos. Si el paro cardíaco ocurre con el paciente en decúbito prono, es posible que la fijación del cráneo, la exposición quirúrgica y la inestabilidad espinal impidan realizar un cambio a decúbito supino para realizar maniobras de RCP convencionales.

Compresiones torácicas

La profundidad y la frecuencia de las compresiones, así como el correcto retroceso de la pared torácica entre compresiones, son fundamentales para un llenado de las cavidades cardíacas y un flujo sanguíneo cerebral adecuados. Las manos se ubican sobre la columna torácica (**fig. 8-8**).

Un estudio con tomografía computarizada (TC) determinó que la sección mayor del corazón en plano coronal está localizada entre T7 y T9 en el 95% de las TC estudiadas, y esta sería la zona adecuada para las compresiones dorsales efectivas. Con el paciente en prono, el abdomen está sobre una superficie dura y las compresiones dorsales son más eficientes, ya que no se produce un desplazamiento de las vísceras abdominales en dirección caudal y anterior, que atenúa la eficacia de la compresión torácica, como sucede con las compresiones esternales.

En dos estudios, en los que se compara la presión arterial que se consigue mediante RCP en supino y RCP en prono, se observa que los valores obtenidos en prono son superiores a los obtenidos en supino.

Desfibrilación en prono

En este caso, la disposición de los parches o palas variará, y se deberá aplicar en la línea media axilar izquierda y en la escápula derecha o en ambas regiones axilares (**fig. 8-9**).

RCP EN PACIENTES OBESOS

La obesidad contribuye significativamente a la mortalidad por enfermedades cardiovasculares. Incluso en ausencia de factores de riesgo comunes de insuficiencia cardíaca, la obesidad puede conducir directamente a su desarrollo (miocardiopatía por obesidad). En esta condición, la hipertensión, el síndrome de apnea-hipopnea del sueño y el síndrome de hipoventilación alveolar conducen a alteraciones en la estructura y la función cardíaca, lo que finalmente produce una reducción en la fracción de eyección ventricular. Las ultimas guías de RCP señalan que para el paciente obeso no existen variaciones en los algoritmos de tratamiento en comparación con el individuo no obeso. Sin embargo, la obesidad imparte importantes alteraciones en la anatomía de las vías respiratorias, la mecánica respiratoria, función cardiovascular y metabolismo de fármacos. Existe una asociación bien documentada entre enfermedad cardiovascular y muerte cardiovascular. Sin embargo, el impacto de la obesidad en el resultado después de un paro cardíaco no es tan claro. A medida que las tasas de obesidad continúen aumentando, los médicos intensivistas y emergentólogos reanimarán cada vez más a pacientes obesos en estado crítico.

Compresiones torácicas

La realización de una RCP efectiva en pacientes obesos puede ser difícil debido a una serie de factores anatómicos que alteran su calidad. El aumento de la circunferencia abdominal puede cambiar la ubicación óptima para las compresiones torácicas a una posición más cefálica de lo que sugerirían las guías de SVA.

La fuerza requerida para generar la compresión torácica adecuada puede conducir a una fatiga más rápida de la persona que realiza las compresiones. Es importante que los reanimadores puedan hundir el tórax. Las compresiones torácicas deben tener una profundidad de 6 cm. Los reanimadores deben rotar en su labor con más frecuencia.

Vía aérea

Los pacientes obesos tienen un 30 % más de probabilidades de presentar intubación difícil respecto de aquellos con peso normal. Esto obedece a la infiltración de tejido graso en el cuello, el tórax, el abdomen y la faringe, y al tamaño de la lengua. El tejido adiposo que se deposita entre las estructuras faríngeas (predominantemente entre las paredes laterales) sobresale hacia la luz de la vía aérea y provoca estrechez de su luz, en especial durante la inspiración. Los elementos que componen el anillo de Waldeyer se encuentran hipertrofiados, acompañados de acúmulos grasos a nivel de planos musculares de la orofaringe, lo cual complejiza la visualización y el acceso aun mediante laringoscopia directa.

La ventilación manual con bolsa máscara autoinflable debe ser minimizada y realizada por personal experimentado utilizando una técnica con dos operadores. Un profesional experimentado debe intubar precozmente para disminuir el período de ventilación manual. El empleo de dispositivos supraglóticos es de utilidad para lograr una ventilación eficaz en estos sujetos.

Eficacia de la desfibrilación

Se recomienda aumentar la energía de desfibrilación al máximo para descargas repetidas debido a la mayor impedancia torácica. Existen nuevos desfibriladores que miden la impedancia torácica y ajustan el nivel de descarga.

Acceso vascular

En pacientes obesos las venas pueden ser difíciles de palpar o visualizar, incluso con ultrasonido. Si el paciente no tiene o no se logra un acceso vascular, puede usarse la vía intraósea. Esta ruta de acceso es ampliamente utilizada en reanimación de adultos y pediátrica. Se inserta una aguja con un trocar en el tercio proximal de la tibia para acceder a los senos venosos. Existen agujas diseñadas a la medida y taladros eléctricos disponibles para tal efecto. Una vez conseguido un ritmo de perfusión, se debe buscar un acceso vascular estándar.

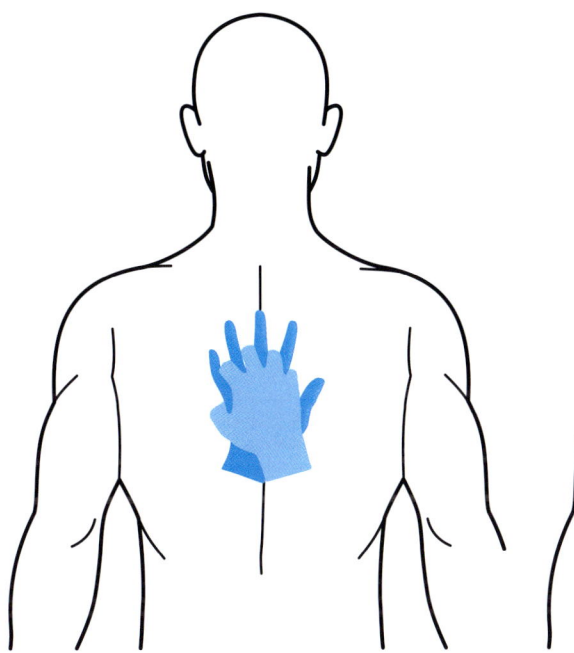

Fig. 8-8. Ubicación de las manos en la RCP en decúbito prono. Ambas manos se colocan sobre la columna torácica.

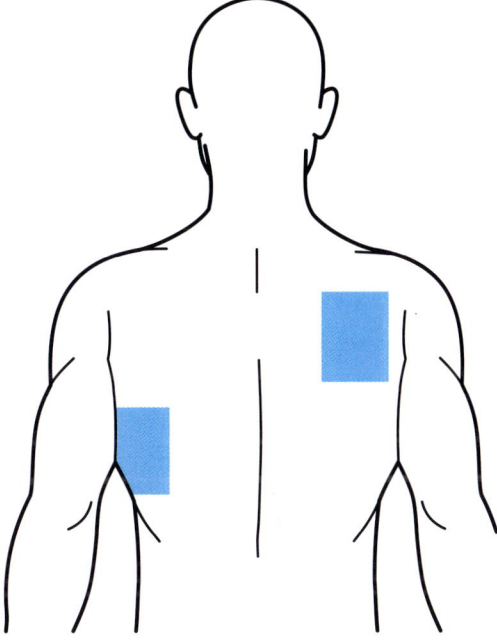

Fig. 8-9. Ubicación de las palas en la RCP en decúbito prono. Se colocan sobre la línea media axilar media izquierda y la escápula derecha. También pueden aplicarse en ambas líneas axilares.

 CONCLUSIONES

- Como profesionales de salud y proveedores de RCP, debemos conocer cómo actuar en situaciones de emergencia que no son las habituales en nuestra práctica diaria. Es por eso que desarrollamos en este capítulo la RCP en niños, lactantes y embarazadas, la actuación frente a sobredosis de opioides y el rescate en la montaña, en altura, en avalanchas y con hipotermia; la RCP en decubito prono y en obesos.

BIBLIOGRAFÍA

Althaus U, Aeberhard P, Schupbach P, et al. Management of profound accidental hypothermia with cardiorespiratory arrest. Ann Surg 1982;195:492-5.

Arce SC, De Vito EL. Respirando en la cima del mundo. MEDICINA (Buenos Aires) 2010;70:91-5.

Avellanasa ML, Ricartb A, Botellac J, Mengelled F, Soterase I, Veresf T y Vidal M. Manejo de la hipotermia accidental severa. Med Intensiva 2012;36(3):200-12.

2020 American Heart Association Guidelines for Cardiopulmonary Resuscitation and Emergency Cardiovascular Care. Circulation. 2020;142(suppl 2):S337-57.

Bartsch, P and Gibbs JS. Effect of altitude on the heart and the lungs. Circulation 2007;116(19):2191-202.

Battestini R. Medicina y montaña. Med Clin (Barc) 1984;83:497-9.

Burke AP, Farb A, Malcolm GT, et al. Plaque rupture and sudden death related to exertion in men with coronary artery disease. JAMA 1999;281:921-6.

Burtscher M, Philadelphy M and Likar R. Sudden cardiac death during mountain hiking and downhill skiing. N Engl J Med 1993;329(23):1738-9.

Burtscher M. Climbing the Himalayas more safely. BMJ 2012;344:e3778.

Burtscher M, Philadelphy M, Likar R. Sudden cardiac death during mountain hiking and downhill skiing. N Engl J Med 1993;329:1738-9.

Burtscher M and Ponchia A. The risk of cardiovascular events during leisure time activities at altitude. Prog Cardiovasc Dis 2010;52(6):507-11.

Brugger H, Durrer B, Adler-Kastner L, et al. Field management of avalanche victims. Resuscitation 2001;51:7-15.

Boyd J, Haegeli P, Abu-Laban RB, et al. Patterns of death among avalanche fatalities: a 21-year review. CMAJ 2009;180:507-12.

Boue Y, Payen JF, Brun J, et al. Survival after avalanche-induced cardiac arrest. Resuscitation 2014;85:1192-6.

Boyd J, Brugger H, Shuster M. Prognostic factors in avalanche resuscitation: a systematic review. Resuscitation 2010;81:645-52.

Brugger H, Durrer B, Elsensohn F, et al. Resuscitation of avalanche victims: Evidence-based guidelines of the international commission for mountain emergency medicine (ICAR MEDCOM): intended for physicians and other advanced life support personnel. Resuscitation 2013;84:539-46.

Brugger H, Paal P, Boyd J. Prehospital resuscitation of the buried avalanche victim. High Alt Med Biol 2011;12:199-205.

Brugger H, Etter HJ, Zweifel B, et al. The impact of avalanche rescue devices on survival. Resuscitation 2007;75:476-83.

Brugger H, Durrer B, Elsensohnc F, Paal P, Strapazzona G, Winterberger E, Zafrenf K, Boyd J. Resuscitation of avalanche victims: Evidence-based guidelines of the international commission for mountain emergency medicine (ICAR MEDCOM) Intended for physicians and other advanced life support personnel Resuscitation 84 (2013);539-46.

Corachán M, Gascón J, Ruiz L, Battestini R. Salud y viajes. Manual de consejos prácticos. Barcelona: Masson-Salvat, 1993.

Dehnert C and Bartsch P. Can patients with coronary heart disease go to high altitude? High Alt Med Biol 2010;11(3):183-8.

Donegani E, Hillebrandt D, Windsor J, Küpper T, Gieseler U, Rodway G. UIAA MedCom Standard N.° 20: Cardiovascular diseases at altitude.

Douglas JA, Brown HB, Jeff Boyd, BS, Paal P. Accidental Hypothermia. N Engl J Med 2012;367:1930-8.

Faulhaber M, Flatz M, Gatterer H, et al. Prevalence of cardiovascular diseases among alpine skiers and hikers in the Austrian Alps. High Alt Med Biol 2007;8:245-52.

Haegeli P, Falk M, Brugger H, et al. Comparison of avalanche survival patterns in Canada and Switzerland. CMAJ 2011;183:789-95.

Heier, T, Caldwell JE. Impact of hypothermia on the response to neuromuscular blocking drugs. Anesthesiology 2006;104:1070-80.

Higgins JP, Tuttle T and Higgins JA. Altitude and the heart: is going high safe for your cardiac patient? Am Heart J 2010;159(1): 25-32.

Highlights of the 2020 AHA Guidelines Update for CPR and ECC. Disponible en https://cpr.heart.org/en/resuscitation-science/cpr-and-ecc-guidelines.

Hohlrieder M, Brugger H, Schubert HM, et al. Pattern and severity of injury in avalanche victims. High Alt Med Biol 2007;8:56-61.

Hull SS, Vanoli E, Adamson PB, et al. Exercise training confers anticipatory protection from sudden death during acute myocardial ischaemia. Circulation 1994;89:548-52.

Kleinman ME, Brennan EE, Goldberger ZD. Swor RA, Terry M, et al. Part 5: Adult Basic Life Support and Cardiopulmonary Resuscitation Quality. Circulation. 2015;132:S414-S435.

Kornhall DK, Martens-Nielsen J. The prehospital management of avalanche victims J R Army Med Corps 2016;162:406-12.

Lockey DJ, Lyon RM, Davies GE. Development of a simple algorithm to guide the effective management of traumatic cardiac arrest. Resuscitation 2013;84:738-42.

Mair P, Kornberger E, Furtwaengler W, et al. Prognostic markers in patients with severe accidental hypothermia and cardiocirculatory arrest. Resuscitation 1994;27:47-54.

Mair P, Brugger H, Mair B, et al. Is extracorporeal rewarming indicated in avalanche victim with unwitnessed hypothermic cardiorespiratory arrest? High Alt Med Biol 2014;15:500-3.

Marti B, Goerre S, Spuhler T, et al. Sudden death during mass running events in Switzerland 1978-1987: an epidemiologico-pathologic study. Schweiz Med Wochenschr 1989;119:473-82.

Martínez-Carpio PA, Battestini R. Urgencias y emergencias en medicina de montaña, problemas de adaptación a la hipoxia hipobárica y rescate aéreo de víctimas: un enfoque histórico emergencias 2003;15:231-9.

McClung D, Schaerer PA. The avalanche handbook. 3.rd ed. Seattle, WA: Mountaineers Books, 2006.

McIntosh SE, Grissom CK, Olivares CR, et al. Cause of death in avalanche fatalities. Wilderness Environ Med 2007;18:293-7.

Meyer M, Pelurson N, Khabiri E, et al. Sequela-free long-term survival of a 65-year-old woman after 8 hours and 40 minutes of cardiac arrest from deep accidental hypothermia. J Thorac Cardiovasc Surg 2014;147:e1-2.

Michenfelder JD, Milde JH. The relationship among canine brain temperature, metabolism, and function during hypothermia. Anesthesiology 1991;75:130-6.

Mieske, K, G Flaherty, and T O'Brien, Journeys to high altitude - risks and recommendations for travelers with preexisting medical conditions. J Travel Med 2010;17(1):48-62.

Mittleman MA, Maclure M, Tofler GH, et al. Triggering of acute myocardial infarction by heavy physical exertion. Protection against triggering by regular exertion. Determinants of myocardial infarction onset study investigators. N Engl J Med 1993;329:1677-83.

Monge MC, Leon-Valverde F, Arregui A. Increasing prevalence of excessive erythrocytosis with age among healthy high-altitude miners. N Engl J Med 1989;321:1271.

Moroder L, Mair B, Brugger H, et al. Outcome of avalanche victims with out-of-hospital cardiac arrest. Resuscitation 2015;89:114-18.

Mortimer RB, Risks and Management of Prolonged Suspension in an Alpine Harness WILDERNESS & ENVIRONMENTAL MEDICINE 2011;22:77-86.

Oberhammer R, Beikircher W, Hormann C, et al. Full recovery of an avalanche victim with profound hypothermia and prolonged cardiac arrest treated by extracorporeal re-warming. Resuscitation 2008;76:474-80.

Paal P, Milani M, Brown D, et al. Termination of cardiopulmonary resuscitation in mountain rescue. High Alt Med Biol 2012;13:200-8.

Perkins GD, Lall R, Quinn T, et al. Mechanical versus manual chest compression for out-of-hospital cardiac arrest (PARAMEDIC): a pragmatic, cluster randomised controlled trial. Lancet 2015;385:947-55.

Peronnet F, Cleroux J, Perrault H, et al. Plasma norepinephrine response to exercise before and after training in humans. J Appl Physiol 1981;51:812-5.

Ponchia A, Biasin R, Tempesta T, et al. Cardiovascular risk during physical activity in the mountains. J Cardiovasc Med 2006;7:129-35.

Rimoldi SF, et al., High-altitude exposure in patients with cardiovascular disease: risk assessment and practical recommendations. Prog Cardiovasc Dis 2010;52(6):512-24.

Rubertsson S, Lindgren E, Smekal D, et al. Mechanical chest compressions and simultaneous defibrillation vs conventional cardiopulmonary resuscitation in out-of-hospital cardiac arrest: the LINC randomized trial. JAMA 2014;311:53-61.

Sherry E, Clout L. Deaths associated with skiing in Australia: a 32 year study of cases from the Snowy Mountains. Med J Aust 1988;149:615-8.

Schroder S, et al. Pacemaker failure caused by traveller's diarrhoea. J Travel Med Inf Dis 2011.

Smith VT. Altitude and atrial fibrillation. South Med J. 2005;98(1):130.

Soar J, Perkins GD, Abbas G, et al. European Resuscitation Council Guidelines for Resuscitation 2010 Section 8. Cardiac arrestin special circumstances: Electrolyte abnormalities, poisoning, drowning, accidental hypothermia, hyperthermia, asthma, anaphylaxis, cardiac surgery, trauma, pregnancy, electrocution. Resuscitation 2010;81:1400-33.

Sociedad Argentina de Terapia Intensiva. SATI. Manual de RCP y OVACE. (Internet). Consultado en 2021. Disponible en https://www.sati.org.ar/images/files/codeacom/RCPOVACE/Manual_de_RCP_Y_OVACE_CODEACOM.doc.

Socorrismo básico para escuelas. Colección educ.ar. Ministerio de Educación, Ciencia y Tecnología de la República Argentina.

Thompson PD, Funk EJ, Carleton RA, et al. Incidence of death during jogging in Rhode Island from 1975 through 1980. JAMA 1982;247:2535-8.

Vanden Hoek TL, Morrison LJ, Shuster M, et al. Part 12: cardiac arrest in special situations: 2010 American Heart Association Guidelines for Cardiopulmonary Resuscitation and Emergency Cardiovascular Care. Circulation 2010;122:S829-61.

Vuori I. The cardiovascular risks of physical activity. Acta Medica Scand 1986;711:205-14.

West JB, Hackett PH, Maret KH, Milledge JS, Peters RM, Pizzo CJ, Winsloz RM. Pulmonary gas exchange on the summit of Mount Everest. J Appl Physiol 1983;55:678-87.

Willich SN, Lewis M, Lowel H, et al. Physical exertion as a trigger of acute myocardial infarction. Triggers and mechanisms of myocardial infarction study group. N Engl J Med 1993;329:1684-90.

Windsor JS, Firth PG, Grocott MP, Rodway GW, Montgomery HE Mountain mortality: a review of deaths that occur during recreational activities in the mountains Postgrad Med J 2009;85:316-21.

Woods CW, et al. Emergence of Salmonella enterica serotype Paratyphi A as a major cause of enteric fever in Kathmandu, Nepal. Trans R Soc Trop Med Hyg 2006;100(11):1063-7.

Zafren K, Giesbrecht GG, Danzl DF, et al. Wilderness medical society practice guidelines for the out-of-hospital evaluation and treatment of accidental hypothermia. Wilderness Environ Med 2014;25:425-45.

Manejo de la vía aérea en la emergencia 9

◎ **OBJETIVOS**

- Conocer las maniobras de apertura de la vía aérea (VA) y los dispositivos utilizados para tal fin en el paciente inconsciente o semiconsciente: cánulas orofaríngeas y nasofaríngeas.
- Conocer las formas de ventilación en el paro respiratorio y el paro cardiorrespiratorio (PCR): ventilación boca a boca, ventilación con dispositivo de máscara-válvula y ventilación de bolsa -válvula-máscara.
- Conocer el manejo avanzado de la VA: tubo endotraqueal y dispositivos supraglóticos.
- Conocer la utilidad de la capnografía para la comprobación de la intubación, la monitorización de la reanimación cardiopulmonar (RCP) eficaz y el reconocimiento del retorno de la circulación espontánea (RCE).
- Reconocer la obstrucción de la VA por cuerpo extraño (OVACE) y conocer las maniobras de desobstrucción en lactantes, niños, adultos, embarazadas y obesos.

INTRODUCCIÓN

El manejo de la vía aérea (VA) es el primer paso en cualquier situación de emergencia, es la A del ABCD de la evaluación y el tratamiento inicial, seguida por la B de la ventilación, que incluye el aporte de oxígeno (O_2).

La RCP básica comprende el reconocimiento inmediato del paro cardiorrespiratorio (PCR) y la activación del sistema de emergencias médicas (SEM), el inicio precoz de las maniobras de RCP y la desfibrilación rápida con un desfibrilador externo automático (DEA).

En el reconocimiento del PCR, se explora la falta de respiración por parte del reanimador lego, y la falta de respiración, o la presencia de respiración agónica y pulso, cuando interviene un profesional de salud.

Al comenzar la RCP, el reanimador lego que no pueda o no sepa dar ventilaciones debe iniciar la RCP solo con manos (solo compresión torácica continua en el medio del pecho).

Durante la RCP básica, los profesionales de salud deben realizar compresiones torácicas y ventilaciones sincrónicas, en ciclos de 30 compresiones y 2 ventilaciones. Durante la RCP avanzada con tubo orotraqueal o dispositivo supraglótico colocado, las compresiones y ventilaciones se realizan de modo asincrónico con 100 a 120 compresiones por minuto y una ventilación cada 6 segundos.

Abordaremos en este capítulo el manejo de la vía aérea y la ventilación en situaciones de PCR, paro respiratorio y obstrucción de la vía aérea por cuerpo extraño (OVACE).

MANEJO DE LA VÍA AÉREA

Durante la RCP, toda maniobra sobre la vía aérea debe realizarse de manera rápida y eficiente, para que las interrupciones de las compresiones torácicas se minimicen.

Recordar que son prioritarias las compresiones torácicas y no el manejo avanzado de la VA.

Maniobras de apertura de la vía aérea

El rescatista entrenado debe abrir la vía aérea utilizando la triple maniobra o la maniobra frente-mentón para lograr la extensión de la cabeza y la subluxación del maxilar o la elevación del mentón, técnica efectiva siempre que no se sospeche o no exista lesión cervical evidente.

Triple maniobra

- Ligera extensión del cuello
- Elevación o subluxación de la mandíbula
- Apertura de la boca (**fig. 9-1**)

Maniobra frente-mentón o doble maniobra

Se coloca la cara palmar de una mano sobre la frente del paciente y la otra por debajo del maxilar inferior. La mano ubicada en la frente inclina la cabeza mientras la otra se utiliza para levantar el mentón con los dedos índice y anular, en dirección cefálica, y así lograr la hiperextensión del cuello (**fig. 9-2**).

En caso de sospecha de lesión cervical, se realiza solo la subluxación de la mandíbula.

Maniobra de subluxación de la mandíbula

Indicada cuando se sospecha lesión cervical. El operador se ubica por detrás, a la cabecera del paciente, utilizando las dos manos, colocando los dedos índice, anular y medio en el ángulo de la mandíbula o gonión y el pulgar sobre los malares. Se eleva 1 o 2 centímetros el maxilar inferior y se abre la boca, sin extender el cuello (**fig. 9-3**).

Al mismo tiempo, un segundo operador retira la valva anterior del collarín cervical si lo tuviera,

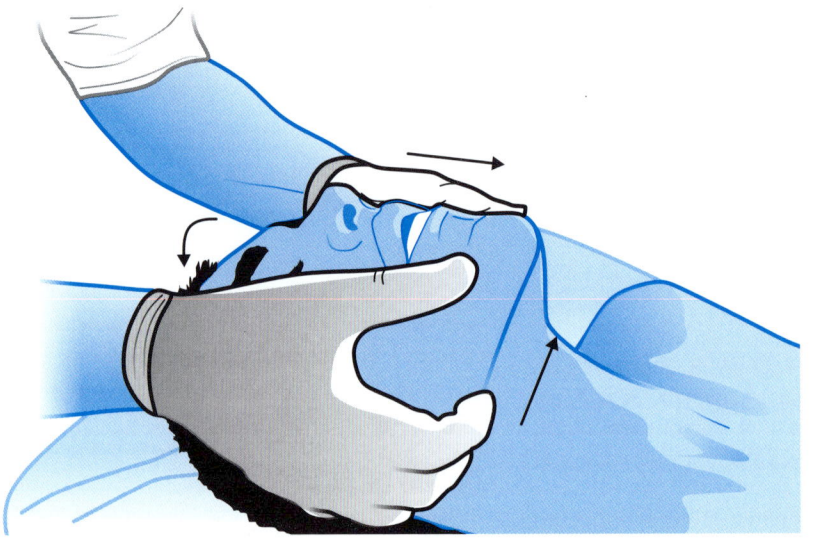

Fig. 9-1. Triple maniobra para la apertura de la vía aérea.

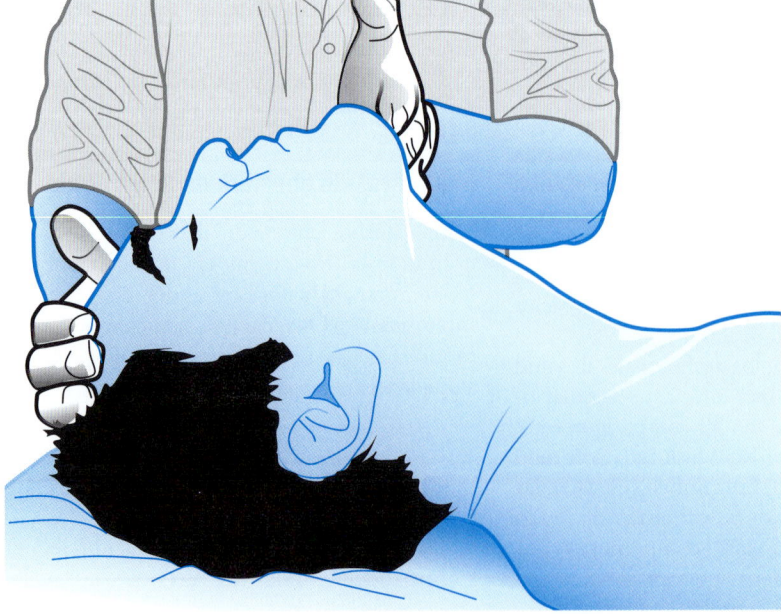

Fig. 9-2. Maniobra frente-mentón para la apertura de la vía aérea.

se ubica por delante y encima del paciente y, utilizando sus manos y antebrazos apoyados sobre un plano rígido, inmoviliza el cuello y la cabeza hasta el occipucio del paciente con objeto de impedir los movimientos laterales.

Recordar que 0,12-3,7% de las víctimas con traumatismo tienen asociada una lesión de columna cervical y el riesgo aumenta si el traumatismo es craneofacial.

Dispositivos para mantener abierta la VA

Una vez abierta la VA con una de estas maniobras, se pueden utilizar dispositivos para mantener esta apertura. Ellos son las cánulas orofaríngeas y nasofaríngeas.

Las cánulas orofaríngeas se emplean en pacientes inconscientes que tienen los reflejos tusígeno, nauseoso y de laringoespasmo abolidos, y las cánulas nasofaríngeas, en los pacientes semiconsciente.

Cánulas orofaríngeas

Este tipo de cánulas (**fig. 9-4**) se utilizan en pacientes inconscientes que respiran espontáneamente o son ventilados con un dispositivo de máscara-válvula o bolsa-válvula-máscara.

Se selecciona el tamaño adecuado midiendo la distancia entre la comisura bucal y el gonión (**fig. 9-5**).

Luego de lubricarla, se introduce en la boca con la concavidad hacia arriba. Se sigue el paladar duro y, al sentir el resalto del final de este, se rota 180º y queda así en su posición final, con la concavidad sobre la lengua. La pestaña del extremo proximal, que impide que la cánula se desplace, debe quedar

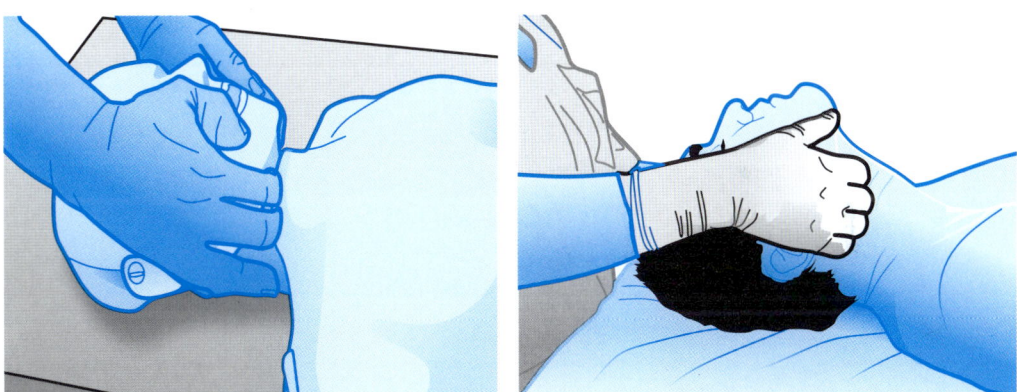

Fig. 9-3. Maniobra de subluxación de la mandíbula para la apertura de la vía aérea, sin extensión del cuello.

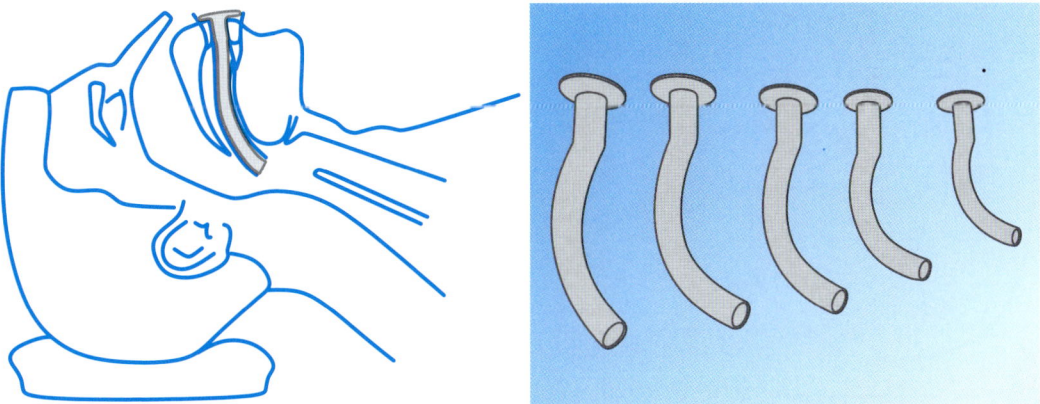

Fig. 9-4. Cánulas orofaríngeas y su posición anatómica en el paciente.

por fuera de los labios para evitar lesiones tanto en estos como en los dientes o las encías.

Otro modo de colocarla es utilizando un bajalenguas para desplazar la lengua hacia abajo, hacia la base de la cavidad bucal, introduciendo la cánula con la concavidad hacia abajo; este es el modo de colocación en los niños que no tienen formado el paladar duro.

Cánulas nasofaríngeas

Las cánulas nasofaríngeas (**fig. 9-6**) son una alternativa a las orofaríngeas y presentan la ventaja de poder usarse en pacientes semiconscientes (con reflejos tusígeno y nauseoso presentes).

Se debe seleccionar la cánula del tamaño correcto mediante la comparación de su circunferencia externa con el diámetro de las fosas nasales o del dedo meñique del paciente. Luego, para elegir la longitud, se toma la distancia entre la narina y el lóbulo de la oreja.

A continuación, se lubrica con gel anestésico o un lubricante soluble en agua. Se inserta en dirección posterior, perpendicular al plano de la cara y con el bisel hacia el tabique para no dañar los cornetes, y se progresa con delicadeza hasta la nasofaringe.

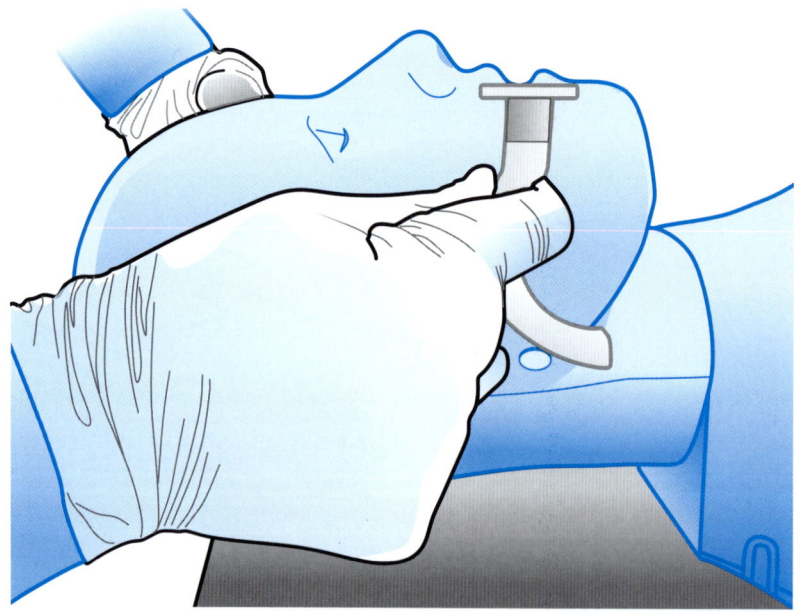

Fig. 9-5. Elección del tamaño de la cánula orofaríngea.

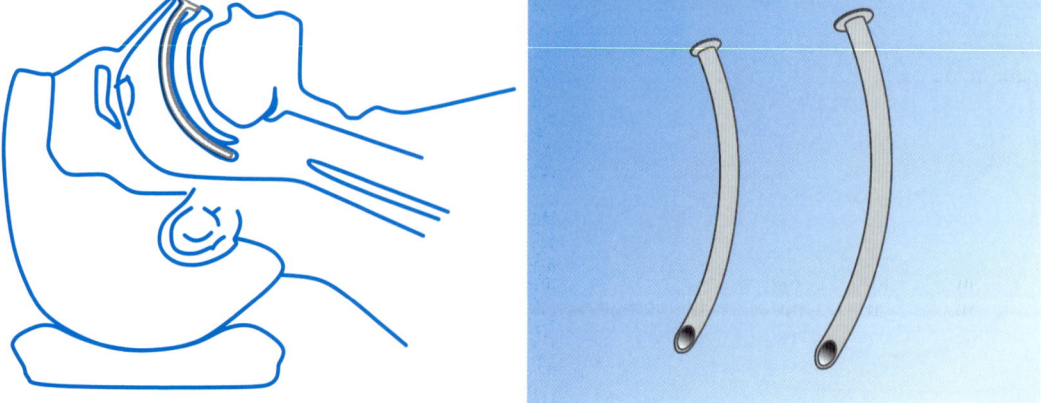

Fig. 9-6. Cánulas nasofaríngeas y su posición anatómica en el paciente.

Si se encuentra resistencia, se gira delicadamente el tubo, y si continúa la dificultad para avanzar, se retira para intentar por la otra fosa nasal, ya que el tamaño de ambas fosas suele ser diferente.

No se deben utilizar en pacientes con trastornos de la coagulación, con traumatismo de la base del cráneo y se debe actuar con cautela en aquellos con traumatismos faciales, dado que pueden penetrar la cavidad craneal en estos casos.

Ventilación de rescate

Una vez abierta la VA con una de las maniobras de apertura, se procederá a ventilar con algunos de los siguientes dispositivos.

> **!** El flujo sanguíneo a los órganos depende de las compresiones torácicas, e iniciar la RCP con las compresiones tiene este propósito.

Una vez que las compresiones torácicas se han iniciado, se deben administrar ventilaciones de rescate con alguna de las técnicas, dependiendo si el rescatista es un lego o un profesional de salud, el material disponible y el nivel de entrenamiento.

En todos los casos:

- Cada ventilación debe durar 1 segundo
- Dar un volumen corriente suficiente para producir la elevación visible del tórax
- La relación compresiones torácicas-ventilación debe ser 30:2 en la víctima adulta mientras no se tenga colocado un dispositivo para manejo avanzado de VA

Ventilación boca a boca

Para proporcionar ventilación boca a boca, se debe contar con un elemento de barrera, del tipo de la lámina facial protectora, una lámina transparente de plástico o silicona que hace de barrera entre la boca del rescatador y la de la víctima.

- Abrir la vía aérea de la víctima con la maniobra frente-mentón y cerrar las narinas de la víctima con los dedos índice y pulgar de la mano que se encuentra sobre la frente
- Crear un sello hermético de boca a boca
- Administrar una respiración de 1 segundo de duración de característica habitual y no profunda, observando que el tórax de la víctima se eleve

- Permitir exhalar durante 1 segundo
- Realizar una inspiración normal
- Dar la segunda respiración de rescate de 1 segundo de duración

La causa más común de la dificultad para ventilar es no tener una permeabilidad adecuada de la vía aérea; por lo tanto, si el tórax de la víctima no se eleva con la primera ventilación de rescate, reposicione la cabeza y repita el procedimiento.

Ventilación con máscara-válvula

Mediante la ventilación con máscara-válvula unidireccional, se dirige la insuflación del rescatador hacia la víctima mientras que el aire exhalado va hacia el exterior; esto evita la reinhalación de la víctima y protege al operador.

Cuando se utiliza la máscara-válvula, el rescatador puede situarse a la cabecera si la víctima solo presenta paro respiratorio o lateralmente cuando un único rescatador debe realizar también compresiones torácicas durante la RCP. Con las dos manos, un solo operador realiza la apertura de la vía aérea y el sellado, y espira en la válvula unidireccional del dispositivo de ventilación (**fig. 9-7**).

Ventilación con dispositivo de bolsa-válvula-máscara

La ventilación con bolsa-válvula-máscara juega un papel esencial en la emergencia, dado que permite la ventilación y la oxigenación de la víctima. Con una adecuada técnica, podemos ventilar al paciente y esperar a alguien entrenado en el manejo avanzado de la VA para que realice la intubación endotraqueal, en caso de ser necesaria.

Indicaciones de su uso en pacientes:

- en PCR,
- en paro respiratorio,
- que respiran espontáneamente, pero de manera inadecuada.

Este dispositivo de ventilación está constituido por (**fig. 9-8**):

- Máscara
- Válvula unidireccional que impide la reinhalación del aire espirado
- Bolsa autoinflable
- Conexión a la fuente de O_2
- Reservorio de O_2

Para su utilización, se debe realizar la apertura de la VA con alguna de las maniobras descritas y mantenerla mediante un dispositivo, como la cánula orofaríngea o la nasofaríngea.

Las máscaras para adultos se presentan en tres tamaños: 3, 4 y 5. Son de plástico transparente, flexible y permiten ver, mientras se ventila, si el paciente vomita o está cianótico. Pueden tener un reborde inflado por aire para el sellado en el rostro, que puede ser fijo o modificarse mediante una válvula de inflado.

Es fundamental lograr un buen sellado entre la máscara y la boca-nariz del paciente. El sellado se puede realizar con una sola mano del operador, formando con el pulgar y el índice una letra "C" alrededor de la base de la máscara. Con los otros tres dedos de la misma mano apoyados en el ángulo del maxilar inferior, se dibuja una letra "E" y se mantiene la extensión del cuello y la subluxación de la mandíbula. Con la otra mano, se comprime la bolsa (**fig. 9-9**). Si no se logra un buen sellado entre la máscara y la cara del paciente (suele ocurrir ante falta de dentadura –la cual mantiene la anatomía de la boca–, presencia de barba, etc.), se debe realizar la maniobra con dos operadores, inflar el rodete de la máscara, cambiar su tamaño, reposicionar el cuello y la mandíbula, aumentar la presión sobre la cara y utilizar las mejillas como selladores, tratando de lograr el buen sellado.

Si son dos operadores, uno se ocupa del sellado de la máscara utilizando sus dos manos para que los pulgares e índices dibujen una letra "O" alrededor de la base de la máscara y los restantes dedos traccionan la mandíbula formando una letra "E" de cada lado. El segundo operador comprime la bolsa autoinflable (**fig. 9-10**).

Las bolsas autoinflables tienen en su extremo proximal una conexión de 22/15 mm de diámetro interno que se adapta a diversos tipos de elementos, ya sean estos invasivos o no invasivos (tubo

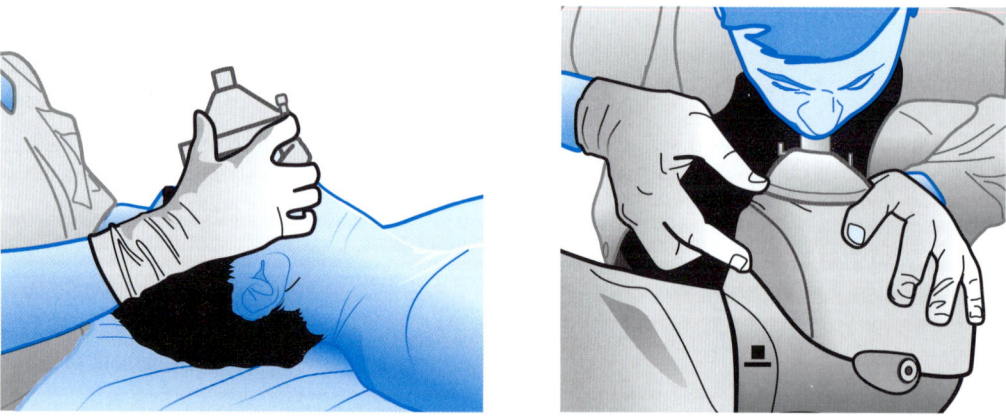

Fig. 9-7. Ventilación con máscara-válvula.

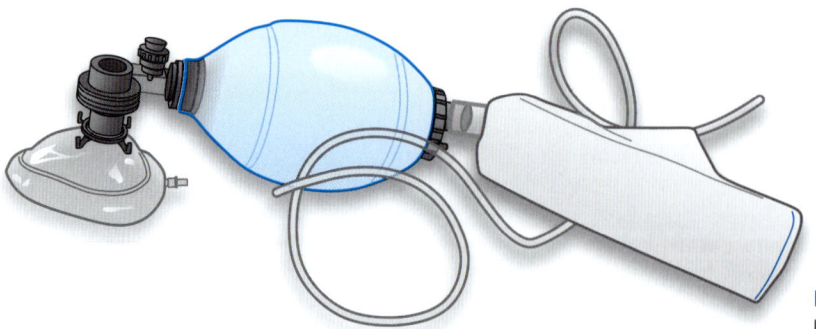

Fig. 9-8. Bolsa-válvula-máscara.

endotraqueal, máscara laríngea o máscara del dispositivo), y una válvula unidireccional que impide la reinhalación.

La mayoría de las bolsas de reanimación para adultos tienen una capacidad de 1000 a 2000 mL; las más comunes son de 1600 mL. También hay bolsas pediátricas y neonatales. Las ventilaciones deben ser de 1 segundo, y dejar que la bolsa se

autoinfle. La compresión de la bolsa se debe hacer con una sola mano.

Las bolsas poseen en el extremo distal un reservorio que puede ser una bolsa o un tubo corrugado y un puerto de O_2 que se conecta a una fuente de oxígeno a 15 litros por minuto, con lo cual se logra una fracción inspirada de O_2 (FiO_2) cercana al 100%. Se autoinfla en aproximadamente un

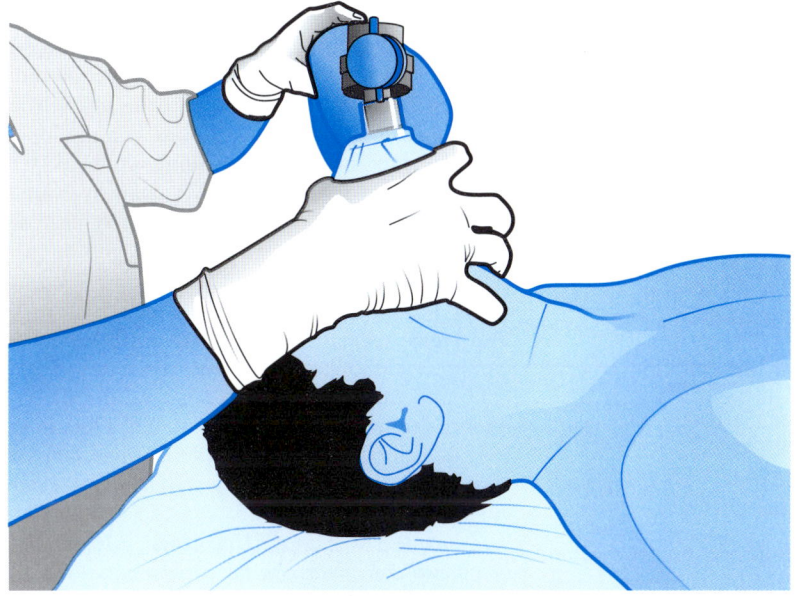

Fig. 9-9. Ventilación con bolsa-válvula-máscara y un solo operador.

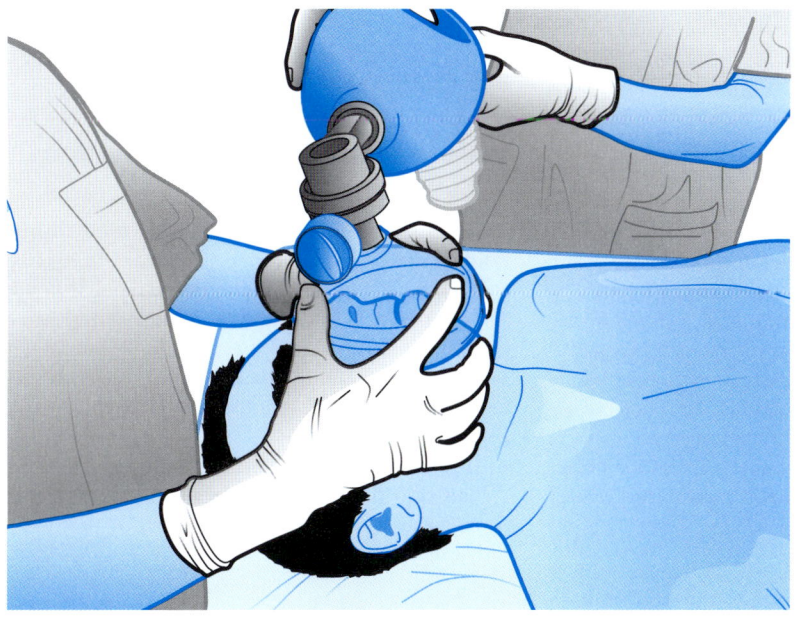

Fig. 9-10. Ventilación con bolsa-válvula-máscara y dos operadores.

segundo y posee una válvula de escape de presión; si esta supera ciertos límites, la válvula se abre.

Ventilación con dispositivo de vía aérea avanzada colocado

Si la víctima tiene colocado un dispositivo avanzado de la vía aérea (tubo endotraqueal, máscara laríngea, tubo laríngeo) durante una RCP con dos reanimadores, se debe proceder a realizar compresiones torácicas continuas con una frecuencia de 100 a 120 por minuto y administrar una ventilación cada 6 segundos sin sincronización con las compresiones torácicas.

> **!** Las ventilaciones durante la RCP avanzada se pueden efectuar con bolsa-válvula-máscara o con un dispositivo supraglótico (máscara laríngea, tubo laríngeo) de manera efectiva hasta que llegue un operador entrenado en manejo avanzado de vía aérea y proceda a la intubación endotraqueal.

VERIFICACIÓN DE LA COLOCACIÓN ADECUADA DE LOS DISPOSITIVOS AVANZADOS DE VÍA AÉREA

Utilidad de la capnografía

La capnografía es un método de monitorización no invasivo; desde hace años se utiliza en diversas áreas asistenciales hospitalarias como anestesia, reanimación, cuidados intensivos y emergencias.

Se ha demostrado que la medición del dióxido de carbono (CO_2) mediante capnógrafos es un marcador fiable para vigilar de forma no invasiva el flujo sanguíneo pulmonar. La monitorización guiada por capnografía permite confirmar la correcta colocación de tubo endotraqueal, pero además revela información sobre el estado metabólico, hemodinámico y respiratorio del paciente, con lo cual permite detectar cualquier anomalía clínica: enfermedades pulmonares y metabólicas, fallo hemodinámico, paro cardíaco, entre otras.

Además, posibilita evaluar la eficiencia de la ventilación durante la asistencia del paciente en paro respiratorio o con insuficiencia respiratoria, la calidad y efectividad del masaje cardíaco y detectar el retorno de la circulación espontánea (RCE) durante la RCP.

Capnografía como herramienta en el PCR

La medición del CO_2 se puede utilizar como un indicador de la eficacia de las compresiones cardíacas. Los valores normales del CO_2 al final de la exhalación ($EtCO_2$) oscilan entre 35 y 45 mm Hg en una persona sana. En un estado de PCR, cesa la circulación y la concentración de CO_2 exhalado desaparece gradualmente (valor de $EtCO_2$ cercano a cero), lo que refleja un gasto cardíaco nulo.

Al realizar las compresiones torácicas, se genera un flujo sanguíneo que transporta CO_2 desde los tejidos hacia los pulmones; las compresiones de calidad se asocian a valores de $EtCO_2 \geq 20$ mm Hg. Por el contrario, si los valores están por debajo de estas cifras, indicarían que las compresiones torácicas son inadecuadas. Valores de $EtCO_2 <$ 10 mm Hg en pacientes con VA definitiva (tubo endotraqueal o dispositivos supraglóticos) luego de 20 minutos de RCP representan un signo de mal pronóstico dado que indican la improbabilidad de que se produzca el RCE. Frente a un $EtCO_2 < 10$ mm Hg, se debe intentar mejorar la calidad de las compresiones torácicas.

El aumento súbito del $EtCO_2$ a valores de 35-40 mm Hg se correlaciona con el RCE. Durante la RCP, la capnografía es un indicador temprano para la detección del RCE, y es más sensible y fiable que la palpación del pulso.

Si durante el RCE la $EtCO_2$ permanece < 10 mm Hg, es preciso continuar con las compresiones torácicas, agregar un vasopresor o ambas.

OBSTRUCCIÓN DE LA VÍA AÉREA SUPERIOR POR CUERPO EXTRAÑO (OVACE)

Mecanismo de obstrucción de la vía aérea

Cuando la permeabilidad de la vía aérea está comprometida, la ventilación puede estar disminuida o nula.

La obstrucción por un cuerpo extraño de la vía aérea superior es la causa más común de las emergencias respiratorias.

La obstrucción de la vía aérea puede ser el resultado de las siguientes situaciones de riesgo:

- Ingestión de trozos grandes de alimentos que no han sido masticados apropiadamente, o deglución de astillas de huesos o espinas de pescados

- En lactantes, alimentos que no pueden masticar; en niños, jugando mientras comen. Cuerpos extraños o juguetes que se llevan a la boca
- Consumo de alcohol
- Usos de prótesis dentales
- Comer mientras se habla o se ríe, o comer muy rápido sin una adecuada masticación
- Caminar, jugar o correr con la comida u otros objetos en la boca

Medidas de prevención de OVACE

Se recomiendan las siguientes medidas:

- Cortar los alimentos en pedazos pequeños, masticar lenta y cuidadosamente, en especial si se usan prótesis dentales
- Evitar reír y hablar mientras se mastica y se traga
- Evitar ingerir exceso de alcohol antes y durante las comidas
- Evitar que los niños caminen, corran o jueguen con alimentos o cuerpos extraños en la boca
- Los juguetes con que juegan los lactantes y los niños deben ser lo suficientemente grandes, de manera que no puedan ser tragados ni causar atragantamiento. Los padres deben asegurarse de que estos juguetes no posean piezas pequeñas que puedan desprenderse
- Mantener fuera del alcance de lactantes y niños pequeños objetos pequeños como canicas, monedas, botones, bolitas, tachuelas, etcétera
- Evitar alimentar a los lactantes y los niños pequeños con alimentos que no puedan masticar completamente tales como uvas, palomitas de maíz, nueces, maníes, verduras crudas, caramelos, entre otros
- Al servir la comida a los niños, cortar en trozos pequeños aquellos alimentos que puedan provocar una obstrucción en las vías respiratorias, tales como salchichas, carne, etcétera
- Los lactantes solo deben consumir alimentos procesados, de manera que no tengan que masticarlos
- Vigilar al lactante y al niño pequeño cuando coma. Evitar que coma muy rápido y procurar que se mantenga sentado a la mesa. Se recomienda que los niños pequeños se sienten en una silla alta para comer

Para una primera ayuda eficaz, es necesario que el testigo o primer respondedor pueda reconocer de inmediato aquellas emergencias que involucren la OVACE. En este sentido, es de vital importancia saber diferenciar esta emergencia de otras condiciones que también ocasionan insuficiencia respiratoria súbita, pero que deben tratarse de modo distinto. Entre estas condiciones, se incluyen:

- Emergencias médicas/enfermedades repentinas, tales como accidentes cerebrovasculares, PCR y dosis excesiva de fármacos o consumo de drogas.
- Otras condiciones como el laringoespasmo, el edema laríngeo, etcétera

En estas circunstancias, también se produce obstrucción a nivel de la VA superior pero deben tratarse en forma diferente de la utilizada en los casos de OVACE.

Reconocimiento de la obstrucción de la vía aérea

Cuando una persona presenta una broncoaspiración con líquido o sólido, el reflejo de la tos trata de expulsar el cuerpo extraño. La tos es el mejor tratamiento para la afección, no hay que interrumpirla.

Ahora bien, cuando la persona deja de toser, se pone cianótica, con incapacidad de hablar o emitir sonidos y realiza el llamado "gesto universal de asfixia" (**fig. 9-11**), usted debe preguntarle: "¿Se está asfixiando?, ¿necesita ayuda?".

Esta pregunta es un arma diagnóstica esencial ya que:

- Si la víctima logra hablar (aunque sea con dificultad), significa que su VA no se encuentra completamente obstruida, en cuyo caso intentaremos calmarla, pedirle que junte aire y tosa con fuerza (repetir hasta que se expulse el objeto que causa la obstrucción o la víctima no pueda emitir sonidos y/o caiga inconsciente)
- Si la víctima no logra contestar a la pregunta o únicamente gesticula, procederemos a realizar la maniobra de Heimlich, hasta que la víctima expulse el objeto que causa la obstrucción o caiga inconsciente

Obstrucción parcial de la vía aérea

Se le debe permitir a la víctima que tosa para expulsar el cuerpo extraño. Por lo general, el mecanismo de la tos permite la expulsión.

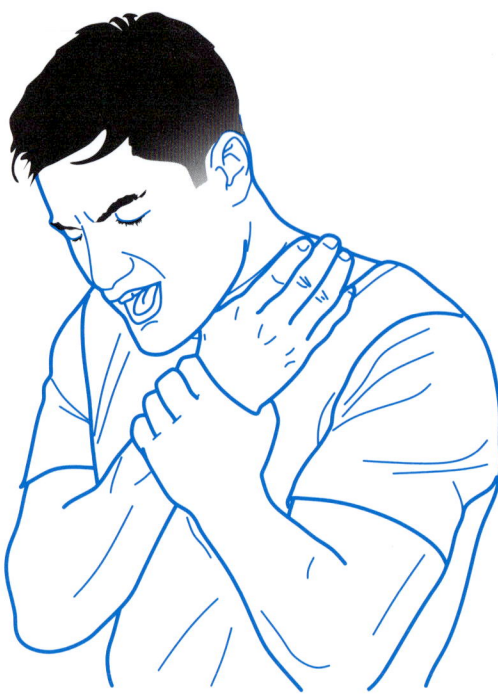

Fig. 9-11. Gesto universal de la asfixia.

Obstrucción completa de la vía aérea

Esta es una emergencia, y el rescatista debe actuar de inmediato y realizar la maniobra de desobstrucción o maniobra de Heimlich.

Maniobras de desobstrucción. Maniobra de Heimlich

Véase **figura 9-12**.

Colóquese detrás de la víctima, sus pies perpendiculares entre sí para ampliar la base de sustentación, rodee a la víctima con sus brazos, pasándolos por debajo de los brazos de ella. Ubique el puño de una de sus manos con el pulgar hacia la víctima, apóyelo entre el ombligo y el esternón (más arriba del ombligo, pero sin tocar el esternón), su otra mano tomará la mano empuñada.

Proceda a realizar compresiones hacia usted y hacia arriba. Estas compresiones deben ser fuertes y rápidas para producir un efecto similar al de la tos y lograr la expulsión el objeto (la presión intraabdominal aumenta a tal punto que el diafragma asciende explosivamente y se incrementa la presión intratorácica en forma equivalente al mecanismo de la tos).

> **!** Esta maniobra no se debe practicar, ya que es peligrosa. Luego de esta maniobra, aún con éxito, se debe realizar una consulta médica porque se pueden dañar órganos intraabdominales.

¿Cuándo detenerse?

Una vez que la víctima expulse el cuerpo extraño y vuelva a respirar normalmente, o cuando caiga inconsciente.

Si la persona cae inconsciente:

- Posicionarla en el suelo boca arriba
- Pida ayuda. Si hay alguien más o llega alguien, pídale que llame al SEM
- Comience las maniobras de RCP
- Realice 5 ciclos o 2 minutos de RCP
- Llame al SEM (si no había un segundo observador que lo haya hecho)
- Continué con las maniobras de RCP hasta que llegue el SEM o la víctima responda

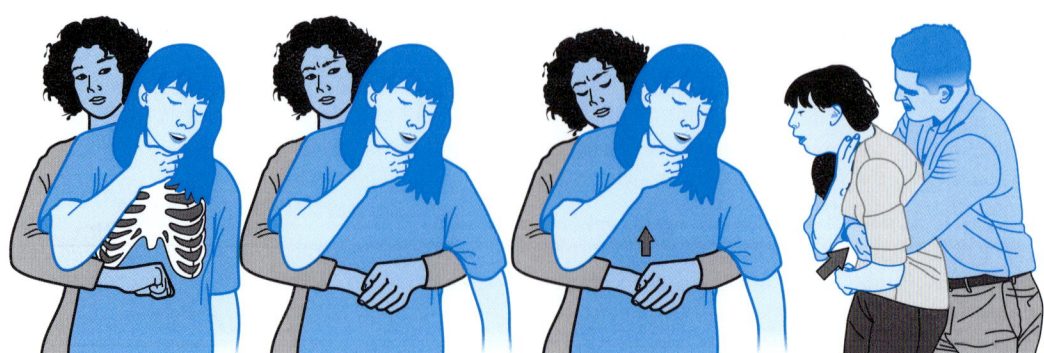

Fig. 9-12. Maniobra de Heimlich.

La diferencia con la RCP básica es que posterga la llamada al SEM hasta haber realizado 5 ciclos de RCP (a menos de que haya alguien más a quien usted pueda delegar la llamada).

Antes de cada ventilación, mire dentro de la boca de la víctima en busca del cuerpo extraño. SOLO sáquelo si lo alcanza fácilmente con los dedos. Si puede ver el objeto, pero está muy adentro, NO intente retirarlo y continúe con las ventilaciones.

Frecuentemente surge esta pregunta: si está obstruido con algo, ¿igual debo dar las ventilaciones? La respuesta es SÍ.

Muchas veces el cuerpo extraño no bloquea el 100% de la VA, por lo que igual estaremos aportando algo de O_2 al paciente. En otros casos, el cuerpo extraño, gracias a las ventilaciones, se impacta en el bronquio derecho y deja libre el izquierdo. Esto significa que el paciente se deberá someter a un procedimiento médico para extraer el cuerpo extraño, pero se le habrá salvado la vida.

Maniobra de Heimlich en el paciente que cae inmediatamente inconsciente por un cuerpo extraño:

- Evitaremos que la persona se golpee la cabeza al caer, acompañándolo en la caída
- Inmediatamente se dará aviso al SEM
- El rescatista se colocará al costado de la persona, el hombro de la persona a la altura de las rodillas del operador
- Comenzará a realizar RCP y, después de cada ciclo (30 compresiones y 2 ventilaciones), se revisará la boca para ver si el cuerpo extraño ha salido. Continuar hasta que llegue el SEM o la víctima responda

Maniobras de desobstrucción en situaciones especiales

Véase la **figura 9-13**.

Embarazadas

La desobstrucción de la vía aérea en la mujer gestante sigue las mismas recomendaciones que en la población general (animarla a toser, golpes en la espalda o RCP), pero no se aconsejan las compresiones abdominales.

Posicionamos nuestras manos en la mitad del pecho de la víctima (en el mismo punto donde las ubicamos para realizar RCP).

En embarazadas inconscientes, pondremos a la víctima de espaldas en el suelo y realizaremos el equivalente a las compresiones torácicas hasta que expulse el cuerpo extraño; de no ser así, continuaremos con la RCP. Una persona desplazará el abdomen (útero gestante) hacia el lado izquierdo para que este no comprima la vena cava y disminuya así el retorno venoso al corazón.

Obesos

En pacientes obesos, en los que nuestros brazos no logran rodear su abdomen, posicionamos nuestras manos en la mitad del pecho de la víctima (en el mismo punto donde las ubicamos para realizar las compresiones torácicas durante la RCP).

En obesos extremos en los cuales nuestros brazos no logran rodear el tórax, pondremos a la víctima de espaldas en el suelo y realizaremos el equivalente a las compresiones torácicas hasta que esta expulse el cuerpo extraño o pierda la conciencia, en cuyo caso continuaremos con la RCP.

En embarazadas   En obesos

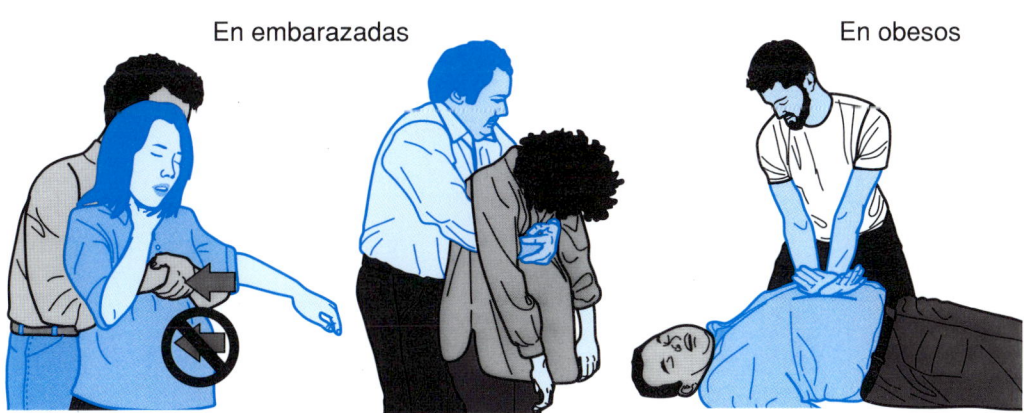

Fig. 9-13. OVACE en situaciones especiales.

CONCLUSIONES

- El adecuado manejo de la VA, con su correcta apertura y la ventilación en los distintos escenarios, es fundamental para la sobrevida con calidad de los pacientes.
- La colocación de una VA definitiva (intubación endotraqueal) requiere de pericia y debe realizarla un profesional entrenado. Los dispositivos supraglóticos (máscara laríngea y tubo laríngeo) requieren menos entrenamiento para su colocación.
- La capnografía es de gran utilidad para controlar la calidad de la RCP, el reconocimiento del RCE, comprobar la correcta intubación endotraqueal y la monitorización de la adecuada ventilación en el paciente en asistencia respiratoria mecánica durante los cuidados posparo.

BIBLIOGRAFÍA

Berg R, Hemphill R, Hazinsky MF, et al. 2010 American Heart Association Guidelines for Cardiopulmonary Resuscitation and Emergency Cardiovascular Care: Part 5 Adult Basic Life Support. Circulation 201;122;685-S705.

Martinez C. Soporte vital Básico. En: Chiappero GR: Vía aerea, Manejo y Control integral. 1.ª Edición. Ed. Médica Panamericana, Buenos Aires, Argentina; 2009. pp. 17-55.

Orlandi MC. Manejo de la Vía Aérea. En: Orlandi MC, Hernández R, Vivero JC, Vogl P. Manual de Procedimientos en Cuidados Intensivos. Buenos Aires: Ediciones Journal; 2012. pp. 1-10.

Sayre MR, Berg RA, Cave DM, Page RL, Potts J, White RD. Hands-only (compression-only) cardiopulmonary resuscitation: a call to action for bystander response to adults who experience out-of-hospital sudden cardiac arrest: a science advisory for the public from the American Heart Association Emergency Cardiovascular Care Committee. Circulation 2008;117:2162-7.

Sociedad Argentina de Terapia Intensiva. SATI. Manual de RCP y OVACE. (Internet). Consultado en 2021. Disponible en https://www.sati.org.ar/images/files/codeacom/RCPOVACE/Manual_de_RCP_Y_OVACE_CODEACOM.doc.

Socorrismo básico para escuelas. Colección educ.ar. Ministerio de Educación, Ciencia y Tecnología de la República Argentina.

Yang Z, Li H, Yu T, Chen C, Xu J, Chu Y, Zhou T, Jiang L, Huang Z. Quality of chest compressions during compression-only CPR: a comparative analysis following the 2005 and 2015 American Heart Association guidelines. Am J Emerg Med 2014 Jan;32(1):50-4.

Identificación y tratamiento de las 5H y las 5T

10

 OBJETIVOS

- Conocer el diagnóstico y el tratamiento de las principales causas de arritmias y paro cardio-rrespiratorio (PCR): trombosis coronaria, hipovolemia e hipoxemia.
- Tener presente los procedimientos diagnósticos y terapéuticos disponibles del TEP.
- Conocer el diagnóstico y el tratamiento de las alteraciones del potasio.
- Saber detectar, diagnosticar y tratar el neumotórax hipertensivo y el taponamiento cardíaco.
- Conocer el diagnóstico y el tratamiento de la hipotermia, la acidosis y las intoxicaciones.

INTRODUCCIÓN

El paro cardíaco se define como la ausencia de pulso palpable y de esfuerzo respiratorio o esfuerzo inefectivo en un paciente que no responde. Los puntos clave para mejorar el pronóstico del paciente son el inicio temprano de las maniobras de reanimación, identificar el ritmo de paro, realizar la menor cantidad posible de interrupciones de las compresiones torácicas e identificar las causas subyacentes, y tratarlas de manera correcta.

Hay cuatro ritmos asociados al paro cardíaco, de los cuales la fibrilación ventricular (FV) y la taquicardia ventricular (TV) sin pulso pueden responder al tratamiento eléctrico. El objetivo es realizar masaje cardíaco efectivo y desfibrilación precoz. Sin embargo, si luego de la segunda desfibrilación el paciente persiste en FV/TV sin pulso, deben identificarse y tratarse las posibles causas.

Los otros dos ritmos de paro, la actividad eléctrica sin pulso (AESP) y la asistolia, son ritmos no desfibrilables, donde el masaje efectivo y la evaluación de las causas reversibles es primordial.

Los pacientes también pueden presentar diferentes arritmias inestables que requieren la resolución de distintas causas. Es más, antes de iniciar antiarrítmicos, es obligatorio resolverlas.

> ! Si no se revierte la causa, el paciente no responderá a los antiarrítmicos ni a la reanimación cardiopulmonar (RCP).

El manejo de la RCP durante asistolia y AESP se debe enfocar en la calidad de las compresiones, la administración temprana de adrenalina y la identificación de la causa del paro cardíaco.

Kloeck propuso en 1995 la mnemotecnia de las H y las T, la cual perdura, con algunas modificaciones, en las guías americanas y europeas publicadas periódicamente.

Las 5 H son: **h**ipovolemia, **h**ipoxemia, **h**ipopotasemia/**h**iperpotasemia, **h**idrogeniones (acidosis) e **h**ipotermia.

Las 5 T son: **t**rombosis coronaria (IAM), **t**rombosis pulmonar (TEP), neumotórax a **t**ensión, **t**aponamiento cardíaco y **t**óxicos.

El abordaje de las H y las T abarca desde los días previos hasta los instantes antes del paro, durante este y en los cuidados pospar.

Es indiscutible que la historia clínica y la exploración física del paciente son de suma importancia para sospechar la causa de la situación crítica.

El objetivo general de este capítulo es mostrar diferentes condiciones que deben ser investigadas, diagnosticadas y tratadas ante la presencia de arritmias inestables y durante el paro cardiorrespiratorio (PCR), y las acciones por implementar en los cuidados pospar cardíaco.

LAS 5 H

1. Hipovolemia

La disminución del volumen intravascular conduce a hipoperfusión e hipoxia tisular que, de no ser identificada y tratada de manera temprana, llevará a falla circulatoria irreversible.

En caso de hemorragia masiva externa, es fácil identificar la hipovolemia como causa de arritmia o de PCR. En otras ocasiones, puede existir hipovolemia asociada a otros cuadros clínicos y no siempre es tan sencillo identificarla.

La depleción de volumen puede asociarse con depleción de diferentes iones, por lo que es importante diferenciar las situaciones clínicas (**cuadro 10-1**).

En el examen físico, se puede observar disminución de la turgencia de la piel, hipotensión ortostática, variación postural de la frecuencia cardiaca (> 30 lpm), disminución del tono ocular y sequedad de las mucosas. Cuando la hipovolemia es muy grave, se presentará shock manifestado con taquicardia, hipotensión, taquipnea, oliguria, cambios en la coloración y temperatura de la piel, y alteración del estado neurológico. En el laboratorio, se observa elevación de la urea y la creatinina, hipernatremia o hiponatremia, hiperpotasemia o hipopotasemia y acidosis o alcalosis metabólica.

Tratamiento

Se debe iniciar expansión con cristaloides y soporte vasopresor. Utilizar una vía de grueso calibre preferentemente, o la vía intraósea. Durante el PCR, no se recomienda colocar accesos vasculares centrales. Si el paciente tiene una hipovolemia importante y está en PCR, canalizar una vía periférica de buen calibre (14-16 F) resulta sumamente complicado, por lo que la vía intraósea es una opción.

> **!** Si el paciente presenta un PCR, durante las maniobras de RCP, se puede realizar una prueba con líquidos administrando de 500 a 1000 mL de solución fisiológica o Ringer lactato. Si la causa es pérdida de sangre (shock hemorrágico), se debe transfundir sangre entera (glóbulos rojos, plaquetas y plasma) y controlar la causa de la hemorragia de manera inmediata.

En la etapa de cuidados posparo, podemos utilizar herramientas de monitorización hemodinámica, donde variables como presión venosa central, variabilidad del volumen sistólico, variabilidad de la presión de pulso, gasto cardíaco, índice cardíaco, entre otras, son de suma utilidad para valorar el déficit de líquidos. También la ecografía con ventana cardíaca o de vena cava brindará más datos para identificar hipovolemia y evaluar si el individuo es respondedor a líquidos (véase **cap. 12**, **Cuidados posparo**).

2. Hipoxemia

Fisiológicamente, son cinco los mecanismos que condicionan la presencia de hipoxemia (**cuadro 10-2**).

El mecanismo más frecuente es la alteración V/Q.

Se debe indagar acerca del estado anterior del paciente para asociar el cuadro clínico con alguna de las condiciones mencionadas.

Dentro de las herramientas más utilizadas para valorar la oxigenación, se encuentra la oximetría de

Cuadro 10-1. Tipos de pérdidas que producen hipovolemia	
Tipo de pérdida	**Causas**
Hemorragias	Traumatismo, hemorragia digestiva
Pérdidas gastrointestinales	Vómito, diarrea, sangrado del tubo digestivo o drenajes en pacientes posquirúrgicos
Pérdidas renales	Diuréticos, diuresis osmótica, nefropatías perdedoras de sal e hiperaldosteronismo
Pérdidas cutáneas	Sudoración intensa, quemaduras
Otras	Oclusión intestinal, lesión por aplastamiento, fracturas y pancreatitis aguda

Cuadro 10-2. Mecanismos de hipoxemia

Mecanismo de hipoxemia	Descripción
Disminución de la presión inspiratoria de oxígeno	A grandes alturas, la presión barométrica disminuye y con ello, la presión inspirada de oxígeno
Hipoventilación alveolar	Por disminución del volumen corriente o de la frecuencia respiratoria: depresión respiratoria por afectación del tronco encefálico (fármacos, síndrome de hipoventilación alveolar central), neuropatía periférica (síndrome de Guillain-Barré), debilidad muscular (hipofosfatemia, miastenia grave). Por aumento del espacio muerto: gasto cardíaco bajo, embolia de pulmón, sobredistensión alveolar.
Trastornos de la difusión	Alteración en la membrana alveolocapilar. Se observa en pacientes con fibrosis pulmonar
Alteración de la relación V/Q	Disminuida (efecto *shunt*) en casos de obstrucción de la vía aérea y de ocupación del espacio alveolar (bronconeumonía, neumonía, edema agudo de pulmón). Aumentada en casos de alteración de la perfusión (gasto cardíaco bajo, embolia de pulmón).
Cortocircuito (*shunt*)	Pulmonar: ocupación alveolar por secreciones o agua (neumonía o edema agudo pulmonar), colapso alveolar como en caso de atelectasias masivas Cardíaco: cortocircuitos de derecha a izquierda

pulso (SpO_2); sin embargo, tiene sus limitaciones, como la presencia de desplazamiento de la curva de disociación de la hemoglobina, intoxicación por monóxido de carbono, dishemoglobinemias, estado de hipoperfusión, anemia, presencia de esmalte de uñas, artefactos por movimiento, entre otras.

 Durante el PCR, la SpO_2 no es útil.

Tratamiento

El manejo de la ventilación durante las maniobras de RCP debe ser siempre con oxígeno a alto flujo con FiO_2 cercana al 100%. La intubación endotraqueal se recomienda solo si no se logra una adecuada expansión torácica luego de la apertura de la vía aérea con maniobras manuales o dispositivos supraglóticos y ventilando con bolsa resucitadora. Sin embargo, si hay un experto en el equipo de reanimación, se debe realizar la intubación endotraqueal cuanto antes.

En los cuidados pospago, se deberá llevar a cabo una minuciosa exploración física, se solicitará gasometría arterial y radiografía de tórax con el objetivo de valorar de manera más estrecha el estado pulmonar, la ventilación y la oxigenación, para tomar decisiones sobre los parámetros ventilatorios, requerimiento de FiO_2 o la necesidad de titulación

de la PEEP para mejorar la oxigenación (véase **cap. 12**, **Cuidados posparo**).

3. Hipopotasemia e hiperpotasemia

El potasio (K^+) es el principal ion intracelular. Se encuentra en un 98% dentro de las células (140 mEq/L) y el resto en el espacio extracelular (3,5-5 mEq/L). De su homeostasis depende la estabilidad eléctrica de la membrana celular, ya que pequeñas variaciones en su concentración a ambos lados de esta determinan cambios en la excitabilidad de la célula.

En condiciones normales, el movimiento del potasio está controlado por la bomba Na^+ K^+ ATPasa, la cual ingresa dos moles de K^+ a la célula y retira 3 moles de sodio (Na^+), con lo cual se mantiene la estabilidad eléctrica celular.

La insulina o la estimulación de receptores B_2 por catecolaminas provocan aumento de la actividad de la bomba, y disminuye la concentración de K^+ extracelular.

La acidosis, fundamentalmente aquella con anión gap normal, determina una salida de K^+ de la célula para neutralizar el aumento de hidrogeniones (H^+), y se genera hiperpotasemia. Lo contrario ocurre en la alcalosis: el aumento del bicarbonato sérico (HCO_3^-) provoca como mecanismo tampón la salida de H^+ del interior celular, lo que ocasiona la entrada de K^+ para mantener la electroneutralidad.

Cambios en la osmolaridad plasmática (deshidratación, hiperglucemia, uso de manitol) generan salida de agua del espacio intracelular al extracelular, lo que arrastra pasivamente K^+ hacia el líquido extracelular por un efecto conocido como arrastre por solvente.

El 90% del K^+ se reabsorbe en el túbulo contorneado proximal del riñón y se elimina en el túbulo distal por efecto de la aldosterona, la presencia de sodio en el túbulo distal y aniones no reabsorbibles (bicarbonato, sulfato o fosfato).

> **!** Las alteraciones en la homeostasis del K^+ son de las más usuales en la práctica clínica. Tanto la hipopotasemia como la hiperpotasemia (más frecuente) determinan cambios en la polaridad de la membrana celular de todas las células, y el compromiso respiratorio y del sistema de conducción cardíaco presentan mayor relevancia clínica.

El conocimiento de los potenciales efectos deletéreos de las alteraciones del K^+ y la toma de decisiones en forma rápida para su corrección determinará la evolución del paciente.

Hipopotasemia

El descenso de los valores de K^+ por debajo de 2,5 mEq/L produce síntomas y signos graves.

La hipopotasemia induce hiperpolarización de las células, lo que dificulta el inicio del potencial de acción. Es necesario considerar la posibilidad de que el paciente presente dificultad respiratoria y/o arritmias graves.

Las arritmias más frecuentes relacionadas con la hipopotasemia son las ventriculares, desde extrasístoles hasta TV polimorfas y AESP como presentación de PCR. Hay publicaciones que hacen referencia a PCR en FV originada en hipopotasemia.

El electrocardiograma (ECG) puede mostrar signos de hipopotasemia en forma precoz:

- Ensanchamiento y aplanamiento o inversión de la onda T
- Menor voltaje del QRS
- Intervalo QT prolongado
- Onda U prominente

Recordar que en el 40% de los casos la disminución del K^+ se asocia a disminución de Mg^+, por lo que es preciso controlar y corregir también este déficit.

Tratamiento

En situaciones graves, la corrección debe realizarse siempre por vía intravenosa (IV). La velocidad de infusión dependerá de la situación clínica (arritmia estable o inestable, PCR) y el acceso vascular disponible.

La infusión de K^+ se debe realizar a razón de 0,5 mEq/kg/h. Si la concentración para reponer supera los 40/60 mEq, es recomendable realizar la corrección por vía central para evitar lesiones en las venas periféricas (flebitis).

En situaciones de arritmias con PCR inminente, se pueden administrar 2 mEq intravenosos (IV) en un minuto seguidos de 10 mEq en 5/10 minutos.

El efecto de un bolo de cloruro de potasio en situación de PCR se desconoce y podría ser perjudicial (clase III LOE C).

En caso de hipomagnesemia asociada (valores inferiores a 1,3 mEq/L), se debe corregir este déficit. En casos de PCR con hipomagnesemia, se recomienda la administración de un bolo IV de 1-2 g de sulfato de magnesio.

Hiperpotasemia

Se define como hiperpotasemia la concentración de K^+ sérico mayor de 5,5 mEq/L. El aumento de los valores de K^+ tiene un efecto tóxico directo sobre el corazón. El ECG es muy útil para el diagnóstico precoz, y los hallazgos en el estudio pueden correlacionarse con los valores de K^+ en sangre (**fig. 10-1**).

Si la función renal se encuentra indemne, es poco frecuente que se desarrolle hiperpotasemia grave en un paciente. Al igual que en la hipopotasemia, se comprometen el aparato respiratorio y el cardiovascular. Estas no suelen aparecer hasta que los valores de K^+ superan los 6,5 mEq/L. Las manifestaciones más graves, como dificultad respiratoria o alteraciones en el ritmo cardíaco, ocurren con concentraciones de K^+ superiores a 7,5 mEq/L.

Tratamiento

El tratamiento de la hiperpotasemia tiene tres objetivos: estabilizar la membrana celular, favorecer el ingreso de K^+ a la célula y favorecer la eliminación del exceso de K^+ (**cuadro 10-3**).

1. **Estabilización de la membrana celular:** el calcio antagoniza el efecto del potasio sobre la membrana celular y debe administrarse en pocos minutos. Las opciones son:

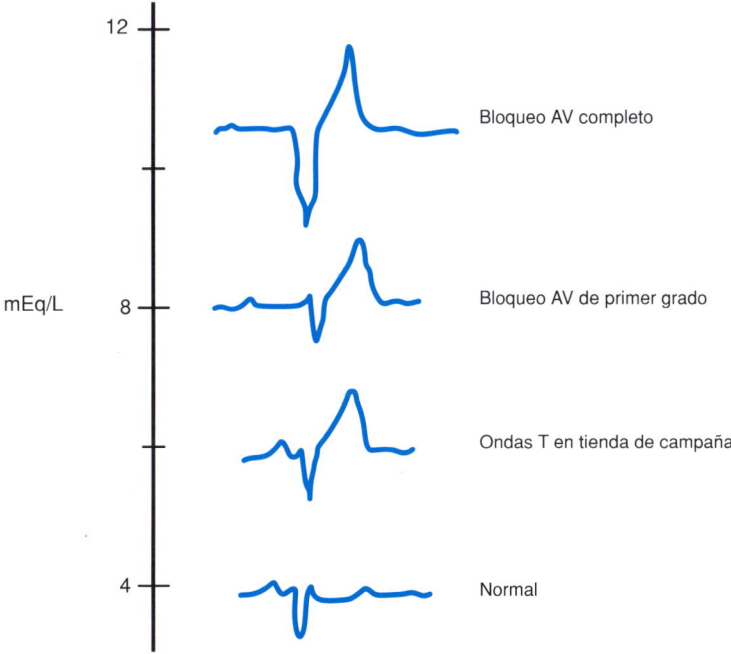

12

mEq/L   8

4

Bloqueo AV completo

Bloqueo AV de primer grado

Ondas T en tienda de campaña

Normal

Fig. 10-1. Cambios electrocardiográficos y su correlación con los valores de K$^+$ sérico.

– Cloruro de calcio (10%) 5/10 mL (500 mg a 1 g) IV en 2-5 minutos.
– Gluconato de calcio (10%) 15/30 mL IV en 2-5 minutos.

Tener en cuenta que los pacientes que reciben digoxina pueden sufrir intoxicación precipitada por el uso de calcio.

2. **Redistribución del K$^+$:** para favorecer su ingreso en la célula, pueden emplearse diferentes estrategias. El uso de unas u otras depende de la urgencia con la que se necesite disminuir los valores de K$^+$.

– Bicarbonato de sodio: administrar 50 mEq de $HCO_3^-Na^+$ en 5 minutos por vía intravenosa. El $HCO_3^-Na^+$ favorece la entrada de K$^+$ en la célula. Se estima que la modificación de 0,1 de pH hacia la alcalinidad disminuye 1,2 mEq/L el K$^+$.
– Glucosa + insulina corriente, 25 g de glucosa + 10 U de insulina en 15-30 minutos por vía intravenosa.

En pacientes diabéticos, se puede utilizar insulina sin dextrosa y deben controlarse los valores de glucosa en forma estricta.

– Nebulizaciones con salbutamol o equivalente durante 15 minutos. Los β_2-agonistas también favorecen el ingreso del K$^+$ en la célula.

El $HCO_3^-Na^+$ debe indicarse en el PCR por hiperpotasemia en infusion rápida para redistribuir el K. La glucosa+insulina y los β2 agonistas son de utilidad en pacientes que no presentan paro cardíaco, pudiendo utilizarse estas medidas en los cuidados pospar.

3. **Favorecer la eliminación del exceso de K$^+$:**

– Furosemida 40/80 mg IV.
– Sulfonato de poliestireno sódico (Kayexalate$^®$) 15/50 g vía oral (VO) + sorbitol VO o rectal.
– Hemodiálisis.

La eliminación por el uso de diuréticos o la hemodiálisis son el tratamiento ideal para este objetivo; las resinas de intercambio iónico no son muy efectivas en situaciones de emergencia.

El resto de las medidas de tratamiento tienen una respuesta más lenta y, a pesar de su eficacia, no son útiles en situaciones de emergencia.

En situaciones de PCR por hiperpotasemia, es recomendable el uso de gluconato de calcio y bicarbonato de sodio.

4. Hidrogeniones (acidosis)

El pH de la sangre oscila entre 7,35 y 7,45. Cuando el pH se altera, intervienen los sistemas *buffers*, del riñón y del pulmón.

Cuadro 10-3. Tratamiento de la hiperpotasemia		
Escenario		**Intervención**
Tratamiento del PCR secundario a hiperpotasemia	Estabilizar la membrana	Administre un bolo rápido IV de 10 mL de cloruro cálcico al 10% o 20 mL de Gluconato de calcio al 10%. Considere repetir la dosis en caso de paro cardíaco refractario o prolongado.
	Desplazar el K⁺ al compartimiento intracelular	Administre 50 mEq de bicarbonato sodio IV en bolo rápido Administre 10 unidades de insulina rápida y 25 g de glucosa IV en bolo rápido Monitorice la glucemia. Inicie una perfusión de glucosa al 10% guiada por la glucemia para evitar hipoglucemias
	Eliminar el K⁺ del organismo	Considere la diálisis en paro cardíaco refractario por hiperpotasemia Considere el uso de dispositivos mecánicos de compresión en caso de ser necesaria una RCP prolongada Considere soporte vital extracorpóreo en pacientes que estén en periparada o parada cardíaca como terapia de rescate en aquellas situaciones en las que es factible
Tratamiento de las arritmias 2.º a hiperpotasemia moderada (K⁺ sérico 6,0-6,4 mmol/L)	Desplazar el K⁺ dentro de las células	Administre 10 unidades de insulina rápida y 25 g de glucosa (250 mL glucosado 10%) IV en 15-30 min (comienzo del efecto en 15-30 min; máximo efecto en 30-60 min; duración de la acción 4-6 h; se debe monitorizar la glucemia) A continuación, inicie una perfusión de glucosado al 10% a 50 mL/h durante 5 horas en pacientes con glucemia inicial normal o baja (pretratamiento)
Tratamiento de las arritmias 2.º a hiperpotasemia grave (K⁺ sérico 6,0-6,4 mmol/L)	Estabilizar la membrana	Administre 10 mL de cloruro cálcico al 10% o 20 mL de gluconato de calcio al 10% IV en 2-5 min (comienzo de la acción 1-3 min, repetir ECG, repetir otra dosis si los cambios en ECG persisten)
	Desplazar el K⁺ al compartimiento intracelular	Administre insulina/perfusión glucosado o Administre salbutamol 10-20 mg nebulizado (actúa en 15-30 min; tiempo de acción 4-6 h)
	Eliminar el K⁺ del organismo	Administre un diurético de asa o resinas (comienzo acción en 4-7 horas) y considere la diálisis desde el principio o si es refractaria al tratamiento médico

Los pacientes críticamente enfermos presentan con frecuencia alteraciones del equilibrio ácido-base; una de las más usuales es la acidosis metabólica, donde se observa un pH sanguíneo disminuido, al igual que los niveles de bicarbonato (menor de 24 mEq/L).

A nivel cardíaco, la acidosis produce trastornos de la conducción auriculoventricular, lo cual favorece la producción de arritmias, altera la relajación ventricular y disminuye la contractilidad miocárdica. A nivel de SNC, tiene efecto depresor, aumenta el flujo simpático, produce vasodilatación cerebral, edema e incremento de la presión intracraneana.

Para el abordaje de los trastornos ácido-base, será indispensable contar con un estado ácido-base (EAB).

 En pacientes con PCR, no se debe retrasar la RCP para realizar una extracción sanguínea. La evaluación del EAB carece de valor durante el PCR.

La acidosis metabólica se clasifica en acidosis con brecha aniónica elevada y brecha aniónica normal. Dentro del primer grupo, se encuentran la cetoacidosis diabética, las acidosis urémica y láctica, así como acidosis por tóxicos (metformina, paracetamol, antirretrovirales, linezolid, B_2 agonistas, propofol, adrenalina, teofilina, alcoholes-etanol, metanol, etilenglicol, cocaína, monóxido de carbono, salicilatos). Dentro de las causas de acidosis con brecha aniónica normal, se encuentran la acidosis hiperclorémica, que comúnmente se asocia a pérdidas extrarrenales de bicarbonato, como en caso de evacuaciones diarreicas abundantes, o la iatrogenia por administración de solución fisiológica en el contexto hospitalario.

Tratamiento

Una vez definido el mecanismo generador de la acidosis metabólica, podrá establecerse el tratamiento adecuado. En aquellas acidosis por ganancia de ácidos, el objetivo será detener la producción de H^+, aumentar el catabolismo de los aniones en exceso y regenerar el bicarbonato plasmático.

En los casos de acidosis por pérdida de bicarbonato, la reposición de volumen suele ser suficiente para restablecer la homeostasis.

El uso de bicarbonato exógeno es un tema controvertido. Se sugiere la reposición de bicarbonato cuando los niveles de pH son inferiores a 7,2 o el bicarbonato es menor de 8 mEq/L.

Es importante determinar la causa que llevó a la acidosis y actuar en consecuencia, evitando que se perpetúe la acidemia.

El PCR per se genera acidosis, pero no está indicada la infusión de bicarbonato.

En el estado pospare cardíaco, se deberá evaluar el EAB, determinar la causa de la acidosis e iniciar el tratamiento adecuado.

> **!** Si se va a reponer bicarbonato, controlar los niveles de K. Si la causa de la arritmia es la hipopotasemia, el aporte de bicarbonato empeorará el cuadro.

En el **recuadro 10-1** se presentan los tóxicos que producen acidosis metabólica grave.

5. Hipotermia

La hipotermia se define como una temperatura corporal menor de 35 °C, en el contexto de la exposición al frío.

La hipotermia accidental causa profundos cambios en la fisiología, que incluyen la disminución de la contractilidad cardíaca, el desplazamiento a la izquierda de la curva de disociación de la hemoglobina, la vasoconstricción, la alteración de la ventilación-perfusión, la disminución del metabolismo y el aumento de la viscosidad sanguínea. Estos sucesos conducen a la insuficiencia hepática y renal, colapso circulatorio, acidosis láctica y deshidratación. Todos estos cambios se asocian a un alto riesgo de paro cardíaco y muerte.

Las personas que presentan un cuadro de hipotermia grave, menor de 28 °C, pueden ser reanimadas en forma correcta y eficiente.

La información que brinda la temperatura central se utiliza para realizar el triaje y el tratamiento de estos pacientes. No obstante, los métodos que permiten la determinación de la temperatura central no siempre están disponibles, y esto lleva a errores en las conductas ulteriores.

Para favorecer un diagnóstico rápido sin necesidad de medir la temperatura central corporal, se propone la clasificación del Sistema Suizo para rescatadores, basado en los signos clínicos y su relación con la temperatura central corporal para determinar la gravedad de la hipotermia en el ámbito prehospitalario. Esta clasificación, que podría también realizarla personal no médico mínimamente entrenado, divide la hipotermia en cuatro grados (**cuadro 10-4**).

Es necesario tener en cuenta que distintas variables como edad, género, intoxicaciones, raza y masa corporal no se correlacionan adecuadamente con la temperatura central. Algunos afirman que la escala suiza correlaciona el cuadro clínico con la temperatura central solo en el 50% de los casos, lo que traería aparejado el riesgo de subestimar pacientes con temperaturas corporales más bajas, lo que ocasionaría un tratamiento insuficiente. Por tal motivo, se propone que, ante la duda, se baje el umbral.

Además de estos datos, es importante considerar la tasa de enfriamiento, la cual depende de varios

Cuadro 10-4. Clasificación de la hipotermia según el Sistema Suizo		
Estadio	**Síntomas**	**Temperatura central**
Hipotermia I	Paciente alerta, temblando	Entre 35-32 °C [95-89,6 °F]
Hipotermia II	Paciente somnoliento, sin temblor	Entre 32-28 °C [89,6-82,4 °F]
Hipotermia III	Paciente inconsciente	Entre 28-24 °C [82,4-75,2 °F]
Hipotermia IV	Paciente en apnea	< 24 °C [< 75,2 °F]

Recuadro 10-1. Tóxicos que producen acidosis metabólica grave

Ácido acetilsalicílico: la intoxicación por salicilatos, al igual que con alcoholes, se produce por ingesta accidental o como intento suicida. El ácido acetilsalicílico se transforma en ácido salicílico y este en salicilato, que es el responsable de producir alteraciones a nivel celular, lo que provoca un desacople de la fosforilación oxidativa, aumenta la reabsorción de protones, y lleva a la falla multiorgánica y la muerte.

Los pacientes se presentan hipertérmicos, taquipneicos, con náuseas, vómitos y acidosis metabólica con anión GAP elevado.

Tratamiento: administrar bicarbonato de Na^+ para alcalinizar la orina e incrementar el aclaramiento (*clearance*) urinario. Hidratación, diuresis forzada y hemodiálisis de urgencia.

Metanol: la ingesta de alcohol metílico se produce en forma accidental, en bebidas alcohólicas adulteradas o ante un intento de suicidio. Está presente en pinturas, barnices, disolventes, productos de limpieza, fabricación de plásticos, material fotográfico, anticongelante, aditivo de la gasolina y como desnaturalizador del alcohol etílico. La toxicidad se produce a través de sus metabolitos (como el formaldehído y el ácido fórmico), que inhiben la respiración mitocondrial y producen hipoxia tisular y acidosis láctica. Los pacientes presentan acidosis metabólica con anión GAP elevado.

Clínicamente, pueden presentar en un inicio náuseas, vómitos y dolor abdominal (que pueden confundirse con un abdomen agudo), cefaleas y vértigo. Luego de 12 a 24 horas, aparecen los signos graves de intoxicación con compromiso del SNC (edema cerebral y convulsiones) y de la visión (al afectarse la retina), que pueden ser irreversibles.

Tratamiento: medidas de sostén vital: proteger la vía aérea con intubación endotraqueal, soporte hemodinámico, control de convulsiones. Infusión de bicarbonato de Na^+: la mayoría de los autores sugieren su administración ante una acidosis metabólica grave con pH < 7,10.

Etilenglicol: es altamente tóxico. Se encuentra en anticongelantes, pinturas, detergentes. También se ha visto en adulteración de vinos e ingerido en reemplazo de alcohol etílico en personas con adicciones. Su toxicidad ocurre a través de sus productos metabólicos: glicolaldehído, ácidos glicólico, glioxílico y oxálico, todos altamente tóxicos.

La acidosis metabólica con elevación del anión GAP es secundaria, principalmente, a la formación de ácido glicólico.

Ante un paciente con estado mental alterado, acidosis metabólica severa con GAP elevado, hipocalcemia y cristaluria de oxalato de calcio, se debe sospechar intoxicación por etilenglicol.

Tratamiento: es el mismo que el de la intoxicación con metanol. Con pH < 7,10, debe administrarse bicarbonato:

• Bicarbonato de Na^+.

Para calcular la cantidad de bicarbonato por infundir, debemos realizar la siguiente ecuación:

HCO_3^- deseado = 0,38 × PCO_2.

La cantidad de bicarbonato de sodio necesaria para alcanzar este nivel es:

$NaHCO_3$ necesario (mEq) = ([HCO_3^- deseado] – [HCO_3^- observado] × 0,4 × peso corporal (kg).

La cantidad de bicarbonato de sodio debe administrarse durante varias horas y en forma cautelosa, ya que hay riesgo de depresión respiratoria e hipertonicidad plasmática. El pH sanguíneo y las concentraciones de HCO_3^- deben controlarse entre 30 minutos y 1 hora después de la administración, en espera de que se alcance el equilibrio extravascular.

No debemos olvidar controlar el valor de potasemia (objetivo > 3,5 mEq/L), ya que el tratamiento producirá el ingreso del K+ al medio intracelular.

• Etilterapia: infundiendo por un acceso venoso central un bolo inicial de alcohol puro (1 mL/kg) disuelto en 50 mL de dextrosa al 5% para pasar en 60 minutos y luego continuar con una infusión de mantenimiento a razón de 0,1 mL/kg/hora disueltos en 500 cc de dextrosa al 5% para pasar en 6 horas

• Hemodiálisis.

---

factores: edad, sexo, aislamiento del medio, capacidad de temblar y porcentaje del cuerpo expuesto al agente frío (agua, nieve, aire). En los entierros por avalancha, las posibilidades de sobrevida son muy bajas, ya que la tasa de enfriamiento es muy rápida.

Es importante considerar que los temblores son una fuente de recalentamiento que además produce consumo de oxígeno. Ese mecanismo es efectivo hasta que se agotan las reservas energéticas, y entonces ocurre un aumento en la tasa de enfriamiento. Circunstancias como traumatismo múltiple, sobredosis y comorbilidades pueden acelerar la tasa de enfriamiento por deterioro de los temblores y del centro termorregulador.

La duración de la inmersión acuática es un predictor de daño neurológico. Si es de 2,5-5 minutos, el pronóstico es bueno. En caso de que la sumersión haya durado más de 10 minutos, el pronóstico es pobre, y si la sumersión es mayor de 25-30 minutos, la sobrevida es improbable.

Recordar que en los pacientes pediátricos puede ocurrir un enfriamiento mucho más rápido que en los adultos; por lo tanto, puede ser necesario optimizar las medidas de reanimación en estos casos.

Medición de la temperatura

La determinación de la temperatura central es fundamental en el manejo de los pacientes hipotérmicos y no siempre está disponible. Los dispositivos que miden la temperatura central son: catéter en la arteria pulmonar, sonda esofágica, rectal, vesical, timpánica, oral. Como se expresó previamente, cuando no es posible realizar la medición de la temperatura central debe utilizarse el Sistema Suizo.

Tratamiento

Cada institución debería tener protocolos de manejo de los pacientes con hipotermia. Si bien no hay protocolos fielmente establecidos, son necesarios los siguientes pasos:

1. Aislamiento precoz de la fuente de frío, humedad y viento.
2. En pacientes con circulación espontánea, realizar empaquetamiento sellado, si es posible con fuentes de calor aplicadas en la nuca, el tronco y la cabeza. El calor nunca debe ser aportado en forma directa sobre la piel por el riesgo de quemaduras.
3. En pacientes con grados más profundos de hipotermia y, en el caso de tiempos de transportes prolongados, pueden utilizarse métodos activos de calentamiento (lavado peritoneal o pleural).

El manejo de la vía aérea no difiere del de los pacientes normotérmicos. Tener en cuenta que la intubación endotraqueal puede promover arritmias malignas.

La mayoría de los fármacos inductores de sedación provocan depresión cardiovascular; por lo tanto, es necesario utilizar dosis menores.

La ketamina podría ser más segura. Recordar que la succinilcolina puede provocar aumento de los valores séricos de potasio.

Mantener la normocapnia. Según algunos autores, la capnografía no debería utilizarse como criterio principal para guiar la ventilación de los pacientes hipotérmicos, ya que habitualmente tienen valores muy elevados de $EtCO_2$.

Paro cardíaco en pacientes con hipotermia

A 18 ° C de temperatura corporal central, el cerebro soporta 10 veces más un paro cardíaco que a 37 °C.

Los mejores resultados se obtienen en aquellos pacientes que reciben RCP continua de alta calidad, tienen acceso a oxigenación por membrana extracorpórea (ECMO) y a los que se les brindan los cuidados pospara adecuados.

Varios factores afectan el pronóstico:

- La hipoxia (el factor independiente más importante).
- Las comorbilidades del paciente.
- La velocidad de enfriamiento.
- El medio en el que ocurrió (agua, aire, nieve).
- Condiciones en las que ocurrió el paro cardíaco (si la hipoxia precedió al paro).
- Condiciones del rescate.
- Cercanía a un hospital con capacidad de impartir los cuidados adecuados.

Las maniobras de RCP se atienen a las normas actualizadas de RCP de alta calidad.

En el caso del transporte de pacientes hipotérmicos en paro cardíaco, pueden utilizarse maniobras de RCP intermitentes, las cuales deben llevarse a cabo durante 5 minutos y parar durante el mismo tiempo.

Hay estudios que muestran una alta tasa de supervivencia en pacientes con paro cardíaco secundario a hipotermia grave accidental. Esto depende de:

- Una adecuada coordinación del equipo de rescate.
- Una inmediata RCP de alta calidad.
- Aplicación de ECMO para el recalentamiento y el soporte cardiorrespiratorio.

No se cuenta con un consenso claro de las sociedades respecto de la dosis de vasopresores y la terapia eléctrica. Las guías americanas proponen utilizar el algoritmo estándar de RCP.

Métodos de recalentamiento

Los métodos de recalentamiento pueden ser pasivos (cuyo objetivo es evitar la pérdida de calor) y activos (externos e internos).

Como métodos activos internos, podemos enumerar: lavado vesical, gástrico, pleural, peritoneal, hemodiálisis, ECMO.

El recalentamiento extrahospitalario debe ser lento: en los casos de hipotermia leve y moderada, se aumentarán 2 °C por hora usando métodos de recalentamiento activo externo y entre 0,1-0,7 °C por hora cuando se aplican técnicas de recalentamiento pasivo externo.

> **!** Si estamos en presencia de un paciente con hipotermia, debemos iniciar maniobras de RCP de alta calidad y aplicar medidas de recalentamiento.
> Recordar el "aforismo médico" de que un paciente fallecido en hipotermia "no está muerto hasta que esté caliente y muerto".

¿Cuándo parar las medidas de RCP en un paciente con hipotermia?

- Cuando ocurrió la muerte por hipoxia previo a la hipotermia.
- Hiperpotasemia mayor de 12 mEq/L.
- Traumatismo grave de cráneo, pacientes en cuidados paliativos, etc.

LAS 5 T

1. Neumotórax a tensión

Es la acumulación anormal de aire dentro del espacio pleural, la cual ocasiona alteraciones respiratorias y cardiovasculares que amenazan la vida.

Se produce por un mecanismo valvular; el aire entra en la cavidad pleural durante la inspiración (desde el pulmón lesionado o desde el exterior si hay solución de continuidad en la pared torácica) y no sale en la espiración, lo que provoca un colapso pulmonar creciente que desplaza el mediastino, y llega a la insuficiencia respiratoria y la disminución del retorno venoso.

Su frecuencia es de un 2-3% de los ingresos hospitalarios anuales, porcentaje que varía según la literatura. El bilateral es menos de 1% de los casos.

Esta entrada de aire a la cavidad pleural desde el exterior por un defecto en la pared o escape desde el pulmón por una lesión del parénquima produce aumento de la presión intratorácica, colapso del pulmón homolateral al neumotórax y colapso de los grandes vasos. El mediastino y la tráquea se desplazan hacia el lado opuesto, y comprometen el retorno venoso y la ventilación del otro pulmón.

Las causas más frecuentes son traumatismos cerrados o penetrantes, rotura de bullas subpleurales (por traumatismo, maniobra de Valsalva o rotura espontánea), barotrauma asociado a ventilación mecánica o colocación de accesos vasculares centrales.

Con mucha menor frecuencia, puede deberse a una rotura esofágica espontánea, síndrome de Boerhaave, con comunicación pleural.

El paciente presenta dificultad respiratoria, ingurgitación de las venas del cuello, desviación traqueal, asimetría torácica, timpanismo a la percusión, silencio auscultatorio del lado del neumotórax y descompensación hemodinámica (por disminución del retorno venoso, del llenado diastólico y del volumen minuto cardíaco).

> **!** El diagnóstico debe ser clínico, NO radiológico ni ecográfico, ya que esto retrasa el tratamiento.

Tratamiento

Debe ser inmediato. Es necesario insertar una aguja de grueso calibre (tipo Abbocath® 14 o 16 F) en el segundo espacio intercostal, línea medioclavicular del lado afectado para transformarlo en un neumotórax normotensivo y lograr alivio transitorio de la clínica respiratoria y cardiovascular.

Existen estudios que muestran que la inserción de la aguja (5 cm) en el segundo espacio intercostal tiene altas tasas de fracaso y muchas veces falla al no llegar a la cavidad pleural. No se recomiendan catéteres más largos (7-8 cm) por el potencial riesgo de lesión cardíaca.

El tratamiento definitivo es la colocación de un tubo de drenaje pleural en el quinto espacio intercostal, línea medioaxilar (tubo entre 20 y 36 French) por toracotomía o punción, conectado a un sistema de sello de agua.

Neumotórax abierto

Se presenta con una solución de continuidad en la pared torácica que permite la entrada de aire en la cavidad pleural de gran cuantía y que permanece comunicada con el exterior.

Generalmente, responde a una lesión penetrante de tórax que causa un "tórax aspirante", con gran dificultad ventilatoria, insuficiencia respiratoria por colapso del pulmón afectado y contralateral, pérdida del gradiente transpulmonar, y presenta toda la clínica descripta más arriba para el neumotórax a tensión.

Se considera una lesión significativa aquella superior al 75% del calibre de la tráquea, a través de la cual cada esfuerzo inspiratorio del paciente crea una presión negativa aspirante de aire que ingresará al tórax preferentemente por la lesión torácica, y aumenta el neumotórax y empeora el cuadro y el pronóstico del paciente.

Tratamiento

Se debe ocluir el orificio (la solución de continuidad) del tórax de forma inmediata con un apósito que cubra por completo el orificio y cerrar con cinta 3 de sus 4 bordes. De esta manera se crea una válvula unidireccional que permite la salida de aire del espacio pleural en la espiración, pero no la entrada de aire en la inspiración.

El tratamiento definitivo es la colocación de un tubo de drenaje pleural (como se describe más arriba), alejado de la lesión y la corrección quirúrgica de esta.

2. Taponamiento cardíaco

El corazón está cubierto por el pericardio, que es una membrana que se divide en una porción fibrosa y otra serosa. La acumulación de líquido (más de 50 mL) en el pericardio se puede producir por diferentes motivos: pericarditis idiopática, pericarditis infecciosa (bacteriana, viral o tuberculosa), neoplasias, traumatismos (torácicos o abdominales), infarto agudo de miocardio secundario a procedimientos invasivos (como la colocación de marcapasos, cateterismo y cirugías cardíacas), enfermedades sistémicas, radiación del tórax, uremia, disección de la aorta, entre otras.

Esta acumulación de líquido puede instalarse en forma brusca o paulatina, lo que desencadena un aumento de la presión intrapericárdica y una limitación en la expansión de las cavidades cardíacas, y esto puede llevar al paciente a un shock obstructivo, PCR y muerte, si no se trata rápidamente.

Al examen físico podemos encontrar: ruidos cardíacos hipofonéticos, hipotensión arterial e ingurgitación yugular. Estos tres síntomas se conocen como tríada de Beck, pero no siempre están presentes.

 El pulso paradójico es la caída de la presión arterial sistólica de 10 mm Hg o más durante la inspiración.

Otros síntomas son: disnea, taquipnea, pulso paradojal y dolor precordial.

En el ECG pueden encontrarse alteraciones inespecíficas como bajo voltaje, cambios en el segmento ST, onda P y en el complejo QRS.

Pero, sin duda, el ecocardiograma es fundamental para el diagnóstico y el tratamiento. En él puede observarse: corazón oscilante (*swimming heart*), colapso de cavidades derechas (que se observan mejor en el ecocardiograma bidimensional). El colapso de la aurícula derecha es uno de los signos más sensibles, dilatación de la vena cava inferior con ausencia de variaciones respiratorias, disminución de los flujos mitral y aórtico con la respiración y cambios respiratorios recíprocos anormales en las dimensiones ventriculares durante el ciclo respiratorio.

También nos permite establecer el volumen del líquido pericárdico, dirigir la punción para su evacuación y hacer seguimiento de este.

Tratamiento

En los casos de derrame pericárdico moderado a grave, es indicación realizar la pericardiocentesis, que será diagnóstica y terapéutica. La vía de abordaje más usada es la subxifoidea; esta ruta es extrapleural y evita las arterias coronarias, las pericárdicas y la mamaria interna. Se debe colocar al paciente en posición supina con la cabecera de la cama a unos 45° e introducir la aguja formando un ángulo de 30-45° con la piel, 5 cm por debajo de la punta del apéndice xifoide y 1 cm a la izquierda de la línea media, dirigiéndola hacia el hombro izquierdo. Se debe ir avanzando muy lentamente con la aguja, ejerciendo aspiración continua, deteniéndose cuando se perciba una sensación de vencimiento de resistencia, lo que indica la entrada al espacio pericárdico, cuando se obtenga líquido o se sientan las pulsaciones cardíacas transmitidas a la aguja, lo que significa que se ha tocado el miocardio, en cuyo caso se debe retirar un poco la aguja de punción. Se debe hacer una monitorización ECG para advertir la aparición de arritmias o cambios en el ST. Se puede guiar la punción por ecografía o con la aguja conectada a una derivación monopolar del ECG como V_1 (**fig. 10-2**).

> ❗ Frente a la sospecha de un taponamiento cardíaco, se debe actuar rápidamente para confirmar el diagnóstico y realizar una pericardiocentesis.

3. Tóxicos

La incidencia del PCR seguido a una intoxicación aguda es muy variable y puede estimarse, según distintos estudios, entre 1 y 6% de los PCR extrahospitalarios. Del mismo modo, la etiología de la intoxicación es diversa y la causa también (accidental, suicida y reacción adversa a algunas drogas de uso habitual). Un dato para tener en cuenta en relación con la población afectada es la edad; en general, se trata de pacientes jóvenes y previamente sanos.

Los mecanismos fisiopatológicos mediante los cuales un agente tóxico puede llevar al PCR pueden discriminarse de manera general en:

• Compromiso de la vía aérea.
• Compromiso de la ventilación.
• Compromiso del estado hemodinámico.
• Compromiso neurológico.
• Compromiso sistémico y/o metabólico.

Independientemente del agente causal y el mecanismo fisiopatológico, el abordaje inicial del paciente en PCR secundario a tóxicos no debe ser distinto del de cualquier otra situación, excepto por la necesidad de evaluar la seguridad de los reanimadores respecto de la exposición al agente ya sea por contacto directo o por inhalación. Se debe aplicar RCP de calidad siguiendo los algoritmos de SVB y SVA vigentes.

Aunque la mayoría de las veces su ritmo de presentación es asistolia o AESP, esto no debería llevar a los reanimadores a limitar los esfuerzos para recuperar la circulación espontánea. Como se mencionó anteriormente, en la mayoría de los casos se trata de personas jóvenes y sanas, por lo que, aun con períodos largos de RCP que permitan la redistribución del tóxico y/o el acceso a hemodiálisis, un número de pacientes logrará con buena recuperación neurológica.

Una discusión aparte merece el uso de antídotos específicos durante las maniobras de RCP; si bien hay antídotos contra agentes tóxicos específicos, no

existe evidencia científica de calidad que avale su uso, y las recomendaciones para su empleo se basan en estudios en animales y en informes de series de casos en seres humanos.

Uno de los antídotos con mayor grado de recomendación es la naloxona, dada la alta incidencia de paro respiratorio y cardiorrespiratorio en la población joven y adicta a opioides en los Estados Unidos. Si bien el empleo de naloxona por vía nasal o intramuscular podría ser beneficioso, queda claro que de ninguna manera su administración debe retrasar el resto de los elementos de la cadena de supervivencia en el PCR.

> ❗ Ante la presencia de paro cardiorrespiratorio de posible etiología tóxica, si bien la identificación del agente causal para la administración de un antídoto específico y/o terapia de depuración debe estar siempre presente, la medida terapéutica primaria y esencial debe ser la implementación de la cadena de supervivencia activando precozmente la respuesta de emergencias y aplicando RCP de calidad, incluso por tiempos prolongados.

4. Tromboembolismo de pulmón

El tromboembolismo de pulmón (TEP) es la tercera causa de mortalidad cardiovascular después de la cardiopatía isquémica y del ataque cerebrovascular.

Un estudio realizado en un hospital de Argentina ha demostrado una tasa de incidencia de enfermedad tromboembólica de 0,49 casos cada 1000 días/pacientes hospitalizados. La incidencia se incrementa de forma progresiva con la edad, en particular después de los 40 años, hasta una tasa de 1 cada 100 días/pacientes internados cuando los pacientes tienen 80 años o más. En aquellos con patología quirúrgica, la tasa de incidencia es inferior.

El pronóstico es variado según el grado de compromiso hemodinámico. Del total de pacientes que ingresan con esta patología en una UCI, alrededor del 11% fallece en la primera hora y, en muchos casos, el diagnóstico se efectúa post mórtem. De los restantes, no se realiza un diagnóstico correcto en el 71% de los casos, lo cual conlleva una mortalidad del 30%, mientras que en los casos en que se efectúa un diagnóstico precoz y tratamiento adecuado, esta oscila entre 4 y 8%.

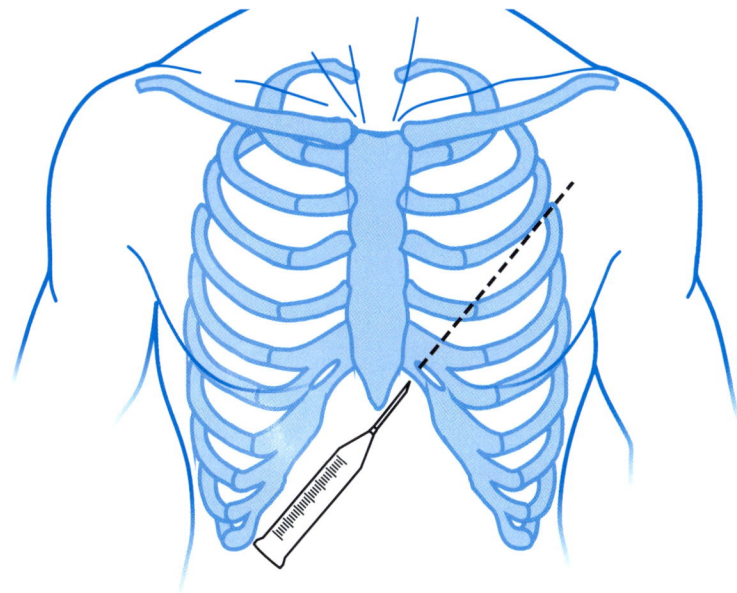

Fig. 10-2. Punción pericárdica por vía subxifoidea.

La forma de presentación de esta enfermedad es proteiforme y no existen síntomas, signos físicos, hallazgos radiológicos y de laboratorio patognomónicos, por lo cual en general el diagnóstico se basa en la sospecha clínica fundada en diversos criterios en poblaciones definidas como de alto riesgo.

La gravedad de la enfermedad está relacionada con el tamaño del émbolo que impacta en las arterias pulmonares ocasionando hipertensión pulmonar aguda.

La obstrucción de las arterias pulmonares aumenta la presión con solo el compromiso del 30-50% del área seccional transversal del lecho pulmonar. El ventrículo derecho (VD) es fácilmente vencido por un aumento de la poscarga que ocasiona sobrecarga de presión y dilatación de la cavidad.

Secundario a la interdependencia ventricular, el VD dilatado desvía el tabique o *septum* interventricular a la izquierda, e inicialmente disminuye la precarga y luego, el gasto cardíaco (GC) del ventrículo izquierdo (VI). Además de ser este descenso en el volumen sistólico la causa del shock, la disminución de presión en la raíz aórtica disminuye la presión de perfusión coronaria y lleva a un VD cada vez más dilatado y apremiado.

La insuficiencia aguda del VD, definida como un síndrome progresivo rápido, caracterizado por congestión sistémica producida por un llenado deficiente y/o una reducción del gasto del VD, es un determinante crítico de la gravedad clínica y la evolución del TEP agudo. Por ello, los signos y síntomas clínicos de insuficiencia del VD manifiesta e inestabilidad hemodinámica indican un riesgo alto de mortalidad precoz (hospitalaria o a los 30 días).

El TEP de alto riesgo se define por la inestabilidad hemodinámica y engloba 3 formas de presentación clínica (**cuadro 10-5**).

Dado que se trata de una situación inmediata y potencialmente mortal, el TEP de alto riesgo requiere una estrategia urgente de diagnóstico (sospecha de TEP) y tratamiento (confirmación de TEP o un nivel suficientemente alto de sospecha).

La ausencia de inestabilidad hemodinámica no excluye el inicio y la posible progresión de disfunción del VD y, por lo tanto, de un aumento del riesgo precoz relacionado con el TEP. En esta población, es necesaria una evaluación adicional para determinar el nivel de riesgo y ajustar las decisiones sobre el tratamiento de manera acorde.

Factores de riesgo

Los factores de riesgo están en relación con la clásica tríada de Virchow, consistente en estasis venosa, hipercoagulabilidad sanguínea y lesiones

Cuadro 10-5. Puntuaciones de Wells y Ginebra para predicción de TEP en pacientes con sospecha clínica

Parámetro	Versión original (puntos)	Versión simplificada (puntos)
Puntuación de Wells		
TVP o TEP previos	1,5	1
Frecuencia cardíaca: 100 lpm	1,5	1
Inmovilización o cirugía hace < 4 semanas	1,5	1
Hemoptisis	1	1
Cáncer activo	1	1
Signos clínicos de TVP	3	1
TEP es el diagnóstico más probable	3	1
Probabilidad clínica		
Baja	0-4	0-1
Alta	⩾ 5	⩽ 2
Puntuación de Ginebra		
Edad > 65 años	1	1
TEP o TVP previos	3	1
Cirugía o fractura < 1 mes	2	1
Cáncer activo	2	
Dolor unilateral de extremidad inferior	3	1
Hemoptisis	2	1
Dolor a la palpación de vena profunda y edema de extremidad inferior	4	1
Frecuencia cardíaca > 75 y < 94 lpm	3	1
Frecuencia cardíaca ⩾ 95 lpm	5	1
Probabilidad clínica		
Baja	0-5	0-2
Alta	⩾ 6	⩾ 3

TVP a trombosis venosa profunda. TEP = tromboembolismo pulmonar.

en las paredes vasculares. El factor de riesgo más importante es la edad.

El 25% de las embolias posoperatorias puede producirse luego del alta hospitalaria, especialmente en la cirugía ortopédica mayor o por cáncer.

Las trombofilias hereditarias, como el déficit de antitrombina III, proteína C, proteína S y la mutación del factor V de Leiden, son factores de riesgo independiente para la enfermedad tromboembólica.

Entre un 15 y un 30% de pacientes con TEP no presentan síntomas. Además, solo el 50% de los pacientes con TEP tienen manifestaciones de trombosis de las venas profundas (TVP) de los miembros inferiores.

Se han descripto tres síndromes clínicos típicos asociados con el TEP:

- Disnea aguda, sin causa que la explique, en pacientes con factores predisponentes. En estos pacientes, el ECG y la radiografía de tórax son habitualmente normales, pero por lo general la PaO_2 está disminuida.
- Infarto pulmonar, caracterizado por la presencia de dolor pleurítico, con o sin hemoptisis o esputo hemoptoico y presencia de rales. La radiografía de tórax es casi siempre anormal, y demuestra alteraciones parenquimatosas, derrame pleural o elevación del hemidiafragma respectivo.
- Shock, síndrome de colapso circulatorio que se puede manifestar por un síncope transitorio con recuperación, inestabilidad hemodinámica o PCR. El síncope se produce en el 8 al 14% de los pacientes con TEP y se debe a la obstrucción aguda a la eyección del VD. La disfunción ventricular derecha persistente conduce a la inestabilidad hemodinámica. En la situación más extrema, se produce PCR.

De todos, los PCR observados en un servicio de emergencia, el 4,5% son secundarios a TEP. Tomando en cuenta los PCR con AESP, el 36% son producidos por grandes émbolos pulmonares (**fig. 10-3**).

La mayoría de los pacientes se presentan con una historia clínica inespecífica y síntomas y signos comunes a otros padecimientos cardiopulmonares, como disnea, taquicardia, taquipnea y fiebre. El número de pacientes que tienen hemoptisis, dolor pleural, frote y TVP evidente en los miembros es muy escaso.

Los síntomas y signos en el TEP tienen una sensibilidad y una especificidad limitadas, por lo que se recomienda la utilización de modelos de predicción clínica. Los más usados son el de Wells y el de Ginebra; ya sea en sus formas originales o simplificadas, ambos modelos han sido validados. Con ellos se puede establecer si hay alta o baja probabilidad de sufrir un TEP (**cuadro 10-5**).

Ningún estudio complementario es lo suficientemente sensible y específico para confirmar o descartar la presencia de TEP; entonces, para el diagnóstico se deben combinar la sospecha clínica y los estudios complementarios (**fig. 10-4**):

- Gasometría arterial: es frecuente que el paciente se encuentre con alcalosis respiratoria ($PaCO_2$ < 35 mm Hg y pH >7,45), por hiperventilación secundaria a hipoxemia (PaO_2 < 80 mm Hg). La hipoxemia es lo más común, pero hasta un 40% de los pacientes pueden tener valores normales de PaO_2. La gasometría es útil para establecer gravedad, más que diagnóstico.
- ECG: lo más frecuente es la taquicardia sinusal, las taquiarritmias auriculares (aleteo o fibrilación auricular) o ambas asociadas (30 a 70% de los casos). Son comunes los cambios en la repolarización ventricular con inversión de la onda T en la cara anterior (V1 a V4) y suele estar asociada a embolia masiva de pulmón, presente en 70-80% de estos casos. Otros hallazgos son menos frecuentes y sin correlación clínica, como el patrón S1-Q3-T3 (complejo de McGinn-White) en las derivaciones respectivas (50%), microvoltaje (25%), bloqueo de rama derecha (30%), onda P pulmonar (10%) o ausencia de cambios (10 al 20%).
- Radiografía de tórax: suele ser normal. Es útil para excluir otras causas de disnea y dolor torácico. La presencia de una configuración derecha (pedículo vascular angosto, ausencia del botón aórtico y arco medio izquierdo saliente), atelectasias, derrame pleural o vascularidad pulmonar disminuida son sugestivos del diagnóstico solo ante un cuadro clínico compatible, aunque su aparición es poco frecuente.
- Dímero D: se usa como test de exclusión de TEP en determinadas circunstancias. Es un producto de degradación específico de la fibrina que aparece luego de la estabilización de la red de fibrina y la subsecuente lisis por la plasmina. Tiene una vida media en la circulación de solo 4 a 6 horas. La fibrinólisis continua de los trombos aumenta la concentración plasmática de este por al menos una semana. Se admite que el reconocimiento de un nivel de dímero D por debajo de 500 mg/L por ELISA descarta el diagnóstico de TEP agudo en pacientes con baja probabilidad clínica de la enfermedad. Los valores por encima de esta cifra no deben utilizarse como prueba diagnóstica única de TEP debido a su baja especificidad, cercana al 45%, en particular en pacientes que padecen una condición asociada a la generación de fibrina, por ejemplo, posoperatorio, sepsis, coagulación intravascular diseminada o traumatismos. El test tampoco

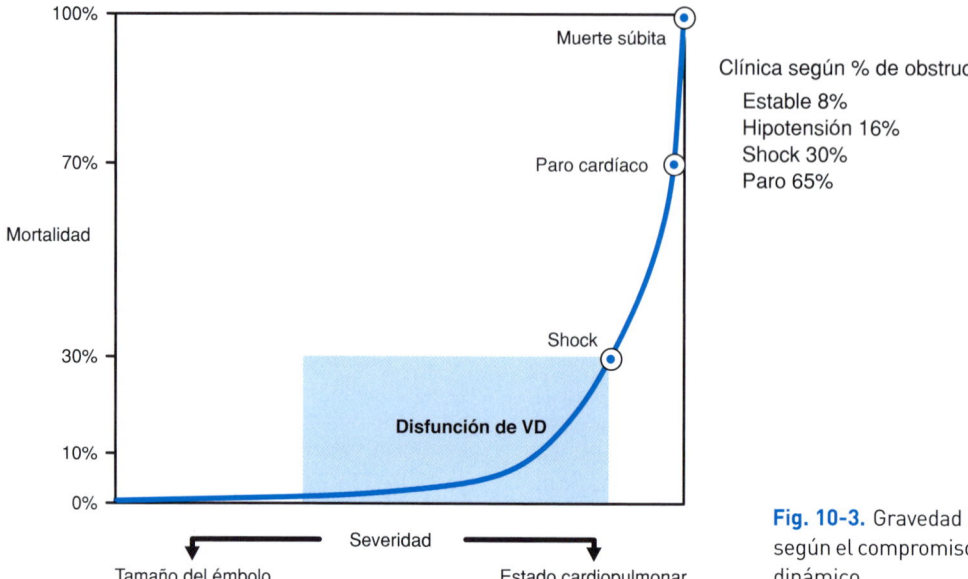

Fig. 10-3. Gravedad del TEP según el compromiso hemo-dinámico.

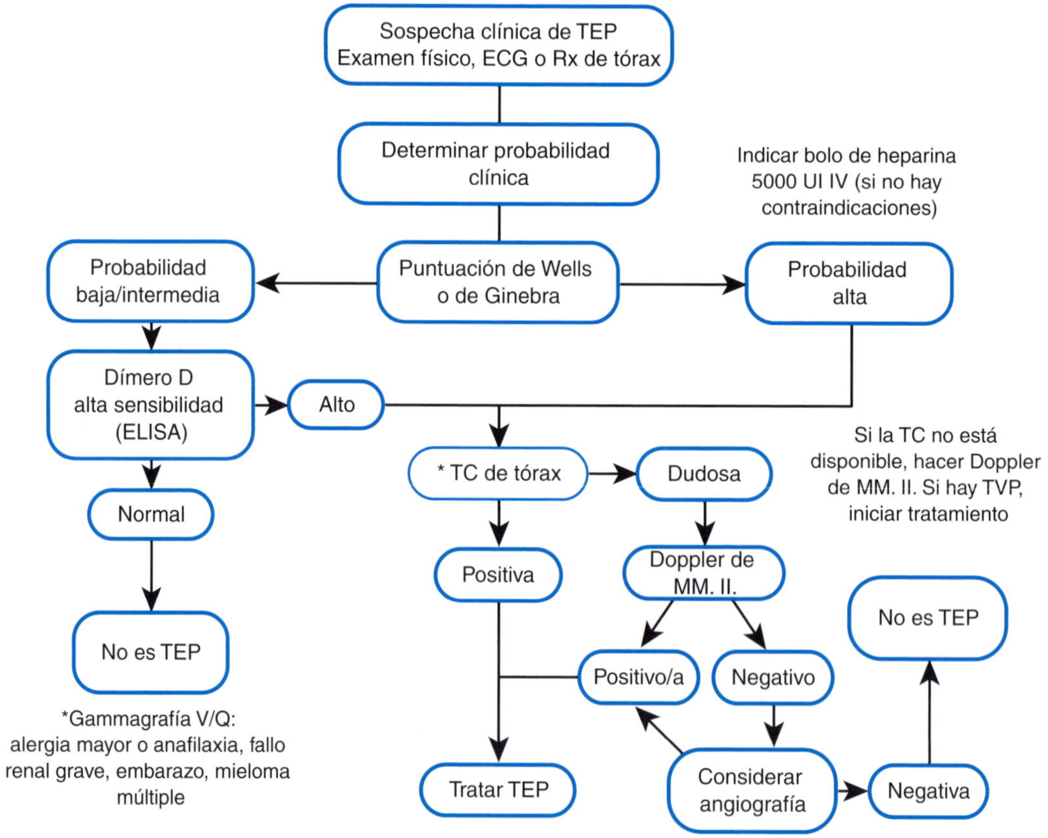

Fig. 10-4. Algoritmo diagnóstico para pacientes estables con sospecha clínica de TEP.

tiene especificidad en ancianos, probablemente en relación con comorbilidades que aumentan los niveles de dímero D en estas circunstancias, tales como la presencia de cáncer, inflamación y cirugía reciente. Se puede realizar una corrección del valor normal por la edad (años × 10 si es > 50 años).

- Angiografía por tomografía computarizada (TC): se ha convertido en el método de elección para el estudio de un probable TEP. Tiene una sensibilidad del 83% y especificidad del 96%. En pacientes de baja probabilidad, una angio-TC negativa es un criterio de exclusión; sin embargo, con alta probabilidad clínica hay controversias. En la mayoría de los casos en que la angio-TC es positiva para TEP, los émbolos son múltiples, con defectos de relleno intraluminales en las grandes arterias centrales y en los vasos segmentarios y subsegmentarios.

- Ecografía vascular: el ecodoppler venoso de miembros inferiores es útil para diagnosticar TVP. El 50-70% de los pacientes que tienen TEP padecen TVP en miembros inferiores; además, 50% de aquellos con TVP tienen evidencia de TEP asintomático. La ausencia de TVP diagnosticada por este método se asocia a menor riesgo de recurrencia de TEP. Entre 20 y 30% de las TVP son distales y el riesgo de TEP de estos trombos distales es muy bajo; sin embargo, 20% de las TVP distales progresan a territorio proximal. En cuanto a la TVP de miembros superiores, ocurre principalmente en pacientes enfermos, como obesos, portadores de acceso venoso central, con cáncer y aquellos que han sufrido un traumatimo o una cirugía en dicha zona. El riesgo de embolia secundaria por TVP en miembros superiores se sitúa entre el 2 y el 17%.

- Ecocardiograma: con el ecocardiograma es posible evidenciar la sobrecarga de presión y volumen del VD. En el paciente de alto riesgo, la ausencia de signos de disfunción derecha excluye un TEP como causa de inestabilidad hemodinámica, y es muy útil para evaluar otras causas de shock, como taponamiento cardíaco, disfunción valvular, disfunción regional o global del VI, disección aórtica o hipovolemia. Por el contrario, en el paciente hemodinámicamente inestable con sospecha de TEP con signos inequívocos de disfunción y sobrecarga de presión ventricular derecha, se justifica una terapia de reperfusión urgente si no se dispone de una angio-TC.

- Angiografía pulmonar: fue el estudio de referencia hasta ser desplazado por la tomografía y prácticamente ha sido relegada a procedimientos intervencionistas.

- Gammagrafía de ventilación/perfusión: un centellograma normal excluye el diagnóstico de TEP. Menos del 15% de los pacientes con TEP tiene un estudio de alta probabilidad y la mayoría (65-80%) tiene una probabilidad intermedia; esto hace necesario otro estudio para confirmar el diagnóstico (angiografía o angio-TC). Cuando la TC no está disponible o no se considera adecuada (paciente inestable, alergia al iodo, embarazo o insuficiencia renal grave), el centellograma de V/Q sigue siendo una herramienta útil.

Para la estratificación del riesgo vital y evaluación del pronóstico del TEP, se utilizan los siguientes elementos (**fig. 10-5**):

- Parámetros clínicos: de las escalas basadas en variables clínicas, el *simplified Pulmonary Embolism Severity Index* (sPESI) es la más extensamente validada (**cuadro 10-6**).

- Imágenes del VD: las imágenes de disfunción del VD, ya sean obtenidas por ecocardiografía o por angiotomografía, son predictores independientes de mal pronóstico.

- Marcadores de disfunción ventricular derecha: el estrés sobre la pared del VD produce liberación de péptidos natriuréticos, y su valor es correlativo con la gravedad del compromiso hemodinámico. Un valor de NT proBNP mayor de 600 pg/mL se correlaciona con alto riesgo.

- Marcadores de lesión miocárdica: al igual que el péptido natriurético, la elevación de troponinas miocárdicas se correlaciona con peor pronóstico.

De la combinación de los parámetros anteriores, se obtiene el riesgo de muerte y pronóstico; a saber.

- Riesgo alto. Shock o hipotensión más disfunción del VD por imágenes. Los biomarcadores cardíacos deben ser positivos y el sPESI, igual a 1 o mayor; sin embargo, estos no son necesarios para establecer el riesgo alto, el cual se define por la inestabilidad hemodinámica secundaria a la insuficiencia del VD y no por el grado de interrupción del árbol vascular pulmonar. Se define como hipotensión sostenida (presión arterial sistólica < 90 mm Hg o una caída de al menos 40 mm Hg del valor

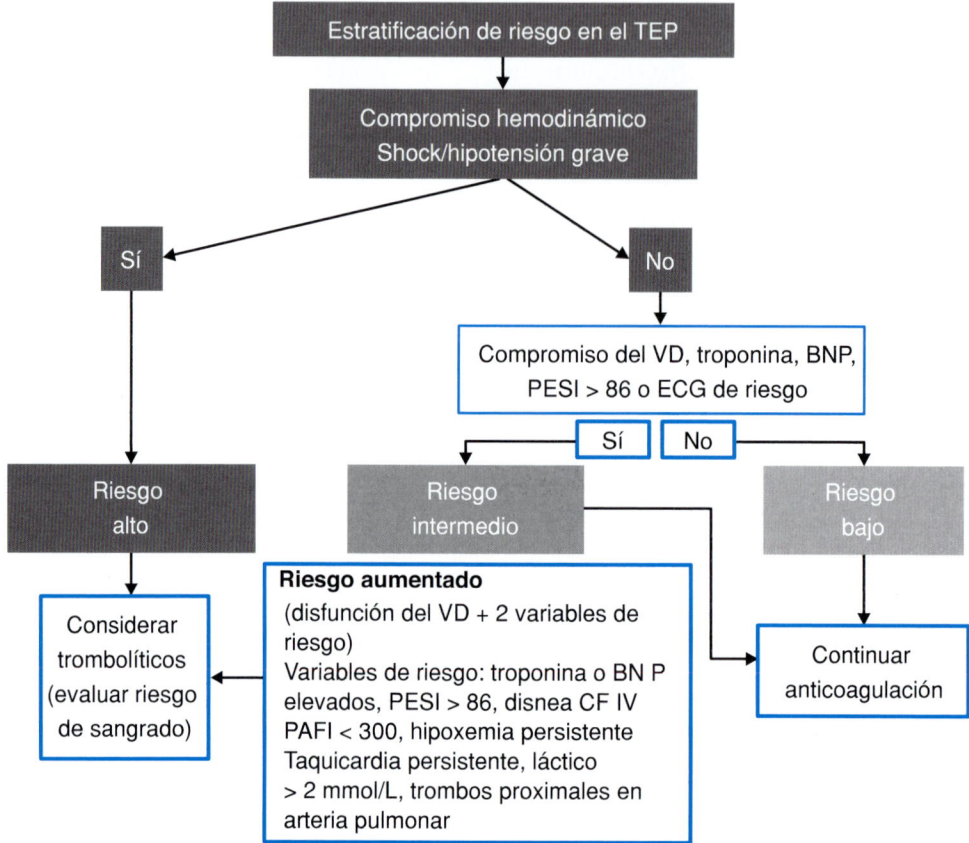

Fig. 10-5. Estratificación del riesgo de TEP.

sistólico habitual por 15-30 minutos) no explicable por otra causa, que no responde a la expansión controlada con 500-1000 mL de solución salina y requiere soporte con fármacos inotrópicos.

- Riesgo intermedio. Ausencia de shock o hipotensión con sPESI > 1. Se subdivide en:

  – Intermedio alto: disfunción del VD por imágenes y biomarcadores cardíacos, ambos deben ser positivos.
  – Intermedio bajo: disfunción del VD por imágenes y biomarcadores cardíacos, solo debe ser positivo uno, o ninguno.

- Riesgo bajo. Ausencia de shock o hipotensión con sPESI 0. No es necesario tomar imágenes del VD o biomarcadores y, en caso de que se realicen, deben ser normales.

Tratamiento

Según el grado de compromiso circulatorio pulmonar que provoque serán las manifestaciones clínicas del paciente; a mayor obstrucción, menor flujo sanguíneo pulmonar y mayor compromiso hemodinámico. Este compromiso puede ir desde ser asintomático hasta el PCR, pasando por un abanico de manifestaciones.

Tratamiento del TEP con PCR

El embolismo pulmonar masivo se corresponde con una alta mortalidad.

En caso de PCR por esta causa, por lo general el paciente presenta AESP. Inmediatamente se debe realizar la RCP básica y avanzada. Tener en cuenta que con las compresiones torácicas se podría lograr que el trombo, generalmente enclavado en la bifurcación

Cuadro 10-6. Estratificación del riesgo de TEP por escalas PESI y PESI simplificada (sPESI)			
Parámetro		**Escala PESI Puntos**	**ESCALA PESI simplificada (sPESI) Puntos**
Edad		1 punto por año	> 80 años 1 punto
Género masculino		10	
Cáncer		30	1
Insuficiencia cardíaca crónica		10	1
Enfermedad pulmonar crónica		10	1
Frecuencia cardíaca > 100 lpm		20	1
Presión arterial < 100 mm Hg		30	1
Frecuencia respiratoria > 30 rpm		20	
Temperatura axilar < 36 °C		20	
Alteración del estado mental		60	
Saturación de oxígeno < 90%		20	1
CATEGORÍAS DE RIESGO POR PESI			
Clase	**Riesgo**	**Puntos**	**Mortalidad %**
I	Muy bajo	< 65	0-1,6
II	Bajo	65-85	1,7-3,5
III	Intermedio	86-105	3,2-7,1
IV	Alto	106-125	4,0-11,4
V	Muy alto	> 125	10-24,5

de la arteria pulmonar, se fragmente y migre a regiones más periféricas de la vasculatura pulmonar y disminuya el área de obstrucción y, así, se restablezca la circulación espontánea. En caso de disponerse, se puede intentar el uso de ECMO.

Tratamiento del TEP de alto riesgo

El tratamiento del TEP de alto riesgo (con colapso hemodinámico) consiste en la reperfusión de vasos sanguíneos pulmonares ocluidos con el uso de fibrinolíticos sistémicos o locales por cateterismo, o la trombectomía quirúrgica.

Estos pacientes deben tener un adecuado soporte hemodinámico.

En la **figura 10-6** se presenta el algoritmo diagnóstico de TEP en paciente en shock.

Los pacientes sin contraindicaciones pueden recibir trombolíticos sistémicos. En aquellos con contraindicaciones, alto riesgo de sangrado o sospecha de trombo organizado que no responderá a fibrinolíticos sistémicos, podrá considerarse, en centros con experiencia, la trombectomía quirúrgica o por hemodinamia. En pacientes con trombo en la cavidad cardíaca, comunicación interauricular, indicación de asistencia circulatoria derecha o ECMO se preferirá el tratamiento quirúrgico. Frente a la persistencia de inestabilidad hemodinámica luego de los agentes fibrinolíticos, deberá considerarse la trombectomía por hemodinamia o quirúrgica.

Fibrinólisis sistémica: el tratamiento fibrinolítico en el TEP agudo restaura la perfusión pulmonar más rápidamente que la anticoagulación con heparina no fraccionada sola; esto se traduce en una reducción de la presión y la resistencia de las arterias pulmonares, con una mejora concomitante de la función del VD. Este beneficio de la fibrinólisis se observa en los primeros días; luego de la primera semana, no hay diferencia.

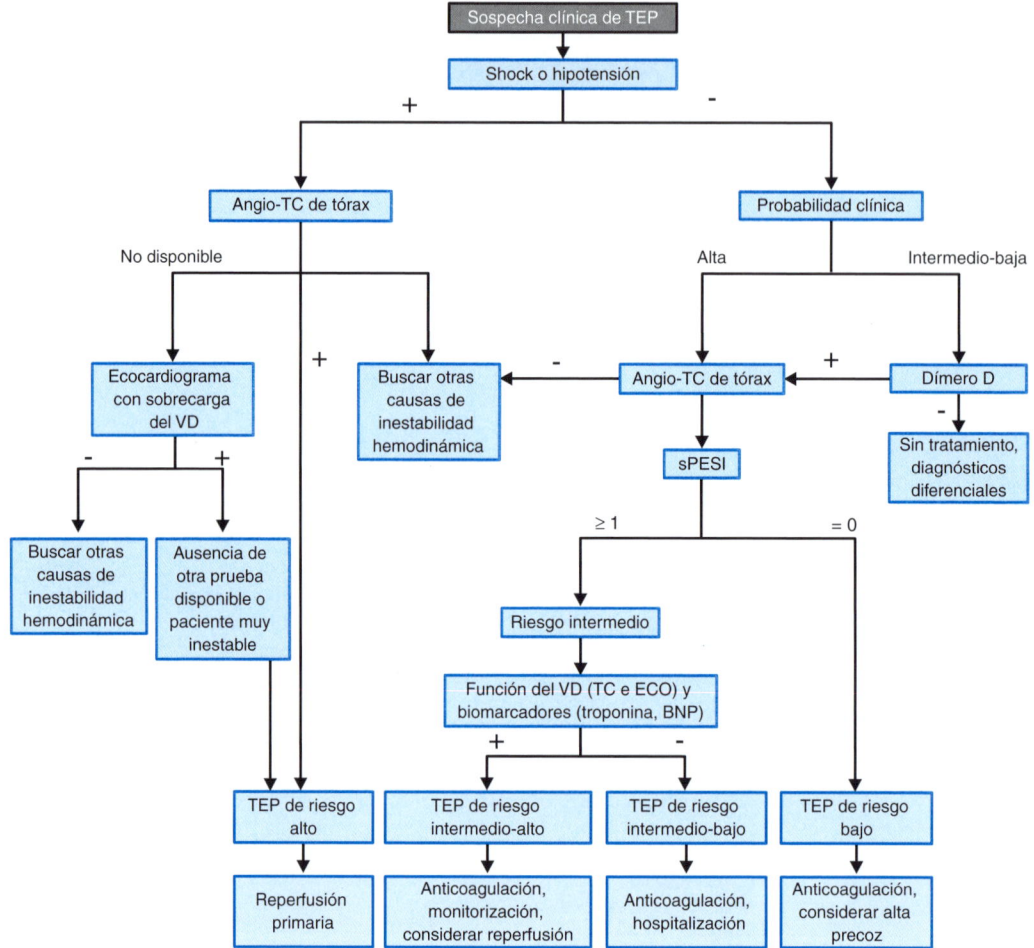

Fig. 10-6. Algoritmo diagnóstico en pacientes con shock y sospecha de TEP. sPESI: *simplified Pulmonary Embolism Severity Index*; TC: tomografía axial computarizada; VD: ventrículo derecho.

Los trombolíticos disponibles en nuestro medio son la estreptocinasa (STK) y la alteplasa (r-tPA).

Se administran 1,5 millones UI de STK por vía IV durante 2 horas, con suspensión previa de la heparina no fraccionada (HNF). Luego de usar STK, se debe continuar la anticoagulación, de preferencia con heparina no fraccionada, por el riesgo de hemorragia y la posibilidad de reversión de esta con protamina.

La dosis de rtPA es de 100 mg en infusión IV durante 2 horas o, en casos de colapso hemodinámico inminente, 0,6 mg/kg durante 15 minutos (dosis máxima 50 mg). En caso de usar rtPA, se debe continuar la administración de heparina no fraccionada.

Más del 90% de los pacientes responden favorablemente a la trombólisis. Se observa el mayor beneficio cuando el tratamiento se inicia en las primeras 48 horas desde la aparición de los síntomas, pero la trombólisis aún puede ser útil para pacientes que han tenido síntomas durante 6-14 días.

Las contraindicaciones absolutas para la terapia fibrinolítica en el TEP masivo pueden considerarse relativas por la gravedad del cuadro clínico (**cuadro 10-7**).

Manejo hemodinámico: expansión con cristaloides: en todo shock se debe expandir al paciente, pero en caso de TEP con falla del VD, un aumento de la PVC mayor de 12 mm Hg produce aumento de la presión intracavitaria, con disminución de la perfusión coronaria del VD; además, puede desplazar el tabique interventricular a izquierda y aumentar así las presiones de fin de diástole del VI, con disminución del GC y la perfusión coronaria. En caso de no estar el VD severamente dilatado, se puede intentar una expansión con cristaloides (500-1000 mL) observando

Cuadro 10-7. Contraindicaciones de la terapia trombolítica	
Contraindicaciones absolutas	**Contraindicaciones relativas**
- ACV hemorrágico o de origen desconocido en cualquier momento - ACV isquémico en los 6 meses anteriores - Lesión o neoplasias en el sistema nervioso central - Reciente traumatismo importante, cirugía o lesión en la cabeza en las 3 semanas anteriores - Sangrado gastrointestinal en el último mes - Riesgo de sangrado conocido	- AIT en los 6 meses anteriores - Terapia de anticoagulantes orales - Gestación o en la primera semana posparto - Sitio de punción no compresible - Reanimación traumática - Hipertensión arterial refractaria (presión arterial > 180 mm Hg) - Enfermedad hepática avanzada - Endocarditis infecciosa - Úlcera péptica activa

ACV: ataque (accidente) cerebrovascular; AIT: ataque isquémico transitorio.

el aumento de la PVC y la presión arterial. Si hay aumento de la PCV sin mejoría hemodinámica, se debe detener la infusión y comenzar con inotrópicos y vasopresores para llevar la presión arterial media a 70-80 mm Hg.

- Fármacos vasoactivos: con frecuencia, su uso es necesario para mejorar la hemodinamia del paciente, junto con la terapia de reperfusión. La noradrenalina mejoraría la función del VD por un efecto inotrópico positivo directo; también mejora la perfusión coronaria del VD por estimulación de los receptores alfa adrenérgicos periféricos y por el aumento en la presión arterial sistémica. Su uso se limita a pacientes hipotensos. Se puede considerar emplear dobutamina o dopamina para pacientes con TEP con bajo gasto cardíaco y presión arterial normal, teniendo en cuenta que el aumento del índice cardíaco por sobre los valores fisiológicos puede alterar más el V/Q.
- Dispositivos de soporte de función ventricular: el ECMO venoarterial se puede usar como soporte hasta realizar la reperfusión por trombectomía quirúrgica o endovascular por hemodinamia.

Tratamiento invasivo

Es posible como alternativa en pacientes con contraindicación de trombólisis, alto riesgo de sangrado y también para la administración local del fármaco en aquellos con síntomas de varios días de presentación (> 14 días) en los cuales se presuma que no responderán al tratamiento sistémico. Las alternativas de esta terapéutica son catéteres con diferentes técnicas (fragmentación y desplazamiento de los grandes trombos proximales,

embolectomía rotacional aspirativa, embolectomía por aspiración, trombólisis dirigida por catéteres, etc.) o embolectomía quirúrgica cuando se dispone de un equipo quirúrgico experimentado.

Anticoagulación: la anticoagulación tiene el objetivo de interrumpir la progresión de los fenómenos trombóticos, mientras que las fibrinólisis endógena y terapéutica actuarán sobre los trombos ya formados.

La anticoagulación con alta sospecha clínica de TEP, sin contraindicaciones, se debe comenzar lo antes posible. Si el paciente es candidato a terapia de reperfusión primaria, se prefiere el uso de heparina no fraccionada (HNF) en infusión continua por su corta vida media, la posibilidad de seguimiento de la anticoagulación por laboratorio y por tener antagonista (protamina). También está indicada en pacientes con falla renal con *clearance* de creatinina < 30 mL/min y en obesos severos. La progresión de la trombosis seguirá mientras no se logren valores de anticoagulación, por lo que se recomienda alcanzar tiempos útiles dentro de las 24 horas de comenzar el tratamiento. La dosis inicial de HNF es un bolo de 5000 UI por vía intravenosa, seguido por un goteo de 15-18 UI/kg/hora. El objetivo es alcanzar rápidamente un KPTT de 1,5 a 2,5 veces el basal. Se recomienda controlar el KPTT cada 4 horas hasta alcanzar el valor deseado y luego, cada 24 horas. Se aconseja ajustar las dosis de heparina siguiendo un nomograma (véase **cap. 11, Fármacos**). No se recomienda el uso de heparina en bolos, ya que aumenta sensiblemente el riesgo de sangrado.

En otros pacientes, se pueden administrar heparinas de bajo peso molecular (HBPM) como tratamiento inicial de anticoagulación en el TEP, con la ventaja de una menor incidencia de sangrados. La HBPM no necesita monitorización sistemática, pero se puede considerar la determinación periódica de la actividad antifactor Xa (anti-Xa) durante la gestación y en pacientes obesos. Los valores pico de actividad anti-Xa deben medirse 4 horas después de la última inyección y los valores valle, justo antes de la siguiente dosis de HBPM. La dosis de enoxaparina es de 1 mg/kg cada 12 horas o 1,5 mg/kg cada 24 horas por vía subcutánea.

Anticoagulantes orales: se debe comenzar con la anticoagulación oral lo antes posible. La anticoagulación con HNF o HBPM debe mantenerse durante al menos 5 días y hasta que la razón internacional normalizada (RIN) haya estado en 2-3 durante 2 días consecutivos.

Los anticoagulantes más usados son los antagonistas de la vitamina K; en la Argentina, es el acenocumarol.

5. Trombosis coronaria (IAM)

El IAM es una de las principales causas de PCR en FV en el contexto extrahospitalario en el adulto. Este tema se desarrolla en el **capítulo 5**, **Síndrome coronario agudo**.

En el **recuadro 10-2** se describe la utilidad de la ecografía en el diagnóstico de la causa de PCR.

Recuadro 10-2. Ecografía aplicada a las causas reversibles de paro cardíaco

Las herramientas con las que cuenta el profesional en el momento del paro cardíaco son la historia previa del paciente, el examen físico y el ritmo cardíaco visto en el monitor o con el electrocardiógrafo. En los últimos años, la ecografía ha ganado terreno y ha demostrado su utilidad para evaluar las causas reversibles recordadas por la regla mnemotécnica: 5H y 5T.

Esta mnemotecnia cobra especial importancia en el tratamiento de los ritmos no desfibrilables, y la ecografía aplicada en esta situación crítica permite rápidamente confirmar o excluir muchas de ellas. Recordar:
1. Solo los operadores especializados deben utilizar la ecografía intraparada.
2. La ecografía no debe provocar interrupciones adicionales o prolongadas de las compresiones torácicas.
3. La dilatación ventricular derecha aislada, durante la parada cardíaca, no debe utilizarse para diagnosticar una embolia pulmonar masiva.

En cinco de estas entidades, la ecografía es sumamente útil.

HIPOVOLEMIA	La hipovolemia es una de las principales causas de AESP. En algunos casos, la hemorragia externa es fácil de identificar, pero otras veces un sangrado oculto implica una situación más compleja. En los casos graves de hemorragia, se puede identificar un patrón sonográfico con un VD pequeño o normal y un VI pequeño e hiperdinámico con obliteración de las cavidades al final de la sístole y/o un aérea ventricular menor de 5,5 cm^2/m^2 de superficie corporal al final de la diástole. La evaluación por ecografía de colapso de la vena cava inferior (VCI) a través de una imagen subxifoidea transversa en pacientes ventilando espontáneamente o una VCI pequeña con colapso variable en pacientes bajo ventilación mecánica confirma la hipovolemia. Se puede utilizar una sonda cardiológica de 1-5 MHz vista subcostal 4 cámaras. Una de las principales causas de AESP por hipovolemia es la rotura de un aneurisma aórtico abdominal. Para su visualización, se puede utilizar la misma sonda cardiológica o una convexa de 2-5 MHz, moviéndola suavemente hacia caudal partiendo del punto subxifoideo. Si se observa una aorta dilatada hasta 30 mm y derrame en los espacios peritoneal y pleural, se confirma el diagnóstico. Si bien en el contexto de paro cardíaco la obtención de imágenes ecográficas es dificultosa, el hallazgo de un VI pequeño y una VCI colapsada sugieren la necesidad de un tratamiento agresivo de reposición de volumen y de compresiones torácicas eficaces.

(continúa)

Recuadro 10-2. Ecografía aplicada a las causas reversibles de paro cardíaco (continuación)

NEUMOTÓRAX A TENSIÓN	El diagnóstico de esta patología se realiza en función de la historia clínica previa (historial de traumatismo, punciones venosas, etc,). Los hallazgos en el examen físico y los signos vitales. La ecografía tiene una sensibilidad similar a la radiografía de tórax para detectar neumotórax. El escaneo con la sonda lineal se debe realizar a lo largo del espacio intercostal desde línea medioclavicular en la parte anterior hasta la línea medioaxilar en la parte posterior. Los hallazgos de *lung sliding* (movimiento horizontal de ambas pleuras vistas en cada respiración), líneas B (artefacto hiperecoico que nace de la línea de la pleura visceral, se extiende radialmente, llega hasta el final de la pantalla y se mueve con la respiración) y signo del pulso (movimiento vertical que se puede observar en modo M sincrónico con los latidos cardíacos) poseen alto valor predictivo negativo para neumotórax. En cambio, la ausencia de *lung slidin*, líneas B, signo del pulso y la presencia del punto pulmonar (representa el límite físico del neumotórax, es la transición entre la zona con *sliding* y aposición pleural a la zona sin *sliding* o líneas B, donde no existe aposición pleural) tiene alto valor predictivo positivo para confirmar neumotórax. Idealmente, el escaneo pulmonar se realiza con sonda lineal de 6-12 MHz, pero en el contexto de paro cardíaco la sonda por utilizar puede ser la misma que se emplea para la exploración de otras regiones, tal como la convexa o la cardiológica.
EMBOLIA PULMONAR	En pacientes con shock o inestabilidad hemodinámica, la ausencia de signos de sobrecarga ventricular derecha VD o disfunción excluye el embolismo pulmonar como causa. Durante un embolismo pulmonar masivo, el lecho vascular se encuentra obstruido en al menos 2/3 y un aumento súbito de la poscarga provoca una dilatación del VD. Los hallazgos ecográficos constan de una medición del VD de más de 30 mm visto en el eje paraesternal largo o un incremento en el área del VD en comparación con el VI hasta el 90% en la vista apical de cuatro cámaras. También el aumento de presiones del lado derecho produce el aplanamiento del *septum* interventricular y da una imagen de "D" en eje paraesternal corto y movimiento paradojal del *septum*. En el mejor de los casos, se puede confirmar el diagnóstico si se demuestra la presencia de un trombo en el lado derecho del corazón y/o en las arterias pulmonares. Algunas veces, el hallazgo de un VD dilatado y disfunción ventricular no es específico de embolismo pulmonar, aunque la disfunción del VD es regional con acinesia de la mitad de la pared libre con movimiento normal del ápex.
TAPONA-MIENTO CARDIACO	El taponamiento cardíaco es un síndrome que amenaza la vida y causa un incremento de la presión intrapericárdica, más comúnmente por líquido, que supera la presión de las cavidades derechas, y produce su colapso e impide su llenado. Los signos clínicos clásicos (tríada de Beck: elevación de la presión venosa yugular, sonidos cardíacos hipofonéticos e hipotensión arterial) en el período perirreanimación son difíciles de evaluar. Los signos ecocardiográficos de taponamiento cardíaco comprenden corazón vasculante, colapso diastólico ventricular derecho y VCI no pulsátil aumentada de tamaño, y son equivalentes al diagnóstico clínico de taponamiento. Potencialmente, durante el paro cardíaco, esta causa es reversible si se realiza inmediatamente el drenaje pericárdico. Las ventanas por utilizar pueden ser cualquiera de las posibles en ese contexto.
ISQUEMIA MIOCÁRDICA	La isquemia miocárdica que comúnmente lleva a un paro cardíaco resulta de un infarto de miocardio con elevación del ST. Los hallazgos ecográficos pueden ser anormalidades regionales del movimiento de la pared dependiente del vaso afectado, aunque esta anormalidad regional no es 100% específica de enfermedad.

> ## CONCLUSIONES
>
> - En un PCR y en particular en aquellos en AESP y asistolia, es fundamental el análisis de la causa, siendo esta mnemotecnia de las 5 H y 5 T una guía muy útil para este propósito. Ninguna acción diagnóstica debe interferir con las maniobras de RCP y su calidad, pero el tratamiento de una causa reversible es imprescindible para aumentar las posibilidades de sobrevida de estos pacientes. Por otro lado, luego del RCE, el diagnóstico de la causa del PCR es parte de los cuidados posparo y la manera de prevenir la recurrencia.
> - Por último, es de destacar la utilidad de la ecografía al lado de la cama del paciente en este contexto.

BIBLIOGRAFÍA

Alfonzo A, Harrison A, Baines R, Chu A, Mann S, Murdoch MacRury M.Treatment of acute hyperkalaemia in adults | The UK Kidney Association https://ukkidney.org/health-professionals/guidelines/treatment-acute-hyperkalaemia-adults#.

Berend K, Vries A, Gans R. Physiological approach to assessment of acid-base disturbances. N Engl J Med. 2014;371;1434-45.

British Thoracic Society. Optimum duration of anticoagulation for deep-vein thrombosis and pulmonary embolism. Research Committee of the British Thoracic Society. Lancet. 1992;340:873-6.

Cantwell K, Burgess S, Patrick I, Niggemeyer L, Fitzgerald M, Cameron P, Jones C, Pascoe D. Improvement in the prehospital recognition of tension pneumothorax: The effect of a change to paramedic guidelines and education. Injury. 2014;45(1):71-6

Cho J, Sridharan G, Kim S, Kaw R, Abburi T, Irfan A and Kocheril A. Right ventricular dysfunction as an echocardiographic prognostic factor in hemodynamically stable patients with acute pulmonary embolism: a meta-analysis. BMC Cardiovasc Disord. 2014;14(64): 2261.

Cohn JN, Kowey PR, Whelton PK, Prisant LM. New guidelines for potassium replacement in clinical practice: a contemporary review by the National Council on Potassium in Clinical Practice. 2000.

Consenso de pericardio. Revista Argentina de Cardiología. Vol. 85 N.º 7 2017. Diciembre 2017.

Daniels LB, Parker JA, et al. Relation of duration of symptoms with response to thrombolytic therapy in pulmonary embolism. Am J Cardiol. 1997;80:184-8.

Darocha T, Kosiński S, Jarosz A, Sobczyk D, Gałązkowski R, Piątek J, Konstanty-Kalandyk J and Drwiła R, Darocha et al. The chain of survival in hypothermic circulatory arrest: encouraging preliminary results when using early identification, risk stratification and extracorporeal rewarming. Scandinavian Journal of Trauma, Resuscitation and Emergency Medicine. 2016;24:85 DOI 10.1186/s13049-016-0281-9.

Deslarzes T, Rousson V, Yersin B, Durrer B and Pasquier Deslarzes M, et al. An evaluation of the Swiss staging model for hypothermia using case reports from the literature Scandinavian. Resuscitation and Emergency Medicine 2016.

Do Shin Seungmin Jeong Young Ho Kwak and Gil Joon Suh. MKS. Poisoning-induced Out-of-Hospital Cardiac Arrest and Outcomes according to Poison Agent. J Korean Med Sci. ic 2017;2042-50.

Douma R, Gibson N, Gerdes V, Büller H, Wells Ph, Perrier A and Le Gal G. Validity and clinical utility of the simplified Wells rule for assessing clinical probability for the exclusion of pulmonary embolism. Thromb Haemost. 2009;101(1):197-200.

Elguea Echavarría P y col. Reanimación cardiopulmonar: manejo de las H y las T. Med Crit. 2017;93-100.

Ferreira JP. Acidosis Metabólica. Conceptos Actuales - 1 Diciembre 2015;Vol. 6(1-2):1-54. Revista Pediátrica Elizalde; Sic 2015.

Flores L, Ubaldini J, Kenar M, Bilbao J, Bonorino J, Ceresetto J, Casey M, Spennato M, Fernandez Cid G, Bono J, De Francesca S, Romero V, Molina N, Loayza J, Valgolio E, Lozano K. Guías de Manejo y Tratamiento de la Enfermedad Tromboembólica Aguda. Rev Arg de Ter Int. 2019;36(2):56-70.

Garza MRS Jr. Intoxicación por etilenglicol. Med Int Méx. arch 2017;259-84.

Goldhaber SZ, Haire WD, et al. Alteplase versus heparin in acute pulmonary embolism: randomized trial assessing right-ventricular function and pulmonary perfusion. Lancet 1993;341:507-11.

Grande Ratti MF, Posadas-Martínez ML, et al. Incidencia de la enfermedad tromboembólica venosa adquirida en la internación. Rev Hosp Ital. B. Aires. c 2018;38:163-4.

Gunja A. Management of cardiac arrest following poisoning N. Medicine-Emergency Medicine Australasia Graudins; 2011.

Inocencio M, Childs J, Chilstrom ML, Berona K. Ultrasound Findings in Tension Pneumothorax: A Case Report. J Emerg Med. 2017 Jun;52(6):e217-e220.

Je Sung You, Yoo Seok Park, Hyun Soo Chung, Hye Sun Lee, Youngseon Joo , Jong Woo Park, Sung Phil Chung, Shin Ho Lee, Hahn Shick Lee. Evaluating the utility of rapid point-of-care potassium testing for the early identification of hyperkalemia in patients with chronic kidney disease in the emergency department. Pubmed. 2014;1348-53.

Klok F, Mos I, Nijkeuter M, Righini M, Perrier A, Le Gal G and Huisman M. Simplification of the revised Geneva score for assessing clinical probability of pulmonary embolism. Arch lntern Med. 2008;168(19):2131-6.

Konstantinides SV, Torbicki A, et al. Guía de práctica clínica de la ESC 2014 sobre el diagnóstico y el tratamiento de la embolia pulmonar aguda. Rev Esp Cardiol 2015;68:64.e1-e45.

Kraut JA and Madias NE. Metabolic acidosis: pathophysiology, diagnosis and management. Nature reviews/Nephrology. ic 2015;6(May 2010):274-8.

Leick J, Liebetrau C, et al. Percutaneous circulatory support in a patient with cardiac arrest due to acute pulmonary embolism. Clin Res Cardiol. 2012;101:1017-20.

Lesperance RN, Carroll CM, Aden JK, Young JB, Nunez TC. Failure Rate of Prehospital Needle Decompression for Tension Pneumothorax in Trauma Patients. Am Surg. 2018;84(11):1750-5.

Levonas E, Drennan I, Gabrielli A, Heffner A, Hoyte C, Orkin A, Sawyer K and Donnino M. Special Circumstances of Resuscitation 2015;501-18.

Manual del Programa Internacional de Fundamentos de Cuidados Críticos en Soporte Inicial Sexta edición SCCM 2018. Distribuna Editorial Médica.

Mauro V. El paciente con tromboembolismo pulmonar. El paciente en la unidad coronaria 2.ᵈᵃ edición. Ed. Médica Panamericana 2001:235-49.

Mercado MA DR. Tromboembolismo pulmonar. Medicina Intensiva en el enfermo crítico. Ed. Médica Panamericana 2019;487-92.

Mercat A, Diehl JL, et al. Hemodynamic effects of fluid loading in acute massive pulmonary embolism. Crit Care Med 1999;27:540-4.

Merlo P, Tamagnone F, Benay C. Protocolos de actuación en el shock y paro cardíaco. Protocolo de Rush y Sesame. POCUS II-Ecocardiografía crítica. pp. 349-57.

Moore A, Wachsmann J, Charmarthy M, Panjikaran Ll, Tanabe Y and Rajiah P. Image of acute pulmonary embolism: an update. Cardiovasc Diagn Ther 2018;8(3):225-43.

Paal P, Brugger H, Strapazzon G. Accidental hypothermia Review Handb Clin Neurol. Pubmed 2018;157:547-63. doi: 10.1016/B978-0-444-64074.

Paice BJ, Paterson KR, Onyanga-Omara F, Donnelly T, Gray JM, Lawson DH. Record linkage study of hypokalemia in hospitalized patients. Postgrad Med J 1986;187-91.

Park J, Shin S, Song K, Park CB, Ro Y y Kwak Y. Epidemiology and outcomes of poisoning-induced out-of-hospital cardiac arrest. Resuscitation 2012;51-7.

Ruiz N, Suárez C, et al. Predictive variables for major bleeding events in patients presenting with documented acute venous tromboembolism. Findings from the RIETE Registry. Thromb Haemost 2008;100(1):26-31.

Sagristá Sauleda J. Diagnóstico y guía terapéutica del paciente con taponamiento cardíaco o constricción pericárdica. Revista Española de Cardiología 2008:195-205.

Stein P, Fowler S, Goodman L, Gottschalk A, Hales Ch, Hull R, Leeper K, Popovich J, Quinn D, Sos T, Sostman H, Tapson V, Wakefield T, Weg J y Woodard P. Multidetector Computed Tomography for Acute Pulmonary Embolism. N Engl J Med 2006;354(22):2317-27.

Truhlář A, Deakin CD, Soar J, Khalifa GEA, Alfonzo A, Bierens JLM, Brattebø G, Brugger H, Dunning J, Hunyadi-Antičević S, Koster RW, Lockey DJ, Lott C, Paal P, Perkins GD, Sandroni C, Thies K-C, Zideman DA, Nolan JP. Cardiac arrest in special circumstances section Collaborators. European Resuscitation Council Guidelines for Resuscitation 2015: Section 4. Cardiac arrest in special circumstances. Pubmed 2015;148-201.

Vallabhajosyula S, Sundaragiri PR, Berim IG, Boerhaave J. Syndrome Presenting as Tension Pneumothorax: First Reported North American Case. Intensive Care Med 2016;31(5):349-52.

Villanueva Anadón B, et al. Intoxicación por Metanol. Med Intensiva 2002;264-6.

Wood KM. Pulmonary Embolism. Review of Pathophysiologic Approach of the Golden Hour of Hemodynamically Significant Pulmonary Embolism. Chest 2002;877-905.

Fármacos

11

OBJETIVOS

- Conocer los fármacos utilizados en taquiarritmias estables, bradicardias sintomáticas paro cardiorrespiratorio (PCR), sindrome coronario agudo (SCA) y ataque cerebrovascular (ACV); sus indicaciones, efectos terapéuticos, secundarios y adversos, vida media, metabolismo, eliminación, dosis, vías de administración, diluciones y presentación.

INTRODUCCIÓN

El uso de fármacos durante situaciones críticas es un reto, ya que el profesional debe tomar decisiones en unos pocos segundos y conocer perfectamente los algoritmos de tratamiento de las emergencias médicas y los fármacos por indicar. Por otro lado, cada indicación debe estar basada en la comprensión de mecanismos de acción, efectos terapéuticos y secundarios, indicaciones, contraindicaciones, precauciones y formas de administración de cada fármaco.

No todos los fármacos pueden administrarse por vía intravenosa (IV) de la misma forma, sino que va a depender de lo irritante que sea para la pared venosa, si debe ser administrado diluido o no, con qué solución, a qué velocidad, por vía venosa periférica o central.

En el caso del tratamiento de las arritmias, es útil contar en cada servicio con diluciones estandarizadas, el cálculo estándar de la dosis en bolo o en infusión IV para un adulto de 70 kg.

> ! Frente a un paciente con una taquiarritmia inestable, se debe aplicar cardioversión eléctrica. Los fármacos están indicados en pacientes con taquiarritmias estables y en aquellos con bradicardias sintomáticas.

En el caso del paro cardíaco, la administración de fármacos constituye, junto con el manejo avanzado de la vía aérea, la reanimación cardiopulmonar (RCP) avanzada. El uso de fármacos durante la RCP tiene como propósito optimizar la presión de perfusión coronaria; valores inferiores a 15 mm Hg de presión de perfusión coronaria se asocian a una nula posibilidad de conseguir un ritmo de perfusión. Es por esto que el objetivo del uso de fármacos en la RCP es facilitar el retorno a la circulación espontánea mediante el incremento del flujo coronario.

> ! En ritmos desfibrilables, fibrilación ventricular (FV) y taquicardia ventricular (TV) sin pulso, la administración de fármacos constituye un segundo escalón de tratamiento luego de haber realizado compresiones torácicas de calidad y desfibrilación precoz. El uso de fármacos implica la instalación de una ruta de administración (vía venosa periférica, vía intraósea), que puede ocasionar la interrupción de estas maniobras prioritarias. Frente a una FV/TV sin pulso, debe priorizarse la desfibrilación.

En este capítulo se presentan los fármacos utilizados en los algoritmos de tratamientos de los ritmos de PCR, de las arritmias estables e inestables, del síndrome coronario agudo (SCA) y el ataque cerebrovascular (ACV) isquémico. También se realiza una breve descripción de las formas de administración. Si bien durante la RCP avanzada la vía de administración de elección es la IV, en situaciones particulares puede ser necesario colocar una vía intraósea (IO).

FÁRMACOS SIMPATICOMIMÉTICOS

Los fármacos simpaticomiméticos son aquellos que inducen respuestas fisiológicas similares a las que se producen tras la estimulación de las fibras simpáticas posganglionares, dependiendo del órgano de que se trate y del subtipo de receptor adrenérgico que domine dicho órgano.

La dopamina, la adrenalina y la noradrenalina son las principales catecolaminas endógenas.

Dopamina: sus efectos hemodinámicos son distintos en función de la dosis administrada:

- En dosis bajas (0,5-2 µg/kg/min) a través de la estimulación de receptores D1 periféricos, produce vasodilatación renal, lo que aumenta el flujo sanguíneo renal, la velocidad de filtración glomerular y la diuresis en pacientes con hipoperfusión renal e insuficiencia renal. Por estimulación de receptores D2 periféricos, produce una disminución de la activación neurohumoral debido a que inhibe la liberación de renina por las células yuxtaglomerulares del riñón, de aldosterona por la zona glomerular de la corteza suprarrenal y de noradrenalina desde las terminales nerviosas.
- En dosis intermedias (3-5 µg/kg/min), la estimulación de receptores β_1 adrenérgicos provoca un efecto inotrópico positivo, mientras que la estimulación de los receptores β_2, D1 y D2 disminuye las resistencias vasculares periféricas. La dopamina aumenta la frecuencia cardíaca, debido a un efecto directo (estimulación β_1) y a la respuesta refleja causada por la vasodilatación.
- En dosis altas (> 5 µg/kg/min), la dopamina aumenta las resistencias vasculares periféricas y la presión arterial, debido a la estimulación de receptores α adrenérgicos.
- La dopamina produce un incremento en la frecuencia cardíaca y en la actividad extrasistólica (efecto proarrítmico), y en la presión arterial y la capilar pulmonar. No es activa cuando se administra por VO y presenta una vida media muy corta (< 4 min). Por ello, debe administrarse por IV y en infusión continua.
- La dopamina puede producir vasoconstricción, que puede incluso originar necrosis cutáneas por vasoconstricción excesiva en pacientes con insuficiencia vascular periférica.

Indicación: bradicardia sintomática.

Se presenta en ampollas de 5 y 10 mL que contienen 200 mg y se administran en infusión continua, IV diluidas en solución glucosada al 5% a razón de una o dos ampollas en 200 mL de solución.

La dosis para casos de bradicardia sintomática es de 2-20 µg/kg/min, ajustado a la respuesta del paciente.

Por ejemplo, para un paciente de 70 kg, si se decide administrar dopamina a dosis máxima de 20 µg/kg/min y se preparan 400 mg (400 000 µg) en 200 cc de solución dextrosa 5% (2000 µg/mL).

$$20 \times 70 \times 60 = 84\ 000 \text{ µg/hora}$$
$$84\ 000 \text{ (µg/hora): } 2000 \text{ µg/mL} = 42 \text{ mL/hora}$$

Adrenalina: es un potente agonista de los receptores α adrenérgicos y β adrenérgicos. Es una molécula muy polar, que se caracteriza por ser inactiva por VO. Se dispone de adrenalina inyectable, para administración SC, IV, intramuscular, inhalatoria y de aplicación tópica.

En el tejido subcutáneo, la absorción es lenta, por vasoconstricción local. La adrenalina es inestable en solución alcalina y, si se expone al aire, se oxida y pierde sus efectos.

Los efectos farmacológicos de la adrenalina dependen de la densidad relativa de receptores alfa y beta presentes en cada tejido. Tiene mayor afinidad por receptores beta que por los alfa (a dosis bajas, predominan los efectos β adrenérgicos; a dosis altas, los alfa).

Por la acción β adrenérgica, se produce vasodilatación de las arteriolas musculares, las coronarias y de otros territorios; el resultado de esta vasodilatación es un aumento y una redistribución del flujo sanguíneo y una reducción de la presión diastólica que, por mecanismo reflejo, causa taquicardia.

La administración rápida de adrenalina por vía IV provoca un aumento de la presión arterial en forma dependiente de la dosis; dicho aumento es mayor para la presión sistólica que para la diastólica.

El mecanismo por el que se produce el incremento de la presión arterial es triple:

- Efecto inotrópico positivo directo.
- Aumento de la frecuencia cardíaca.
- Vasoconstricción de los vasos precapilares de resistencia de la piel, las mucosas y el riñón, unido a un efecto vasoconstrictor venoso.

En el corazón, existen fundamentalmente receptores β_1 y la acción de la adrenalina sobre ellos produce un incremento de la frecuencia cardíaca, la velocidad de conducción y la fuerza de contracción. Estos procesos determinan un aumento del volumen minuto y el consumo de oxígeno. En dosis elevadas, la adrenalina puede aumentar la automaticidad en el tejido de conducción, y provocar extrasístoles y otras arritmias.

Indicaciones:

- Paro cardíaco: en ritmos desfibrilables (FV/TV sin pulso), luego de la segunda descarga eléctrica y en la asistolia y actividad eléctrica sin pulso (AESP) precozmente, es decir, al inicio de la reanimación.
- Bradicardia sintomática.

La adrenalina se presenta en ampollas de 1 mg/1 mL.

En situación de PCR, se administra adrenalina 1 mg en bolo IV cada 3-5 minutos.

Para el tratamiento de bradicardias sintomáticas, puede administrarse adrenalina en infusión continua, en dosis de 2-10 µg/min, diluido en solución dextrosa 5%.

Por ejemplo, si la dosis por infundir es de 10 µg/min y se diluyen 10 mg/200 cc (50 µg/mL) de dextrosa 5%. En 1 hora, el total por infundir es de 600 µg. La infusión de la solución de 50 µg/mL debe ser de 12 mL/hora IV.

FÁRMACOS ANTIARRÍTMICOS

Los fármacos antiarrítmicos forman un grupo heterogéneo de sustancias, tanto en su estructura química como en su mecanismo de acción, que se utilizan para el tratamiento y la prevención de las arritmias cardíacas. Se clasifican en cuatro grupos (**cuadro 11-1**):

- Grupo I: bloqueantes de los canales de Na^+ dependientes del voltaje.
- Grupo II: antagonistas de receptores β adrenérgicos.
- Grupo III: fármacos que prolongan la duración del potencial de acción y el período refractario cardíaco.

Cuadro 11-1. Clasificación de antiarrítmicos

Grupo	
Grupo Ia	Quinidina, disopiramida, procainamida
Grupo Ib	Lidocaína, mexiletina, vernakalant
Grupo Ic	Flecainida, propafenona
Grupo II	Antagonistas β adrenérgicos: atenolol, esmolol, bisoprolol, carteolol, metoprolol, nadolol, nebivolol, oxprenolol, propranolol
Grupo III	Amiodarona, sotalol, dronedarona, dofetilida, ibutilida
Grupo IV	Verapamilo, diltiazem

- Grupo IV: fármacos antagonistas de los canales de Ca^{2+} dependientes del voltaje tipo L.

En esta clasificación, no están incluidos cuatro fármacos: la adenosina, el sulfato de magnesio, la digoxina y la atropina, que también presentan propiedades antiarrítmicas.

Fármacos antiarrítmicos del grupo I

En general, son potentes anestésicos locales con acción depresora sobre la membrana miocárdica. Reducen la velocidad máxima de despolarización, en especial durante la diástole.

Fármacos antiarrítmicos del grupo Ia

Los fármacos de este grupo prolongan la duración del potencial de acción.

Procainamida: suprime el automatismo miocárdico, disminuye la excitabilidad tanto en diástole como en el período refractario relativo. Reduce la velocidad de conducción en aurículas, ventrículos y en el sistema de His-Purkinje.

Se administra por vía oral o parenteral, y es bien absorbida en el tubo digestivo. Su vida media es de 3 a 5 horas. Se metaboliza en el hígado, el principal metabolito es la N-acetilprocainamida. Es eliminada por vía renal.

Se utiliza para el tratamiento de TV, arritmias supraventriculares y extrasístoles ventriculares. Su presentación es en tabletas de 250, 500, 750 y 1000 mg y en ampollas de 100 mg.

La dosis máxima es de 50 mg/kg/día, administrada cada seis horas por VO.

La procainamida se utiliza en el medio hospitalario por vía IV, monitorizando el ritmo cardíaco y la presión arterial, para el tratamiento agudo de arritmias estables de complejos anchos o ventriculares y, con menor frecuencia, de la fibrilación auricular (FA). Es factible administrar 20-50 mg en infusión cada minuto hasta que desaparezca la arritmia, cause hipotensión arterial, el complejo QRS se ensanche un 50% o se alcance el máximo de 17 mg/kg.

La dosis de mantenimiento es de 1-4 mg/min en infusión IV.

En tratamiento crónico, prácticamente no se utiliza por su elevada incidencia de reacciones adversas, las cuales se presentan hasta en 33% de los pacientes. Un 60% de los pacientes desarrolla anticuerpos antinucleares y, de ellos, 20% presenta un síndrome similar al lupus eritematoso con artralgias y artritis. Otros efectos adversos son náusea, diarrea, exantema, pericarditis, fiebre, hepatomegalia y son reversibles con la suspensión del medicamento.

El fármaco está contraindicado en caso de insuficiencia renal grave y miastenia.

Fármacos antiarrítmicos del grupo Ib

Lidocaína: es el fármaco de mayor importancia en este grupo, dado que no es antagonista de ningún tipo de receptor y solo bloquea canales de Na^+. Se puede considerar el único antiarrítmico del grupo I "puro".

Al disminuir la entrada de Na^+ durante la fase 2, acorta la duración del potencial de acción ventricular, siendo esto más acentuado en las fibras de Purkinje, que normalmente tienen una duración del potencial de acción más prolongada, lo que tiende a homogeneizar la duración del potencial de acción e impedir así la reentrada. Además, disminuye el automatismo y la velocidad de conducción en las uniones fibra de Purkinje-miocardio, con lo que deprime la velocidad de despolarización espontánea.

Indicaciones: paro cardíaco en ritmos desfibrilables (FV/TV sin pulso).

En las últimas guías basadas en la revisión científica, se reincorporó la lidocaína en el algoritmo de PCR en ritmos desfibrilables (FV/TV sin pulso), cuando es necesario administrar antiarrítmicos. En el algoritmo, se indica su administración luego de 3 descargas y una dosis de adrenalina, en reemplazo de la amiodarona.

Se indica en bolo IV o IO 1 a 1,5 mg/kg, seguidos de 0,5 a 0,75 mg/kg en un máximo de dosis de 3 mg/kg.

Su vida media es de 1-2 horas. Tiene metabolismo hepático y sus metabolitos activos son los responsables de las propiedades antiarrítmicas, además de convulsivas y eméticas (estas últimas consideradas reacciones adversas). Cabe destacar que la infusión de dosis altas de lidocaína puede producir convulsiones, y cuando su concentración aumenta de forma lenta, es frecuente que aparezcan temblor, confusión y alteraciones de la conciencia.

Fármacos antiarrítmicos del grupo Ic

Propafenona: bloquea los canales de Na^+, preferentemente en estado abierto; así, se prolonga su reactivación hasta 8 segundos, los de Ca^{2+} y K^+, y presenta propiedades betabloqueantes. Disminuye la velocidad de conducción intraauricular

e intraventricular, y prolonga los intervalos PR y QRS. Extiende la duración del potencial de acción auricular, tanto más cuanto mayor es la frecuencia, y a esto se atribuyó su eficacia en el tratamiento de la FA que, sin embargo, parece estar más relacionada con la depresión de la excitabilidad que produce. En presencia de síndrome de Wolff Parkinson White (WPW) con FA, bloquea la conducción a través de la vía accesoria.

Por bloquear los canales de Ca^{2+}, deprime la velocidad de conducción y prolonga el período refractario del nodo auriculoventricular (AV), por lo que puede ser útil en el tratamiento de taquicardias reentrantes nodales en espera de ablación con catéter, pero este efecto no basta para controlar la frecuencia ventricular en las taquicardias auriculares, especialmente cuando desencadena un aleteo auricular de frecuencia < 200 lat./min con conducción AV 1:1 en pacientes tratados por FA.

La dosis que se recomienda por VO es de 150 mg tres veces al día. Se presenta en tabletas de 150 y 300 mg. En el tratamiento de la FA aguda, se utilizan 450-600 mg por VO.

La propafenona se elimina fundamentalmente por biotransformación oxidativa en el hígado.

Las reacciones adversas más graves son las cardiovasculares; puede producir hipotensión, depresión de la contractilidad, bradicardia y bloqueo AV o de la conducción intraventricular.

Sus acciones proarrítmicas se manifiestan hasta en 5-15 % de los enfermos y son mucho más frecuentes en los pacientes que más necesitan el tratamiento antiarrítmico (con trastornos de la conducción intracardíaca, isquemia, insuficiencia cardíaca o síndrome de QT largo).

Flecainida: prolonga la duración del potencial de acción auricular, tanto más cuanto mayor es la frecuencia de latidos. La flecainida se elimina en parte por vía renal sin biotransformarse, y la eliminación se acelera al acidificar la orina.

Se presenta en tabletas de 100 mg. La dosis inicial es de 100 mg/día con incrementos de 50 mg cada tercer o cuarto día hasta alcanzar la dosis máxima de 400 mg/día, repartidos en tres tomas.

En el tratamiento agudo de la FA, se utilizan dosis de 200-300 mg por VO.

Las reacciones adversas cardíacas son consecuencia de su potencia como bloqueante de canales de Na^+ y su efecto depresor de la contractilidad, por lo que está contraindicada en pacientes con insuficiencia cardíaca congestiva (ICC) y se procura evitar su uso en aquellos con cardiopatía estructural, porque puede aumentar la mortalidad. También se utiliza con precauciones en presencia de bloqueos de rama del haz de His. Puede convertir la FA en aleteo o *flutter* auricular lento, igual que la propafenona.

Las indicaciones de propafenona y flecainida son similares. Por VO, son fármacos de primera elección en la FA de reciente comienzo, en ausencia de cardiopatía, y se consigue la conversión a ritmo sinusal en pocas horas en el 70-80% de los casos. No se deben utilizar en la cardioversión del aleteo auricular porque disminuyen la frecuencia auricular, y esto permite que la conducción 1: 1 a través del nódulo AV de lugar al aumento acusado de la frecuencia ventricular. Son eficaces en la prevención de recurrencias del aleteo y la FA paroxísticos, pero se ha recomendado asociarlos a algún fármaco que deprima la conducción del nódulo AV para evitar frecuencias ventriculares altas en caso de recidiva. No obstante, esta asociación puede provocar bradicardias graves y no han demostrado ventajas frente a antiarrítmicos del grupo Ic solos. Su uso en taquicardias reentrantes intranodales y en el síndrome de WPW se limita a los casos en que no sea posible realizar ablación con catéter.

Fármacos antiarrítmicos del grupo II

Los antagonistas de los receptores β adrenérgicos o betabloqueantes son fármacos que se fijan a estos receptores con una alta afinidad y especificidad, pero sin activar la adenilciclasa.

Los betabloqueantes se clasifican de acuerdo con su selectividad por los subtipos de receptores β adrenérgicos.

Los principales efectos de los betabloqueantes se producen sobre el sistema cardiovascular, y la magnitud del efecto depende principalmente del grado de actividad del sistema simpático. Por ejemplo, tienen poco efecto sobre el corazón de una persona sana en reposo, pero son muy activos en las situaciones de máxima actividad del sistema simpático, como durante el ejercicio o el estrés. Debido a que las catecolaminas poseen efectos cronotrópico e inotrópico positivos, los antagonistas β adrenérgicos enlentecen la frecuencia cardíaca y disminuyen la contractilidad miocárdica. La reducción de la frecuencia y de la contractilidad miocárdica contribuye a disminuir el trabajo cardíaco y el consumo de oxígeno miocárdico, lo cual resulta beneficioso en la cardiopatía isquémica.

Los betabloqueantes se clasifican en subgrupos según la selectividad por los receptores:

- Antagonistas β adrenérgicos no selectivos:
  - El propranolol, prototipo de los betabloqueantes, interacciona de forma competitiva y con igual afinidad con los receptores β_1 y β_2, no posee actividad simpaticomimética intrínseca y no bloquea los receptores alfa.
  - Los otros fármacos de este grupo (sotalol, timolol y nadolol) presentan las mismas características farmacodinámicas, aunque el sotalol es mucho menos potente; el nadolol y el timolol son 3 y 6 veces más potentes que el propranolol, respectivamente. De estos cuatro fármacos, solo el propranolol tiene actividad estabilizadora de membrana en dosis altas. No obstante, el sotalol posee un efecto antiarrítmico independiente de la actividad betabloqueante. El sotalol es el único betabloqueante que tiene actividad antiarrítmica de clase III.

- Antagonistas β adrenérgicos con actividad agonista parcial: el prototipo de este grupo es el pindolol, que se comporta como agonista parcial no cardioselectivo, por lo que el efecto depende del grado de activación simpática en cada tejido (la reducción de la frecuencia cardíaca es inapreciable o incluso puede aumentar por el efecto agonista parcial; sin embargo, durante el ejercicio, el bloqueo del aumento de la frecuencia cardíaca es similar al producido por el propranolol).

- Antagonistas β adrenérgicos selectivos: estos fármacos bloquean en mayor medida los receptores β_1 cardíacos que los β_2 vasculares, por lo que se suele denominarlos cardioselectivos; no obstante el grado de selectividad es relativo y desaparece con dosis altas.
  - El bisoprolol es el más cardioselectivo, seguido de atenolol y metoprolol, y el el acebutolol es el menos selectivo. Gracias a su selectividad, presentan ventajas teóricas, pueden reducir la actividad cardíaca con dosis que no alteran el tono vascular, el bronquial ni el uterino; presentan mayor eficacia hipotensora al no bloquear el efecto vasodilatador β2 y no interfieren en el metabolismo de los hidratos de carbono.

– En este grupo de fármacos puede incluirse el celiprolol y el nebivolol, que se consideran bloqueantes de tercera generación por ser antagonistas β_1 y agonistas β_2, con lo que producen un efecto vasodilatador que potenciaría la actividad hipotensora.

• Antagonistas β adrenérgicos y α adrenérgicos: los dos fármacos más importantes de este grupo son labetalol y carvedilol.

Indicaciones terapéuticas en enfermedades cardiovasculares

Se utilizan ampliamente en el tratamiento de la hipertensión arterial. Todos los fármacos tienen una eficacia hipotensora similar y el efecto suele ser suficientemente prolongado para permitir su administración dos veces al día, o incluso una vez al día en los de vida media más larga.

También están indicados en el tratamiento de la cardiopatía isquémica (angina estable e inestable) porque reducen el número de episodios de ángor, incluso en el infarto agudo de miocardio. Su administración poco después del infarto y su tratamiento continuado a largo plazo pueden disminuir la mortalidad alrededor de un 25%, reducen el tamaño del infarto y previenen eventos isquémicos.

Este beneficio depende de la disminución del consumo de oxígeno en el miocardio, la redistribución del flujo sanguíneo miocárdico y los efectos antiarrítmicos, ya que disminuyen la incidencia de muerte súbita.

Varios estudios recientes con carvedilol, metoprolol y bisoprolol han demostrado claramente que el tratamiento a largo plazo puede mejorar la función miocárdica y prolongar la supervivencia de los pacientes con insuficiencia cardíaca leve y moderada, y posiblemente grave, que están siendo tratados con digoxina, inhibidores de la enzima convertidora de angiotensina y diuréticos.

Se utilizan a menudo para el tratamiento de las arritmias supraventriculares y ventriculares. Los más usados son el sotalol y el propranolol.

Selección de un antagonista β adrenérgico

Las propiedades farmacodinámicas pueden ayudar a elegir el fármaco.

Los betabloqueantes no selectivos muy liposolubles, como el propranolol, no son recomendables para el tratamiento a largo plazo por la alta incidencia de efectos adversos centrales.

Los antagonistas β_1 selectivos se prefieren en los pacientes con asma, bronquitis crónica, diabetes *mellitus*, enfermedad vascular periférica o fenómeno de Raynaud.

Los betabloqueantes con actividad simpaticomimética intrínseca se preferirían en los pacientes con bradicardia, aunque no es una indicación clara, y esta actividad agonista parcial de los receptores β es poco deseable en el hipertiroidismo, la estenosis hipertrófica subaórtica, la fase posterior al infarto agudo de miocardio y la angina.

En el **cuadro 11-2** se muestran las dosis recomendadas en el tratamiento del SCA.

Fármacos antiarrítmicos del grupo III

Los antiarrítmicos del grupo III prolongan la duración del potencial de acción cardíaco y, de este modo, el período refractario. Teóricamente, estos antiarrítmicos suprimen la reentrada del impulso porque el frente de activación no puede avanzar sobre un tejido que todavía se encuentra en período refractario.

Amiodarona: prolonga la duración del potencial de acción al bloquear la salida de K^+ a través de diversos canales. Además, bloquea los canales de Na^+, los de Ca^{2+} y, en dosis altas, es antagonista no competitivo de los receptores adrenérgicos alfa y beta.

Durante el tratamiento crónico, prolonga el período refractario de forma más acentuada en los tejidos cardíacos que tienen una duración del potencial de acción corta (músculo auricular y ventricular) que en las fibras de Purkinje o en las células M (capa media del miocardio ventricular), que presentan una duración del potencial de acción prolongada. De este modo, homogeneiza la repolarización ventricular al reducir la dispersión de la duración del potencial de acción, lo que dificulta la reentrada.

Como consecuencia del bloqueo de la entrada de Ca^{2+} y del efecto betabloqueante, la amiodarona disminuye la frecuencia sinusal, suprime el automatismo anormal y la actividad desencadenada por pospotenciales precoz y tardío.

El bloqueo de canales de Ca^{2+} y de receptores α adrenérgicos es responsable de la vasodilatación periférica y coronaria, y de generar una disminución de la frecuencia cardíaca (que reduce las demandas miocárdicas de oxígeno), lo que explica su acción antiisquémica.

Por ser un compuesto yodado, la amiodarona antagoniza las acciones cardíacas de las hormonas tiroideas.

Cuadro 11-2. Dosis de betabloqueantes en el SCA		
Betabloqueantes	**Receptores**	**Dosis**
Carvedilol	Alfa y beta	3,12-25 mg c/12 h
Bisoprolol	β_1 cardioselectivo	2,5-10 mg c/12 h
Atenolol	Cardioselectivo	12,5/100 mg c/12 o 24 h

Es muy liposoluble y presenta especial tropismo por tejido graso, pulmón, miocardio y músculo esquelético, donde tarda entre 1 y 3 semanas en alcanzar niveles estables. Por ello es que se utiliza con dosis de carga para saturar estos depósitos en poco tiempo.

La amiodarona es eficaz en el tratamiento de taquiarritmias supraventriculares y ventriculares. Su eficacia para revertir el aleteo o la FA de comienzo reciente a ritmo sinusal es baja, pero puede hacer recuperar el ritmo sinusal hasta en el 20-25% de los pacientes con FA persistente y es muy efectiva para prevenir las recurrencias del aleteo y la FA, y puede administrarse a pacientes con ICC.

Las reacciones adversas más frecuentes son toxicidad pulmonar, como fibrosis pulmonar, y lesión hepática severa. También llegan a producirse microdepósitos corneales asintomáticos en pacientes que ingieren el medicamento por más de seis meses. Los depósitos en la piel causan fotodermatitis; los efectos neurológicos más frecuentes son cefalea, parestesia y ataxia. Un 15% de los pacientes presenta trastornos tiroideos como hipotiroidismo e hipertiroidismo.

Indicaciones:

• Paro cardíaco con **ritmos desfibrilables**
• TV **estables**
• FA aguda **estable**

En situación de PCR en FV y TV sin pulso se utilizan 300 mg en bolo IV luego de haber realizado 3 desfibrilaciones y administrado una dosis de adrenalina. Si la FV/TV sin pulso continúa, puede administrarse una segunda dosis de 150 mg IV a los 3-5 minutos.

En el tratamiento de arritmias ventriculares, se utilizan 150 mg diluidos en solución dextrosa 5% para pasar por vía IV en 10 minutos (se puede repetir si la arritmia ventricular recurre), seguido de un mantenimiento en infusión continua de 1 mg/min por 6 horas (360 mg diluidos en solución dextrosa 5% para pasar en 6 h).

Para el tratamiento de FA aguda sin cardiopatía estructural, se utiliza una dosis carga de 5 mg/kg, y un mantenimiento de 1200-1800 mg diluidos en solución dextrosa 5%, en infusión continua de 24 horas.

La dosis que se administra por VO es de 200 a 400 mg/día en una o dos tomas diarias.

Se presenta en frasco ampolla de 3 mL con 150 mg y en comprimidos de 200 mg.

Sotalol: produce una prolongación muy acusada de la duración del potencial de acción y del período refractario en todos los tejidos cardíacos, que es más pronunciada cuando el paciente está en ritmo sinusal que durante la taquicardia.

Por sus efectos betabloqueantes, prolonga el tiempo de conducción y el período refractario del nódulo AV. El sotalol deprime menos la contractilidad que otros bloqueantes, pero en pacientes con ICC debe usarse con precaución. También es efectivo en el tratamiento de las arritmias ventriculares graves, pero, a diferencia de los demás betabloqueantes, no reduce la mortalidad posinfarto de miocardio.

El sotalol se utiliza para la prevención de recurrencias de la FA y el aleteo auricular cuando otros fármacos no se toleran o han fracasado, o en presencia de cardiopatía (aunque vigilando una posible ICC). También puede emplearse en el tratamiento de TV.

Para el tratamiento de arritmias ventriculares, se utilizan 100 mg de sotalol en 5 minutos por vía IV, a razón de 1,5 mg/kg. Se presenta en frasco ampolla de 3 mg/mL y en comprimidos de 80-120 y 160 mg.

Fármacos antiarrítmicos del grupo IV

El verapamilo y el diltiazem prolongan el período refractario y disminuyen la conducción a través del nódulo AV, por lo que se los utiliza en el tratamiento de taquicardias supraventriculares por reentrada intranodal y para controlar la frecuencia ventricular en pacientes con taquicardias supraventriculares paroxísticas, aleteo y FA. Sin embargo, no revierten la FA ni previenen la recidiva de la arritmia tras su cardioversión a ritmo sinusal.

No modifican la velocidad de conducción ni los períodos refractarios de las células auriculares o ventriculares que generan potenciales de acción dependientes de Na (no modifican el QRS ni los intervalos PR y QTc del electrocardiograma). Tampoco lo hacen con el automatismo del sistema His-Purkinje. Por ello, son poco efectivos en arritmias ventriculares, con excepción de las que aparecen asociadas a la cardiopatía isquémica.

El verapamilo se utiliza en pacientes con hipertensión arterial, arritmias y angina de pecho.

La dosis que se administra es de 240 a 320 mg al día en tres tomas por VO.

Por vía IV, se administra 5 a 10 mg en bolo con monitoreo electrocardiográfico y, si no hay respuesta, se repite una segunda dosis a los 30 minutos.

La presentación del medicamento es en tabletas de 40, 80 y 120 mg, y en ampollas de 5 mg/2 mL.

El diltiazem se emplea en hipertensión arterial, arritmias y angina de pecho. La dosis que debe administrarse es de 30 a 90 mg cada 6-8 h VO (máx. 360 mg/día). Se presenta en tabletas de 30, 60, 90 y 120 mg.

La constipación es el efecto colateral más frecuente, y el bloqueo AV, el más grave.

Otros efectos son debilidad, cefalea, náuseas, hipotensión, edema y reacciones alérgicas. Está contraindicado el uso del medicamento en pacientes con enfermedad del nódulo sinusal y bloqueo AV de segundo o tercer grado.

Son contraindicaciones bradicardia, bloqueo AV, hipotensión arterial (presión sistólica < 90 mm Hg), disfunción ventricular (fracción de eyección < 40%) o infarto de miocardio reciente, aleteo o FA asociados a síndrome de WPW.

Otros fármacos con acción antiarrítmica

Sulfato de magnesio: actúa también como antagonista de los canales de Ca^{2+}, por lo que presenta importantes similitudes con el verapamilo y el diltiazem, lo que justifica su utilización por vía IV en el tratamiento de algunos tipos de arritmias, como la TV polimorfa o *torsade de pointes*, en especial en pacientes desnutridos y alcohólicos.

Se administra en una dosis de carga de 1-2 g IV diluidos en 10 cc de solución dextrosa 5% o solución salina para pasar en 20 minutos.

Adenosina: actúa como agonista de los receptores α_1 cardíacos y activa la corriente de salida de K^+. Este efecto desplaza el potencial diastólico máximo de las células de los nódulos SA y AV hacia valores más negativos, y así, lo aleja del potencial umbral y disminuye su actividad automática; de este modo, la adenosina deprime hasta suprimir el automatismo de los nódulos sinusal (SA) y AV y prolonga el período refractario del nódulo AV, y llega a bloquear la conducción.

Por vía IV, es el tratamiento de primera elección de taquiarritmias supraventriculares con participación del nódulo AV (reentrantes intranodales y por vía accesoria).

La administración de adenosina puede producir sensación de opresión en el pecho, mareo, angustia, disnea, broncoespasmo e hipotensión (muy desagradables, aunque fugaces). Está contraindicada en pacientes con insuficiencia respiratoria o antecedentes de broncoespasmo.

La adenosina se administra en una dosis de 6 mg (seguida de una segunda dosis de 12 mg si no revierte la arritmia), en bolo rápido, seguido por al menos 10 cc de solución fisiológica y elevación del miembro, para lograr el efecto deseado y contrarrestar su corta vida media.

ATROPINA

El principal efecto de la atropina en el corazón es el incremento de la frecuencia cardíaca. Como consecuencia del bloqueo del receptor M2 cardíaco, aumenta el automatismo del nódulo SA y la velocidad de conducción del nódulo AV, ambos efectos más pronunciados cuanto mayor es el tono vagal.

La atropina está indicada en el tratamiento de las bradicardias sintomáticas, en bolo IV a una dosis de 1 mg, repetidos cada 3-5 minutos hasta una dosis máxima de 3 mg (la atropina se presenta en ampollas de 1 mg).

INHIBIDORES DE LA ENZIMA CONVERTIDORA DE LA ANGIOTESINA (IECA)

Los IECA se clasifican, fundamentalmente, en tres grupos en función de la composición química del ligando que se une al ion zinc del centro activo de la ECA.

• Inhibidores que contienen un grupo sulfhidrilo y están estructuralmente relacionados con el captopril.

- Inhibidores que contienen un grupo dicarboxilo y están estructuralmente relacionados con el enalapril, como benazepril, cilazapril, delapril, espirapril, imidapril, lisinopril, moexipril, perindopril, quinapril, ramipril y trandolapril.
- Inhibidores que contienen un grupo fosfato y están estructuralmente relacionados con el fosinopril.

No existe un IECA mejor que otro, puesto que todos tienen las mismas indicaciones terapéuticas, los mismos efectos secundarios y las mismas contraindicaciones. Sin embargo, las diferencias en sus características farmacocinéticas pueden tener relevancia clínica y determinar, finalmente, ventajas terapéuticas de algunos sobre otros.

El mecanismo de acción principal de este grupo de fármacos es la inhibición de la ECA tanto tisular como circulante, que es la enzima responsable de la conversión de angiotensina I a angiotensina II y, en consecuencia, del bloqueo de la cascada del sistema renina-angiotensina.

Las características farmacocinéticas y las dosis recomendadas de los IECA se describen en el **cuadro 11-3**.

Indicaciones de IECA en el SCA con elevación del segmento ST: enalapril 2,5-20 mg c/12 h, en los pacientes con pobre función ventricular (Fey < 40%) o insuficiencia cardíaca, hipertensión o diabetes. En caso de intolerancia a IECA, los antagonistas de los receptores de la angiotensina II, conocidos como ARA II, pueden ser la alternativa.

Las reacciones adversas asociadas a los IECA son infrecuentes, ya que estos fármacos se toleran bien. Todas ellas son efecto de clase y no específicas de ningún inhibidor en concreto.

Las acciones farmacológicas de los IECA son:

- Disminución de la resistencia periférica total
- Disminución de la presión arterial
- Reducción de la hipertrofia cardíaca
- Disminución del remodelado arterial
- Aumento del flujo sanguíneo renal
- Moderado aumento a corto plazo de la diuresis y la natriuresis

Cuadro 11-3. Características farmacocinéticas y dosis recomendadas de los IECA*

IECA	CONCENTRA-CIÓN PLASMATICA MÁXIMA (horas)	SEMIVIDA (VIDA MEDIA) (horas)	BIODISPONI-BILIDAD (%)	ELIMINA-CIÓN RENAL/ BILIAR (%)	AFECTACIÓN POR INSUFI-CIENCIA RENAL/ HEPÁTICA	DOSIS MG/DÍA*	INTERAC-CIÓN CON ALIMENTOS
Captopril	1	2	65	80/20	Sí/no	100-150	SÍ
Cilazapril	1-2	8-24	80	Renal	Sí/no	2,5-5	NO
Delapril	0,5-2	4-8	60-90	Renal	No/no	30-90	NO
Enalapril	3-4	11	60	Renal	Sí/no	20-40	NO
Espirapril	2-3	2-40	45	40-60	No/no	3-6	SÍ
Fosinopril	3	11,5	40	70/30	Sí/sí	10-40	NO
Imidapril	7	7-9	42	50/50	Sí/sí	2,5-10	SÍ
Lisinopril	6-7	12	30	Renal	Sí/no	20-80	NO
Moexipril	0,8	1,3-9,8	13	Hepática	Sí/sí	7,3-30	
Perinopril	2-3	10	60-75	70/30	Sí/no	4-8	SÍ
Quinapril	1-2	15	60	70/30	Sí/no	20-40	SÍ
Ramipril	1-4	13-17	54-65	90/10	Sí/no	2,5-5	SÍ
Trandolapril	2	10	70	75/25	Sí/no	2-4	SÍ
Zofenopril	3	5,5	30-40	65/35	Sí/sí	30-60	NO

* Dosis utilizadas en el tratamiento de la hipertensión esencial.
Fuente: Lahera Juliá V, López Jaramillo P y Cachofeiro Ramos VE. Cap. 23: Fármacos que actúan sobre el sistema renina-angiotensina. En: Lorenzo Fernández P, et al. Velázquez. Farmacología Básica y Clínica. 19.ª ed. Madrid: Panamericana; 2018.

VASODILATADORES

Nitroprusiato de Na: el nitroprusiato es el vasodilatador arteriovenoso más rápido y eficaz que existe.

Por su potente y rápida acción vasodilatadora, es de elección en el tratamiento de urgencias hipertensivas (ACV, encefalopatía hipertensiva), en los aneurismas disecantes de aorta con un bloqueante β adrenérgico para limitar la taquicardia refleja y para producir hipotensión controlada durante la cirugía.

Está indicado en el tratamiento de la insuficiencia cardíaca grave que cursa con bajo volumen-minuto, aumento de la presión capilar pulmonar y cifras normales o elevadas de presión arterial.

Se presenta en frasco ampolla de 5 mL/50 mg, para dilución en solución dextrosa 5%.

El tratamiento se inicia con infusiones IV continuas de 0,25-1 µg/kg/min y se aumenta la velocidad de infusión con intervalos de 5-10 minutos hasta alcanzar los valores objetivo; la dosis máxima no debe ser > 300 µg/min.

En sangre, es captado rápidamente por los eritrocitos, donde interactúa con grupos-SH y libera iones cianuro. Este es reducido en el hígado a tiocianato, que se elimina lentamente por vía renal (vida media de eliminación de 3 días, que pasa a 5-7 días en caso de insuficiencia renal). Para evitar la toxicidad asociada al aumento de tiocianato, se recomienda que el tiempo de perfusión con nitroprusiato no supere las 72 horas.

La principal reacción adversa es la aparición de una acusada hipotensión, que obliga a monitorizar de forma continua al paciente, particularmente si existe cardiopatía isquémica, debido al riesgo de reducir la presión de perfusión coronaria. También produce náuseas, vómitos, palpitaciones, ansiedad e incluso síncope, reacciones que obligan a suspender o reducir la velocidad de infusión.

Nitratos:

- Trinitrato de glicerina o nitroglicerina (se presenta en ampollas de 5 mL/25mg para su dilución en solución dextrosa 5%, como ejemplo, 50 mg o 25 mg/250 cc de solución dextrosa 5%). Se infunde en dosis de 10-200 µg/min.
- Dinitrato de isosorbida (presentación sublingual de 5 mg).

En condiciones fisiológicas, el endotelio libera óxido nítrico (ON), que difunde a las células musculares lisas coronarias, donde ejerce un efecto vasodilatador.

En pacientes con arteriosclerosis coronaria, el endotelio ha sido destruido o es disfuncional y la expresión de la ON-sintasa endotelial disminuye. En estas condiciones, los nitratos actúan como donadores de ON y producen vasodilatación.

Los nitratos producen una vasodilatación preferentemente venosa y coronaria y, en concentraciones 10-50 veces mayores, ocasionan vasodilatación arterial.

La vasodilatación venosa disminuye el retorno venoso, la presión capilar pulmonar, la precarga y el volumen minuto cardíaco. Con estas dosis, la presión arterial apenas se modifica. En dosis altas, los nitratos producen vasodilatación arterial y disminuyen las resistencias vasculares periféricas.

Los nitratos mejoran la perfusión subendocárdica porque producen:

- Vasodilatación directa de las arterias coronarias.
- Efecto vasodilatador indirecto, su acción venodilatadora disminuye la presión y el volumen telediastólicos ventriculares y, por consiguiente, la compresión mecánica de los vasos coronarios subendocárdicos durante la diástole. Ambas acciones facilitan la redistribución del flujo coronario desde las zonas epicárdicas hacia las endocárdicas.
- Reducción del tono vascular coronario, que suprime las áreas de vasoespasmo y es la base de la utilización de nitratos en la angina de reposo.

Por su alta liposolubilidad, los nitratos se absorben rápidamente por cualquier vía, y pueden administrarse por vía sublingual, oral, intravenosa, transdérmica (parches, gel) o inhalatoria. En el **cuadro 11-4** se muestran las dosis.

La administración repetida de nitratos reduce la intensidad y la duración de sus efectos; esto es conocido como tolerancia. La tolerancia es cruzada y aparece en 24-48 horas cuando se utilizan formulaciones que permiten mantener niveles plasmáticos estables de nitratos (vía IV, parches transdérmicos que liberan el nitrato durante 24 horas), pero desaparece también rápidamente (menos de 48 horas) tras suspender el tratamiento y no se revierte aumentando la dosis.

La tolerancia puede evitarse intercalando un período sin fármaco, por ejemplo, retirando los parches al cabo de 8-10 horas, administrando el nitrato de forma asimétrica (una dosis a las 8:00 horas y otra a las 15:00 horas) u omitiendo dosis.

Cuadro 11-4. Dosis de nitratos				
FÁRMACO/FORMA GALÉNICA	**DOSIS**	**COMIENZO DE ACCIÓN (min)**	**EFECTO MÁXIMO (min)**	**DURACIÓN DEL EFECTO (horas)**
Nitroglicerina Sublingual	0,4-1,6mg	1-3	4-8	0,15-0,5
Parche	5-15 mg/24 horas	30-60	60-180	Hasta 24
Intravenosa	5-200 mg/min	Inmediato	-	0,1-0,5
Aerosol	1-2 pulverizaciones	2-5	5-10	10-30
Dinitrato de isosorbida Sublingual	5-15 mg	3-15	15-40	0,5-2
Retardada	40-80 mg cada 12 horas*	30-60		6-8
5-mononitrato de isosorbida Oral retardada	20-60 mg cada 12 horas*	5-10	45-60	6-10

* Las dos dosis diarias deben estar separadas por un intervalo mínimo de 7 horas.
Adaptado de: Tamargo Menéndez J, Caballero Collado R y Delpón Mosquera E. Cap. 26: Fármacos antianginosos. En: Lorenzo Fernández P, et al. Veláz-quez. Farmacología Básica y Clínica. 19.ª ed. Madrid: Panamericana; 2018.

MORFINA

El término opiáceo se utiliza para designar un grupo de fármacos que son semejantes al opio por sus propiedades. Son los analgésicos más potentes y constituyen el método más eficaz para aliviar el dolor que va de grado moderado a intenso.

Los opioides se clasifican en agonistas totales, agonistas parciales y antagonistas. Entre los agonistas totales, se encuentra la morfina. Su acción analgésica depende de manera esencial de la activación de los receptores mu.

Se administra por VO, rectal y parenteral.

La morfina se emplea de forma extensa para el alivio del dolor de grado moderado a intenso y también en el edema pulmonar cardiogénico, ya que sus efectos vasodilatadores reducen la precarga.

La dosis por VO es de 30 a 60 mg cada 12 horas.

Por vía SC o intramuscular, se administran 4 a 15 mg cada cuatro horas.

Por vía IV, se diluyen 50 mg en 250 mL de solución dextrosa 5% (0,2 mg/mL) para administrar bolos de 2,5-10 mL de modo lento durante 4 a 5 minutos, o en infusión continua de 0,07-0,5 mg/kg/h.

La morfina se presenta en tabletas de 15, 30, 60, 100 y 200 mg; ampollas de 10 mg/1 mL y supositorios de 30, 60 y 100 mg.

FÁRMACOS HIPOLIPEMIANTES

lnhibidores de la HMG-CoA-reductasa (estatinas): las estatinas (atorvastatina, fluvastatina, lovastatina, pivatastatina, pravastatina, rosuvastatina y simvastatina) son un grupo de fármacos análogos de la HMG-CoA, el precursor inmediato del ácido mevalónico, que producen una inhibición potente, competitiva y reversible de la HMGCoA-reductasa, enzima limitante de la síntesis endógena del colesterol. Aunque su mecanismo de acción es común a todas, las estatinas difieren en su estructura, potencia y características farmacocinéticas (**cuadro 11-5**).

Las estatinas inhiben la HMG-CoA-reductasa y reducen los niveles plasmáticos de colesterol total (20-45%), LDL-C (65%) y triglicéridos (5-20%), y aumentan los de HDL-C (5-12%).

Mejoran la función endotelial, estabilizan la placa de ateroma, exhiben propiedades antinflamatorias, antiproliferativas y antitrombóticas, aumentan la fibrinólisis y disminuyen la presión arterial.

Indicación de estatinas en el SCA y en el ACV: la dosis más alta que se tolere: atorvastatina 40-80 mg/día, rosuvastatina 20-40 mg/día.

Las reacciones adversas son gastrointestinales, cefaleas, neuropatías, hepatotoxicidad (aumento de transaminasas) y miopatías. El riesgo de hepatopatías y miopatías aumenta cuando se asocian a fármacos que incrementan los niveles plasmáticos de las estatinas.

Cuadro 11-5. Parámetros farmacocinéticos de los principales hipolipemiantes

	Biodispo-nibilidad	T máx (horas)	% de unión a proteínas plasmáti-cas	Enzimas metabólicas	Vida media (horas)	Elimi-nación renal (%)	Dosis
Atorvastatina	12	1-2,5	> 98	CYP$_3$A4	14	< 2	10-80 mg/día
Fluvastatina	25	0,5-1,5	> 99	CYP$_2$C9(3 A4, 2D6)	3	< 6	20-80 mg/día
Lovastatina	< 5	2-3	95	CYP$_3$A4	2-3	30	10-80 mg/día
Pravastatina	17	1-1,5	55	Hidroxilación Sulfoconjugación	1,5-2	60	10-40 mg/día
Pitavastatina	40-50	1	97	CYP$_2$C9(2C8)	9-12	< 2	1-4 mg/día
Rosuvastatina	20	3-5	90	CYP$_2$C9/19 mínimo	18-20	5	5-40 mg/día
Simvastatina	< 5	4	95	CYP$_3$A4	2	13	5-80 mg/día
Bezafibrato*	70 (100*)	–	95	Glucoronoconjugación	2	50	200 mg cada 8 h 400 mg/día*
Fenofibrato**	Parcial	4	> 90	Glucoronoconjugación	20-24	60	145/200 mg/día 250 mg/día*
Gemfibrato	100	1-2	95	Hidroxilación Carboxilación	1,5	70	600 mg cada 12 h 900 mg cada 24 h
Ezemtimiba	20-30	1,2	90	Glucoronoconjugación	22	10	10 mg/día
Alirocumab (SC)	85	3-7 días	–	Endonucleasas/ exonucleasas	17-20 días	–	75/150 mg/2 sem 300 mg/1 vez mes
Evolocumab (SC)	72	3-4 días	–	Endonucleasas/ exonucleasas	11-17 días	–	140 mg/2 sem 420 mg/1 vez mes
Lomitapida	7	6	> 99	CYP$_3$A4	39	60	5 mg/día

* Formulaciones de liberación retardada.
** Parámetros para los correspondientes ácidos fíbricos.
SC: vía subcutánea; T máx: tiempo necesario para alcanzar concentraciones plasmáticas máximas.
Fuente: Tamargo Menéndez J, Caballero Collado R y Delpón Mosquera E. Cap. 27: Fármacos hipolipemiantes. En: Lorenzo Fernández P, et al. Velázquez. Farmacología Básica y Clínica. 19.ª ed. Madrid: Panamericana; 2018.

FÁRMACOS RELACIONADOS CON LA TROMBOSIS Y LA HEMOSTASIA

La integridad del endotelio vascular, la adenosina fosfatasa y la producción y liberación de ON y prostaciclina (PGl$_2$) por parte de las células endoteliales mantienen las plaquetas circulantes inactivas. Por el contrario, la exposición de componentes de la matriz inicia la respuesta plaquetaria en tres fases consecutivas e íntimamente ligadas: adhesión, activación y agregación plaquetarias.

Los receptores plaquetarios son responsables, en primera instancia, de favorecer la interacción de las plaquetas con los componentes subendoteliales, como el colágeno (receptores GP VI y GP la/lla) y el factor de Von Willebrand (FvW). Sin embargo, el FvW y el colágeno, junto con sus respectivos receptores, no solo desempeñan un papel importante en el proceso de adhesión, sino también en el fenómeno de activación plaquetaria a través de la activación del receptor GP IIb/IIIa y de la puesta en marcha de la cascada de transducción de señales, que culmina en la secreción de los gránulos plaquetarios y la liberación de los diferentes agonistas plaquetarios (difosfato de adenosina (ADP), tromboxano A$_2$ (TXA$_2$) y metatoproteinasa de matriz 2, los cuales, junto con la trombina, perpetúan y facilitan la agregación plaquetaria y la formación del coágulo estable.

Fármacos antiagregantes plaquetarios

Inhibidores de la ciclooxigenasa 1

El **ácido acetilsalicílico (AAS), o aspirina**, es un fármaco analgésico y antiinflamatorio no esteroideo. La aspirina actúa bloqueando de forma irreversible las enzimas COX, principalmente la COX-1, lo que determina una inhibición en la generación de TXA 2 por parte de las plaquetas, que conduce a una reducción de su capacidad de agregación; este efecto se mantiene durante toda su vida circulante (alrededor de 7-10 días). La acción del AAS también afecta la producción de (PGl2) por parte de la célula endotelial (aunque en este caso la principal enzima involucrada en su producción es la COX-2). Sin embargo, las células endoteliales tienen la capacidad de sintetizar nuevas proteínas. Esto, junto con el uso de las bajas dosis de AAS, que inhiben la formación de TXA_2 en la plaqueta, pero no la de PGI2 en el endotelio vascular, es lo que la ha mantenido durante años como el antiagregante de elección en la profilaxis primaria y secundaria del SCA y el ACV isquémico.

El AAS inhibe de forma irreversible a la COX-1 de las plaquetas, por lo que una única dosis diaria es suficiente para inhibir casi toda la producción de TXA_2. Para obtener dosis analgésicas o antipiréticas, es necesaria la administración de AAS oral en dosis altas (500 mg) varias veces al día (cada 6-8 horas); como antiagregante plaquetario, es más efectivo en dosis bajas y sólo es necesaria la administración una vez al día (dosis recomendadas: 160-325 mg cada 24 horas).

El AAS debe utilizarse con precaución en pacientes con antecedentes de úlcera péptica, asmáticos (por el riesgo de broncoespasmo), aquellos con disfunción hepática y renal, y durante el embarazo. Su uso está contraindicado en pacientes con trastornos hemorrágicos y de la coagulación, pacientes con úlcera péptica activa y en menores de 16 años durante procesos víricos (gripe o varicela) por el riesgo de desarrollo del síndrome de Reye.

Antagonistas del receptor de la glucopoproteína (GP IIb/IIIa)

El receptor GPIIb/IIIa es el responsable final del establecimiento de los puentes de fibrinógeno interplaquetarios. Por lo tanto, inhiben la agregación plaquetaria bloqueando la unión del fibrinógeno a sus receptores plaquetarios y, por ello, también son conocidos como antagonistas del receptor del fibrinógeno.

Existen tres fármacos disponibles para uso IV y, por lo tanto, exclusivamente hospitalario: **abciximab**, **eptifibatida** y **tirofibán**.

El abciximab es un anticuerpo monoclonal de uso parenteral. Interfiere en la adhesión de las plaquetas al endotelio y en su interacción con los glóbulos blancos, por lo que también parece desempeñar un papel importante en los procesos inflamatorios asociados a los SCA. Aunque tiene una vida media muy corta, su disociación del receptor es muy lenta, por lo que su efecto se mantiene hasta pasados 4-5 días de su administración.

Se utiliza como tratamiento coadyuvante de la heparina y el AAS en la prevención de las complicaciones isquémicas en los pacientes de alto riesgo, sometidos a intervenciones coronarias percutáneas (aterectomías, angioplastias con balón o implantación de *stents*). El tratamiento debe iniciarse como mínimo 10 minutos antes del procedimiento con una inyección intravenosa de 250 µg/kg, seguida de una perfusión mantenida de 125 µg/kg/minuto (máximo 10 µg/minuto) durante 12 horas. Su uso está asociado al desarrollo de trombocitopenia e incremento del riesgo de sangrado, por lo que se recomiendan controles de la hemostasia del paciente. Las recomendaciones generales incluyen un hemograma, tiempo de protrombina, tiempo de coagulación activada y tiempo de tromboplastina parcial activada, previos al tratamiento y a las 12 y 24 horas, además de un recuento de plaquetas a las 24 horas.

La eptifibatida y el tirofibán son moléculas sintéticas de bajo peso molecular que actúan de forma específica y competitiva sobre los receptores GP IIb/IIIa. Debido a que su disociación del receptor es muy rápida, sus efectos son reversibles pero dependientes de la concentración plasmática. Se requiere una perfusión continua IV para mantener un efecto inhibitorio sobre la función plaquetaria, pero este efecto se revierte rápidamente tras interrumpir la administración.

Antagonistas del receptor purinérgico P2Y12

Antagonistas irreversibles del receptor P2Y12

Las tienopiridinas, **ticlopidina**, **clopidogrel** y **prasugrel**, son profármacos que requieren ser activados en el hígado por la enzima citocromo P-450 para dar origen a sus metabolitos activos.

Ticlopidina: su metabolito activo actúa induciendo cambios irreversibles en el receptor purinérgico y sus efectos como antiagregante plaquetario se logran a partir de 8-11 días de iniciado el tratamiento. Se administra por VO y la dosis recomendada es de 250 mg cada 12 horas. Su máxima concentración plasmática se alcanza a las 1-3 horas de su administración. Se elimina a través del aparato gastrointestinal y el riñón, por lo que se puede acumular en pacientes con insuficiencia renal. La ticlopidina debe asociarse con AAS en dosis bajas (100-250 mg/día) en pacientes portadores de endoprótesis vasculares (*stents*). Sus efectos secundarios más frecuentes son los de toxicidad gastrointestinal. Sin embargo, en un pequeño porcentaje de casos (menos del 1%), los pacientes pueden desarrollar graves efectos secundarios hematológicos, como neutropenia grave o aplasia medular. De hecho, su uso está contraindicado en pacientes con antecedentes de leucopenia, trombocitopenia y agranulocitosis.

Clopidogrel: es un análogo de la ticlopidina que, en raras ocasiones, induce efectos secundarios hematológicos graves.

El clopidogrel debe ser metabolizado en el hígado a través del citocromo P-450 para producir el metabolito activo responsable de la inhibición de la agregación plaquetaria, y que actúa de forma selectiva sobre el receptor P2Y12 plaquetario, de esta manera, inhibe las acciones dependientes del ADP y, como principal consecuencia, la activación del receptor GP IIb/IIIa.

La agregación plaquetaria inducida por otros agonistas también se ve afectada al bloquear la respuesta amplificadora inducida por la liberación de ADP. Debido a que la acción del metabolito activo sobre el receptor es irreversible, la inhibición de la función plaquetaria se mantiene durante la vida de las plaquetas afectadas y se restaura a medida que estas son sustituidas en el torrente sanguíneo.

Con la administración de 75 mg al día por VO de forma sostenida, sus efectos antiplaquetarios se observan a partir de una semana de iniciado el tratamiento. Sin embargo, con la administración de 300 mg en dosis de carga, la inhibición plaquetaria se alcanza en solo 2-5 horas.

La recomendación es el tratamiento con clopidogrel en pacientes sometidos a fibrinólisis y < 75 años con dosis carga de 300 mg; para los > 75 años, dosis carga de 75 mg.

Si la terapia de reperfusión es con angioplastia coronaria (ATC), se inicia carga de 300-600 mg con mantenimiento de 75 mg/día asociado con AAS en dosis bajas durante un período mínimo de 1 mes y máximo de 1 año, en aquellos pacientes con un riesgo moderado o alto de infarto de miocardio. El uso combinado de AAS y clopidogrel aumenta de forma considerable el riesgo de hemorragia

gastrointestinal, y no hay evidencia clínica de que un tratamiento más prolongado con ambos aporte beneficios adicionales. En los pacientes con ACV isquémico se debe indicar AAS dentro de las primeras 24 horas en aquellos que no reciben rt-PA y luego de este período en los que fueron sometidos a tratamiento fibrinolítico. En pacientes seleccionados se indica la combinacion de clopidogrel y AAS como prevención secundaria durante 21 a 30 dias para luego continuar solo con AAS:

Es bastante frecuente que los pacientes que están en tratamiento con AAS y clopidogrel reciban también un protector gástrico, dado el riesgo de hemorragia gastrointestinal. En este sentido, es preciso destacar la posible interacción farmacológica del clopidogrel con algunos inhibidores de la bomba de protones. Por lo tanto, en la metabolización del clopidrogel a su forma activa, se recomienda el uso de otros inhibidores de la bomba de protones que no interactúen con el citocromo P-450 en el hígado, como el lansoprazol o el pantoprazol.

Prasugrel: es también una tienopiridina de tercera generación y un profármaco, pero a diferencia de los metabolitos activos de la ticlopidina y del clopidogrel, su vida media es más larga (alrededor de 7 horas) y su efecto antiplaquetario, más rápido y estable.

El prasugrel está indicado, junto con la administración concomitante de AAS, en la profilaxis de episodios aterotrombóticos en pacientes con SCA sometidos a una intervención coronaria percutánea, con una dosis carga de 60 mg seguido de un mantenimiento de 10 mg/día; no se aconseja en pacientes > 75 años, que pesan < 60 kg o que hayan sufrido ACV.

Antagonistas reversibles del receptor P2Y12

El **ticagrelor** es el primer medicamento sintetizado y aprobado para uso clínico por VO de la familia de las ciclopentiltriazolpirimidinas.

Es un fármaco activo que bloquea de forma reversible el receptor P2Y12 y, además de su efecto antiagregante, tiene efecto vasodilatador a través de su acción en los receptores P2Y12 de la musculatura lisa vascular.

Se recomienda para el tratamiento de pacientes sometidos a ATC con una dosis carga de 180 mg y un mantenimiento de 90 mg cada 12 horas.

Fármacos anticoagulantes

Los fármacos anticoagulantes son aquellos que inhiben (o interfieren) en el funcionamiento de la cascada de la coagulación o hemostasia secundaria.

- **Dicumarínicos:** interfieren en la síntesis hepática de los factores dependientes de la vitamina K

  - **Warfarina**
  - **Acenocumarol**

- **Heparinas**: actúan activando la antitrombina III

  - Heparinas no fraccionadas (HNF)
  - Heparinas de bajo peso molecular (HBPM): **bemiparina, dalteparina, enoxaparina, nadroparina, tinzaparina**

- **Inhibidores directos de la trombina**

  - Bivalentes (hirudinas)
    - Irreversibles: **lepirudina, desirudina**
    - Reversibles: **bivalirudina**
  - Monovalentes: **argatrobán, dabigatrán**

- **Inhibidores del factor Xa**

  - Directos (orales): **rivaroxabán, apixabán**
  - Indirectos (parenterales): **fondaparinux, idraparinux**

Dicumarínicos

Los dicumarínicos son fármacos anticoagulantes orales que se sintetizan a partir de la dicumarina o el dicumarol, actúan como antagonistas de la vitamina K y, así, producen una reducción de la síntesis hepática de los factores de la coagulación II, VII, IX y X.

Warfarina y acenocumarol: ambos se administran por VO y pueden tener un período de latencia de hasta 48 horas, debido a que su mecanismo de acción depende de su efecto sobre la vitamina K.

Están indicados principalmente en el tratamiento de la trombosis venosa profunda y la embolia pulmonar en pacientes con FA y riesgo de embolización y en portadores de prótesis valvulares cardíacas no biológicas (con el fin de prevenir la formación de trombos sobre las válvulas mecánicas). La utilización de estos fármacos requiere un estricto control de laboratorio a partir del índice internacional normalizado (INRo RIN), principalmente debido a que existen múltiples factores dependientes del paciente y factores externos, como la dieta u otros fármacos, que pueden interferir con ellos desde el punto de vista farmacodinámico o farmacocinético.

La dosis habitual de inducción de la warfarina para adultos es de 10 mg/día durante 2 días, con una dosis posterior de mantenimiento diaria de 3-9 mg.

Las dosis habituales del acenocumarol son de 4-12 mg el primer día y 4-8 mg el segundo, con una dosis posterior de mantenimiento diaria de 1-8 mg.

Los anticoagulantes orales son teratógenos y pueden ocasionar hemorragias placentarias, sobre todo al final del embarazo y durante el parto. Por lo tanto, los anticoagulantes orales deben evitarse y sustituirse por heparina durante la gestación, sobre todo durante el primer y el tercer trimestres.

Heparinas

La heparina se utiliza para la prevención y el tratamiento de la trombosis venosa profunda y la tromboembolia pulmonar, en la angina inestable y el infarto agudo de miocardio, durante la angioplastia coronaria percutánea y en circuitos de circulación extracorpórea.

No se absorbe en el aparato gastrointestinal, por lo que debe administrarse por vía parenteral, SC (efectos retrasados: 1-2 horas tras la administración), IV (efecto inmediato).

Existen dos tipos de heparina:

- Las heparinas no fraccionadas (HNF)
- Las heparinas de bajo peso molecular (HBPM)

HNF

La HNF se une a la antitrombina III y le provoca un cambio conformacional que aumenta su capacidad inhibidora sobre los factores de la coagulación, principalmente sobre los factores IIa (trombina), Xa, IXa, XIa y XIIa, y este cambio conformacional de la antitrombina aumenta su unión a la trombina, y la inactiva.

La HNF también tiene un efecto hipolipemiante, ya que induce la liberación de la lipoproteinlipasa del endotelio capilar, y participa en la hidrólisis de triglicéridos a glicerol y ácidos grasos. También modula la función plaquetaria mediada por IgG: estimula la unión plaqueta-endotelio y modifica los mecanismos de activación intraplaquetarios.

La vida media de la heparina depende del tamaño de las moléculas y la dosis administrada. La HNF se elimina fundamentalmente a través del sistema reticuloendotelial, y son las moléculas más grandes las que se eliminan con mayor rapidez. La vida media se encuentra prolongada en pacientes con cirrosis hepática e insuficiencia renal. Por otra parte, la presencia de cargas negativas en la molécula facilita su unión inespecífica a diversas proteínas plasmáticas, lo que puede reducir el número de moléculas de heparina disponibles, y como la concentración de proteínas plasmáticas varía de una persona a otra, existe una gran variabilidad en el efecto de las heparinas administradas en dosis iguales en individuos diferentes.

Cuando la HNF se usa con fines terapéuticos, se recomienda la vía IV en bomba de infusión, y la dosis debe corregirse periódicamente en función del tiempo de tromboplastina parcial activada (TTPa), que debe mantenerse 2-2,5 veces por encima del valor de referencia. Se aconseja ajustar las dosis de heparina siguiendo un nomograma (**cuadro 11-6**).

Cuando la HNF se usa con fines profilácticos, se recomienda la vía SC cada 8-12 horas y, en este caso, no se requiere un control estricto.

Se presenta en ampollas de 5 mL/5000 UI (heparina 1% = 10 mg = 1000 UI/mL), o 5 mL/25 000 UI (heparina 5% = 50 mg = 5000 UI/mL).

El efecto adverso más frecuente con el uso de heparinas es la hemorragia, más frecuente aun en pacientes mayores de 60 años, con cirrosis hepática o insuficiencia renal.

En estos casos, la indicación es suspender el tratamiento con HNF y administrar sulfato de protamina. La protamina interacciona con la heparina en proporción 1:1 y se utiliza para revertir su efecto. Se administra por vía IV en dosis de 1 mg por 100 unidades de heparina y la dosis de heparina circulante se calcula basándose en la última dosis administrada y en su vida media. La velocidad de infusión no debe superar nunca los 50 mg/10 minutos.

Otro efecto adverso es la trombocicopenia inducida por heparina. Esta complicación puede aparecer en cualquier paciente en tratamiento con heparina (0,2-5%), con independencia de la dosis administrada.

HBPM

Las HBPM se obtienen a partir de la despolimerización de la HNF, que forma fragmentos cuyo peso molecular varía. Conservan el pentasacárido necesario para su unión a la antitrombina III, pero no son suficientemente largas para unirse a la trombina, por lo que actúan estimulando la inhibición del factor Xa a través del complejo que forman con la antitrombina III.

Al ser más pequeñas que la HNF, las HBPM se unen menos a macrófagos o al endotelio, por lo que se eliminan más lentamente y aumenta su biodisponibilidad, se absorben mejor por vía SC y su unión a proteínas plasmáticas también es más limitada. Además, la inhibición del factor Xa por las HBPM induce cambios muy discretos en el TTPa, por lo que no se utiliza como control analítico.

Las HBPM tienen una serie de ventajas sobre las HNF: muestran una mejor relación dosis-respuesta y, por lo tanto, un efecto anticoagulante más predecible, requieren una administración de 1 o 2 veces al día sin necesidad de control de laboratorio y producen menos efectos secundarios.

La eliminación de las HBPM es principalmente por vía renal y su vida media oscila entre 3 y 6 horas.

Las HBPM se utilizan por vía SC tanto con fines profilácticos como terapéuticos en enfermedades tromboembólicas. Sus mejores características farmacocinéticas le confieren mayor seguridad y determinan una predecible relación dosis-respuesta, por lo que no requieren monitorización analítica, con excepción de los pacientes con insuficiencia renal, de bajo peso o sobrepeso, en los que se puede determinar la actividad antifactor Xa.

La dosis recomendada en el tratamiento de SCA es de 1 mg/kg SC cada 12 horas, o al día si el *clearance* del paciente es < 30 mL/min.

Cuadro 11-6. Nomograma para el ajuste de la dosis de heparina no fraccionada según el tiempo de tromboplastina parcial activada	
Tiempo de tromboplastina parcial Activada (TTPa)	**Cambio de dosis**
< 35 s (1,2 veces el control)	80 U/kg de bolo, aumentar la velocidad de la infusión en 4 U/kg por hora
35-45 s (1,5-1,5 veces el control)	40 U/kg de bolo, aumentar la velocidad de la infusión en 2 U/kg por hora
46-70 s (1,5-2,3 veces el control)	Sin cambios
71-90 s (2,3-3,0 veces el control)	Reducir la velocidad de infusión en 2 U/kg
> 90 s (> 3,0 veces el control)	Detener la infusión durante 1 h y reducir luego la velocidad de infusión en 3 U/kg por hora

Efectos adversos: las HBPM los comparten con las HNF, aunque aparecen con menor frecuencia.

En el **cuadro 11-7** se muestran las equivalencias entre las distintas HBPM.

Dosis de heparinas en SCA sin elevación del segmento ST:

- HBPM: enoxaparina 1 mg/kg por vía SC cada 12 horas hasta el alta hospitalaria o la ATC (c/24 h

---

Cuadro 11-7. Heparinas de bajo peso molecular. Equivalencias entre las diferentes presentaciones

Profilaxis de la enfermedad tromboembólica venosa. Equivalencias

Principio activo (NOMBRE COMERCIAL)	Bemiparina (HIBOR®)	Dalteparina (FRAGMIN®)	Enoxaparina (1) (CLEXANE®)	Nadroparina(2) (FRAXIPARINA®)	Tinzaparina (INNOHEP®)	Fondaparinux (3) (ARIXTRA®)
Riesgo moderado	2500 Ul/ 0,2 mL	2500 Ul/ 0,2 mL	20 mgL/0,2 mL	2850 Ul/0,3 mL	32,50o Ul/ 0,35 mL	2,5 mg/0,5 mL
Riesgo alto	3500 Ul/ 0,2 mL	5.000 Ul/ 0,2 mL	40 mg/0,4 mL	2850 Ul/0,3 mL 3800 Ul/0,4 mL 5700 Ul/0,6 mL	4.500 Ul/ 0,45 mL	2,5 mg/0,5 mL

1 mg enoxaparina equivale a 100 Ul aproximadamente.
En riesgo alto (cirugía ortopédica), la dosis debe ajustarse según el esquema siguiente:
≤ 70 kg: 0,3 mL (2850 Ul) hasta el tercer día. A partir del cuarto día, 0,4 mL (3800 Ul).
≥ 70 kg: 0,4 mL (3800 Ul) hasta el tercer día. A partir del cuarto día, 0,6 mL (3700 Ul).
(3) Si clearance de creatinina 30-50 mL/min: 1, 5 mg/0,3 mL. No administrar si clearance de creatinina > 20 mL/min.

Tratamiento de la enfermedad tromboembólica venosa. Equivalencias

	Bemiparina (HIBOR®)	Dalteparina (FRAGMIN®)	Enoxaparina (CLEXANE®)	Nadroparina (FRAXIPARINA®)	Tinzaparina (INNHOEP®)	Fondaparinux (ARIXTRA®)
Posología recomendada	115 Ul/ kg/24 h	100 Ul/kg/12 h o 100 Ul/kg/24 h* (*Máx. 18 000 Ul)	1 Ul/kg/12 h o 1,5 Ul/kg/24 h	85,5 Ul/kg/12 h o 17 Ul/kg/24 h	175 Ul/kg 24 h	7,5 mg/24 h (0,6 mg/24 h)
PESO	Bemiparina (HIBOR®)	Dalteparina (FRAGMIN®)	Enoxaparina (CLEXANE®)	Nadroparina (FRAXIPARINA®)	a (INNHOEP®)	Fondaparinux (ARIXTRA®)
< 50 kg	5000 Ul (0,2 mL/24 h)	5000 Ul (0,2 mg/ 12 h) 10.000 Ul (0,4 mg/24 h)		0,4 mL (3800 Ul) 12 h		5 mg/24 h (0,4 mL/24 h)
50-70 kg	7500 Ul (0,3 mL/24 h)	12 500 Ul (0,5 mL/24 h)	60 mg (6000 Ul) 100 mg (10 000 Ul) (1 mL/24 h)	0,6 mL (5700 Ul)/12 h F 0,6 mL (11 400 Ul)/24 h	0,5 mL (10 000 Ul) 24 h	7,5 mg/24 h (0,6 mL/24 h)
> 70kg	71-100 kg 10 000 Ul (0,4mL/24 h) 101-120 kg 12 500 Ul (0,5 mL/24 h > 120kg 115 Ul/kg/24 h	7500 Ul (0,3 mL/12 h) 15 000 Ul (0,6 mL/24 h) Máx.18 000 Ul (0,72 mL/24 h)	80 mg (8000 Ul) (0,8 mL/12 h) 120 mg (12 000 Ul) (0,8 mL/24 h)	0,8 mL (7600 Ul)/12 h F 0,8 mL (15 200 Ul)/24 h	0,7 mL (14 000 Ul)/ 24 h	7,5 mg/24 h* (0,6 mL/24 h)

* > 100 kg:10 mg/24 h (0,8 mL/24 h).

si el *clearance* de creatinina < 30 mL/min); o HNF bolo 60 UI/kg (máx. 4000 UI). Luego, infusión de 12 UI/kg/h (máx. 1000 UI/h) ajustada por Kptt × 48 h o hasta ATC.

Dosis de heparinas en los SCA con elevación del segmento ST asociado a terapia de reperfusión con fibrinolíticos:

• HBPM: enoxaparina: comenzar antes de administrar el r-tPA

  – < 75 años: 30 mg EV en bolo, seguido en 15 min con 1 mg/kg SC c/12 h (máximo 100 mg en las 2 primeras dosis)
  – > 75 años: sin bolo, 0 75 mg/kg SC c/12 h (máximo 75 mg en las dos primeras dosis)
  – Si *clearance* de creatinina < 30 mL/min sin tener en cuenta la edad: 1 mg/kg SC c/24 h

Dosis de heparina en el TEP: duración de la administración de enoxaparina: hasta la revascularización o hasta 8 días de la estancia hospitalaria.

• Heparina no fraccionada: bolo 60 UI/kg, máx. de 4000 UI, + infusión de mantenimiento de 12 UI/kg/h, máx. 1000 UI/h ajustado al KPTT.

La terapia empleada en la anticoagulación del TEP es con bolo inicial de 5000 UI EV, + infusión de 15-18 UI/kg/h, con control y objetivo de KPTT 1,5-2,5 del basal.

FIBRINOLÍTICOS

Los agentes fibrinolíticos son utilizados clínicamente para restablecer el flujo sanguíneo de un vaso (arteria o vena) ocluido por un trombo establecido, ya que poseen la capacidad de lisar rápidamente el coágulo al activar de forma directa o indirecta el plasminógeno. De hecho, los agentes fibrinolíticos pueden utilizarse en diferentes enfermedades cardiovasculares, como el infarto agudo de miocardio, los ataques cerebrovasculares isquémicos, la tromboembolia pulmonar y la trombosis venosa y/o arterial.

Los agentes fibrinolíticos pueden subdividirse en activadores fibrinoespecíficos y no fibrino específicos (**cuadro 11-8**).

Agentes fibrinolíticos de primera generación o no fibrinoespecíficos

Estreptocinasa (SK): la SK se clasifica como un activador del plasminógeno no fibrinoespecífico,

ya que no solo activa el plasminógeno unido a la fibrina, sino también el plasminógeno plasmático, lo cual puede originar un estado de hiperplasminemia.

La dosis de SK varía en función de la indicación clínica, y se puede administrar por vía sistémica o local (p. ej., lisis por catéter en el caso del infarto agudo de miocardio).

La SK es depurada del plasma de forma bifásica. La primera fase se debe a la presencia de anticuerpos específicos que se unen con la SK y forman un complejo que es eliminado rápidamente del plasma (unos 18 minutos). Tras la saturación de los anticuerpos circulantes anti-SK, la mayor parte de la SK libre se une con el plasminógeno para formar el complejo activador de la fibrinólisis. La eliminación en esta segunda fase varía en función de la SK administrada y la disponibilidad del plasminógeno, aunque la vida media es aproximadamente de unos 80 minutos. Los títulos de anticuerpos anti-SK alcanzan concentraciones máximas varias semanas después, y tardan muchos meses en normalizarse, incluso un año en algunos casos. Por lo tanto, una nueva administración de SK durante este período es controvertida, por el posible efecto reducido.

La SK se administra:

• En IAM: infusión continua de 1 500 000 UI diluidos en 100 cc sol. salina 0,9% en 30-60 minutos.
• En TEP: 1 500 000 UI para pasar en 2 horas.

La principal complicación del tratamiento con SK es la hemorragia, que está relacionada con la dosis y la duración del tratamiento. Otra complicación relacionada con el uso de la SK es la reacción

Cuadro 11-8. Clasificación de los fibrinolíticos

GENERACIÓN	ESPECÍFICOS	NO ESPECÍFICOS
Primera		Estreptocinasa Urocinasa
Segunda	Alteplasa Prourocinasa	Anistreplasa
Tercera	Retaplasa Tecneteplasa Monteplasa Lanoteplasa Pamiteplasa	

alérgica debido a su origen bacteriano. Estas reacciones pueden ser inmediatas y muy variables en su presentación, desde un exantema cutáneo hasta el desarrollo de un shock anafiláctico, o tardías, con vasculitis, artritis o nefritis. Estas reacciones alérgicas deberían tratarse con antihistamínicos o corticoides.

Agentes fibrinolíticos de segunda generación o fibrinoespecíficos

Alteplasa (r-tPA): se considera un fibrinolítico fibrinoespecífico y, por consiguiente, su acción sobre el plasminógeno plasmático es menor que con el uso de SK y UK.

La alteplasa tiene una vida media de 4-5 minutos y es metabolizada en el hígado. Carece de antigenicidad, por lo que podría utilizarse en pacientes que han desarrollado anticuerpos frente a la SK. Si bien la alteplasa es un fármaco fibrinoespecífico, su principal efecto secundario sigue siendo la hemorragia. Dosis superiores a 100 mg de alteplasa se han asociado con un incremento de hemorragias cerebrales.

En el tratamiento del ACV isquémico, se recomienda 0,9 mg/kg de peso, hasta un máximo de 90 mg, iniciado con el 10% de la dosis en bolo inicial, seguido en forma inmediata por el resto de la dosis en infusión IV durante 60 minutos. Las presentaciones de alteplasa no deben diluirse, se reconstituye con la solución diluyente estéril para tal fin, mediante la cánula de transferencia y evitando agitar enérgicamente la solución obtenida.

En el tratamiento del TEP, se utilizan 100 mg en infusión continua por 2 horas. O en casos de colapso inminente, 0,6 mg/kg en 15 minutos (máx. 50 mg), seguido por la terapia de anticoagulación con infusión de heparina.

Para la terapia de reperfusión miocárdica, se recomiendan 15 mg en bolo; luego, 0,75 mg/kg en 30 minutos (no más de 50 mg) y 35 mg en los restantes 60 minutos. Junto con la trombólisis, se debe realizar tratamiento con HBPM o HF, como se expresó más arriba.

VÍAS DE ADMINISTRACIÓN DE FÁRMACOS EN LA EMERGENCIA

Vía IV

Se distinguen tres formas de administración IV.

Inyección intravenosa directa

Es la administración del medicamento tal y como viene presentado.

Por lo tanto, la administración del fármaco sería en bolo, pero también entran en esta vía aquellos fármacos que se diluyen de forma discreta con una cantidad adicional de solución salina o agua para inyectables, que es en la mayor parte de los casos.

Esta práctica de diluir el fármaco es recomendable porque, además de minimizar los posibles efectos negativos que pueda ocasionar el fármaco por sí mismo en el paciente, ayuda a conservar en mejores condiciones el acceso venoso conseguido y, así, disminuyen las posibilidades de irritación química de la vena en la que se está administrando el fármaco, sobre todo en soluciones ácidas, alcalinas o hipertónicas (fleboirritantes).

La velocidad de administración puede ser rápida, en bolo, o lenta, como mínimo en 1-2 minutos en unos casos y en 3-5 minutos en otros.

> **!** Luego de la administración de fármacos en el paro cardíaco debe administrarse un bolo de 20 mL de solución fisiológica.

En el tratamiento de las taquicardias paroxísticas supraventriculares estables, la adenosina debe administrarse por vía IV rápida en bolo o (*flush*), directamente en la vena o bien, por un catéter IV. En este último caso, la inyección debe realizarse lo más proximal posible, seguido de un lavado rápido con suero fisiológico.

Infusión intravenosa diluida

Se considera así cuando el medicamento se administra diluido con una pequeña cantidad de solución intravenosa (en general, 50-100 mL) o, en algunos casos, aparece ya en esa presentación y se administra durante un período limitado.

Generalmente, la dosis prescrita se diluye en suero y se administra en un período de 15-30 minutos.

Muchos de los fármacos que en hospitalización son considerados fármacos de infusión intravenosa diluida, en la urgencia extrahospitalaria pasan a ser de administración directa (diluidos en jeringa) por la necesidad de obtener resultados con mayor premura.

Infusión intravenosa continua o por goteo

El medicamento se diluye en soluciones intravenosas de volumen variable (200-250-500 mL) y se administra de forma continuada, para introducir un volumen determinado en una cantidad de tiempo determinada con mayor exactitud. Se recomienda el uso de bombas de infusión continuas.

Actualmente, en algunos casos la infusión continua también puede realizarse con pequeños volúmenes de solución IV mediante bombas de jeringa.

En la aplicación de medicación por goteo IV, además de preparar la sustancia por administrar, es necesario calcular la velocidad de perfusión. Para ello, se debe tener en cuenta que 1 mL = 1 cc = 20 gotas = 60 microgotas.

Vía intraósea

Este acceso es una alternativa cuando no es posible lograr rápidamente una vía venosa periférica. La habilidad de colocación se puede lograr con poco entrenamiento. Permite acceder al plexo venoso intraóseo no colapsable y así poder administrar líquidos, hemoderivados y fármacos en la emergencia e incluso obtener muestras de sangre para laboratorio. En lactantes y niños, se utiliza la vía IO a nivel tibial anterior proximal. En el adulto, se puede colocar también en esternón, fémur distal, metáfisis proximal del húmero, tibial distal, radio y cúbito distales, espina ilíaca anterosuperior y calcáneo.

CONCLUSIONES

- En este capítulo se describen los fármacos utilizados en las situaciones de emergencias abordadas en este manual, taquiarritmias, bradicardias, PCR, SCA y ACV, sus mecanismos de acción, efectos terapéuticos, secundarios y adversos, indicaciones, contraindicaciones, dosis, diluciones, vías de administración y presentación. Debemos conocer estos contenidos, tenerlos por escrito para su rápida lectura en la práctica diaria, tener protocolos con diluciones estandarizadas y cálculo estándar de la dosis en bolo o en infusión IV para un adulto de 70 kg.

BIBLIOGRAFÍA

Aristil Chéry P. Manual de Farmacología Básica y Clínica. México: Mc Graw Hill; 2010.

Lorenzo Fernández P, et al. Velázquez. Farmacología Básica y Clínica. 19.ª ed. Madrid: Panamericana; 2018.

Lahera Juliá V, López Jaramillo P y Cachofeiro Ramos V. E. Cap. 23: Fármacos que actúan sobre el sistema renina-angiotensina. En: Lorenzo Fernández P, et al. Velázquez. Farmacología Básica y Clínica. 19.ª ed. Madrid: Panamericana; 2018.

Tamargo Menéndez J, Caballero Collado R y Delpón Mosquera E. Cap. 26: Fármacos antianginosos. En: Lorenzo Fernández P, et al. Velázquez. Farmacología Básica y Clínica. 19.ª ed. Madrid: Panamericana; 2018.

Tamargo Menéndez J, Caballero Collado R y Delpón Mosquera E. Cap. 27: Fármacos hipolipemiantes. En: Lorenzo Fernández P, et al. Velázquez. Farmacología Básica y Clínica. 19.ª ed. Madrid: Panamericana; 2018.

Cuidados posparo cardíaco

12

OBJETIVOS

- Proporcionar la información y las herramientas necesarias para entender la importancia de los cuidados posparo cardíaco y poder desarrollar protocolos locales en las diferentes unidades de cuidados intensivos (UCI), teniendo en cuenta sus medios y sus características propias.
- Conocer la aplicación correcta de manera correcta los cuidados posparo cardíaco.
- Conocer la monitorización y los objetivos de la ventilación mecánica.
- Conocer la monitorización y los objetivos de la reanimación hemodinámica.
- Identificar a los pacientes que requieren revascularización miocárdica y manejo específico de la temperatura.

INTRODUCCIÓN

La cadena de supervivencia es una secuencia de acciones que permite la reanimación exitosa de una víctima de paro cardíaco y la mejor calidad de vida posterior.

La eficacia de esta cadena está determinada por la capacidad de ejecutar acciones concretas, estandarizadas y coordinadas entre todos los participantes en cada uno de los eslabones que la componen.

Una vez alcanzado el retorno a la circulación espontánea (RCE), comienza el quinto eslabón: el soporte vital avanzado y los cuidados posparo cardíaco, tanto en la cadena de supervivencia del paro cardíaco intrahospitalario (PCIH) como en el paro cardíaco extrahospitalario (PCEH) (**fig. 12-1**).

En las Guías americanas de 2020 se agregó un sexto eslabón, Recuperación, a ambas cadenas de supervivencia. También el algoritmo de atención posparo cardíaco se actualizó para enfatizar la necesidad de evitar la hiperoxia, la hipoxemia y la hipotensión, y se agregó un nuevo diagrama para guiar e informar el pronóstico neurológico.

Los cuidados adecuados y de calidad, aplicados tras el paro cardíaco, están asociados a una reducción de la mortalidad temprana provocada por la inestabilidad hemodinámica y la posterior morbimortalidad causada por la disfunción multiorgánica y la lesión cerebral.

Los cuidados posparo cardíaco están orientados a identificar y tratar la causa precipitante, así como a evaluar y manejar la lesión cerebral, la disfunción miocárdica y la respuesta sistémica por isquemia y reperfusión. Diferentes estudios indican que el tratamiento de estos pacientes mediante protocolos guiados por objetivos, con las medidas terapéuticas que han demostrado eficacia, como la hipotermia inducida o manejo específico de la temperatura (MET) y la revascularización coronaria precoz, cuando están indicadas, pueden mejorar notablemente el pronóstico.

SÍNDROME POSPARO CARDÍACO

El síndrome posparo cardíaco es la entidad clínica que se produce como consecuencia de las maniobras de reanimación cardiopulmonar (RCP) y del RCE.

La reanimación exitosa se define como la restauración de un ritmo de perfusión espontáneo. La circulación asistida (p. ej., oxigenación por membrana extracorpórea o ECMO) no es considerada RCE. Se debe restablecer la circulación generada por el paciente.

Para el personal de salud, los signos de RCE deben incluir la evidencia de pulso palpable o presión arterial medible.

Una vez alcanzado el RCE, se producen múltiples reacciones en el organismo que afectan fundamentalmente al cerebro y al corazón.

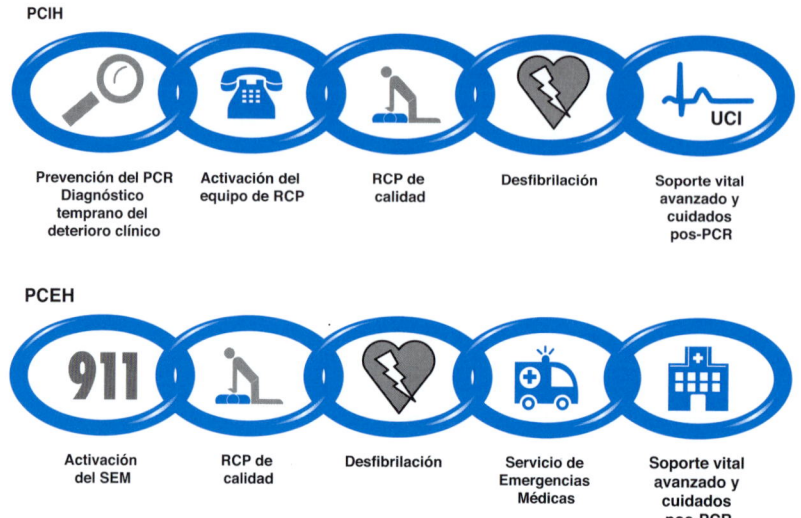

Fig. 12-1. Cadenas de supervivencia para adultos con paro cardíaco intrahospiptalario (PCIH) y paro cardíaco extrahospitalario (PCEH). RCP: reanimación cardiopulmonar. SEM: servicio de emergencias médicas. PCR: paro cardiorrespiratorio. UCI: unidad de cuidados intensivos.

La intensidad y la gravedad de las manifestaciones poseen relación directa con el tiempo transcurrido desde el paro cardíaco y el inicio de la RCP, y con el tiempo entre la RCP y el RCE. Si el RCE se consigue rápidamente luego del paro cardíaco, el síndrome posparo podría no aparecer.

Los componentes clave del síndrome posparo son: lesión cerebral posparo cardíaco, disfunción miocárdica posparo cardíaco, respuesta sistémica de isquemia/reperfusión y persistencia de la patología precipitante.

Este síndrome transcurre en 5 fases (**fig. 12-2**):

- Inmediata: ocurre durante los primeros 20 minutos posteriores al RCE.
- Temprana/precoz: entre los 20 minutos y las 6-12 horas después del RCE. Las intervenciones tempranas pueden ser efectivas en esta ventana de tiempo; se deben corregir las anormalidades electrolíticas, proporcionar soporte hemodinámico, y optimizar la ventilación y la oxigenación.
- Intermedia: entre las 6-12 horas y las 72 horas, cuando los mecanismos lesivos todavía están activos y se debe continuar con una terapéutica agresiva.

- Recuperación: desde el tercer día, punto donde el pronóstico se vuelve más fiable.
- Rehabilitación: destinada a la recuperación plena de la víctima, desde el alta de la UCI. Este punto se incluyó en el sexto eslabón de las Guías americanas.

Estos intervalos se superponen con las 4 fases fisiopatológicas descritas clásicamente como disfunción de todos los órganos y sistemas en las primeras 12 horas tras la parada cardíaca (fase I), recuperación circulatoria con persistencia de la disfunción cerebral y metabólica entre las 12-24 horas (fase II), normalización progresiva del funcionamiento de todos los órganos y sistemas transcurridas 72 horas (fase III) y aparición de complicaciones diferidas superado este tiempo (fase IV).

A continuación, se describirán la lesión neurológica y la disfunción cardíaca.

LESIÓN CEREBRAL POSPARO CARDÍACO

La lesión cerebral posparo cardíaco es la causa más común de morbimortalidad. El cerebro es muy sensible a la hipoxia y a los efectos de la reperfusión.

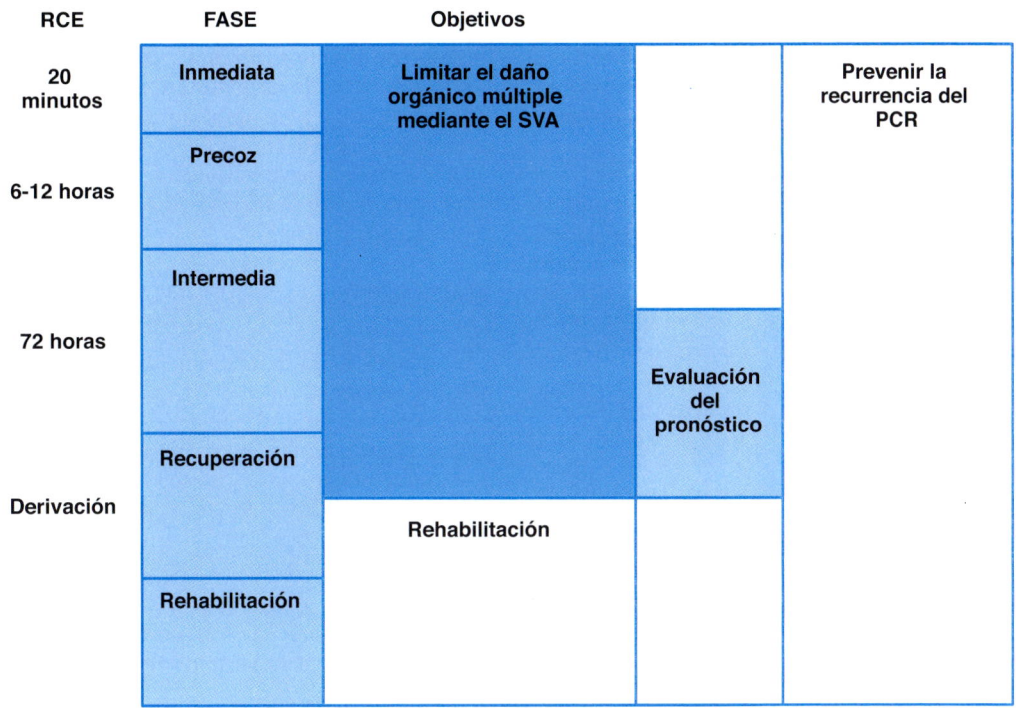

Fig. 12-2. Fases del síndrome posparo cardíaco. SVA: soporte vital avanzado.

Aunque el cerebro representa solo el 2% del peso corporal, debido a su intensa actividad metabólica, recibe el 15% del gasto cardíaco y consume el 20% del oxígeno total del organismo. Durante el paro cardíaco, la caída de la disponibilidad de oxígeno y glucosa provocan que el metabolismo cerebral cambie a anaeróbico. Esta producción de energía es insuficiente para cubrir las necesidades metabólicas, por lo que la función cerebral se deteriora con rapidez. En general, la conciencia se pierde a los 15 segundos de interrumpido el flujo sanguíneo cerebral (FSC). Posteriormente, las funciones del tronco cerebral cesan (respiración agónica seguida de apnea, y pupilas dilatadas y arreactivas).

El cerebro es susceptible no solo a la isquemia, sino también a la reperfusión; por lo tanto, un episodio de paro cardíaco y el RCE están frecuentemente asociados a disfunción neurológica marcada.

El edema cerebral, la degeneración isquémica y la pérdida de la autorregulación caracterizan el patrón de lesión cerebral.

Los mecanismos de lesión cerebral por el paro cardíaco y el daño neuronal tardío (neurodegeneración)

que ocurre horas o días después del RCE siguen siendo inciertos. La fisiopatología implica una compleja cascada de eventos moleculares aún desconocidos. Muchas líneas de investigación han demostrado graves daños mitocondriales secundarios a isquemia, relacionados con un aumento de la permeabilidad mitocondrial transitoria tras la reperfusión, consecuencia de una alteración en la homeostasis del calcio intracelular, generación de especies de oxígeno reactivo e inflamación. Esta permeabilidad mitocondrial transitoria genera falla bioenergética, disfunción mitocondrial y la posterior muerte celular neuronal. Además, se activa la cascada de coagulación, que promueve a la formación de microembolias en la microcirculación, lo cual genera una mayor disfunción endotelial.

La hemodinamia cerebral tras el RCE se caracteriza por fallo en la reperfusión a nivel microcirculatorio, a pesar de una adecuada presión de perfusión cerebral (PPC), como consecuencia de la microtrombosis instaurada durante el paro cardíaco. A esto se añade la reperfusión hiperémica, causada por un aumento de la PPC, y deterioro de la autorregulación cerebral, lo que producirá una mejoría inicial del FSC, seguida a los 15-30 minutos de un estado de hipoperfusión, que se añade al derivado de las microtrombosis y, posteriormente, a una exacerbación del edema y daño por reperfusión.

Aunque la cascada fisiopatológica es activada por el paro circulatorio, muchos de los mecanismos gatillos de la lesión cerebral y sus manifestaciones clínicas son ejecutados horas o días después del RCE. Las manifestaciones clínicas incluyen grados variables de disfunción neurocognitiva, convulsiones, mioclonías, coma y muerte cerebral.

DISFUNCIÓN MIOCÁRDICA POSPARO CARDÍACO

Si la causa del paro no es cardíaca, esta disfunción es reversible y responde al tratamiento.

La función miocárdica se reduce tras el RCE aunque se restaure el flujo. Su intensidad está determinada por la magnitud del daño producido por la isquemia, como así también por la causa del paro y las intervenciones terapéuticas realizadas, tales como la desfibrilación y la administración de adrenalina. La contractilidad y la relajación están afectadas, lo que produce inestabilidad hemodinámica.

Es importante reconocer que una elevada frecuencia cardíaca y de la presión arterial inmediatamente después del RCE puede ser causada por un aumento transitorio en las concentraciones de catecolaminas exógenas.

Durante los primeros minutos de la reperfusión miocárdica, el retículo sarcoplásmico se encuentra con una sobrecarga de calcio. Esta sobrecarga de calcio, la permeabilidad mitocondrial aumentada y la activación de proteasas, que produce fragilidad del citoesqueleto/sarcolema, tienen un papel fundamental como mecanismos causantes de la muerte de los cardiomiocitos durante los primeros minutos de la reperfusión. Además, la muerte celular se puede propagar a los cardiomiocitos adyacentes a través de las uniones en hendidura entre las células.

Este fenómeno, conocido como daño por reperfusión o muerte celular por reperfusión, ha sido ampliamente explorado y reconocido en el contexto de la reperfusión clínica.

En el RCE se produce una alteración en la contractilidad del miocardio conocida como aturdimiento cardíaco que produce una caída del gasto cardíaco (GC) y, en consecuencia, de la disponibilidad de oxígeno.

La medición del GC puede realizarse por métodos invasivos (termodilución transcardíaca intermitente o continua), mínimamente invasivos (análisis de la onda de pulso arterial, método de dilución de litio o termodilución transpulmonar) y no invasivos (ecocardiografía).

La ecocardiografía se considera el estudio de referencia para evaluar la función sistólica y diastólica del ventrículo izquierdo.

TRATAMIENTO DEL SÍNDROME POSPARO CARDÍACO

Luego del RCE, la atención deberá seguir el ABCD, poniendo especial atención en evitar la hipoxemia, hipotensión e hiperoxia.

Se realizará una fase inicial de estabilización y, posteriormente, se continuará con un manejo continuo con actividades de emergencia adicionales (**fig. 12-3**).

> **!** Se deberá evaluar la posibilidad de realizar intervención coronaria percutánea (ICP), MET y evaluación del pronóstico neurológico multimodal.

La atención de calidad en este período marca diferencias respecto de la recuperación neurológica, la sobrevida y las complicaciones.

Es fundamental realizar una valoración continua del ABCD durante el traslado y a la llegada al servicio de urgencias (SU) o la UCI.

El traslado por el sistema de emergencias médicas (SEM) desde el escenario prehospitalario deberá realizarse siempre con notificación previa al hospital al cual se hace la derivación. Si es posible, con comunicación directa entre el médico del SEM y el médico receptor del hospital, durante la cual se dará un informe completo del estado y los antecedentes del paciente. El centro al que se traslada el paciente debe tener la capacidad de proporcionar los cuidados posparo cardíaco.

De ser posible, se debería derivar al paciente directamente a un centro que ofrezca ICP si se sospecha un síndrome coronario agudo (SCA) como causa del paro cardíaco.

EVALUACIÓN ABCD

A. Asegurar una vía aérea permeable (*airway*): si se ha colocado algún dispositivo supraglótico en la emergencia, es recomendable reemplazarlo. Una vía aérea (VA) permeable y segura se logra mediante la intubación endotraqueal.

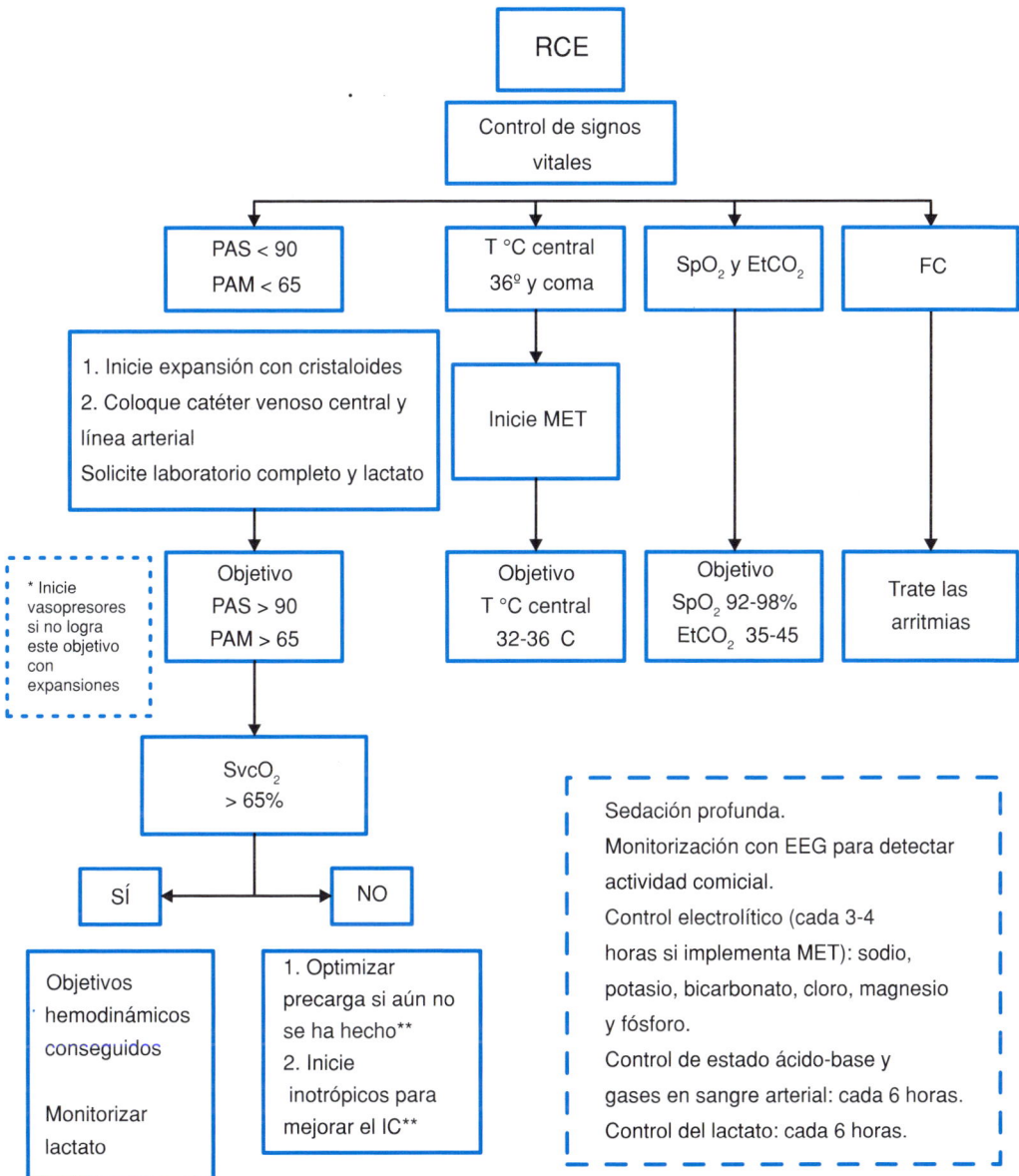

Fig. 12-3. Algoritmo de soporte vital tras el retorno a la circulación espontánea (RCE). PAS: presión arterial sistólica; PAM: presión arterial media; FC: frecuencia cardíaca; ECG: electrocardiograma; VCI: vena cava inferior; MET: manejo específico de la temperatura; SvcO₂: saturación venosa central de O₂.

¥ Dado que en este síndrome coexisten la disfunción miocárdica con la vasoplejía producida por los mediadores de la respuesta inflamatoria, puede ser necesaria la utilización de fármacos vasoconstrictores inotrópicos o la combinación de ambos.

¥ La precarga y la respuesta a líquidos pueden valorarse con la variabilidad del volumen sistólico, el índice de distensibilidad de la VCI, la elevación pasiva de los miembros inferiores o con la ecocardiografía bidimensional.

Es preciso confirmar la colocación del tubo endotraqueal por inspección, auscultación y capnografía. Se debe controlar su posición durante los traslados.

B. Ventilación (*breathing*): se deberá ventilar con bolsa de reanimación autoinflable con FIO_2 100%, con una frecuencia de 10 por minuto o 1 cada 6 segundos y un volumen corriente de aproximadamente 500 mL o ⅓ de bolsa hasta iniciar la asistencia ventilatoria mecánica. Verificar los movimientos torácicos durante la inspiración y la espiración.

C. Circulación: se deberá colocar una vía venosa periférica de calibre grueso, de preferencia en una vena antecubital. La hidratación parenteral y la reanimación se realizarán con cristaloides (solución fisiológica 0,9% o Ringer lactato).

Se debe realizar un ECG de 12 derivaciones y, de ser posible comparar, con ECG previos. La monitorización cardíaca continua permite diagnosticar y tratar arritmias. Controlar los signos vitales.

D. Diagnóstico diferencial: se debe determinar la causa del paro utilizando la regla mnemotécnica de las 5 H y las 5 T. Obtener datos del paciente, antecedentes personales y familiares, patologías previas, fármacos, consumo de drogas, estudios previos, historia de la enfermedad actual, etcétera.

PERÍODO DE ATENCIÓN ESPECIALIZADA

En la UCI, se iniciará el período de atención especializada.

El objetivo de este período es el apoyo cardiorrespiratorio para optimizar la oferta de O_2 a los tejidos, especialmente a nivel cerebral. Esta atención siempre estará guiada por objetivos (**figs. 12-3 y 12-4**).

> ❗ Se deberá prevenir y tratar la hipoxemia, la hipotensión arterial, las arritmias y la hipertermia, que producen isquemia como vía final común.

Es recomendable, luego del ingreso a UCI, volver a evaluar el ABCD. Se debe controlar la permeabilidad de la VA, asegurar una ventilación y la oxigenación efectivas, una vía intravenosa permeable, controlar los signos vitales, realizar monitorización cardíaca permanente, evaluación neurológica y búsqueda de causas probables del paro cardíaco.

La monitorización permanente de los signos vitales incluye la SpO_2 y la medición del CO_2 exhalado por capnografía ($EtCO_2$ por sus siglas en inglés: *end tidal* CO_2).

A continuación, se describirán los cuidados que deben implementarse y la monitorización que deben recibir estos pacientes.

Cuidados generales

- Realizar ECG de 12 derivaciones.
- Control de signos vitales.
- Colocar la cabecera de la cama a 30º: esta posición favorece el retorno venoso cerebral y reduce la presión intracraneal (PIC). Además, es parte de los cuidados para prevenir la neumonía asociada a la ventilación mecánica (VM).
- Control de la glucemia:

  – Se debe mantener la glucemia por debajo de 180 mg/dL. Se deberán evitar las hiperglucemias, así como las hipoglucemias graves o moderadas.

  – Controlar la glucemia cada 1 hora durante las primeras 12 horas y luego, cada 4-6 horas.

- Hematocrito ≥ 30%:

  – Es importante mantener un hematocrito de 30%, en especial si el paciente tiene enfermedad coronaria y presenta disfunción hemodinámica.

  – Se puede considerar realizar transfusiones en pacientes que presenten isquemia aguda cardíaca. Evaluar la necesidad de transfusión en aquellos pacientes que tengan dificultad para realizar el destete de la VM: cuando existe compromiso grave de la ventilación, debilidad de los músculos respiratorios o alto volumen-minuto respiratorio.

- Estudios por imágenes: para evaluar las posibles causas subyacentes.

Ventilación mecánica

Solicitar laboratorio con gasometría arterial y radiografía de tórax.

Se recomienda ventilar al paciente en modo volumen-control, con una estrategia protectora (6-8 mL/kg de volumen corriente) y una frecuencia respiratoria que permita mantener una $PaCO_2$ normal, con valores entre 35 y 45 mm Hg.

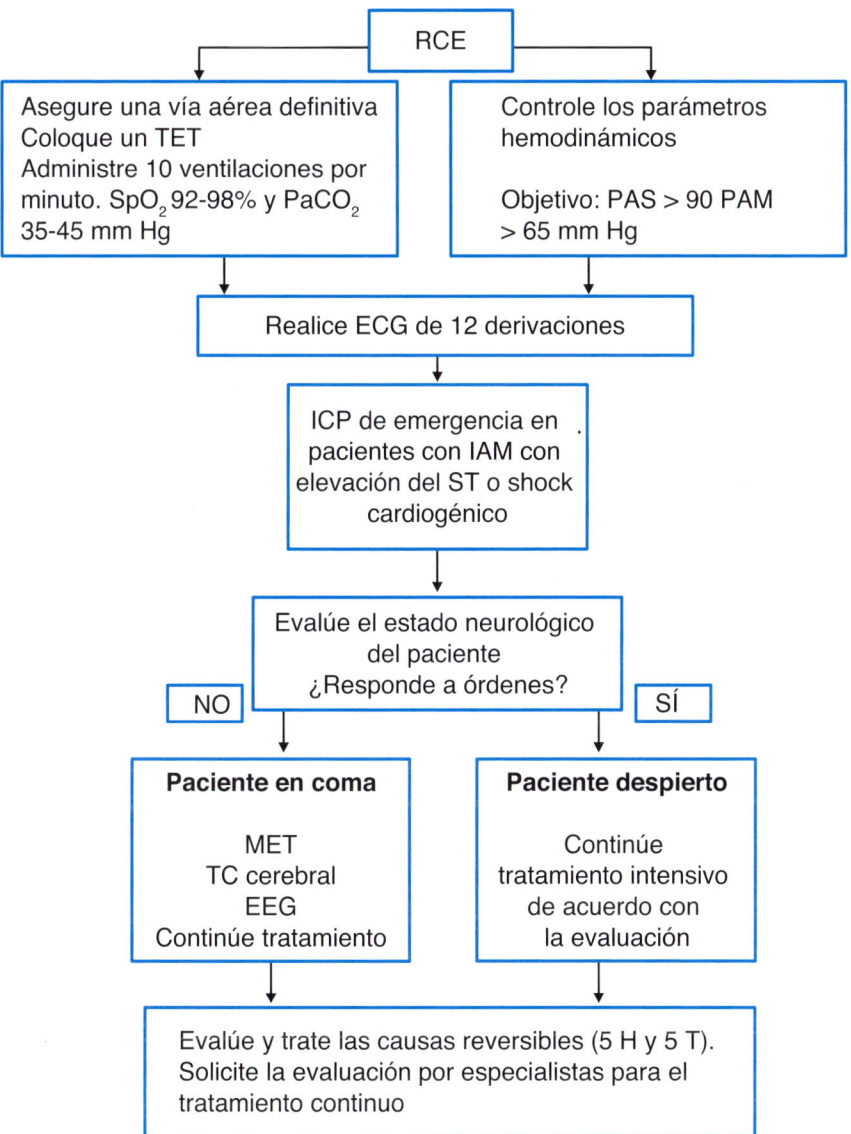

Fig. 12-4. Algoritmo de atención posparo cardíaco en adultos. TET: tubo endotraqueal; PAS: presión arterial sistólica; PAM: presión arterial media; ECG: electrocardiograma; ICP: intervención coronaria percutánea; IAM: infarto agudo del miocardio; MET: manejo específico de la temperatura.

Es recomendable el control continuo del $EtCO_2$ con la capnografía para mantener la normocapnia.

La caída del valor de $EtCO_2$ es un predictor muy sensible de recurrencia del paro cardíaco. La hipercapnia produce vasodilatación cerebral y aumento de la presión intracraneal (PIC), y la hipocapnia provoca vasoconstricción; en ambos casos, esto conduce a la isquemia cerebral como resultado final.

La FIO_2 inicial debe ser 100%, luego se ajustará para mantener una SpO_2 entre 92 y 98%. Debe evitarse la hiperoxia, ya que en el RCE esto está relacionado con el daño neuronal por estrés oxidativo.

> ⚠ Una vez restablecida la circulación espontánea, conviene ajustar la FIO$_2$ a la concentración mínima necesaria para conseguir una saturación arterial de oxígeno entre 92 y 98%, y la ventilación minuto para lograr una capnografía de 35-45 mm Hg.

En los pacientes que permanecen en coma luego de 10 minutos del RCE, se debe iniciar la sedación y una analgesia profunda. El objetivo es disminuir el consumo de oxígeno.

> ⚠ No iniciar sedación profunda sin evaluar el estado neurológico del paciente. Si este presenta ausencia de movimientos, movimientos anormales o ausencia de respuesta adecuada a órdenes verbales, iniciar sedación profunda y MET.

En los pacientes que serán sometidos a MET, la sedoanalgesia se realizará en forma óptima, incluso con relajación muscular para prevenir los escalofríos y lograr la temperatura objetivo en menor tiempo.

Se recomienda el uso de opiáceos y propofol. Dentro de los opiáceos, se encuentran los de vida media corta, como el remifentanilo.

- Propofol: bolo IV de 1,5-2 mg/kg y mantenimiento de 1-5 mg/kg/h
- Remifentanilo: 0,025-0,25 µg/kg/min

Soporte hemodinámico

Se deberá colocar un catéter venoso central, uno arterial y una sonda vesical. Se solicitará ácido láctico y SvcO$_2$.

Los objetivos hemodinámicos son:

Buena precarga

Durante el RCE, se produce un síndrome de respuesta inflamatoria similar al de la sepsis; la mayoría de los pacientes presentan shock con disfunción vasomotora o shock distributivo.

Se iniciará el tratamiento con infusión de volumen, cristaloides de 1 a 2 litros y luego, de ser necesario, se iniciarán agentes vasoactivos.

> ⚠ La medición de la PVC puede verse alterada por otros factores, por lo que no es segura su correlación con la volemia. Los aumentos de la PVC pueden observarse, por ejemplo, en taponamiento cardíaco, neumotórax e infarto del VD. Si se dispone de ecocardiografía, se puede medir la VCI.

En casos con disfunción sistólica o diastólica, es más fiable medir la variabilidad del volumen sistólico (VS), que refleja indirectamente la precarga del ventrículo izquierdo (VI).

PAM ≥ 65 mm Hg o PAS ≥ 90 mm Hg

Resulta razonable evitar y corregir de inmediato la hipotensión arterial. Los episodios de hipotensión en las primeras horas del RCE se asocian con un aumento de la mortalidad. No se debe permitir la hipotensión arterial que produce hipoperfusión y mayor isquemia cerebral, ni la hipertensión arterial que aumenta los efectos negativos de la reperfusión e hiperemia con aumento de la PIC.

Son claros los valores de PAM mínimos que se deben alcanzar con la administración de líquidos, vasopresores o inotrópicos en un paciente luego del RCE. Sin embargo, no está claro el objetivo específico de PAM máxima, debido a que los valores para lograr una óptima perfusión de los órganos varían en cada paciente, de acuerdo con el antecedente del paciente (hipertenso previo o no).

Si la PAM es > 100 mm Hg, se deberá tratar con labetalol.

SvcO$_2$ ≥ 65%

El objetivo hemodinámico final es lograr restaurar y mantener un equilibrio entre la oferta distal de oxígeno y su consumo en los tejidos. Valores por arriba de 65% reflejan una adecuada relación entre ambos. Se puede monitorizar mediante muestras repetidas extraídas de un catéter venoso central con la punta de este ubicada en la entrada a la aurícula derecha, o de manera continua con un catéter venoso central con sensores para la medición continua de SvcO$_2$.

Lactato ≤ 2 mmol/L

Su aumento es un marcador de hipoperfusión tisular en pacientes con shock. Los niveles de lactato deben medirse al ingreso del paciente y repetir la medición cada 6 horas si está elevado inicialmente, para controlar su eliminación durante las primeras 24 horas.

Diuresis horaria ≥ 1 mL/kg

La diuresis es un indicador muy sensible de la perfusión tisular.

Los niveles de urea y creatinina pueden subir en las primeras 24 horas. Puede ocurrir insuficiencia renal aguda parenquimatosa si el tiempo de paro cardíaco ha sido prolongado.

Monitorización hemodinámica avanzada y soporte circulatorio

El GC se define como GC = VS × FC.

En condiciones fisiológicas, el GC guarda una relación muy estrecha con la superficie corporal, por lo que nos referiremos al índice cardíaco (IC). Su valor normal es 2,6 a 3,4 $L/min/m_2$.

El síndrome de bajo gasto cardíaco se define como IC ≤ 2,5 $L/min/m_2$. Se caracteriza por: PAM < 65 mm Hg, congestión pulmonar (presión de enclavamiento o *wedge* > 18 mm Hg), oliguria (diuresis < 1 mL/kg/h) y signos de mala perfusión periférica o central.

· En el RCE, se produce una alteración en la contractilidad del miocardio, conocida como "aturdimiento cardíaco", que produce una caída del IC y puede generar shock cardiogénico.

En el **cuadro 12-1** se enumeran las causas posibles de IC bajo en pacientes que han presentado paro cardíaco. Es importante descartar estas causas y tratarlas.

Para el control del IC, se pueden utilizar métodos invasivos, mínimamente invasivos o no invasivos. Dentro de los no invasivos, el ecocardiograma es de suma utilidad.

Los métodos invasivos incluyen la termodilución transcardíaca, la cual puede ser intermitente (mediante la administración de bolos de suero frío) o continua.

Los métodos mínimamente invasivos incluyen el análisis de la onda de pulso arterial, el método de dilución de litio y la termodilución transpulmonar.

Cuadro 12-1 Causas de insuficiencia cardíaca

1 Taponamiento cardíaco
2 Neumotórax
3 Infarto agudo del miocardio (IAM)
4 Hemorragias
5 Tromboembolismo de pulmón (TEP)
6 Arritmias
7 Hipovolemia
8 Shock séptico
9 Traumatismo
10 Insuficiencia cardíaca
11 Retorno a la circulación espontánea (RCE)

Ecocardiograma

Actualmente, se considera el método de referencia para evaluar la función del VI teniendo en cuenta el síndrome de aturdimiento ("atontamiento") miocárdico con disfunción sistólica y diastólica que se produce en el RCE.

Se deberá realizar un ecocardiograma en las primeras horas para valorar el funcionamiento cardíaco y como referencia para estudios posteriores. Sobre la base de estos resultados, se podrá solicitar un estudio seriado cada 24 horas.

En la **figura 12-3** se muestra el algoritmo que guía la reanimación tras el RCE.

La necesidad de perfundir el cerebro sin sobrecargar el corazón es una circunstancia única del RCE. Si la PAM es < 65 mm Hg, se deberá iniciar la reanimación con la infusión de 1 a 2 litros de cristaloides en bolo guiado por objetivos, como mediciones de la VCI u otros métodos de valoración de la precarga ; y la medición invasiva de la PAM.

Si bien es poco frecuente tras un paro cardíaco, la hipertensión arterial puede aumentar los efectos negativos de la reperfusión y producir hiperemia con incremento de la PIC. Por tal motivo, debe controlarse la presión arterial de manera estricta. Si es necesario disminuir la presión arterial, se recomienda el uso de labetalol.

Si tras alcanzar la reanimación inicial persiste la hipotensión, se deberá realizar una monitorización hemodinámica avanzada a fin de valorar el IC, la precarga, la contractilidad cardíaca y la poscarga, y determinar la necesidad utilizar fármacos vasopresores e inotrópicos.

Estas mediciones se pueden realizar mediante la colocación de un catéter en la arteria pulmonar (catéter de Swan-Ganz) o por métodos menos invasivos que se basan en el análisis del contorno de la onda de pulso arterial según un modelo clásico que permite la estimación del volumen latido a través de las variaciones en la morfología de esta onda de pulso (modelo de Windkessel, descrito por Otto Frank en 1899)

Los métodos y sistemas disponibles en el mercado para el análisis del contorno de la onda de pulso son: PiCCO® (Pulsion), PulseCO® (LiDCO), Modelflow (TNO/BMI), MostCare® (Vygon) y FloTrac®/Vigileo® (Edwards Lifesciences, Irvine CA).

El sistema Volumen Vieu®/Vigileo® es un método mínimamente invasivo que se basa en la técnica de la termodilución transpulmonar. Se coloca un catéter venoso central superior y uno arterial en la arteria femoral conectado a un sensor que mide el

GC por termodilución. Se administra un bolo de agua fría en la vena central y llega a la arteria femoral, donde se detectan los cambios de temperatura. Este sistema se opera desde una interfaz interactiva y permite obtener mediciones mucho más precisas, como el volumen de variabilidad sistólica que determina la precarga, el índice de resistencia vascular sistémica para la poscarga, el agua pulmonar extravascular y el volumen diastólico final.

El sistema solo se puede utilizar en pacientes ventilados en modo volumen-control y no se puede aplicar en aquellos que tienen tórax abierto o fibrilación auricular.

Manejo específico de la temperatura (MET)

Mantener la temperatura central en 32-36 °C: es necesario monitorizar la temperatura central. El riesgo de malos resultados neurológicos en los pacientes que se recuperan de un paro cardíaco aumenta cuando la temperatura es ≥ 37,6 °C. Por cada grado que aumenta la temperatura corporal por encima de los 37 °C, se duplica el consumo cerebral de O_2, lo que produce mayor isquemia cerebral.

Monitorización de la temperatura central: de preferencia, deben utilizarse sensores esofágicos. Los vesicales pierden fiabilidad si el ritmo diurético es menor de 0,5 mL/kg/hora. Los termómetros rectales pueden dar un error en la medición de 1,5 °C. No se deben utilizar termómetros timpánicos por su falta de fiabilidad.

Si por requerimiento de monitorización hemodinámica se coloca un catéter de Swan-Ganz, se realizará el control de la temperatura central con este dispositivo.

Indicaciones del MET

Debe tratarse enérgicamente la hipertermia (recomendación Clase I) y, si no existen contraindicaciones, se debe iniciar el MET en el paciente que no recupera la conciencia (**cuadro 12-2**).

En aquellos pacientes que espontáneamente tienen una leve hipotermia (> 32 °C) tras el paro cardíaco, no deben implementarse medidas para calentarlos.

En todos los casos, se recomienda el MET entre 32 y 36 °C (recomendación fuerte, calidad de evidencia moderada).

No se recomienda el enfriamiento prehospitalario rutinario en los pacientes con PCEH.

En pacientes reanimados con indicación de ICP, se puede aplicar MET (evidencia de estudios observacionales). También puede aplicarse en pacientes con inestabilidad hemodinámica y en shock cardiogénico, durante la realización de cineangiocoronariografía y durante el uso del balón de contrapulsación aórtico. Existen informes de uso en pacientes que recibieron trombolíticos (aunque el riesgo de sangrado en este grupo de pacientes aumenta).

Contraindicaciones del MET

Las contraindicaciones del MET se describen en el **cuadro 12-3**.

 En aquellos pacientes con contraindicación, para mantener hipotermia es suficiente y efectivo mantener temperaturas de 36 °C y evitar así la hipertermia.

Implementación del MET

Se induce un descenso de la temperatura central hasta 32-36 °C en las primeras 6 horas (recomendación Clase I, nivel de evidencia B).

Se pueden usar métodos intravasculares o externos (de superficie).

Los métodos intravasculares son la infusión de soluciones frías o el uso de dispositivos intravasculares. La infusión rápida de 30 mL/kg de solución salina isotónica o Ringer lactato a 4 °C produce una disminución de la temperatura central ≥ 2 °C por hora.

Cuadro 12-2. Indicación del MET

Pacientes adultos con PCEH con ritmo inicial desfibrilable inconscientes luego del RCE (recomendación fuerte, calidad de evidencia baja)

Pacientes adultos con PCEH con ritmo inicial no desfibrilable inconscientes luego del RCE (recomendación débil, calidad de evidencia muy baja)

Pacientes adultos con PCIH con cualquier ritmo inicial (desfibrilable/no desfibrilable), inconscientes luego del RCE (recomendación débil, calidad muy baja evidencia)

PCEH: paro cardíaco extrahospitalario; RCE: retorno a la circulación espontánea, PCIH: paro cardíaco intrahospitalario.

Se puede iniciar con una infusión rápida (en 15 minutos) de 1000 mL de solución salina isotónica o Ringer lactato a 4 °C utilizando una bolsa presurizadora; de esta manera, se logra una disminución de la temperatura central de aproximadamente 1 °C.

El resultado es similar con el uso de catéteres intravasculares, pero estos permiten una regulación más precisa de la temperatura, con menos fluctuaciones, ya que cuentan con un sistema de retroalimentación.

Se puede combinar la infusión de soluciones frías con el uso de métodos externos iniciados en simultáneo.

Los métodos externos son las mantas de enfriamiento que se colocan encima y debajo del paciente, los chalecos para enfriamiento, las bolsas de hielo que se ubican en las axilas, el cuello y la ingle. También se puede utilizar la inmersión en agua fría o mojar al paciente con agua fría y usar ventiladores. Con estos métodos externos, se logra una disminución de la temperatura central de 0,5 a 1 °C por hora.

Los escalofríos son habituales y pueden ser tan finos que resulten difíciles de percibir. Se valoran mediante la escala de evaluación de temblores junto a la cama del paciente (*Bedside Shivering Assessment Scale*, **cuadro 12-4**).

Para evitar los escalofríos, está indicada la sedación y, de ser necesario, el bloqueo neuromuscular. La sedación se titula con la supresión de los escalofríos y no con las escalas habituales. Se puede realizar con una infusión de propofol, a una dosis inicial de 30 µg/kg/min y luego titular hasta un máximo de 50 µg/kg/min; si no se logra el objetivo, se agrega fentanilo, con un bolo de 0,1 µg/kg y una infusión de 0,5 µg/kg/h. Se pueden asociar bolos intravenosos de benzodiacepinas.

En los pacientes hipotensos, la sedación puede realizarse con midazolam 2-10 mg/h. La hipotermia provoca la disminución del metabolismo y la excreción de este fármaco, con acumulación y prolongación del efecto, lo cual va a interferir en la evaluación neurológica ulterior.

Es importante disponer de protocolos de sedación, analgesia y de MET en cada institución.

> **!** Se debe mantener la temperatura objetivo por 24 horas, con una mínima fluctuación (0,2 a 0,5 °C).

Cuadro 12-3. Contraindicaciones del MET

Contraindicaciones absolutas

1 Respuesta intencionada a órdenes verbales o estímulos nocivos después del RCE y antes del inicio de la hipotermia
2 FV recurrente o TV refractaria a pesar de la terapia adecuada
3 ACV hemorrágico (hematoma intracerebral)
4 PCR provocado por traumatismo
5 GCS > 8
6 Sangrado activo que no puede controlarse
7 Directiva de no reanimación
8 Embarazo
9 Shock séptico refractario

Contraindicaciones relativas

1 PCR prolongado (> 60 minutos)
2 Hipotensión refractaria a pesar del soporte de líquidos y vasopresores: considerar ECMO
3 Trombocitopenia (plaquetas < 50 000) o coagulopatía basal
4 Cirugía mayor

MET: manejo específico de la temperatura; FV: fibrilación ventricular; TV: taquicardia ventricular; ACV: ataque (accidente) cerebrovascular; PCR: paro cardiorrespiratorio; GCS: Escala de Coma de Glasgow; ECMO: oxigenación con membrana extracorpórea.

Recalentamiento

Este debe ser gradual, sin exceder 0,5 °C por hora, durante 8 a 12 horas. Lo aconsejable es hacerlo a un ritmo de 0,2-0,25 °C por hora. Si se produce rápidamente, puede ocasionar hiperpotasemia, edema cerebral y convulsiones. La utilización de dispositivos automáticos, tanto externos como intravasculares, permite un recalentamiento seguro a un ritmo reglado. Sin embargo, si no contamos con esta tecnología, el recalentamiento puede hacerse de manera manual. Si se utilizan mantas de enfriamiento, se debe programar un ascenso de la temperatura 0,5 °C cada tres horas. En caso de utilizar bolsas de hielo, se deben ir retirando, guiándose por el control de la temperatura. También se puede aumentar la temperatura ambiente, utilizar calefactores convectivos o sistemas humidificadores activos en el circuito del respirador.

Si la temperatura objetivo alcanzada está entre los 33 y los 36 °C, el recalentamiento puede ser pasivo. En aquellos pacientes en quienes la temperatura objetivo es ≤ 33 °C, se debería recalentar en forma activa y controlada.

Se debe continuar con la monitorización de los signos vitales y de laboratorio con la misma frecuencia.

Cuadro 12-4. Escala de evaluación de temblores junto a la cama del paciente (*Bedside Shivering Assessment Scale*)

Puntuacíon	Tipo de temblores	Localización
0	Ninguno	No se detectan a la palpación en los músculos maseteros, del cuello o músculos del tórax
1	Leve	Temblores localizados en los músculos del cuello y del tórax
2	Moderado	Temblores que involucran movimientos bruscos de las extremidades superiores (se suman los músculos del cuello y tórax)
3	Grave	Temblores que involucran movimientos bruscos del tronco, y de las extremidades superiores e inferiores

Adaptado de Badjatia, et al.

! En pacientes tratados con hipotermia, los estudios para el pronóstico neurológico (examen neurológico, EEG, potenciales evocados somatosensitivos) deben diferirse por lo menos 72 horas contadas a partir del restablecimiento de la normotermia.

Es frecuente la aparición de un efecto "rebote" con fiebre una vez lograda la normotermia, por lo cual debe ser muy estricto el control de la temperatura, manteniendo un rango entre 36,5 y 37,5 °C durante 72 horas.

Efectos adversos de la hipotermia

Trastornos de la coagulación: produce una leve coagulopatía ocasionada por enlentecimiento de la función de las enzimas de la coagulación y alteración de la función plaquetaria, pero no se ha asociado a sangrado grave. En caso de presentarse sangrado con necesidad de transfusiones, inestabilidad hemodinámica, sangrado en sitios no compresibles o en el sistema nervioso central, la hipotermia debe suspenderse y se debe recalentar al paciente a 35 °C.

Aumento del riesgo de infecciones: la hipotermia genera alteración de la función leucocitaria. No se asocia a un aumento de la mortalidad. La incidencia de infecciones se incrementa si la hipotermia se prolonga más de 24 horas.

Trastornos del ritmo cardíaco: puede observarse bradicardia y prolongación del QT. La bradicardia no debe tratarse si no provoca hipotensión arterial.

Resistencia a la insulina: puede evidenciarse hiperglucemia que requiera el uso de insulina.

Poliuria por frío: puede ocasionar hipovolemia, hipopotasemia, hipomagnesemia e hipofosfatemia.

Disminución del metabolismo y excreción de fármacos: aumenta la vida media y prolonga el efecto de ciertos fármacos.

! El MET es la única intervención con efectividad demostrada para minimizar la lesión hipóxico-isquémica a nivel cerebral, y mejora así el resultado neurológico después de un paro cardíaco. No modifica la sobrevida.

El intervalo de temperatura objetivo es de 32 a 36 °C y debe ser mantenido durante 24 horas. En neonatos con encefalopatía hipóxico-isquémica, la hipotermia se utiliza más tiempo, hasta 72 horas (**fig. 12-4**).

Manejo del SCA

De ser posible, se debe realizar un ECG a todos los pacientes que han presentado RCE en el ámbito prehospitalario previo a su traslado. Si se observan cambios electrocardiográficos isquémicos, se debe trasladar al paciente a un centro donde se realice ICP de emergencia.

Los pacientes en los que se logra el RCE e ingresan a un hospital sin facilidades para realizar ICP deben ser derivados lo antes posible al hospital donde se pueda realizar la intervención coronaria.

La causa más frecuente de paro cardíaco en adultos es la cardiopatía isquémica, por lo que en pacientes con SCA, con o sin elevación del ST, y en aquellos con inestabilidad hemodinámica o eléctrica sin elevación del ST, en los que sospecha existencia de lesión coronaria, se deberá realizar ICP.

La ICP resulta razonable en pacientes, independientemente de que se encuentren comatosos o despiertos, debido a que el paciente puede mejorar al corregir la inestabilidad cardíaca y el pronóstico del coma no se puede determinar en las primeras horas posteriores al RCE.

Cuando se realiza la ICP antes de las 5 horas del RCE, se informan éxitos angiográficos del orden de 80-95%, con una sobrevida de 25-55%, combinada con el MET si estuviera indicado.

Manejo de arritmias posparo cardíaco

A aquellos pacientes que presentaron FV/TV sin pulso como ritmo de paro cardíaco y que requirieron la administración de algún fármaco antiarrítmico durante la RCP (amiodarona o lidocaína), se les debe administrar una infusión de mantenimiento del mismo fármaco.

Si el paciente presenta una FV/TV recurrente, se deberá realizar un bolo endovenoso (IV) adicional del antiarrítmico que ya se utilizó, si es que no se empleó la dosis máxima, o un aumento de la infusión de mantenimiento.

Amiodarona: comenzar infusión con 360 mg/ 1 mg/min por 6 horas seguido de 540 mg a razón de 0,5 mg/min por 18 horas. Dosis máxima 2,2 g/ 24 h.

En caso de FV/TV recurrente, se puede administrar un bolo IV de 150 mg.

Lidocaína: si el paciente no ha recibido lidocaína durante el paro y se opta por iniciar un antiarrítmico, puede administrarse una dosis de carga de 1 a 1,5 mg/kg IV seguido de 0,5 a 0,75 mg/kg IV cada 5 a 10 minutos hasta alcanzar los 3 mg/kg de dosis máxima.

Luego, continuar con infusión de 1 a 4 mg/min (en ancianos o en caso de insuficiencia hepática, utilizar la dosis mínima).

Se puede administrar un bolo IV adicional de hasta 3 mg/kg en caso de FV/TV recurrente.

Cuando el paro cardíaco haya tenido como causa una arritmia primaria con indicación de cardiodesfibrilador implantable, este se colocará previo al alta.

Tratamiento de convulsiones y mioclonías

En los pacientes con RCE, se pueden producir convulsiones, mioclonías o ambas hasta en el 40% de los casos. Estas producen un aumento del consumo de O_2 de hasta 3 veces, lo cual empeora la isquemia cerebral.

No existe indicación de tratamiento preventivo de las convulsiones o mioclonías, por lo que

deberán tratarse solo si se presentan; aunque puede considerarse en caso de no contar con electroencefalograma.

Se recomienda una monitorización electroencefalográfica continua tras el RCE para la detección de convulsiones en pacientes con encefalopatía persistente.

Es razonable tratar un estado de mal convulsivo o un estado de mal mioclónico con consulta a expertos.

Para el control de las mioclonías, el fármaco que ha demostrado ser más efectivo es el acido valproico (estado mioclónico) y clonazepam (mioclonías). También pueden utilizarse levetiracetam y propofol.

Para el tratamiento de las convulsiones, se propone el levetiracetam o la fenitoína a dosis habituales.

Fenitoína: 18-22 mg/kg/para pasar en 30 min; luego, 100 mg c/8 h.

Clonazepam: 0,5-10 mg/h.

Levetiracetam: 15 mg/kg; luego, 500 mg c/8 h.

Propofol: bolo IV de 1,5-2 mg/kg y mantenimiento de 1-5 mg/kg.

Ácido valproico: 40 mg/kg de carga y luego 500 mg cada 12 h IV lento en 3 a 5 minutos o en infusión.

 El uso del bloqueo neuromuscular exige la monitorización EEG continua para detectar las convulsiones que pueden presentarse en estos pacientes.

Evaluación del pronóstico neurológico

La primera evaluación neurológica en pacientes que no hayan recibido MET debe realizarse a las 72 horas del RCE. Este lapso puede ser aún mayor si se sospecha efecto residual de sedación o bloqueantes neuromusculares.

En los pacientes que recibieron MET, donde existe un riesgo de que la sedación utilizada durante esta tenga una eliminación más lenta, es razonable esperar 72 horas luego del restablecimiento de la normotermia.

Ningún hallazgo físico o estudio complementario puede predecir con una fiabilidad del 100% el pronóstico neurológico. Varios estudios y exploraciones utilizadas de manera conjunta ofrecen más probabilidades de proporcionar una predicción más precisa de los resultados.

El pronóstico neurológico preciso es importante para evitar la suspensión inapropiada del tratamiento de soporte vital en pacientes que de otro modo podrían lograr una recuperación neurológica significativa y también para evitar un tratamiento ineficaz cuando es inevitable un mal resultado.

No debe hacerse un pronóstico solamente por la ausencia de movimientos motores, postura extensora o mioclonías.

Los factores previos al paro cardíaco como la edad, comorbilidades, así como el intervalo RCP-RCE o calidad de la RCP, no son fiables como predictores.

Actualmente, se considera la evaluación multimodal como la forma más adecuada para la valoración del pronóstico neurológico. Este incorpora múltiples pruebas de diagnóstico para una evaluación 72 horas después del retorno a la normotermia y con la sedación y la analgesia suspendidas. El momento sugerido para los diagnósticos multimodales se muestra en la **figura 12-5**.

Se pueden producir errores en las pruebas realizadas debido a efectos de la sedación, analgesia, disfunción orgánica y manejo de la temperatura corporal.

Como un método único de pronóstico tiene una tasa de error intrínseca y puede estar sujeto a confusión, se deben utilizar múltiples modalidades para mejorar la precisión de la toma de decisiones.

Examen físico

Los hallazgos del examen físico pueden estar sujetos a errores por la utilización de fármacos y el MET. Además de evaluar el nivel de conciencia y realizar un examen neurológico básico, los elementos del examen clínico pueden incluir el

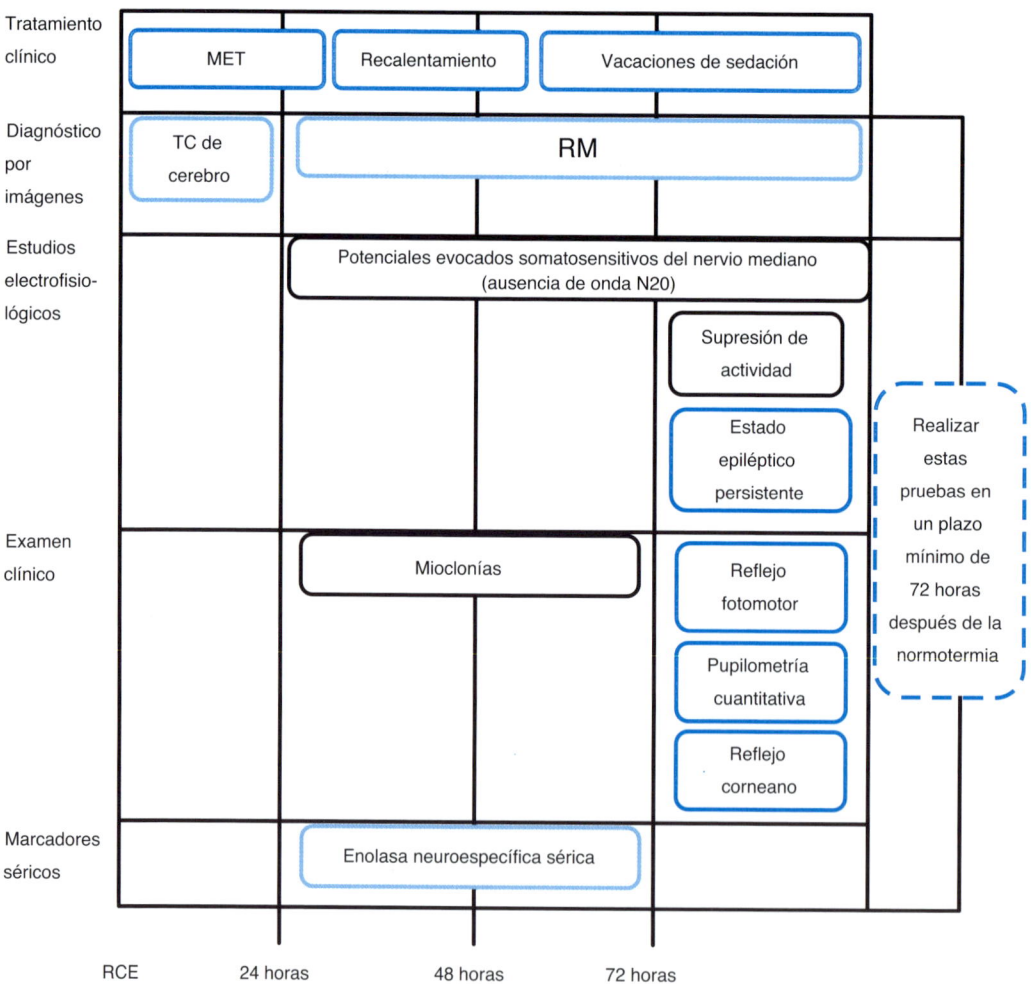

Fig.12-5. Enfoque recomendado para el pronóstico neurológico multimodal. TC: tomografía computada; EEG: electroencefalograma; RM: resonancia magnética; MET: manejo específico de la temperatura.

reflejo pupilar a la luz, la pupilometría, el reflejo corneal, el mioclono y el estado de mal epiléptico mioclónico cuando se evalúan dentro de la semana posterior al paro cardíaco.

La pupilometría cuantitativa es la evaluación automatizada de la reactividad pupilar, medida por el porcentaje de reducción del tamaño pupilar y el grado de reactividad informado como índice neurológico de la pupila.

El **mioclono de estado** se define comúnmente como espasmos breves, irregulares, repetitivos, espontáneos o sensibles al sonido, tanto en la cara como en las extremidades, presentes dentro de las 24 horas posteriores al paro cardíaco El mioclono de estado difiere del estado de mal epiléptico mioclónico.

El **estado de mal epiléptico mioclónico** se define como el estado de mal epiléptico con manifestación física de movimientos mioclónicos persistentes y se considera un subtipo de estado de mal epiléptico.

Biomarcadores

Los biomarcadores séricos son análisis de sangre que miden la concentración de proteínas que normalmente se encuentran en el sistema nervioso central. Estas proteínas aumentan su nivel en la sangre en el contexto de una lesión neurológica y sus niveles séricos reflejan el grado de lesión cerebral.

La enolasa específica de neuronas y la proteína astroglial S100B son los 2 marcadores más utilizados.

La revisión sistemática de ILCOR 2020 evaluó estudios que obtuvieron biomarcadores séricos dentro de los primeros 7 días después del PCR y correlacionaron las concentraciones de biomarcadores séricos con el resultado neurológico.

La enolasa específica de neuronas > 33 µg/dL entre las 24 y las 72 horas y la elevación de la proteina astroglial S100B > 0,2 µg/L entre las 24 y las 48 horas se relacionan con mal pronóstico.

La elevación de la S100B dentro de las 48 horas posteriores se correlacionó con 100% de mortalidad; en cambio, si la concentración es inferior, la sobrevida alcanza el 89%.

Pruebas electrofisiológicas

La electroencefalografía se usa ampliamente en la práctica clínica para evaluar la actividad cortical del cerebro y diagnosticar convulsiones. Su uso

como herramienta de neuropronóstico y también de neuromonitorización en pacientes en VM es prometedor, aunque faltan estudios multicéntricos y con mejor diseño que apoyen su utilización.

Los potenciales evocados somatosensitivos se obtienen estimulando el nervio mediano y evaluando la presencia de una onda cortical N_2O. La ausencia bilateral de ondas N_2O se ha correlacionado con un pronóstico malo. Su fiabilidad está limitada al requerir un operador calificado y el cuidado para evitar la interferencia eléctrica de la actividad muscular o del entorno de la UCI.

Un beneficio de estos potenciales es que no están influenciados por el efecto de los medicamentos como otros estudios.

Neuroimágenes

Las neuroimágenes pueden ser útiles para detectar y cuantificar la lesión cerebral estructural. La tomografía computarizada (TC) y la resonancia magnética (RM) son las 2 modalidades más comunes.

En la TC, el edema cerebral se puede cuantificar como la GWR (siglas en ingles de *gray matter-to-white matter ratio*), definido como la relación entre la densidad de la materia gris y la materia blanca. El valor normal de la GWR es de 1,3 y este número disminuye con el edema. Se desconoce el momento óptimo para obtener una TC después de la parada para optimizar la GWR como herramienta de pronóstico.

En la RM, la lesión citotóxica puede medirse como difusión restringida en las imágenes ponderadas por difusión (DWI *Diffusion-weighted imaging*) y cuantificarse mediante el ADC (*Apparent diffusion coefficient*). DWI/ADC es una medida sensible de lesión, con valores normales que oscilan entre 700 y 800 × 10-6 mm$_2$/s, y valores que disminuyen con la lesión. La TC debe solicitarse dentro de las primeras 24 horas pos-RCE, mientras que la RM deberá solicitarse después de las 24 horas.

Predictores de mal pronóstico

- Evaluación neurológica: la ausencia de reflejos del tronco cerebral (corneal, pupilar, nauseoso, tusígeno) a las 72 horas o más del RCE no tiene falsos positivos.
- Potenciales evocados somatosensitivos: el componente N_2O es el más fiable. Su ausencia 24-72 horas pos-RCE es de mal pronóstico. La ausencia bilateral del componente N_2O con

estimulación del nervio mediano entre el primer y el tercer día posterior a la RCE se relacionó como predictor de mal resultado.

- Presencia de estado mioclónico durante las primeras 72 horas pos-RCE.
- Marcada reducción de la diferenciación sustancia blanca/gris (GWR) en la TC de cerebro realizada en las 2 primeras horas luego del RCE.
- Amplia restricción de la difusión en la RM cerebral entre 1 y 6 días posteriores al RCE.
- EEG:
  - Ausencia persistente de reactividad a los estímulos externos.
  - Patrón de brote-supresión persistente o estado de mal epiléptico persistente refractario al tratamiento en el EEG después del recalentamiento.
- Enolasa específica de neuronas > 33 µg/dL entre las 24 y las 72 horas, y la elevación de la proteína astroglial S100B > 0,2 µg/L entre 24 y 48 horas son de mal pronóstico. La elevación de la S100B dentro de las 48 horas posteriores se correlacionó con 100% de mortalidad; en cambio, si la concentración es inferior, la sobrevida alcanza el 89%.

Rehabilitación

El proceso de rehabilitación de un paciente sobreviviente de un paro cardíaco puede ser muy prolongado y extenderse en el tiempo mucho después del alta hospitalaria.

Se recomienda una evaluación y tratamientos de rehabilitación multimodales para trastornos físicos, neurológicos, cardiopulmonares y cognitivos antes del alta hospitalaria. Este cuidado debe planificarse y estar dirigido al paciente y sus cuidadores.

Además, se recomienda una evaluación de la ansiedad, la depresión, el estrés postraumático y la fatiga de los pacientes y sus cuidadores.

El estado de discapacidad neurológica resultante tiene implicancias familiares, sociales y económicas. Se debe organizar una estrategia multidisciplinaria para la rehabilitación de los pacientes, incluyendo atención de kinesiología, cuidados de enfermería, fonoaudiología, atención de profesionales de salud mental, terapia ocupacional, así como soporte emocional a la familia del paciente.

Aunque han mostrado ciertas dificultades para pronosticar con exactitud los niveles de discapacidad y la calidad de vida posterior, se han utilizado en forma general dos escalas: la Escala Pronóstica de Glasgow y la de Categorías de Funcionamiento Cerebral de Glasgow-Pittsburgh (*Glasgow-Pittsburgh Cerebral Perfomance Categories*) (**cuadros 12-5 y 12-6**).

Con respecto al estado vegetativo, el pronóstico definitivo se podrá establecer entre los 6 y los 12 meses.

En el paciente adulto, si persiste en estado vegetativo al mes, la probabilidad de recuperación de la conciencia es del 11% al año con grave discapacidad, 3% con discapacidad moderada y 1% con mínima discapacidad. Por otra parte, la mitad de los pacientes presentará trastornos de memoria, de atención, alteración de la conducta y trastornos emocionales.

Donación de órganos

Todo paciente que fallece debe ser considerado para la donación de tejidos. En la Argentina, si la persona fallecida es donante expreso o presunto de acuerdo con la ley, debe notificarse al responsable de procuración de la institución o de la ciudad. La donación de órganos en asistolia excede los objetivos de este manual.

Cuadro 12-5. Escala Pronóstica de Glasgow

- Muerte
- Estado vegetativo persistente
- Discapacidad grave (consciente pero dependiente). El sujeto depende de otros para la vida cotidiana debido a déficits físicos, mentales o ambos
- Discapacidad moderada (discapacitado pero independiente). El sujeto es independiente para las actividades de la vida diaria, aun cuando quede discapacitado como consecuencia de déficits como hemiparesia, disfasia, ataxia, alteraciones intelectuales, déficit de memoria o cambios de personalidad
- Buena recuperación. El sujeto se reincorpora a sus actividades normales, aun cuando pueden quedar déficits neurológicos o psicológicos menores

---

Cuadro 12-6. Categorías de Funcionamiento Cerebral de Glasgow-Pittsburgh (*Glasgow-Pittsburgh Cerebral Performance Categories*)

Buena función cerebral
Discapacidad cerebral moderada
Discapacidad cerebral grave
Coma o estado vegetativo
Muerte

CONCLUSIONES

- La adecuada atención posparo cardíaco en un centro con recursos humanos capacitados y recursos tecnológicos adecuados, con acceso a la revascularización miocárdica cuando hay sospecha de SCA como causa del PCR y al manejo específico de la temperatura en el paciente comatoso, con valoración del pronóstico neurológico en el momento adecuado y de manera multimodal e inicio precoz de la rehabilitación, posibilita la sobrevida y la mejor calidad de sobrevida de los pacientes con RCE luego de un paro cardíaco.

BIBLIOGRAFÍA

Cha KC, Kim HI, Kim OH, et al. Echocardiographic patterns of postresuscitation myocardial dysfunction. Resuscitation 2018;124:90-5.

Barbella G, Lee JW, Alvarez V, et al. Prediction of regaining consciousness despite an early epileptiform EEG after cardiac arrest. Neurology 2020;94:e1675-e1683.

Beitler JR, Ghafouri TB, Jinadasa SP, et al. Favorable neurocognitive outcome with low tidal volume ventilation after cardiac arrest. Am J Respir Crit Care Med 2017;195:1198-206.

Geocadin RG, Callaway CW, Fink EL, et al. Standards for studies of neurological prognostication in comatose survivors of cardiac arrest: a scientifc statement from the American Heart Association. Circulation 2019;140:e517-e542.

Holmberg MJ, Nicholson T, Nolan JP, et al. Oxygenation and ventilation targets after cardiac arrest: a systematic review and meta-analysis. Resuscitation 2020;152:107-15.

Hope Kilgannon J, Hunter BR, Puskarich MA, et al. Partial pressure of arterial carbon dioxide after resuscitation from cardiac arrest and neurological outcome: a prospective multi-center protocol-directed cohort study. Resuscitation 2019;135:212-20.

Ibanez B, James S, Agewall S, et al. 2017 ESC Guidelines for the management of acute myocardial infarction in patients presenting with ST-segment elevation: the Task Force for the management of acute myocardial infarction in patients presenting with ST-segment elevation of the European Society of Cardiology (ESC). Eur Heart J 2018;39:119-77.

Investigators I-R, the A, New Zealand Intensive Care Society Clinical Trials G, et al. Conservative Oxygen Therapy during Mechanical Ventilation in the ICU. N Engl J Med 2020;382:989-98.

Kern KB, Radsel P, Jentzer JC, et al. Randomized pilot clinical trial of early coronary angiography versus no early coronary angiography after cardiac arrest without ST-segment elevation: the PEARL study. Circulation 2020;142:2002-12.

Kilgannon JH, Roberts BW, Jones AE, et al (2014). Arterial blood pressure and neurologic outcome after resuscitation from cardiac arrest. Crit Care Med 2011;42:2083-91.

Lascarrou JB, Merdji H, Le Gouge A, et al. Targeted temperature management for cardiac arrest with nonshockable rhythm. N Engl J Med 2019;381:2327-37.

Lemkes JS, Janssens GN, van der Hoeven NW, et al. Coronary angiography after cardiac arrest without ST-segment elevation. N Engl J Med 2019;380:1397-1407.

Martín-Hernández H, López-Messa JB, Pérez-Vela JL, Molina-Latorre R, Cárdenas-Cruz A, Lesmes-Serrano A, et al. Manejo del síndrome posparada cardíaca. Med. Intensiva [Internet]. 2010 Mar [citado 2022 Jul 10];34(2):107-26. Disponible en: http://scielo.isciii.es/scielo.php?script=sci_arttext&pid=S0210-56912010000200005&lng=es.

McGuigan PJ, Shankar-Hari M, Harrison DA, Lafey JG, McAuley DF. The interaction between arterial oxygenation and carbon dioxide and hospital mortality following out of hospital cardiac arrest: a cohort study. Crit Care 2020;24:336.

Nielsen N, Wetterslev J, Cronberg T, et al. Targeted temperature management at 33 degrees C versus 36 °C after cardiac arrest. N Engl J Med 2013;369:2197-206.

Nolan JP, Sandroni C, Böttiger BW, et al. European Resuscitation Council and European Society of Intensive Care Medicine guidelines 2021: post-resuscitation care. Intensive Care Med 2021;47:369.421. https://doi.org/10.1007/s00134-021-06368-4.

Nolan JP, Maconochie I, Soar J, et al Executive summary 2020 international consensus on cardiopulmonary resuscitation and emergency cardiovascular care science with treatment recommendations. Resuscitation 2020;156:A1-A_2.

Sandroni C, D'Arrigo S, Cacciola S, et al. Prediction of poor neurological outcome in comatose survivors of cardiac arrest: a systematic review. Intensive Care Med 2020;46:1803-51.

Sekhon MS, Ainslie PN, Griesdale DE. Clinical pathophysiology of hypoxic ischemic brain injury after cardiac arrest: a "two-hit" model. Crit Care 2017;21:90.

Steinberg A, Callaway CW, Arnold RM, et al. Prognostication after cardiac arrest: results of an international, multi-professional survey. Resuscitation 2019;138:190-7.

Soar J, Berg KM, Andersen LW, et al. Adult advanced life support: 2020 international consensus on cardiopulmonary resuscitation and emergency cardiovascular care science with treatment recommendations. Resuscitation 2020;156:A80-A119.

Sutherasan Y, Penuelas O, Muriel A, et al. Management and outcome of mechanically ventilated patients after cardiac arrest. Crit Care 2015;19:215.

Rey A, Rossetti AO, Miroz JP, Eckert P, Oddo M. Late awakening in survivors of postanoxic coma: early neurophysiologic predictors and association with ICU and long-term neurologic recovery. Crit Care Med 2019;47:85-92.

Young P, Mackle D, Bellomo R, et al. Conservative oxygen therapy for mechanically ventilated adults with suspected hypoxic ischaemic encephalopathy. Intensive Care Med 2020;46:2411-22.

Walters EL, Morawski K, Dorotta I, et al. Implementation of a post-cardiac arrest care bundle including therapeutic hypothermia and hemodynamic optimization in comatose patients with return of spontaneous circulation after out-of-hospital cardiac arrest: a feasibility study. Shock 2011;35:360-6.

El sistema de salud frente al paro cardiorrespiratorio

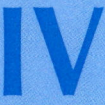

Sistemas de respuesta rápida: prevención del paro cardíaco hospitalario   13

OBJETIVOS

- Reconocer la importancia del diagnóstico del deterioro clínico de un paciente internado en el hospital.
- Entender lo que significa para la seguridad de los pacientes un cambio en la cultura organizacional que lleve a la implementación de programas de prevención y tratamiento del paro cardíaco, por medio de un sistema de alerta rápido del deterioro de un paciente o sistema de respuesta rápida (SRR).
- Conocer las partes que integran el SRR: equipo de respuesta rápida (ERR) (rama aferente y rama eferente), auditoría/retroalimentación y administración/gestión directiva.
- Conocer los diferentes modelos de conformación de los ERR.

INTRODUCCIÓN

El paro cardiorrespiratorio (PCR) se considera una emergencia vital y está demostrado que existe una relación directa entre una inadecuada respuesta asistencial y la mortalidad asociada a este evento.

A pesar de los avances tecnológicos y los protocolos de trabajo actualizados, la tasa de supervivencia no ha variado significativamente en los últimos años, por lo que el PCR se considera un problema social, económico y sanitario de gran magnitud que cabe abordar con todas las herramientas disponibles.

Existe suficiente evidencia científica que indica que la organización eficaz de la asistencia del paro cardíaco intrahospitalario (PCIH) disminuye la mortalidad y las secuelas asociadas. En este sentido, desde la década de 1990 se ha postulado que muchas de las muertes hospitalarias son potencialmente predecibles y prevenibles.

En el 2000, el Instituto de Medicina de los Estados Unidos (*Institute of Medicine, Committee on Quality of Health Care in America*) publicó un informe titulado "Errar es humano" (*To Err is Human*), que introdujo el concepto de daño relacionado con la atención médica en el entorno hospitalario (evento adverso).

Los pacientes se enfrentan a diversos riesgos durante su estancia dentro de un hospital; la posibilidad de adquirir una infección nosocomial, complicaciones tras un procedimiento o sufrir alguna reacción adversa a algún fármaco están latentes. Estos eventos pueden condicionar un significativo deterioro del estado clínico que desencadene un evento adverso grave, como ingreso urgente a la unidad de cuidados intensivos (UCI), paro cardíaco y muerte.

La alteración de los signos vitales y del estado de conciencia, la aparición de disnea, entre otros, aparecen 6-8 horas antes de estos eventos, por lo que, si se identifica oportunamente, hay tiempo suficiente para tratar a los pacientes en riesgo y prevenirlos.

El 50-84% de los PCIH son precedidos por cambios de los signos vitales y el estado clínico que pasaron inadvertidos.

Los indicadores de deterioro clínico pueden no identificarse debido a múltiples causas como, por ejemplo, supervisión incorrecta, problemas organizacionales dentro del ámbito hospitalario, errores al reconocer clínicamente una urgencia, falta de entrenamiento del personal de enfermería y médicos residentes sin los conocimientos apropiados. Esta ausencia o retraso del diagnóstico de deterioro clínico trae como consecuencia demora en el tratamiento y un cuidado inadecuado, lo cual se refleja en PCIH fuera de las unidades cerradas, incremento de la mortalidad, admisiones urgentes a UCI y aumento de la estancia hospitalaria.

De esta manera, cobran relevancia el reconocimiento temprano del deterioro y una intervención oportuna para disminuir la incidencia del paro cardíaco en las salas de internación general, la necesidad de cuidados intensivos y realizar un traslado precoz a la UCI de los pacientes que no responden. No actuar con celeridad o no intensificar la atención médica en concordancia con la gravedad constituye falta de rescate y puede generar un episodio adverso grave.

A diferencia de los pacientes que sufren un paro cardiorrespiratorio extrahospitalario (PCEH), los que sufren uno intrahospitalario dependen de un sistema de vigilancia apropiado para prevenirlo.

Por esta razón, la *American Heart Association* (AHA) recomienda la creación de ERR en las unidades de cuidados generales tanto para niños como para adultos. Estos equipos se encargan de realizar una intervención temprana en aquellos pacientes que muestran un deterioro clínico importante.

En este capítulo, se explicará la conformación y funcionamiento de los ERR y SRR.

IMPORTANCIA DEL DIAGNÓSTICO DE DETERIORO CLÍNICO

En un intento de reducir la morbimortalidad en los pacientes hospitalizados, el Instituto Americano para la Mejoría en los Cuidados de Salud introdujo, en 2004, una campaña denominada "Salvar 100 000 vidas" a lo largo de los Estados Unidos y la iniciativa "Protegiendo del Daño a 5 millones de vidas" a fin de impulsar el uso de ERR para prevenir el PCR y las muertes en pacientes fuera del ámbito de la UCI.

La secuencia exacta de acciones para prevenir y tratar un PCIH dependerá de muchos factores. En general, los pacientes que tienen un paro cardíaco mientras están monitorizados son diagnosticados rápidamente. De modo diferente, los pacientes de sala general pueden haber tenido un período de deterioro y un paro no presenciado. Todos aquellos que tienen un alto riesgo de paro cardíaco deberían ser atendidos en un área monitorizada donde se disponga de medios para una reanimación inmediata.

Se recomienda que todos los profesionales de la salud deben ser capaces de reconocer un PCR, pedir ayuda y empezar las maniobras de RCP. Cada profesional de salud hospitalario debería hacer lo que ha sido entrenado para hacer, ya que pueden tener diferentes niveles de entrenamiento y pericia para manejar la vía aérea, la ventilación y la circulación. Así, son los reanimadores los que deben llevar

a cabo las habilidades en las cuales están entrenados y son competentes, pero es necesario que todos puedan diagnosticar el deterioro agudo, iniciar el tratamiento según una secuencia lógica y activar un código de emergencia.

El equipo de RCP puede tomar la forma de un equipo de PCR tradicional, al cual se da aviso solamente cuando se reconoce una PCR. Pero, de modo alternativo, los hospitales pueden tener estrategias para reconocer a los pacientes en riesgo de PCR y llamar a un equipo (ERR) antes de que ocurra este evento. Los PCIH raramente son repentinos o inesperados. Una estrategia que incluya el reconocimiento de los pacientes en riesgo de PCR puede ser capaz de prevenir algunas de estos eventos, o evitar intentos fútiles de reanimación en aquellos que es improbable que se beneficien de la RCP.

EL PRIMER ESLABÓN DE LA CADENA DE SUPERVIVENCIA

En algunos pacientes hospitalizados, el paro cardíaco y la muerte son parte del proceso natural de la enfermedad y, en otros, se deben a cuidados deficientes y se manifiestan sutilmente con signos o síntomas que no se detectan y solo son evidentes cuando ya es demasiado tarde para revertirlos. La falta de reconocimiento o respuesta al deterioro clínico en el hospital es prevenible.

A diferencia de los pacientes que sufren un PCEH, aquellos que sufren un PCIH dependen de un sistema de vigilancia apropiado (un SRR o alerta temprana) para prevenir el paro cardíaco.

Por esta razón, diferentes sociedades científicas recomiendan la creación de ERR en las unidades de cuidados generales tanto para niños como para adultos. Estos equipos se encargan de realizar una intervención temprana en aquellos pacientes que muestran un deterioro clínico importante, con el objetivo de prevenir el paro cardíaco.

La respuesta asistencial al PCR se organiza de acuerdo con un plan de acción que sigue una metodología específica y universal conocida como Cadena de Supervivencia. La cadena comprende una serie de actuaciones y maniobras estandarizadas, coordinadas y de aplicación secuencial, llamadas de RCP y soporte vital (SV), encaminadas a revertir el estado de PCR en plazos prefijados.

El concepto de SV engloba el de RCP y es más amplio, pues incluye la prevención de las situaciones críticas, el manejo de las emergencias en el escenario donde se producen y los cuidados intensivos iniciales.

La cadena de supervivencia resume los eslabones vitales necesarios para la reanimación exitosa del PCIH (**fig. 13-1**).

Esta cadena es fuerte si lo que une cada eslabón también lo es. Además, hay que considerar la importancia de cada eslabón. Si bien los tres eslabones iniciales apuntan a los primeros respondedores y sus competencias, es el primer eslabón el que enfoca directamente la detección del deterioro clínico y la prevención del PCR, por lo cual es el más importante de los cinco.

> **!** Para cualquier situación clínica, realizar un tratamiento intensivo y, en caso de falta de respuesta, trasladar al paciente a una UCI de manera planeada y/o efectuar una intubación orotraqueal programada permite controlar el escenario y disminuir los eventos adversos. En situaciones particulares, como en el caso de las dolencias infectocontagiosas como la enfermedad por coronavirus, asistir a un paciente de manera urgente, por ejemplo, en caso de un paro cardíaco, retrasa la asistencia del enfermo (por la necesidad de colocarse equipos de protección personal) y expone al personal de salud a riesgos innecesarios (por tener que asistir al paciente de manera urgente).

Los resultados del tratamiento del PCR se consideran un indicador de la calidad del sistema sanitario. La *Joint Commission for Accreditation of the Healthcare Organizations* es una organización estadounidense que tiene entre sus funciones acreditar a los hospitales en diferentes competencias. Según este organismo, en lo que respecta a la organización de la RCP, un hospital debería cumplir los siguientes puntos:

- Definir políticas, procedimientos y procesos para la prevención del PCR y la aplicación de la RCP.
- Tener una política definida de "órdenes de no reanimación".
- Definir mapas de riesgo en el hospital que permitan decidir las necesidades de equipamiento.
- Desarrollar programas de entrenamiento del personal.
- Disponer de un registro, y revisar los resultados e identificar áreas de mejora.

Siguiendo esta línea, en un programa hospitalario de prevención del PCR y RCP de calidad, los principales aspectos que deberían incluirse son:

- Políticas, procedimientos, procesos o protocolos apropiados.
- Equipamiento adecuado estratégicamente situado.
- Personal entrenado y competente en RCP y SV.
- Recolección sistematizada de datos, y análisis de información y programación de mejora continua.

SISTEMAS DE RESPUESTA RÁPIDA

Uno de los sistemas de organización institucional para mejorar el reconocimiento y la respuesta al deterioro clínico de los pacientes hospitalizados es el sistema de respuesta rápida.

El SRR describe un enfoque amplio del hospital para proporcionar un sistema de atención coherente e integral con cuatro componentes:

PCIH

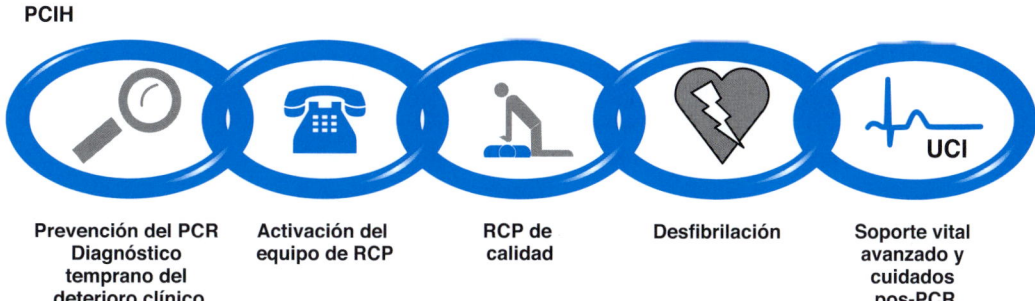

| Prevención del PCR Diagnóstico temprano del deterioro clínico | Activación del equipo de RCP | RCP de calidad | Desfibrilación | Soporte vital avanzado y cuidados pos-PCR |

Fig. 13-1. Cadena de supervivencia del PCIH.

- La rama aferente. Este es el método de identificación de deterioro, los criterios de llamada y los medios de activación de la llamada.
- La rama eferente. Este es el equipo que responde, genéricamente referido como el ERR o equipos de emergencias medicas (EEM).
- La rama de mejora de la calidad y la seguridad del paciente proporciona auditoría y retroalimentación para mejorar constantemente el sistema.
- La rama administrativa coordina los recursos y proporciona supervisión para el funcionamiento de todo el sistema.

> ! La prevención del PCIH requiere intervenciones de gestión. Los SRR tienen ramas aferente y eferente, control de calidad y un sistema administrativo, y deben formar parte de un programa de prevención y tratamiento del paro cardíaco.
> El entrenamiento en técnicas de RCP y el manejo del desfibrilador aislado no son suficientes.

Cada institución deberá definir la población a la cual dirige este programa (pacientes adultos, pediátricos, obstétricos). Además, de acuerdo con sus necesidades y recursos disponibles, determinará si va a responder a todas las situaciones de descompensación o solo a aquellas que impliquen un mayor riesgo de vida.

A continuación, se desarrollará cada parte del SRR.

Rama aferente

En la rama aferente de la respuesta, el personal de la sala general de internación activa la llamada del ERR cuando se presentan alteraciones de los signos vitales y del estado mental, signos de mala perfusión periférica, mala dinámica ventilatoria, caída del ritmo diurético, aparición o aumento del dolor, caída de la SpO_2 y, en algunos algoritmos que focalizan la detección del shock, caída de la saturacion venosa central de oxigeno ($ScvO_2$) o aumento del déficit de bases o del lactato (**cuadro 13-1**).

La detección de la descompensación del paciente debe estar sistematizada. Muchas veces se llama porque "el paciente no se ve bien" o "algo está pasando que no está bien", lo que no reúne atributos de sensibilidad ni de especificidad ante verdaderas situaciones de gravedad o falsas alarmas.

En 2007, el *Royal College of Physicians* del Reino Unido comisionó un grupo para el desarrollo de una escala, con el objetivo de estandarizar la detección y brindar tratamiento temprano a pacientes críticos, que fuera fácil de usar y con la sensibilidad suficiente para activar los ERR en el momento preciso, pero sin llevar a alertas innecesarias. El grupo desarrolló el *National Early Warning Score* (NEWS) como un sistema de puntuación ponderada agregada para su uso en mayores de 16 años, basada en un sistema de calificación con los siguientes parámetros: frecuencia respiratoria, saturación de oxígeno (SpO_2), temperatura, tensión arterial sistólica, frecuencia cardíaca y estado de alerta.

En 2017, el *Royal College of Physicians* publicó una actualización denominada NEWS 2 caracterizada por (**cuadro 13-2**):

- Cambios para mejorar el registro de saturación estableciendo la variable para pacientes con falla respiratoria hipercápnica.
- Reconocimiento de la importancia de la confusión, la desorientación, el *delirium* o cualquier reducción en la Escala de Coma de Glasgow (GCS) como datos potenciales de deterioro clínico.

Cuadro 13-1. Criterios de activación para equipo de respuesta rápida (ERR)

Taquicardia inexplicable	(> 130 latidos × minuto por 15 minutos)
Bradicardia inexplicable	(< 50 latidos × minuto por 15 minutos)
Aumento de frecuencia respiratoria	(> 30 respiraciones por minuto)
Bradipnea	(< 8 respiraciones por minuto asociado o no a deterioro del estado mental)
Hipotensión arterial	PAS < 90 mm Hg o caída de 40 mm Hg
Hipertensión arterial	PAS > 200 mm Hg
Alteración del sensorio	
Convulsiones	
Dolor de pecho	
Disnea súbita	
Cualquier situación de deterioro de la condición clínica del paciente que considere la enfermera a cargo y que no esté dentro de los criterios anteriores	

PAS: presión arterial sistólica.

Cuadro 13-2. Escala NEWS 2

Parámetro fisiológico	3	2	1	0	1	2	3
FR (rpm)	≤ 8		9-11	12-20		21-24	≥ 25
SpO$_2$	≤ 91	92-93	94-95	96			
SpO$_2$ en EPOC	≤ 83	84-85	86-87	88-92			
Oxígeno suplementario		Sí		Aire ambiente			
Presión arterial sistólica	≤ 90	91-100	101-110	111-219			≥ 220
FC (lpm)	≤ 40		41-50	51-90	91-110	111-130	≥ 131
Nivel de conciencia				Alerta			Sin respuesta
Temperatura (ºC)	≤ 35		35,1-36	36,1-38	38,1-39	≥ 39,1	

FR (rpm): frecuencia respiratoria (respiraciones por minuto); EPOC: enfermedad pulmonar obstructiva crónica; FC: frecuencia cardíaca.

- Mejor detección de pacientes con sepsis comparada con la escala qSOFA (*quick Sepsis Organic Failure Assessment*).

Cada parámetro tiene un rango cuantitativo o cualitativo con una puntuación asignada; se realiza una suma de los puntos para obtener una calificación que determinará distintas respuestas clínicas de acuerdo con la gravedad del enfermo.

Los pacientes se dividen en cuatro categorías de riesgo según la puntuación: baja, mediana, alta y excepcional.

Para pacientes con COVID-19 se estableció, basado en informes recientes, una versión modificada donde se incluye la edad ≥ 65 años como un factor de riesgo independiente (**cuadro 13-3**).

Un médico especialmente asignado o el equipo especial de cuidados críticos decidirán qué pacientes necesitan ser tratados en la UCI, teniendo en cuenta la gravedad de la enfermedad.

Es de gran relevancia reforzar las bases del conocimiento en la atención del paciente crítico y del momento clave para solicitar apoyo al personal especialista en medicina crítica. El personal debe ser capacitado y desarrollar la habilidad de comunicar la información crítica de una manera estructurada, ordenada, clara y por prioridades (como lo señala la mnemotecnia ISBAR: *identify, situation, background, assessment, recommendation*, es decir identificar, situación, contexto, evaluación, recomendación).

> **!** Los SRR tienen un impacto favorable en la prevención del PCIH y en la cultura de seguridad en el paciente. Su función es detectar oportunamente al paciente que presenta deterioro clínico y condiciona un código de emergencia hospitalario. Esto se logra con una rama aferente fuerte, constituida por los médicos y enfermeros que están en contacto directo con el paciente.

Rama eferente

La rama eferente de la respuesta está constituida por el ERR.

Luego de la activación por la rama aferente del SRR a través de una llamada telefónica, altavoces o localizador, el ERR, al llegar al paciente, hace una evaluación que puede seguir esta secuencia:

- Hablar al paciente: si responde, se puede inferir la permeabilidad de la vía aérea, la suficiencia de la perfusión cerebral y el estado de conciencia.
- Evaluar la respiración, su frecuencia y su patrón.
- Colocar el oxímetro de pulso, de preferencia con registro de onda.
- Tomar el pulso radial, el carotídeo o el femoral.
- Tomar la presión arterial.
- Colocar el monitor ECG.
- Buscar signos de mala perfusión de órganos tales como diuresis, relleno capilar, coloración

Cuadro 13-3. Escala NEWS modificada para COVID-19

Parámetro fisiológico	3	2	1	0	1	2	3
Edad				< 65 años			≥ 65 años
FR (rpm)	≤ 8		9-11	12-20		21-24	≥ 25
SpO$_2$	≤ 91	92-93	94-95	96			
SpO$_2$ en EPOC	≤ 83	84-85	86-87	88-92			
Oxígeno suplementario		Sí		Aire ambiente			
Presión arterial sistólica	≤ 90	91-100	101-110	111-219			≥ 220
FC (lpm)	≤ 40		41-50	51-90	91-110	111-130	≥ 131
Nivel de conciencia				Alerta			Sin respuesta
Temperatura (ºC)	≤ 35		35,1- 36	36,1-38	38,1-39	≥ 39,1	

FR (rpm): frecuencia respiratoria (respiraciones por minuto); EPOC: enfermedad pulmonar obstructiva crónica; FC: frecuencia cardíaca.

y temperatura de la piel; realizar un ECG en búsqueda de isquemia miocárdica; hacer determinaciones de lactato y tomar una muestra de sangre arterial para determinar el estado ácido base y gasometría.

Como en el abordaje de todo paciente crítico, en forma paralela a esta evaluación se deben iniciar las medidas terapéuticas necesarias de acuerdo con los hallazgos.

Como procedimientos mínimos, el ERR debe poder realizar maniobras de apertura de la vía aérea, uso de bolsa válvula máscara, administración de oxígeno con los diferentes dispositivos, inserción de catéter venoso periférico, utilización de vía central, expansión con coloides o cristaloides, administración de hemoderivados, uso y titulación de vasopresores, desfibrilación/cardioversión, RCP, determinación de glucosa en sangre capilar, corrección de hipoglucemia, administración de naloxona y flumazenil, toma de muestra de sangre arterial.

> ❗ El objetivo del ERR es iniciar un tratamiento guiado por protocolos basados en las guías de práctica clínica (medicina basada en la evidencia), con el propósito de evitar la progresión a la disfunción, a la falla multiorgánica y al PCR.

De acuerdo con los hallazgos de la evaluación del paciente, el ERR implementa protocolos de tratamiento basados en las guías de práctica clínica con el objetivo de lograr una vía aérea permeable, ventilación adecuada, oxigenación y perfusión de órganos, e iniciar tratamientos específicos según cada situación clínica (**cuadro 13-4**).

A continuación, el ERR debe realizar un triaje para decidir si el paciente debe ser trasladado a UCI o al quirófano, si puede permanecer en la sala dejando recomendaciones al equipo tratante y programando ulteriores visitas, si deben hacerse más procedimientos diagnósticos para poder definirlo o si debe esperar la respuesta al tratamiento realizado/iniciado antes de decidir la locación del paciente. Además, esta interacción del ERR con el personal de internación, o rama aferente, es una oportunidad educativa para estos últimos.

¿Cómo debe estar conformado el ERR?

Los ERR están conformados por enfermeros de la UCI, terapistas respiratorios (kinesiólogos), médicos intensivistas y otros profesionales del equipo de cuidados de la salud, con habilidades en cuidados críticos para atender pacientes en la sala general y, así, evitar un rápido deterioro de la salud.

Inicialmente, se hizo una diferenciación entre ERR (conducidos por un enfermero con conocimientos de soporte vital o por un médico de acuerdo con el modelo de ERR) y los EEM, los cuales son conducidos siempre por un médico, pero, a los fines del funcionamiento, ambos realizan la misma tarea.

Sus objetivos primarios son disminuir las internaciones no planeadas en las UCI, como así también el número de PCR y la mortalidad hospitalaria global.

Cuadro 13-4. Intervenciones de los ERR
Oxígeno suplementario
Intubación endotraqueal
Ventilación no invasiva
Tratamiento broncodilatador
Aspiración de secreciones de vía aérea
Realización de radiografía de tórax
Extracción de gases de sangre arterial
Realización de electrocardiograma
Administración de líquidos por vía intravenosa
Transfusión de hemoderivados
Reanimación cardiopulmonar (RCP)
Otros tratamientos médicos

Varios estudios en la literatura avalan el uso de ERR, siendo estos efectivos y con una significativa reducción en las tasas de los objetivos antes mencionados asociada a su implementación, aunque aún hay discrepancias respecto de su conformación.

En un modelo llamado *ramp up team*, el ERR está constituido por profesionales no médicos como enfermeros, kinesiólogos y paramédicos, quienes pueden realizar las intervenciones incluidas en su práctica profesional y necesitan una orden médica o una directiva previa en relación con cada escenario clínico. Este modelo requiere la disponibilidad de la rápida asistencia de un médico en caso de requerirse. El equipo debe decidir si necesita la intervención de un médico y estabilizar al paciente hasta su llegada. La ventaja es no movilizar el recurso médico si no es necesario; la desventaja de este enfoque en dos tiempos es el retardo en el inicio de las acciones que solo puede realizar un médico. Este equipo es multidisciplinario y concurre a la llamada en grupo para utilizar las destrezas y los conocimientos de cada profesión. Deben tener al menos dos años de experiencia en el tratamiento de pacientes críticos y sus miembros pueden surgir de la UCI, el departamento de emergencias o la sala de recuperación de anestesia. Lo ideal es que la dedicación al ERR sea exclusiva. El equipamiento que llevan es un monitor de ECG, presión arterial no invasiva y oximetría de pulso, y material y medicación para reanimación.

El modelo *ramp down team* consta de al menos un médico, además de otros profesionales no médicos. Su equipamiento incluye además un cardiodesfibrilador manual, un set de colocación de catéter venoso central, equipo de toracostomía, material para vía aérea difícil, etcétera.

Cada institución debe definir, de acuerdo con sus necesidades y recursos, qué tipo de equipo va a desarrollar.

La función es la respuesta urgente a los llamados (alertas) en las diversas salas de la institución (se descartan las áreas críticas, quirófano o salas de hemodinamia) para la evaluación, atención e intervención apropiada de pacientes descompensados.

¿Cuál es el impacto de los ERR en la calidad de atención?

En situaciones de deterioro clínico con necesidad de implementar medidas de SV, las tasas de complicaciones respecto de la intubación orotraqueal de emergencia pueden alcanzar hasta un 78% según las distintas publicaciones, e incluyen dificultad en la intubación, intubación en esófago y broncoaspiración y, según datos informados, hasta el 17% de estos episodios generan hipoxia grave. Las arritmias cardíacas con amenaza de la vida requieren respuestas específicas usando guías establecidas para optimizar los resultados. El conocimiento y las habilidades para el manejo de estas situaciones son esenciales y, trasladando esto a equipos coordinados, sustenta la mejoría en la calidad de atención. Si se revisa la bibliografía, dos revisiones sistemáticas encontraron que seis estudios han demostrado que la introducción de ERR impactó positivamente en los resultados finales de los pacientes. El personal de enfermería parece ser reacio al uso de los ERR, y de los datos disponibles no se desprende una razón clara para ello. Sin embargo, aún hoy, la continua subutilización y la falta de activación de estos equipos o sistemas puede ser una razón por la cual los hallazgos de algunas investigaciones que evalúan los ERR han sido inconclusos.

Por otro lado, según datos de otros dos estudios canadienses sobre 255 pacientes que recibieron atención por un ERR, en comparación con datos históricos sin dicha atención en el año previo, se encontró una tendencia clara a cumplir los objetivos cuando existen los ERR, al evaluar el número de PCR, así como también en internaciones no planeadas en la UCI y mortalidad hospitalaria. Adicionalmente, no se identificaron diferencias entre equipos dirigidos por médicos intensivistas o por enfermeros profesionales entrenados en cuidados críticos y habilidades en RCP y manejo de vía aérea, siendo estos últimos una alternativa segura y efectiva. Además, se ha beneficiado marcadamente el trabajo de enfermería a través de su soporte en situaciones de pacientes con deterioro de parámetros fisiológicos y con presentación de signos vitales anormales. Asimismo, se mejoraron los estándares de calidad en los cuidados de los pacientes y se demostró en estos estudios la gran utilidad de los ERR en la educación continua del personal de salud de las salas generales.

Calidad y seguridad

Con respecto al control de calidad, se deben definir los indicadores por medir para determinar los resultados y calcular el impacto de su implementación. La evaluación de los procesos y resultados sirve para corregir y mejorar. Datos importantes por relevar son: números de PCR por 1000 admisiones, las horas del día en que ocurren, los días de la semana, el lugar del hospital, los factores favorecedores y el tipo de situación fisiopatológica desencadenante.

En esta fase, se intenta detectar las fortalezas y debilidades para el éxito de la implementación del SRR.

Algunos de los indicadores de procesos y resultados del SRR son: número de activaciones del SRR por 1000 ingresos, tiempo de respuesta del ERR, tiempo entre el inicio de la inestabilidad y la activación del SRR, duración de la atención del ERR, locación posterior de los pacientes asistidos, número de PCR fuera de la UCI no precedidos por activación del SRR, tiempo de traslado de los pacientes inestables desde el piso hasta la UCI, número de activación del SRR que termina en órdenes de adecuar las medidas terapéuticas, altas de UCI seguidas de activación del SRR dentro de las 24 horas, admisiones al departamento de emergencias con activación del SRR dentro de las 24 horas, mortalidad hospitalaria, número de admisiones no planeadas a UCI desde la sala general, *scores* de disfunción orgánica al ingreso a UCI, tiempo de estadía en UCI, costos, etc. También se debe realizar el seguimiento de los pacientes asistidos por el SRR. Por último, es aconsejable medir la satisfacción o percepción del personal del hospital.

El informe de resultados debe darse a conocer a las ramas operativas del sistema y al resto de la institución.

El SRR detecta errores y casi errores, y da la posibilidad de analizarlos e implementar estrategias sistémicas para prevenirlos en el futuro. Finalmente, el informe sobre la calidad y la seguridad debe ir acompañado de recomendaciones de cambios o mejoras.

Gestión directiva

El hospital debe crear y mantener un plan de respuesta coordinada y multidisciplinaria para la atención de las emergencias cardiopulmonares. La creación de programas de atención al paciente en situación crítica garantiza un mecanismo de provisión de SV que tiene como objetivo básico reducir la mortalidad de esta grave situación clínica mediante la identificación de los pacientes en riesgo de sufrir un paro cardíaco con el fin de extremar su vigilancia, la posibilidad de iniciar rápidamente las maniobras de reanimación adecuadas tan pronto como se produce el paro, la disponibilidad de un sistema con personal preparado (con las habilidades y conocimientos adecuados) y el material necesario para instaurar el tratamiento definitivo.

La implementación de una SRR es un proceso de meses de trabajo y requiere tres fases:

• Planeamiento o preimplementación, que incluye la recolección de los indicadores que van a servir para demostrar la utilidad; el diseño del SRR, la definición y desarrollo de políticas, protocolos, procedimientos, algoritmos, *order sets* (planillas con lista de acciones paso a paso), registros y material informativo y educativo.
• Etapa de implementación en sí misma, en cuyos primeros meses puede realizarse una prueba piloto en un sector delimitado del hospital con alto riesgo o en toda la institución
• Posimplementación o mantenimiento, con control y evaluación de los resultados, retroalimentación a los usuarios y efectores, educación y mejora continua.

La educación y el entrenamiento de las ramas aferente y eferente del sistema operativo deben estar presentes en todas las etapas de la implementación.

CONCLUSIONES

- Los SRR son sistemas hospitalarios cuyo objetivo es identificar en forma temprana a los pacientes con signos de descompensación e iniciar un tratamiento guiado por protocolos basados en las guías de práctica clínica (medicina basada en la evidencia), con el propósito de evitar la progresión a la disfunción, a la falla multiorgánica y al PCR. Los ERR aportan un modelo racional y lógico que puede mejorar el cuidado de los pacientes. La implementación de un sistema de rápido reconocimiento y tratamiento de los pacientes descompensados o inestables puede disminuir su morbimortalidad.
- Además de mejorar la evolución del enfermo, no exponer al personal de salud de las salas de hospitalización a situaciones críticas, permite aplicar una serie de actuaciones correctamente, establecer prioridades en situación de emergencia, disminuir el estrés para los profesionales y, en el caso de las enfermedades infectocontagiosas, reducir el riesgo de contagio.
- El éxito del desarrollo de un SRR requiere un amplio plan de educación y difusión institucional. La educación es el pilar fundamental.
- Debe haber un cambio cultural en la organización para que el sistema sea aceptado y adoptado. Los resultados de la prevención y tratamiento del PCIH, admisiones no planeadas a UCI y la mortalidad en pacientes con signos de deterioro clínico previo son indicadores de calidad y de resultados.

BIBLIOGRAFÍA

Bleyer AJ, Vidya S, Russell GB, Jones CM, Sujata L, Daeihagh P, et al. Longitudinal analysis of one million vital signs in patients in an academic medical center. Resuscitation 2011;82(11):1387-92.

Bradford D, Winters, Julius Cuong Pham, Elizabeth A. Hunt, et al. Rapid response systems: A systematic review. Crit Care Med 2007;35(5).

Chan PS, Jain R, Nallmothu BK, Berg RA, Sasson C. A Systematic Review and Meta-analysis. Arch Intern Med 2010;170(1):18-26.

Churpek MM, Yuen TC, Park SY, Meltzer DO, Hall JB, Edelson DP. Derivation of a cardiac arrest prediction model using ward vital signs. Crit Care Med 2012;40(7):2102-8.

Elguea-Echavarría PA, Esponda-Prado JG, García-Gómez N, Ortiz-Moreno M. Equipos de respuesta rápida en México: previniendo el paro cardiorrespiratorio intrahospitalario. Rev Asoc Mex Med Crit y Ter Int 2014;28(2):113-23.

Jones DA, DeVita MA, Bellomo R. Rapid-response teams. N Engl J Med 2011;365(2):139-46.

Joint Commission Accreditation Hospital. 2010 Hospital Accreditation Standards: Accreditation Policies, Standards, Elements of Performance, Scoring. Joint Commission Resources; 2009.

Kause J, Smith G, Prytherch D, Parr M, Flabouris A, Hillman K et al. A comparison of antecedents to cardiac arrests, deaths and emergency intensive care admissions in Australia and New Zealand, and in the United Kingdom- the ACADEMIA study. Resuscitation 2004;62:275-82.

Kronick SL, Kurz MC, Lin S, Edelson DP, Berg RA, Billi JE, Cabanas JG et al. Part 4: Systems of Care and Continuous Quality Improvement. 2015 American Heart Association Guidelines Update for Cardiopulmonary Resuscitation and Emergency Cardiovascular Care Circulation 2015;132:S_397-S413.

Link MS, Berkow LC, Kudenchuk PJ, Halperin HR, Hess EP, Moitra VK, Neumar RW et al. Part 7: Adult Advanced Cardiovascular Life Support_2015 American Heart Association Guidelines Update for Cardiopulmonary Resuscitation and Emergency Cardiovascular Care. Circulation 2015;132:S444-S64.

Massey D, Aitken LM and Chaboye W. Literature review: do rapid response systems reduce the incidence of major adverse events in the deteriorating ward patient? Journal of Clinical Nursing; 19:3260-73.

Martinez L, Cheng W, Wang X, Ling F, Mu L, Li C, Huo X, Ebell MH, Huang H, Zhu L, Li C, Chen E, Handel A, Shen Y (2019) A risk classification model to predict mortality among laboratory-confirmed avian influenza A H7N9 patients: a population-based observational cohort study. J Infect Dis 2020(11):1780-9.

Panchal AR, Bartos JA, Cabañas JG, Donnino MW, Drennan IR, Hirsch KG, Kudenchuk PJ, Kurz MC, Lavonas EJ, Morley PT, O'Neil BJ, Peberdy MA, Rittenberger JC, Rodriguez AJ, Sawyer KN, Berg KM. Adult Basic and Advanced Life Support Writing Group. Part 3: Adult Basic and Advanced Life Support: 2020 American Heart Association Guidelines for Cardiopulmonary Resuscitation and Emergency Cardiovascular Care. Circulation 2020;142(16 suppl 2):S_366-S468.

Peberdy MA, Ornato JP, Larkin GL, Braithwaite RS, Kashner TM et al. National Registry of Cardiopulmonary Resuscitation Investigators. Survival from in-hospital cardiac arrest during nights and weekends. JAMA 2008;299:785-92.

Pérez-Vela JL, López-Messa JB, Martín-Hernández H, Herrero-Ansola P. Novedades en soporte vital avanzado. Medicina Intensiva 2011;35(6):373-87.

Prytherch DR, Smith GB, Schmidt PE, Featherstone PI. ViEWS-Towards a national early warning score for detecting adult inpatient deterioration. Resuscitation 2010;81(8):932-7.

Shah SK, Cardenas VJ Jr, Kuo Yong-Fang and Sharma G. Rapid Response Team in an Academic Institution: Does It Make a Difference? CHEST 2011;139(6):1361-7.

Smith AF, Wood J. Can some in-hospital cardio-respiratory arrests be prevented? A prospective survey. Resuscitation 1998;37:133-7.

Smith GB. In-hospital cardiac arrest: It is time for an in-hospital "chain of prevention? Resuscitation 2010;81:1209-11.

Smith LW, Giuliano KK. Rapid Response Teams: Improve Patient Safety and Patient Outcomes AACN Advanced Critical Care 2010;21(2):126-9.

Royal College of Physicians. National Early Warning Score (NEWS): Standardising the assessment of acute illness severity in the NHS. Report of a working party. London: RCP; 2012.

Trabajo en equipo

14

OBJETIVOS

- Definir qué significa trabajo el equipo.
- Reconocer la característica de un equipo de reanimación eficaz.
- Describir las funciones del líder y de los demás integrantes de un equipo de reanimación cardiopulmonar (RCP).
- Conocer las características de una buena comunicación dentro de un equipo de RCP.

INTRODUCCIÓN

La RCP es una respuesta organizada y secuencial al paro cardíaco que incluye:

- Reconocimiento de la ausencia de respiración y circulación.
- Soporte vital básico con compresiones torácicas de calidad.
- Soporte vital cardíaco avanzado con control definitivo de la vía aérea y uso de fármacos de acuerdo con el ritmo de paro cardíaco.
- Cuidados pospro.

A pesar de que en las últimas revisiones efectuadas se incluyeron algunos cambios en los algoritmos, el inicio inmediato de las maniobras de compresión torácica de alta calidad y la desfibrilación temprana (cuando está indicada) son fundamentales para el éxito. Es necesario remarcar que si la RCP realizada es subóptima, no se conseguirá una adecuada perfusión cerebral y coronaria, lo que disminuirá las probabilidades de sobrevida y de una recuperación neurológica apropiada.

Múltiples estudios demuestran que, en muchos casos, la calidad de la RCP dista en de ser la óptima, ya que las compresiones torácicas se realizan de manera incorrecta y se producen múltiples interrupciones. No es el objetivo de este capítulo desarrollar los lineamientos de una RCP de alta calidad; sin embargo, es preciso remarcar que existe vasta evidencia de que el trabajo en equipo asegura su eficacia y eficiencia.

Característicamente, el trabajo en equipo obliga a que sus miembros se ajusten unos a otros, ya sea de manera secuencial o simultánea, en un esfuerzo para cumplir con los objetivos planteados. Entre los ejemplos de equipos que se ajustan a esta definición, pueden mencionarse los comandos militares y policiales, las tripulaciones aerocomerciales, los equipos de rescate y de control de incendios, y los equipos gerenciales de las empresas. Esta misma definición es también aplicable al ámbito de la salud: trabajo de los equipos de emergencias médicas, de terapias intensivas, de salas de parto, unidades de neonatología y de equipos quirúrgicos, por nombrar solo algunos. Definir la esencia del "equipo" es el primer paso necesario para la creación de un sistema de valores que refleje los aportes, los procesos y el resultado que el equipo de trabajo busca. A su vez, estos valores cuantificables brindan un marco de referencia sobre el cual debe basarse cualquier programa de entrenamiento específico y su correspondiente evaluación de efectividad.

TRABAJO EN EQUIPO

La utilización de los principios de gestión de recursos de crisis utilizados en la aviación y posteriormente adaptados por los especialistas en anestesiología mejoran la organización durante la reanimación, con el consiguiente beneficio en los resultados obtenidos.

Existen estudios que determinan que la RCP centrada en el equipo, empleando un enfoque coreografiado, mejora la supervivencia con un buen estado neurológico.

Durante la RCP, los profesionales de la salud deben realizar varias intervenciones de forma simultánea. Los intentos de reanimación exitosos requieren los esfuerzos coordinados de varios profesionales de la salud.

Las personas que forman un equipo de reanimación no solo deben ser idóneos en el tema, sino que también deben dominar habilidades tales como la comunicación eficaz.

Cada equipo de reanimación necesita un líder que conozca a cada integrante, sus fortalezas y debilidades, y los organice. El líder de equipo es responsable de que todo se realice en el momento oportuno y de la forma adecuada; para ello, supervisa e integra la actuación de cada uno de los miembros del equipo.

CONFORMACIÓN DE UN EQUIPO DE REANIMACIÓN

Un equipo de reanimación debería tener seis personas con los siguientes roles:

- líder del equipo,
- encargado de las compresiones torácicas. Este miembro intercambia el rol con el encargado de Desfibrilador Externo Automático (DEA)/cardiodesfibrilador/control del ritmo cardíaco cada 5 ciclos de RCP o 2 minutos,
- encargado de la vía aérea y ventilaciones,
- encargado del DEA/cardiodesfibrilador/control del ritmo cardíaco. Intercambia su rol con el encargado de las compresiones torácicas,
- encargado del registro,
- encargado de la medicación.

Cuando no es posible disponer de ese número de participantes y son cinco los miembros del equipo,

el líder asume también el manejo de la VA y de la ventilación (**fig. 14-1**).

Hay dos principios fundamentales para lograr un buen trabajo en equipo durante una situación de RCP: el liderazgo y la comunicación. En general, un equipo de RCP está conformado por individuos de distintas disciplinas, con heterogeneidad en su nivel de formación y características propias de afrontamiento de situaciones complejas. Por este motivo, es indispensable establecer con claridad las funciones que cada cual debe ejecutar. En consecuencia, es imperativo que una persona asuma el rol de líder del equipo.

LIDERAZGO

El liderazgo puede ser llevado a cabo por un profesional de cualquier disciplina que tenga las aptitudes técnicas y actitudinales para su ejercicio. El líder no debe realizar procedimientos técnicos que desvíen su atención de la escena global, excepto que la baja capacitación del resto del equipo así lo requiera. Cabe aclarar que, si el líder necesita realizar procedimientos técnicos, debe delegar la función de líder y, en caso de no ser posible, considerar que esta situación puede comprometer el desarrollo efectivo del liderazgo.

Las funciones del líder son las siguientes:

- Realizar la gestión global de la reanimación.
- Tomar la decisión de los tratamientos y de finalizar la RCP cuando ya no haya posibilidades

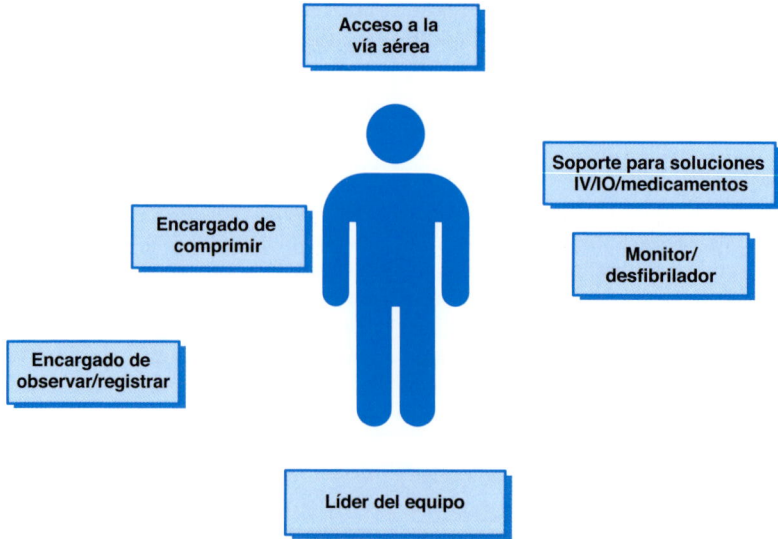

Fig. 14-1. Posiciones de los miembros del equipo y del líder durante la RCP.

de recuperación, pero siempre escuchando los aportes del resto de los miembros del equipo.

- Asignar las tareas correspondientes a cada uno de los integrantes del equipo.
- Supervisar que todas las tareas requeridas se efectúen de la manera correcta.
- Coordinar la comunicación entre los integrantes del equipo.
- Evaluar el desempeño a lo largo de la reanimación.
- Procesar los cambios que se produzcan durante la reanimación y que requieran de una modificación en los procedimientos.
- Promover un espacio de reflexión y análisis (*debriefing*) una vez concluidas las maniobras de reanimación.

COMUNICACIÓN

Respecto de la comunicación, esta es de gran importancia para brindar una atención eficaz y eficiente. La comunicación es inherente al líder del equipo, quien debe procesar y compartir la información de la manera más adecuada a los fines de obtener el mejor resultado posible.

Se enumeran las características necesarias en el proceso de comunicación:

- Debe ser asertiva, manteniendo un tono claro, firme y sereno; propiciando el respeto por todos los integrantes y un clima cómodo para un intercambio enriquecedor.
- Debe conformar un "bucle cerrado" donde el emisor (líder) determina la necesidad de llevar a cabo una acción, por lo que realiza una solicitud a un miembro específico del equipo. Ese miembro del equipo (receptor del mensaje) reconoce la solicitud respondiendo afirmativamente si puede realizarla o, en su defecto, le avisa al líder que la debe asignar a otra persona.
- Cada miembro del equipo debe informar en voz alta al líder la dosis de fármaco o la descarga administrada, o la maniobra efectuada.
- Cualquier integrante del equipo puede realizar intervenciones y sugerencias que beneficien el proceso. El líder debe valorarlas y llevarlas a cabo si considera que son beneficiosas para el proceso.

CONCLUSIONES

- El desarrollo de las aptitudes necesarias para un buen trabajo en equipo permite una RCP de excelente calidad, lo que conlleva mayores probabilidades de un resultado exitoso con una buena supervivencia y un buen estado neurológico. Por otra parte, una óptima dinámica de equipo protege a sus integrantes de desarrollo de síndrome de extenuación profesional (*burnout*) y estimula así la satisfacción laboral a través de la sensación de la tarea cumplida en forma adecuada.
- El trabajo en equipo aumenta la seguridad de los pacientes, minimiza los errores médicos, mejora la satisfacción y el rendimiento del personal de salud y, posiblemente, evita gastos generados por mala praxis y complicaciones.

BIBLIOGRAFÍA

Abella A, Sandbo B, Vassilatos N, Alvarado P, O'hearn J, Wigder, N, Hoffman H N, Tynus P, Hoek V, Becker TL. Las tasas de compresión torácica durante la reanimación cardiopulmonar son subóptimas: un estudio prospectivo durante un paro cardíaco intrahospitalario. Circulation 2005;111(4):428-34.

Blum RH, Raemer DB, Carroll JS, Sunder N, Feinstein DM, Cooper JB. Crisis-resource management training for an anesthesia faculty: a new approach to continuing education. Med Educ 2004;38:45-55.

Hunziker S, Johansson AC, Tschan F, Semmer NK, Rock L, Howell MD, Marsch SA. Trabajo En Equipo Y Liderazgo en Reanimación Cardiopulmonar. J Am Coll Cardiol 2011;57(24):2381-88.

Murray WB, Foster PA. Crisis resource management among strangers: principles of organizing a multidisciplinary group for crisis resource management. J Clin Anesth 2000;12(8):633-8.

Panchal AR, Bartos JA, Cabañas JG, Donnino MW, Drennan IR, Hirsch KG, Kudenchuk PJ, Kurz MC, Lavonas EJ, Morley T, Neil O, Peberdy BJ, Rittenberger MA, Rodriguez JC, Sawyer AJ, & Berg KN. Parte 3: Soporte vital básico y avanzado para adultos: Directrices de la American Heart Association para la reanimación cardiopulmonar y la atención cardiovascular de emergencia de 2020. Circulation 2020;142(16-2):366-468.

Pearson DA, Nelson D, Monk R, Tyson L, Jollis C, Granger JG, Corbett CB, Garvey C, Runyon L. Comparación de la RCP centrada en el equipo frente a la RCP estándar en la reanimación de un paro cardíaco extrahospitalario: resultados de una iniciativa de mejora de la calidad en todo el estado. Reanimación 2016;105.

Soar A, Böttiger J, Carli BW, Couper P, Deakin K, Djärv CD, Lott T, Olasveengen C, Paal T, Pellis P, Perkins T, Sandroni GD, Nolan. Directrices del Consejo Europeo de Reanimación 2021: soporte vital avanzado para adultos. Reanimación 2021:161.

Valenzuela TD, Kern KB, Clark LL, Berg RA, Berg MD, Berg DD, Hilwig RW, Otto CW, Newburn D, Ewy GA. Interruptions of chest compressions during emergency medical systems resuscitation. Circulation 2005;112:1259-65.

Bioética en reanimación cardiopulmonar 15

> "Tan importante como conocer las posibilidades de la medicina actual
> es ser consciente de sus limitaciones,
> y tan primordial como el intento de curar
> es evitar el sufrimiento innecesario".
>
> J. A. Gómez Rubí

 OBJETIVOS

- Introducir a los principios de la bioética aplicados a la reanimación, el concepto de futilidad y de medidas desproporcionadas y extraordinarias, la adecuación de medidas terapéuticas y las órdenes de no reanimar.
- Conocer las indicaciones de no iniciar la reanimación cardiopulmonar (RCP) y su suspensión en diferentes escenarios.

INTRODUCCIÓN

Las situaciones de paro cardiorrespiratorio (PCR) son complejas por la emergencia, la incertidumbre y la carga emocional que conlleva la muerte súbita de un individuo. Por otro lado, hay diferencias culturales, religiosas y legales entre países y regiones con respecto a la muerte y su abordaje.

Frente a un paciente en PCR, es un desafío para los profesionales de la salud diferenciar entre el último latido de un corazón debido a la evolución natural de una enfermedad incurable o al final de la vida de una persona de edad avanzada y el PCR inesperado y potencialmente reversible, en el que nuestra intervención debe buscar los mejores resultados de sobrevida, incluyendo la esfera neurológica o cognitiva.

La muerte es esperada en una enfermedad terminal y debería haber órdenes previas de no reanimar (ONR). Las personas en el final de su vida con salud deteriorada también estarían dentro de este grupo.

Como profesionales de la salud, debemos actuar de manera responsable frente a cada paciente, evaluando las circunstancias de cada caso y las consecuencias de nuestras acciones, aplicando los conocimientos científicos y los principios bioéticos.

La definición de PCR incluye el concepto de reversibilidad: es la interrupción súbita, inesperada y potencialmente reversible de la circulación y de la respiración espontánea, la que debe ser diferenciada de la muerte, que es un proceso natural, irreversible, donde la RCP no tiene una probabilidad realista de éxito.

PRINCIPIOS DE LA BIOÉTICA

 Los principios de la ética principalista son la beneficencia, la no maleficencia, la autonomía y la justicia distributiva.

Estos principios son de utilidad para evaluar las situaciones y guiar las decisiones.

APLICACIÓN DE LOS PRINCIPIOS BIOÉTICOS A LA RCP

Desde el inicio de la historia de la medicina, su propósito es hacer el bien al paciente y no dañar. Siguiendo los **principios de beneficiencia** y **no maleficiencia**, las recomendaciones son:

- Realizar RCP si está indicada. Se debe aplicar a todos los pacientes que se beneficiarían.
- No debe iniciarse si no está indicada.
- Debe suspenderse si es inefectiva.

- Si se anticipa como fútil para ese paciente, deberá registrarse una ONR.

Con respecto al **principio de autonomía**, como el paciente no puede dar su consentimiento, este es presunto, salvo que haya instrucciones previas o voluntades anticipadas. La RCP no debe comenzarse si fue rechazada por el paciente.

Ante la duda, se debe iniciar la RCP y, en simultáneo, alguien del equipo debe recabar los datos de ese paciente para decidir continuar o no la reanimación.

Es un gran desafío para los profesionales, en especial en el contexto extrahospitalario, en el cual no se conoce la situación anterior de esa persona.

Finalmente, respecto del **principio de justicia distributiva**, todos los pacientes deben tener el mismo derecho a recibir RCP. Frente a un evento de víctimas múltiples o una catástrofe, se debe actuar de acuerdo con las prioridades que marca el bien común, tratando de salvar la mayor cantidad de vidas posible.

CONCEPTO DE FUTILIDAD TERAPÉUTICA

El desarrollo de la tecnología ha hecho posible mantener la vida de numerosos pacientes en situación crítica. Sin embargo, la utilización de procedimientos y tecnologías de apoyo vital ha dado lugar a discusiones sobre la licitud de su uso en determinados pacientes.

La RCP es una práctica aplicada en situaciones que se estiman reversibles con posibilidad de buena recuperación del paciente. En estos casos, debe considerarse una obligación médica y ética intentar la reanimación. No obstante, la aplicación indiscriminada de tal tipo de maniobra conlleva el riesgo de afectar la dignidad del morir y de dejar a los pacientes con graves secuelas neurológicas.

Fútil es una acción que no resulta útil. Una acción médica es fútil cuando no cumple con la premisa de beneficiar al paciente maximizando el beneficio y minimizando el daño. Es fútil si, aunque posible, no es razonable aplicarla en un caso en particular. La futilidad médica se refiere a una acción que puede ser fútil en una circunstancia y no en otra, porque esta cualidad reside en el análisis del objetivo y no en la propia naturaleza de la acción.

Una acción médica intrínsecamente correcta no siempre conlleva el valor bien en sí misma, ya sea porque su indicación puede ser discutida desde la medicina misma o porque puede no ser aceptada por el paciente.

No debemos considerar solo el resultado fisiológico para medir el éxito o no de la medida aplicada (futilidad fisiológica), ya que de hacerlo no tendríamos en cuenta su beneficio sobre el individuo en su totalidad.

Por otro lado, debemos remarcar que el médico no debe juzgar el valor de la vida del paciente ni la calidad de vida aceptable para este, sino que debe proponer, frente a una enfermedad particular, las medidas diagnósticas y terapéuticas que considere adecuadas.

Las **buenas prácticas clínicas** indican que el médico no debe iniciar la RCP si considera que esta es fútil (estado vegetativo permanente, demencia avanzada, fracaso terapéutico) aun frente al deseo o pedido de la familia del paciente.

La decisión de no intentar la reanimación no requiere el consentimiento del paciente o de sus allegados, quienes pueden tener esperanzas poco realistas.

> **!** Aun cuando los familiares lo soliciten, los profesionales no están obligados y no deben realizar aquellos tratamientos que el consenso científico considera fútiles dentro de cada caso concreto. Por supuesto que es fundamental una buena comunicación con la familia del paciente, intentando la comprensión y el consenso.

PROCESO DE TOMA DE DECISIONES DE ADECUACIÓN DE LAS MEDIDAS TERAPÉUTICAS Y ÓRDENES DE NO REANIMAR

Un concepto relevante es que el proceso de toma de decisiones es dinámico.

Se describirán tres fases. En primer lugar, se tendrán en cuenta factores de tipo médico-técnicos; en segundo lugar, aquellos factores relacionados con la subjetividad del paciente; por último, considerando las fases precedentes, se generará un juicio ético conclusivo que se traduzca en una decisión moralmente adecuada.

Primera fase: valoración de la proporcionalidad

Una intervención médica debe considerarse "proporcionada" en la medida y hasta el momento en que se demuestra adecuada, en una situación clínica particular, para el logro de un objetivo médico previsto. Tal juicio de proporcionalidad, siendo de naturaleza eminentemente médico-técnica, corresponde sobre todo al médico y al equipo implicado en el cuidado del paciente. Dicho juicio contempla:

- Disponibilidad concreta del medio, es decir, disponible para su uso.
- Posibilidad técnica de utilizar esa medida terapéutica adecuadamente.
- Expectativas razonables de una eficacia real de la medida terapéutica. Uno de los principales factores para determinar su proporcionalidad es la previsión razonable de sus efectos benéficos que puede procurar a un determinado paciente, en la específica situación clínica y en relación con un objetivo médico. Dicha previsión debe ser verificada constantemente durante todo el transcurso de la intervención, puesto que las condiciones concretas del paciente pueden variar con el tiempo.
- Eventuales efectos secundarios de la medida terapéutica.
- Riesgos previsibles implicados en el uso de las medidas aplicadas.
- Posibilidad actual de recurrir a medidas terapéuticas de igual o mayor eficacia.
- Costos y recursos sanitarios.

Estos son los pilares de la valoración de la proporcionalidad o no de un tratamiento, en este caso la medida terapéutica evaluada es la de iniciar o no la RCP.

Segunda fase: valoración de la ordinariedad

A la primera fase de la valoración de un medio de conservación de la vida, eminentemente técnico-médica y que produce un juicio de proporcionalidad o desproporcionalidad, debería seguir una segunda fase que tome en consideración los aspectos más estrechamente dependientes de la subjetividad del paciente.

Un medio de conservación de la vida debe considerarse siempre como ordinario, a menos que su aplicación signifique para el paciente uno o más de los siguientes elementos, que le darían carácter de extraordinariedad:

- Un esfuerzo excesivo para el paciente que represente un obstáculo particularmente gravoso para la persona según su valoración subjetiva.

- Experimentar en relación con el empleo del método un dolor físico insoportable que no pueda ser suficientemente aliviado.
- Gastos económicos vinculados con el uso del método que sean muy gravosos para el paciente o sus familiares.
- Experimentar miedo o repugnancia en relación con el empleo del método.
- Una probabilidad razonablemente alta de graves riesgos para la vida o la salud del paciente, vinculados con el empleo del medio, valorados por el paciente mismo en relación con la gravedad de su condición clínica actual.
- Una baja eficacia respecto de los beneficios razonablemente esperados por el paciente según su propia valoración.

> **!** El médico tiene el conocimiento y la experiencia necesarios para indicar y aplicar medidas diagnósticas y terapéuticas que sean beneficiosas para el paciente en cada caso particular. El paciente tiene la autonomía para aceptarlas.

Los pacientes en PCR y los pacientes críticos con pérdida de la conciencia ejercen su autonomía a través del respeto de sus voluntades anticipadas o de sus deseos expresados por sus representantes, que son en general sus familiares. Frente a la inexistencia de voluntades anticipadas, la familia (conociendo al paciente, sus valores, deseos y preferencias) subroga la autonomía del paciente de acuerdo con el mejor interés de este.

Tercera fase: toma de decisiones

El proceso de toma de decisiones exige en primera instancia la deliberación del equipo médico con participación de enfermería, médicos especialistas y del médico de cabecera del paciente. Según la situación clínica y la subjetividad del paciente, puede haber medidas de soporte vital:

- Proporcionados/ordinarios: se debe ofrecer al paciente la medida de conservación de la vida.
- Proporcionados/extraordinarios: se puede ofrecer al paciente la medida de conservación de la vida.
- Desproporcionados/ordinarios o extraordinarios: en algunas enfermedades agudas y crónicas,

la RCP puede adquirir la calificación de medida desproporcionada. Los medios desproporcionados no deben ofrecerse al paciente.

CONCEPTO DE ADECUACIÓN DE LAS MEDIDAS TERAPÉUTICAS

La **adecuación de las medidas terapéuticas** (AMT) tiene como propósito evitar tanto el ensañamiento o encarnizamiento terapéutico como los tratamientos fútiles. Este criterio es válido para cualquier paciente en cualquier escenario, pero tiene especial aplicación en las UCI, donde muchos pacientes están sometidos a soporte vital. El fracaso terapéutico debería seguirse de la suspensión o retiro de dichos soportes orgánicos. En ese contexto, no debe aplicarse la RCP.

> **!** El médico no debe administrar medidas desproporcionadas, aun a requerimiento del paciente y su familia. Cuanto más eficaz sea el proceso de comunicación con la familia, se establecerá una relación de confianza y ayuda que evitará conflictos y permitirá la toma de decisiones compartidas. Este accionar también evitará el sufrimiento del equipo de salud, fuente de *burnout*.

Una vez logrado el consenso del equipo terapéutico, la información y la comunicación con el paciente o su familia resultan primordiales.

En caso de que exista falta de acuerdo o conflicto con la familia, se debe hacer intervenir a algún mediador, como el **comité de bioética institucional**, o pedir segundas opiniones, o dar intervención a referentes religiosos de la familia, por ejemplo, siempre tratando de evitar la judicialización del conflicto, con el objetivo de resolver la situación a través de una buena comunicación, para el mayor beneficio del paciente y la familia.

> **!** La decisión de AMT con ONR se debe documentar en la historia clínica, en la hoja de tratamiento o en el informe de alta. Esto es fundamental para que el equipo médico de guardia conozca esta situación.

Debe haber revisión periódica de estas decisiones.

Frente a la decisión de AMT, es preciso planificar los cuidados del final de la vida, ya que el paciente o su familia no deben sentir abandono por parte del equipo de salud.

El confort, la ausencia de dolor y de disnea se deben garantizar, y asegurar, además del control de los síntomas, los cuidados físicos, emocionales y espirituales del paciente y el acompañamiento a la familia a fin de permitir una muerte digna. Surge el concepto de muerte intervenida, la cual consiste en la abstención o el retiro del soporte vital para permitir la muerte cardíaca tradicional.

INDICACIONES DE NO INICIAR LA RCP

Cuando nos enfrentamos a un PCR, existe la posibilidad de efectuar maniobras de reanimación, pero también la de abstenerse y, en este caso, adoptar o dar la instrucción de no reanimar. Debemos subrayar que no aplicar o retirar un tratamiento médico son equivalentes desde el punto de vista ético.

La RCP NO debe iniciarse frente a:

- Signos de muerte biológica (rigidez, lividices declives, decapitación o cuando se compruebe la exteriorización masiva de tejidos intracavitarios).
- Existencia de instrucciones previas u ONR.
- Cuando el PCR sea la evolución natural de una enfermedad crónica, debilitante y terminal.
- Cuando haya daño cerebral permanente e irreversible, o un deterioro intelectual progresivo y limitante.
- Cuando la escena no sea segura y exista peligro para el reanimador.
- Cuando el tiempo entre el PCR y el inicio de la RCP sea mayor de 10 minutos.
- Frente a víctimas múltiples cuando no haya posibilidades de tratar a todos los pacientes y se deba priorizar a los que tengan mayor posibilidad de recuperación.
- Cuando el PCR sea la consecuencia de una enfermedad aguda que no ha respondido al tratamiento, es decir, haya un fracaso terapéutico y una AMT.

> **!** La edad en sí misma no es una indicación o una contraindicación.

También existen indicaciones de suspender la RCP una vez iniciada. Algunas situaciones están relacionadas con el conocimiento a posteriori de la voluntad del paciente y otras vinculadas con la falta de respuesta a la RCP y al reanimador:

- Constancia de la voluntad del paciente.
- Constancia de una decisión terapéutica registrada (ONR).
- Comprobación de la existencia de una enfermedad terminal.
- Fracaso de la RCP o RCP ineficaz definida como:
  - No alcanzar $EtCO_2$ >10 mm Hg después de 20 min de RCP en pacientes con TET.
  - Asistolia de > 20 min en ausencia de causa reversible (estos tiempos no aplican frente a intoxicación por barbitúricos, ahogamiento por inmersión en agua, hipotermia, abuso de drogas, rayo o electrocución).
- Riesgo o agotamiento del reanimador.

La decisión de no iniciar la RCP debe ser tomada por el líder del equipo de RCP o del equipo de respuesta rápida. Por otro lado, la suspensión de una RCP debe realizarse con consulta a todos los miembros del equipo. En conocimiento de las condiciones presentes, si no hay acuerdo en la suspensión, la decisión puede ser tomada por el integrante del equipo de mayor jerarquía o líder.

> ! Debemos remarcar que se debe continuar la RCP si hay posibilidad de donación de órganos en asistolia, ya sea porque el paciente había tomado la decisión de donar (donante expreso) o por ser un donante presunto de acuerdo con la legislación de cada país.

ESCENARIOS Y SITUACIONES EN LAS QUE SE PLANTEA LA RCP Y LA ONR

La RCP puede iniciarse en el ámbito extrahospitalario y en el hospitalario. En el último caso, puede ocurrir en diferentes servicios y en pacientes con variadas condiciones.

Servicios de Urgencia

A excepción de situaciones muy particulares, cuando se enfrenta un PCR en los Servicios de Urgencia, el médico o el equipo de salud deben proceder a la reanimación. Estas maniobras podrían suspenderse únicamente si se aportan datos fidedignos sobre una patología previa terminal o la voluntad explícita del paciente de no reanimación. Estas consideraciones son aplicables también en el caso de PCR inesperados que ocurren en lugares públicos o en el hogar, por lo que, en general, en estas circunstancias deben iniciarse las maniobras de reanimación.

El tiempo transcurrido desde que se produjo el PCR y el momento en que se inician las maniobras es un elemento determinante para iniciar o no la RCP; lamentablemente, no siempre es posible precisarlo.

Salas de hospitalización

Cuando el PCR se presenta en otras dependencias hospitalarias, en especial en la sala de internación, es conveniente distinguir diversas situaciones según las características de los pacientes:

- Pacientes considerados terminales. Un paciente se considera terminal si cumple tres condiciones:
  - ser portador de una enfermedad o condición patológica grave de carácter progresivo, diagnosticada con certeza, por un médico experto;
  - la enfermedad o condición patológica no es susceptible de un tratamiento conocido y de eficacia comprobada en el momento en que se formula el diagnóstico, o bien los recursos terapéuticos utilizados han dejado de ser eficaces;
  - la enfermedad o condición diagnosticada implica un compromiso de carácter irreversible, con pronóstico fatal próximo o en un plazo relativamente breve.
- Existe un segundo grupo de pacientes que padecen de enfermedades crónicas no malignas pero muy invalidantes e irrecuperables que no se estiman terminales de acuerdo con los criterios mencionados anteriormente y pueden presentar un PCR en el curso de su evolución.

Unidades de cuidados intensivos (UCI)

Los cuidados intensivos se han definido como un servicio para pacientes con una condición clínica potencialmente recuperable, que puedan beneficiarse de una monitorización cercana y de tratamientos invasivos que no pueden administrarse con seguridad en otras unidades del hospital. La decisión de ofrecer cuidados intensivos a un paciente se funda en el concepto de beneficio potencial.

En UCI, habitualmente hallamos dos grandes categorías de pacientes:

- Aquellos con un alto riesgo actual de muerte inminente (p. ej., paciente crítico con fallo orgánico múltiple e hipoxemia refractaria).
- Aquellos con riesgo potencial de muerte (p. ej., paciente con síndrome de Guillain-Barré admitido para plasmaféresis).

En el primer grupo, deberemos evaluar la evolución del paciente con el soporte intensivo y determinar si el riesgo actual de muerte inminente aumentó o disminuyó. Si la terapia intensiva no ha logrado revertir el riesgo de muerte inminente asociado a la falla orgánica inicial, sino que, por el contrario, este riesgo ha aumentado, es probable que el PCR represente el desenlace de una condición clínica que se ha hecho irreversible. En este caso, el inicio de RCP no estaría indicado.

En el segundo grupo, si el PCR ocurre en un paciente que había sido ingresado a la UCI por presentar un riesgo potencial de muerte asociado a procedimientos diagnósticos o terapéuticos potencialmente peligrosos, podremos asumir que es probable que un PCR represente una complicación inesperada que se deberá revertir.

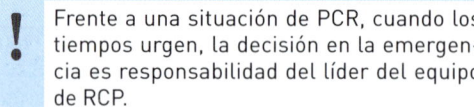

> **!** Frente a una situación de PCR, cuando los tiempos urgen, la decisión en la emergencia es responsabilidad del líder del equipo de RCP.

En los pacientes fuera del hospital, es importante la existencia de documentos de voluntad anticipada o instrucciones previas, o la presencia de una persona que subrogue la autonomía del paciente.

PROCESO DE TOMA DE DECISIONES EN PACIENTES PEDIÁTRICOS

De acuerdo con la madurez de los niños y su capacidad de entendimiento, se los debe incluir en las discusiones sobre sus tratamientos y cuidados, aunque quienes toman las decisiones legales sean sus padres o tutores.

 CONCLUSIONES

- La conducta médica adecuada ante un paciente que presenta un paro cardíaco será aquella que respete tanto el deber de preservar la salud y la vida como el de aceptar la muerte cuando ese objetivo no es alcanzable o la RCP es una medida desproporcionada. La ponderación de los juicios de proporcionalidad terapéutica y de futilidad del tratamiento son los que nos ayudan a determinar cuándo la RCP será considerada técnica y éticamente adecuada, y cuándo no.
- La decisión de reanimar o no reanimar a un paciente es responsabilidad del médico tratante en función de la naturaleza reversible o irreversible de la enfermedad que afecta al paciente, su estado o condición clínica y las circunstancias en las que se produce el PCR.
- Los profesionales deben dar una atención centrada en el paciente, guiados por la mejor evidencia científica y los principios bioéticos.

BIBLIOGRAFÍA

Bossaert L, Perkins GD, Askitopoulou H, et al. European Resuscitation Council Guidelines for Resuscitation 2015; Section 11. The ethics of resuscitation and end-of life decisions. Resuscitation 95;2015:302-11.

Gherardi C. La muerte intervenida: una visión comprensiva desde la acción sobre el soporte vital. Perspectivas Bioéticas 2006;11(20):102-21.

Grupo de Estudios de Ética Clínica de la Sociedad Médica de Santiago. El Enfermo Terminal. Rev Méd Chile 2000;128:547-52.

Mancini ME, Diekema DS, Hoadley TA, et al. 2015 American Heart Association Guidelines Update for Cardiopulmonary Resuscitation and Emergency Cardiovascular Care. Circulation 2015;132(suppl 2):383-96.

Monzón JL, Saralegui I, Molina R, et al. Ética de las decisiones en reanimación cardiopulmonar. Med Intensiva. 2010;34(8):534-49.

Marco legal en reanimación cardiopulmonar

16

⊚ OBJETIVOS

- Conocer el marco regulatorio argentino de las acciones de reanimación cardiopulmonar (RCP) básica, por legos, y de RCP avanzada, por profesionales de salud.
- Informar que, en la Argentina, las leyes que se sancionan a nivel nacional necesitan la adhesión de las provincias para su implementación a nivel local, dado el sistema federal que rige al país. Por lo tanto, en no todas las provincias se aplican o están instrumentadas estas leyes, y algunas provincias cuentan con legislación propia en esta materia. En este capítulo, solo se abordará la normativa nacional. Cada profesional debe conocer la legislación que rige su práctica y su región.

INTRODUCCIÓN

La principal causa de muerte en el mundo está vinculada con las enfermedades cardiovasculares. Al reconocer que una persona sufre un evento cardíaco grave, que provoca un paro cardíaco, debe activarse la Cadena de Supervivencia: alertar al servicio de emergencias médicas (SEM), reconocer la situación e iniciar maniobras de reanimación cardiopulmonar (RCP), utilizar un desfibrilador externo automático (DEA) de forma precoz y, por último, debe llegar el SEM para dar RCP avanzada y atención definitiva.

En nuestro país se producen alrededor de 40 000 muertes súbitas al año, y el 70% ocurre fuera de los hospitales (en el hogar, el trabajo, en clubes, campos de juegos deportivos, lugares públicos e incluso en la calle), hecho estadístico que transforma a la comunidad no médica en la primera encargada de atender un episodio de esta naturaleza. Frente a este escenario, los planes de acceso público a la desfibrilación y la capacitación en RCP básica resultan herramientas fundamentales para cualquier miembro de la comunidad que deba atender una emergencia. Estar preparado para actuar es un acto solidario de gran envergadura.

El marco legal es el conjunto de leyes, reglamentaciones, reglas y cualquier otro instrumento de carácter legal que permite sustentar todas las actuaciones y actividades de una persona o institución.

Por este motivo, es importante conocer la legislación vigente local sobre las acciones de reanimación, aplicación de la técnica de RCP y utilización del DEA.

Por otro lado, el accionar profesional está enmarcado por leyes que deben conocerse.

LEYES DE EJERCICIO PROFESIONAL

Ley 17132. Arte de curar

Sancionada el 24 de enero de 1967.

ARTÍCULO 1.° - El ejercicio de la medicina, odontología y actividades de colaboración de las mismas en la Capital Federal y Territorio Nacional de Tierra del Fuego, Antártida e Islas del Atlántico Sud queda sujeto a las normas de la presente ley y las reglamentaciones que en su consecuencia se dicten.

El control del ejercicio de dichas profesiones y actividades y el gobierno de las matrículas respectivas se realizará por la Secretaría de Estado de Salud Pública en las condiciones que se establezcan en la correspondiente reglamentación.

ARTÍCULO 2.° - A los efectos de la presente ley, se considera ejercicio:

a) de la Medicina: anunciar, prescribir, indicar o aplicar cualquier procedimiento directo o indirecto de uso en el diagnóstico, pronóstico y/o tratamiento de las enfermedades de las personas o a la recuperación, conservación y preservación de la salud de las mismas; el asesoramiento público o privado y las pericias que practiquen los profesionales comprendidos en el artículo 13.°.

Ley 24004. Ejercicio de la enfermería

Sancionada en el 26 de setiembre de 1991.

Promulgada el 23 de octubre de 1991.

ARTÍCULO 2.º - El ejercicio de la enfermería comprende las funciones de promoción, recuperación y rehabilitación de la salud, así como la de prevención de enfermedades, realizadas en forma autónoma dentro de los límites de competencia que deriva de las incumbencias de los respectivos títulos habilitantes.

FIGURAS JURÍDICAS RELACIONADAS CON EL ACCIONAR DE LOS PROFESIONALES DE SALUD

Deber de actuar para defender la vida

El profesional de la salud ha realizado un juramento al finalizar la carrera y comenzar a ejercer su profesión; ese juramento hace que el actuar para defender la vida sea una obligación.

Abandono de persona

Con diferentes términos, el abandono de persona está legislado en muchos países. En líneas generales, implica que, cuando una persona se encuentra en estado de necesidad, el profesional de la salud, encontrándose en el lugar, debe prestar asistencia y, en caso que no lo realice, puede ser sancionado por la ley.

Puede que el profesional que esté en el lugar no tenga el entrenamiento suficiente, pero el solo hecho de estar, llamar al SEM y esperar su llegada puede ser suficiente.

Negligencia

En el ámbito de la salud, la negligencia designa una lesión causada a una persona por no haber actuado el personal de la salud como debió hacerlo. Cuando una persona sufre una afección de salud, si el profesional de salud que lo asiste realiza una acción o técnica incorrecta que aumenta el daño que por sus capacidades debería no haberla realizado, se considera negligencia.

Para evitar el riesgo de caer en negligencia, se recomienda promover mejores acciones en la asistencia profesional:

- El entrenamiento, con simulación lo más real posible, hace que los profesionales se encuentren preparados en las técnicas necesarias y, a su vez, disminuye el nivel de estrés, el cual muchas veces influye en la forma en la que se realizan las

técnicas, o tomar malas decisiones que pueden hacer daño en lugar de mejorar a la víctima o paciente.

- Mantener un óptimo estado físico. Tener el plan de vacunas al día según normas y estándares nacionales y científicos (vacunas de la hepatitis A y B, antigripal, etc.). Se debe tener en cuenta que al momento no existen vacunas para enfermedades como el HIV, hepatitis C y otros virus.
- Si bien no siempre se cuenta en la vía pública con elementos de bioseguridad, se debe tener especial atención en evitar el contacto con sangre o diferentes fluidos al asistir a una persona que ha sufrido una afección de salud; en lo posible, se debe contar con protección visual, guantes de látex o nitrilo, barrera bucal para la realización de ventilación boca a boca, antisépticos para las manos, etcétera.

LEY 26742 DE MUERTE DIGNA

Modifícase la Ley 26529 que estableció los derechos del paciente en su relación con los profesionales e instituciones de la salud.

Sancionada el 9 de mayo de 2012.

Promulgada de hecho el 24 de mayo de 2012.

ARTÍCULO 1.º - Modifícase el inciso e) del artículo 2.º de la Ley 26529 -Derechos del paciente en su relación con los profesionales e instituciones de la salud- el que quedará redactado de la siguiente manera:

e) Autonomía de la voluntad. El paciente tiene derecho a aceptar o rechazar determinadas terapias o procedimientos médicos o biológicos, con o sin expresión de causa, como así también a revocar posteriormente su manifestación de la voluntad.

Los niños, niñas y adolescentes tienen derecho a intervenir en los términos de la Ley 26061 a los fines de la toma de decisión sobre terapias o procedimientos médicos o biológicos que involucren su vida o salud.

En el marco de esta potestad, el paciente que presente una enfermedad irreversible, incurable o se encuentre en estadio terminal, o haya sufrido lesiones que lo coloquen en igual situación, informado en forma fehaciente, tiene el derecho a manifestar su voluntad en cuanto al rechazo de procedimientos quirúrgicos, de reanimación artificial o al retiro de medidas de soporte vital cuando sean extraordinarias o desproporcionadas en relación con la perspectiva de mejoría, o produzcan un sufrimiento desmesurado. También podrá rechazar procedimientos de hidratación o alimentación cuando produzcan como único efecto la prolongación en el tiempo de ese estadio terminal irreversible o incurable.

En todos los casos, la negativa o el rechazo de los procedimientos mencionados no significará la interrupción de aquellas medidas y acciones para el adecuado control y alivio del sufrimiento del paciente.

ARTÍCULO 2.º - Modifícase el artículo 5.º de la Ley 26529 -Derechos del paciente en su relación con los profesionales e instituciones de la salud- el que quedará redactado de la siguiente manera:

ARTÍCULO 5.º: Definición. Entiéndese por consentimiento informado la declaración de voluntad suficiente efectuada por el paciente, o por sus representantes legales, en su caso, emitida luego de recibir, por parte del profesional interviniente, información clara, precisa y adecuada con respecto a:

a) Su estado de salud;

b) El procedimiento propuesto, con especificación de los objetivos perseguidos;

c) Los beneficios esperados del procedimiento;

d) Los riesgos, molestias y efectos adversos previsibles;

e) La especificación de los procedimientos alternativos y sus riesgos, beneficios y perjuicios en relación con el procedimiento propuesto;

f) Las consecuencias previsibles de la no realización del procedimiento propuesto o de los alternativos especificados;

g) El derecho que le asiste en caso de padecer una enfermedad irreversible, incurable, o cuando se encuentre en estadio terminal, o haya sufrido lesiones que lo coloquen en igual situación, en cuanto al rechazo de procedimientos quirúrgicos, de hidratación, alimentación, de reanimación artificial o al retiro de medidas de soporte vital, cuando sean extraordinarios o desproporcionados en relación con las perspectivas de mejoría, o que produzcan sufrimiento desmesurado, también del derecho de rechazar procedimientos de hidratación y alimentación cuando los mismos produzcan como único efecto la prolongación en el tiempo de ese estadio terminal irreversible e incurable;

h) El derecho a recibir cuidados paliativos integrales en el proceso de atención de su enfermedad o padecimiento.

ARTÍCULO 3.º - Modifícase el artículo 6.º de la Ley 26529 -Derechos del paciente en su relación con los profesionales e instituciones de la salud- el que quedará redactado de la siguiente manera:

ARTÍCULO 6.º: Obligatoriedad. Toda actuación profesional en el ámbito médico-sanitario, sea público o privado, requiere, con carácter general y dentro de los límites que se fijen por vía reglamentaria, el previo consentimiento informado del paciente.

En el supuesto de incapacidad del paciente, o imposibilidad de brindar el consentimiento informado a causa de su estado físico o psíquico, el mismo podrá ser dado por las personas mencionadas en el artículo 21 de la Ley 24.193, con los requisitos y con el orden de prelación allí establecido.

Sin perjuicio de la aplicación del párrafo anterior, deberá garantizarse que el paciente en la medida de sus posibilidades, participe en la toma de decisiones a lo largo del proceso sanitario.

ARTÍCULO 4.º - Incorpórase en el artículo 7.º de la Ley 26529 el siguiente inciso:

f) En el supuesto previsto en el inciso g) del artículo 5.º deberá dejarse constancia de la información por escrito en un acta que deberá ser firmada por todos los intervinientes en el acto.

ARTÍCULO 5.º - Modifíquese el artículo 10 de la Ley 26529 -Derechos del paciente en su relación con los profesionales e instituciones de la salud- el que quedará redactado de la siguiente manera:

ARTÍCULO 10: Revocabilidad. La decisión del paciente, en cuanto a consentir o rechazar los tratamientos indicados, puede ser revocada. El profesional actuante debe acatar tal decisión, y dejar expresa constancia de ello en la historia clínica, adoptando para el caso todas las formalidades que resulten menester a los fines de acreditar fehacientemente tal manifestación de voluntad, y que la misma fue adoptada en conocimiento de los riesgos previsibles que la decisión implica.

Las personas mencionadas en el artículo 21 de la Ley 24193 podrán revocar su anterior decisión con los requisitos y en el orden de prelación allí establecido.

Sin perjuicio de la aplicación del párrafo anterior, deberá garantizarse que el paciente, en la medida de sus posibilidades, participe en la toma de decisiones a lo largo del proceso sanitario.

ARTÍCULO 6.º - Modifíquese el artículo 11 de la Ley 26529 -Derechos del paciente en su relación con los profesionales e instituciones de la salud- el que quedará redactado de la siguiente manera:

ARTÍCULO 11: Directivas anticipadas. Toda persona capaz mayor de edad puede disponer directivas anticipadas sobre su salud, pudiendo consentir o rechazar determinados tratamientos médicos, preventivos o paliativos, y decisiones relativas a su salud. Las directivas deberán ser aceptadas por el médico a cargo, salvo las que impliquen desarrollar prácticas eutanásicas, las que se tendrán como inexistentes.

La declaración de voluntad deberá formalizarse por escrito ante escribano público o juzgados de primera instancia, para lo cual se requerirá de la presencia de dos (2) testigos. Dicha declaración podrá ser revocada en todo momento por quien la manifestó.

ARTÍCULO 7.º - Incorpórase como artículo 11 bis de la Ley 26529 -Derechos del paciente en su relación con los profesionales e instituciones de la salud- el siguiente texto:

ARTÍCULO 11 bis: Ningún profesional interviniente que haya obrado de acuerdo con las disposiciones de la presente ley está sujeto a responsabilidad civil, penal, ni administrativa, derivadas del cumplimiento de la misma.

LEY 26835 PROMOCIÓN Y CAPACITACIÓN DE LAS TÉCNICAS DE RCP

Sancionada el 29 de noviembre de 2012.
Promulgada el 8 de enero de 2013.
Objeto: El Ministerio de Educación, en acuerdo con el Consejo Federal de Educación, deberá promover acciones para la toma de conciencia sobre la relevancia social de difundir y aprender la Técnicas

de Reanimación Cardiopulmonar (RCP) básica con carácter voluntario, altruista, desinteresado y solidario.

Finalidad. La presente ley tiene por finalidad capacitar en la atención primaria básica del paro cardiorrespiratorio para prevenir las muertes evitables en el ámbito extrahospitalario, a los estudiantes del nivel medio y del nivel superior.

Todas las personas pueden aprender qué hacer en caso de una muerte súbita y no es necesario ser médico/a o tener una profesión relacionada con la salud.

En el siguiente link se puede acceder a todo el material educativo disponible para capacitación docente y de alumnos https://www.argentina.gob.ar/educacion/rcpescuelas.

LEY 27159 MUERTE SÚBITA, SISTEMAS DE PREVENCIÓN INTEGRAL

Sancionada el 1.º de julio de 2015.
Promulgada el 24 de julio de 2015.
El objeto de la presente ley es regular un sistema de prevención integral de eventos de muerte súbita en espacios públicos y privados de acceso público, a fin de reducir la morbimortalidad de origen cardiovascular.

ARTÍCULO 11. - Responsabilidad. Ninguna persona interviniente que haya obrado de acuerdo con las disposiciones de la presente ley, está sujeta a responsabilidad civil, penal, ni administrativa, derivadas del cumplimiento de la misma.

CONCLUSIONES

- Como profesionales de la salud, debemos conocer el marco legal de nuestra actividad. En este capítulo se presentan las leyes que rigen nuestra profesión, algunas figuras jurídicas relacionadas con nuestro accionar, la ley conocida como Muerte Digna y las leyes de atención de la Muerte Súbita en espacios de acceso público y la de Promoción y capacitación en técnicas de RCP en el ámbito educativo de nivel medio y superior. Es del interés de la comunidad que la Ley 27159 se implemente en todas las localidades del país para capacitar a los primeros respondedores frente a una muerte súbita. La Sociedad Argentina de Terapia Intensiva participa, a través de su Comité de Acción Comunitaria CODEACOM, en la educación de la población en técnicas de RCP y soporte vital básicos (véase información en https://www.sati.org.ar/index.php/codeacom).

BIBLIOGRAFÍA

https://www.argentina.gob.ar/normativa/nacional/ley-17132-19429/actualizacion.
https://www.argentina.gob.ar/normativa/nacional/ley-24004-403/texto#:~:text=ARTICULO%202%C2%BA%20%E2%80%94%20El%20ejercicio%20de,de%20los%20respectivos%20t%C3%ADtulos%20habilitantes.
https://www.argentina.gob.ar/normativa/nacional/ley-26742-197859.
https://www.argentina.gob.ar/normativa/nacional/ley-27159-249563/texto#:~:text=El%20objeto%20de%20la%20presente,morbimortalidad%20s%C3%BAbita%20de%20origen%20cardiovascular.
https://www.argentina.gob.ar/sites/default/files/rcp-ley_de_promocion_me.pdf.

Anexo. Niveles de evidencia y fuerza de las recomendaciones

Durante el desarrollo de los capítulos se han mencionado los niveles de recomendación, de acuerdo con la evidencia científica. Las guías de práctica clínica tienen como objetivo reunir y evaluar toda la evidencia relevante disponible durante el proceso de elaboración sobre un tema particular para ayudar a los médicos a seleccionar la mejor estrategia posible de tratamiento para un paciente en particular. Los expertos realizan una revisión exhaustiva de la evidencia publicada sobre el manejo de una entidad concreta (diagnóstico, tratamiento, prevención y rehabilitación), incluida la valoración de la razón riesgo/beneficio. Cuando se dispone de datos, se incluye también una estimación de los resultados sanitarios para grandes grupos de población. Es así como se valoran el nivel de evidencia y la fuerza de la recomendación de una opción terapéutica particular de acuerdo con escalas predefinidas.

Los cuadros que siguen representan una reseña de los niveles de evidencia, la fuerza de las recomendaciones y los criterios empleados para definirlos.

Cuadro A-1. Clasificación de los niveles de evidencia y fuerza de las recomendaciones (*Centre for Evidence Based Medicine*, Oxford, Reino Unido)

Grado de recomendación	Nivel de evidencia	Terapéutica/ prevención, Etiología/Daño	Pronóstico	Diagnóstico	Diagnóstico diferencia/estudio de prevalencia	Análisis económico y de decisión
A	1a	RS (con homogeneidad) de ECCA	RS (con homogeneidad de estudios de cohorte prospectivo); RPC validadas en diferentes poblaciones	RS (con homogeneidad) de estudios diagnósticos de Nivel 1; RPC con estudios 1b de diferentes centros clínicos	RS (con homogeneidad) de estudios de cohorte prospectivo	RS (con homogeneidad) de estudios económicos bien diseñados
A	1b	ECCA individuales (con intervalo de confianza estrecho)	Estudios de cohorte individuales con > 80% seguimiento; regla de predicción clínica validada en una única población	Estudio de validación de cohorte con buenos estándares de referencia o regla de predicción clínica evaluada en un solo centro	Estudio de cohorte prospectivo con buen seguimiento	Análisis basado en alternativa o costos clínicamente significativos; revisiones sistemáticas de la evidencia, que incluya análisis de sensibilidad multivía

(continúa)

Cuadro A-1. Clasificación de los niveles de evidencia y fuerza de las recomendaciones (*Centre for Evidence Based Medicine*, Oxford, Reino Unido) (cont.)

Grado de recomendación	Nivel de evidencia	Terapéutica/ prevención, Etiología/Daño	Pronóstico	Diagnóstico	Diagnóstico diferencia/estudio de prevalencia	Análisis económico y de decisión
A	1c	Ensayo todo o nada	Serie de casos todo o nada	Altísima especificidad y sensibilidad	Serie de casos todo o nada	Análisis de mejor valor absoluto o peor valor absoluto
B	2a	RS (con homogeneidad) de estudios de cohorte	RS (con homogeneidad) de cortes retrospectivas o grupo de control de un ECCA	RS (con homogeneidad) de estudios diagnósticos > nivel 2	RS (con homogeneidad) de estudios de diagnósticos > nivel 2b	RS (con homogeneidad) de estudios económicos > nivel 2
B	2b	Estudios de cohorte individuales o ECCA de baja calidad (p. ej., < 80% de seguimiento)	Cohorte retrospectiva o seguimiento del grupo control en un ECCA, derivación o validación interna de una regla de predicción clínica	Cohorte exploratoria con buen patrón de referencia o derivación de validación interna de una regla de predicción clínica	Cohorte retrospectivamente o seguimiento pobre	Alternativas clínicas y costes relevantes, limitada revisión de la evidencia, estudios individuales, análisis de sensibilidad multivía
B	2c	Investigación de resultados; estudios ecológicos	Estudios ecológicos		Estudios ecológicos	Auditoría o investigación de resultados
B	3a	RS (con homogeneidad) de estudios de casos y controles		RS (con homogeneidad) de estudios 3b o mejores	RS (con homogeneidad) de estudios 3b o mejores	RS (con homogeneidad) de estudios 3b o mejores
B	3b	Estudios de casos y controles individuales		Estudios no consecutivos o sin estándares adecuados	Estudios de cohorte no consecutivo o población limitada	Consideración de alternativas limitadas o costos limitados, baja calidad de los datos, incluye análisis de sensibilidad

(continúa)

Cuadro A-1. Clasificación de los niveles de evidencia y fuerza de las recomendaciones (*Centre for Evidence Based Medicine*, Oxford, Reino Unido) (cont.)

Grado de recomen- dación	Nivel de evidencia	Terapéutica/ prevención, Etiología/Daño	Pronóstico	Diagnóstico	Diagnóstico diferencia/estudio de prevalencia	Análisis económico y de decisión
C	4	Series de casos (y estudios de cohorte y casos y con- troles de baja calidad)	Series de casos y cohor- tes de mala calidad	Casos y contro- les o estudios con patrón de referencia de baja calidad	Casos y contro- les o estudios con patrón de referencia de baja calidad	Sin análisis de sensibilidad
D	5	Opinión de expertos sin lectura crítica explícita, o basados en fisiología, investigación de pruebas o "primeros principios"	Opinión de expertos sin lectura crítica explícita o basados en fisiología, investigación o de pruebas o "primeros principios"	Opinión de expertos sin lectura crítica, explícita o ba- sados en fisio- logía, investiga- ción de pruebas o "primeros principios"	Opinión de expertos sin lectura crítica explícita, o basados en fisiología, investigación de pruebas o "primeros principios"	Opinión de expertos sin lectura crítica explícita o basados en fisiología, investigación de pruebas o "primeros principios"

RS: revisión sistemática; ECCA: ensayo clínico controlado y aleatorizado; RPC: regla de predicción clínica.
Adaptado de https://www.cebm.ox.ac.uk/resources/levels-of-evidence/oxford-centre-for-evidence-based-medicine-levels-of-evidence-march-2009.

Cuadro A-2. Determinantes de la fuerza de una recomendación (GRADE *working group*)

Fuerza de la recomendación	Calidad de la evidencia	Balance entre efectos deseables e indeseables	Preferencias	Consumo de recursos o costos
Fuerte	Alta o baja	Los efectos deseables superan claramente los indeseables	Poca variación o incertidumbre	Tiende a ser moderado o bajo
Débil	Baja o muy baja	Los efectos deseables e indeseables casi se equiparan	Mucha variación o incertidumbre	Tiende a ser elevado

Adaptado de:
Guyatt G, Oxman A, Vist GU, Kun R, et al. GRADE Working Group. Rating quality of evidence and strenqth of recommendations. BMJ 2004;328(7454);1490,
Guyatt GH, Oxman AD, Vist GE, Kunz R, Falck-Ytter Y, Alonso-Coello P, Schünemann HJ; GRADE Working Group. GRADE: an emerging consensus on rating quality of evidence and strength of recommendatios. BMJ 2008;336:924-6.

Índice analítico

Los números de página seguidos de una "c" indican un cuadro, los seguidos de una "f" una figura y los seguidos de una "r" un recuadro.